JN416929

Science & Engeneering in Medicine

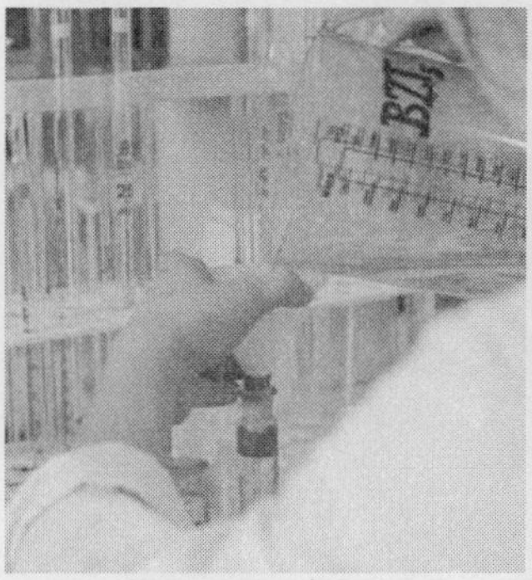

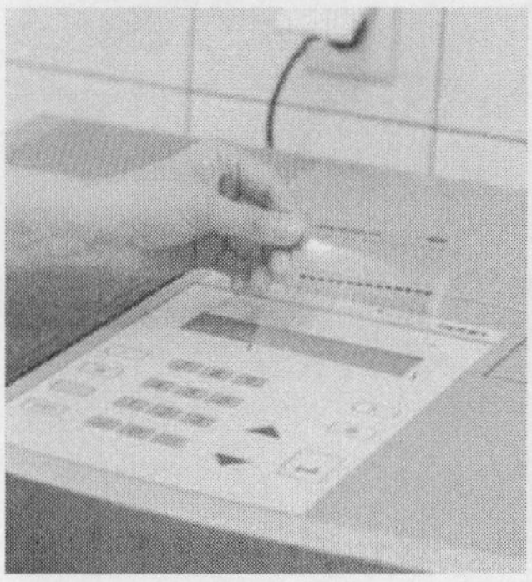

의료기기개론

공학박사 나 승 권 저

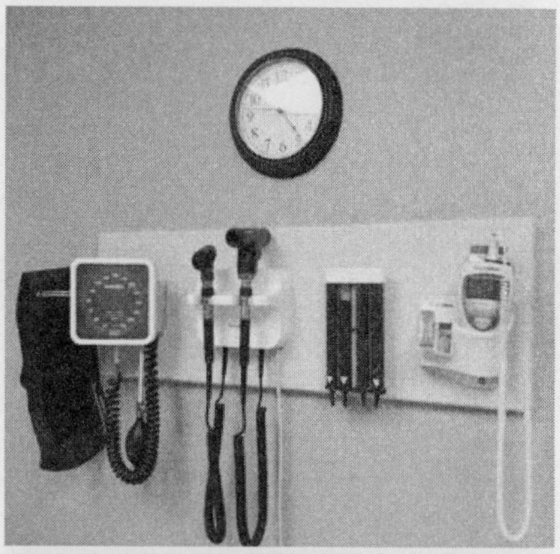

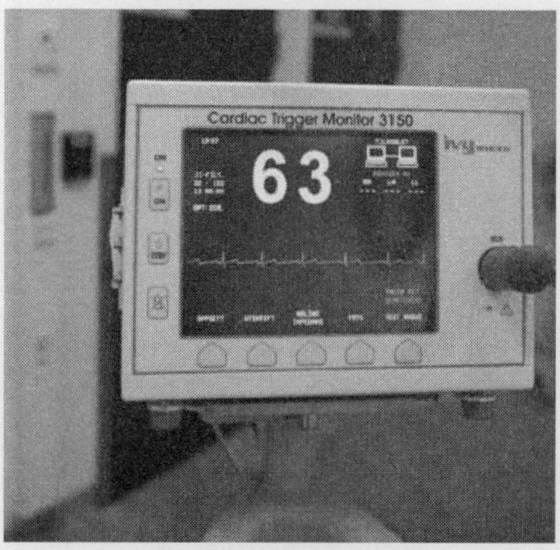

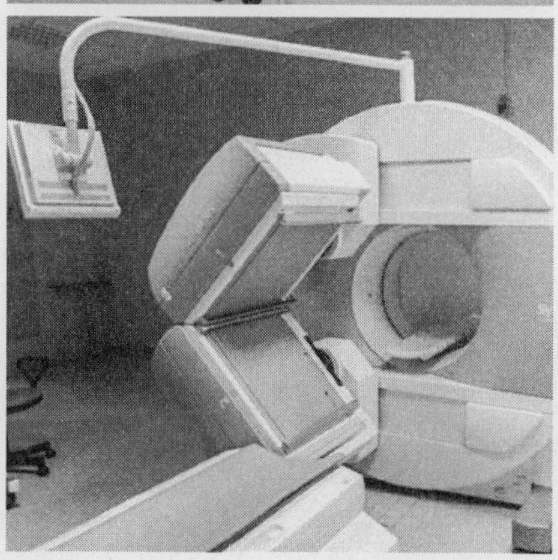

도서출판 상 학 당

欲爲大者 當爲人役

크고자 하거든 남을 섬기라

머 리 말

의료기기(Medical Device)는 질병을 치료할 때 필요한 각종 진단기기나 치료기구로 그 범위와 형태, 쓰임새가 다양하기 때문에 보다 상세하고 구체적인 정의가 필요하다.

의료기기는 인간이나 동물의 질병을 진단(Diagnosis), 치료(Cure), 완화(Mitigation), 예방(Prevention)하거나 화학적 작용이나 물질대사로의 변화없이 몸을 구성하는 구조나 기능에 영향을 미치는 기구, 기계, 고안품, 도구 또는 이와 유사하거나 관계가 있는 제품, 구성품, 부속품을 의미한다.

기술의 발전과 의공학의 발달로 인하여 최첨단 의료기기가 상용화된 시대가 도래하였다. 최첨단 의료기기는 정확하고 편리한 질병진단 및 치료에 쓰이며 진단, 치료영역에서 매우 중요한 위치를 차지하고 있고, 국가의 성장동력으로 육성되고 있으며 새로운 기회의 영역으로까지 인식되고 있다.

제1장에서는 진단기기의 세세항목들을 이해할 수 있도록 서술하였다. EXG(ECG, EMG, EEC), 심박출량계, 혈류량측정기, 초음파진단기, 방사선 진단기기, 혈압계, CT, MRI, 환자감시 시스템, PET, 감마카메라, 체열진단기기, 재택진단기기, 임상검사기기, 기타 진단기기의 기초부터 응용까지 설명하였다.

제2장에서는 치료기기의 세세항목들을 이해할 수 있도록 서술하였다. 제세동기, 인공심폐기, 수액펌프, 전기수술기, 페이스메이커, 인공신장, 인공호흡기, 방사선 치료기기, 신생아 보육기, 전기자극치료기, 체외충격파쇄석기, 인공심장, 마취기, 카테터, 인공관절의 기초부터 응용까지 설명하였다.

제3장에서는 기타 진단기기 및 소모품에 대한 기본적인 용어와 지식에 대해 서술하였다.

의공학을 전공하는 이들에게 도움이 되는 책이 되길 바라며, 집필 중 많은 고심에도 불구하고 손길이 미치지 못한 곳은 앞으로 계속적으로 보완할 것이다.

마지막으로 출판과정에 도움을 주신 도서출판 상학당의 남승우 사장님과 이 책에 관심과 애정을 주신 모든 분들께 감사의 말씀을 전하며 마친다.

공학박사 나 승 권 씀

차 례

| 제 1 장 | 진단기기

| 제2장 | 치료기기

| 제3장 | 기타 진단기기 및 소모품

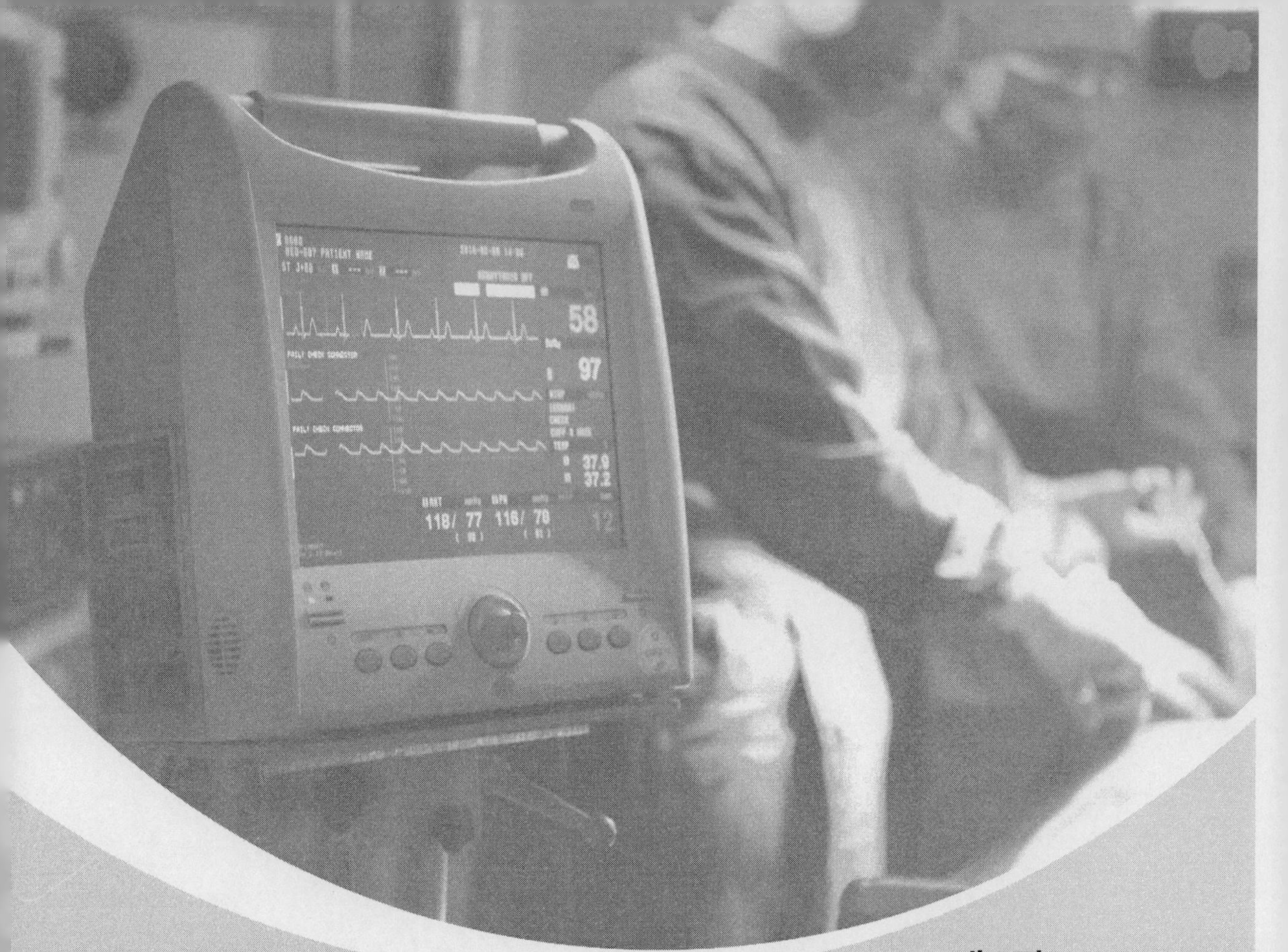

제1장

진단기기

01 EXG(ECG, EMG, EEC)

생체신호는 환자를 진료하는데 중요한 자료이다. 그러므로 정확한 생체신호의 측정은 진단시 매우 중요한 전제 조건이 되며 신호들의 물리적 특성을 고려해야 한다. 의료장비 중에는 생체신호를 크게 전기적 신호와 비전기적 신호로 나누는데 EXG(ECG, EMG, EEG 등)에서는 대표적으로 전기적 신호를 검출하는 장비에 대해 설명한다.

전기적 신호는 생체의 미세한 전위활동의 결과이며, 이것은 전자·전기적인 계측기를 이용하여 측정할 수 있다.

1. 심전계

심전계(Electro Cardio Gram : ECG)는 심장의 맥이 뛸 때 심근에 생기는 활동 전류나 활동 전위의 시간적 변동을 인간이 볼 수 있게 그래프로 표현, 기록하는 기계로 신체의 서로 다른 두 지점에 유도 코드를 접속하여 심박동을 전위차의 변화로 기록한다.

심전계는 심기전력에 의해 생체의 다른 부위 사이에 생기는 전위차를 연속적으로 기록하게 되는데, 그 전위차는 수십[μV]에서 10[mV] 이하로 작으며 주파수 성분은 0.01~200[Hz] 정도이다. 또 심전도를 측정할 때에는 체표면의 피부에 전극을 부착하는데, 피부는 접촉저항이 크고 피부와 전극사이에 발생되는 분극전압을 차단하기 위해 1[MΩ] 이상의 높은 입력 저항값을 갖는 전치증폭기를 이용하여 신호를 증폭한다.

① 심전계는 심전도 유도법에 따라 체표면의 일정부위에 전극을 부착시키고 두 전극 간의 전위차 또는 체표면상의 한 점의 전위변화를 전극으로 유도하여 신호증폭 후 그래프나 곡선으로 기록하는 의료기기이다. 1903년 네덜란드의 에어트호번(Einthoven)에 의해 체표면에서 검류계(Galvanometer)에 전선을 이용하여 심장전기신호를 처음으로 기록하였으며, 이 전기신호의 등전위선에서 돌출하는 곳을 에어트호번의 명명에 따라 P, Q, R, S, T, U파라고 한다.

② 심전도의 기본파형 : 정상 심전도는 P파 P-R분절, QRS군, S-T절 및 T파로 구성되어 있으며, P간격, QRS간격 및 Q-T간격을 포함한다.

③ 정상 심전도의 분석

㉠ P파 : 심방의 탈분극, 심방 내 전도시간 0.06~0.1[s]이다.

㉡ QRS complex : 심실의 탈분극, 0.08~0.1[s]이다.

㉢ T파 : 심실의 재분극, 0.2[s]이다.

㉣ U파 : 퍼킨지 섬유의 재분극이다.

ⓜ PR interval : 방실결절, 전도시간 0.12~0.2[s]이다.

ⓑ PR segment : 방실지연, 0.1[s]이다.

ⓢ ST segment : 0.08[s]이다.

ⓞ QT interval : 0.04[s]이다.

④ 에어트호번(Einthoven)은 제1유도(양손), 제2유도(오른손과 왼발), 제3유도(왼손과 왼발) 간의 세 개의 조합으로 측정하여 전위차를 기록하였다. 이 기록법이 ECG의 시초이며 이를 표준전극법(Standard Lead)이라 한다.

⑤ 표준전극법에서 왼발을 사용하는 이유는 심장이 왼쪽에 있기 때문이며 각 리드들의 순서대로 앞쪽 리드를 (-)극, 뒤쪽 리드를 (+)극으로 사용하였다. 심장의 근육이 활동할 때는 전기적 흥분이 일어나게 되며, 활동전위가 발생하게 된다.

심장의 활동전위는 1[mV] 이하의 작은 전위차로서 신체의 접촉저항이나 피부전류, 외부의 진동 및 주변 전기의 영향을 많이 받는다.

⑥ 전압형 심전계는 신체의 접촉저항이나, 피부전류, 외부의 진동 및 주변 전기의 영향을 최소화하기 위해 심장의 활동전압을 유도 후 증폭하는 형태의 심전계로 사용법이 간편하여 주로 심장검사나 수술시의 환자감시장치 그리고 중환자 감시장치 등에 널리 이용되고 있다.

⑦ 심전도의 임상적 의의 : 현대의학에 있어서 심전도의 임상적 활용가치는 매우 높다. 심전도 검사는 협심증이나 심근경색 등의 관상동맥 질환을 비롯하여 심실 혹은 심방의 비대나 확대, 심방에서 심실 또는 심실내의 전도 장애, 심방과 심실의 부정맥, 심근허혈 혹은 경색, 선천성 심장기형에서의 특이한 소견, 전해질이상, 심근 및 심낭염과 심낭삼출, 심장약의 효과판정, 인공심박기 기능의 평가 등 환자의 질환이나 건강상태의 진단, 그리고 수술 중의 심장 이상의 유무의 조사 확인 등에 결정적 혹은 중요한 역할을 한다.

⑧ ECG 부위별 유도법

㉠ 표준유도 : Ⅰ, Ⅱ, Ⅲ

㉡ 사지유도 : aVR, aVL, aVF

㉢ 흉부유도 : V1, V2, V3, V4, V5, V6

- V1 : 제 4늑간의 흉골우연이다.
- V2 : 제 4늑간의 흉골좌연이다.
- V3 : V2와 V4의 중간부위이다.
- V4 : 제 5늑간과 좌측 쇄골 중앙선이 만나는 부위이다.
- V5 : V4와 수평되는 전액와선 부위이다.

- V6 : V4와 수평되는 중액와선 부위이다.

2. 뇌전도

뇌전도(Electroencephalogram : EEG)는 뇌신경 세포의 전기활동을 그래프로 기록한 것으로 다양하게 변화하는 뇌의 활동상태를 확인할 수 있으며 생리적으로 수면파 각성상태, 간질 등의 진단에 매우 유용하게 사용된다.

(1) 뇌파의 발생기전

뇌의 전기적 활동의 근원은 흥분뉴런의 세포막을 투과해 지나가는 이온들에 의해 발생하는 전류이다. 이들 신경조직은 전도성 매질에 둘러싸여 있기 때문에 뉴런에서 발생한 전류는 머리표면에까지 그 흐름이 미세하게 이어지게 된다. 미세한 전위(10[mV])가 머리표면에 발생(대뇌피질의 신경세포에서 발생하는 시냅스(Synapse) 전위가 모여서 일어난다)하게 되는데 두피상에서 측정되는 뇌파의 전위변동은 수 [μV]~수백 [μV]로 매우 낮은 전위를 갖고 있다.

일반적으로 두피상에서 전극을 접착하여 이 미세한 전위를 증폭하여 기록하는 의료기기가 뇌전도이다.

(2) 뇌파의 종류

뇌파의 종류는 델타파, 세타파, 알파파, 베타파, 감마파로 나누어지는데 정상적인 성인의 뇌파 파형은 정현곡선(사인파)에 가까운 파동으로 나타나며, 주파수(0.5~100[kHz])와 의식수준에 따라 [그림 1-1]과 같이 분류할 수 있다. 뇌파는 진동 주파수의 범위에 따라 일반적으로 델타(δ)파(0.2~3.99[Hz]), 세타(θ)파(4~7.99[Hz]), 알파(α)파(8~12.99[Hz]), 베타(β)파(13~29.9[Hz]), 감마(γ)파(30~50[Hz])로 구분한다.

① 델타(δ)파 100~200[μV] : 0.5~4[Hz] 사이의 낮은 주파수 영역에서의 불규칙한 모든 파형들을 포함하고 있는 서파이며, 꿈을 꾸지 않는 숙면과정에서 전형적으로 나타나는 신호로 주로 정상인의 깊은 수면시나 신생아의 경우 두드러지게 나타나게 된다.
깨어있는 사람에게서 델타파가 평균범위보다 매우 많이 나타나면 이상 판정이 가능하며 대뇌피질 부위의 악성 종양 또는 마취, 혼수상태와 관련된 질병일 수도 있다.
건강한 정상인의 경우 델타파가 두드러지는 이유로 뇌파 측정시 눈을 깜박이거나 몸을 심하게 움직이는 경우에 발생하며, 이러한 눈움직임이나 몸움직임에 의해 발생하는 잡음의 주파수 영역이 델타파와 비슷하기 때문에 측정시 주의를 하여야 한다.

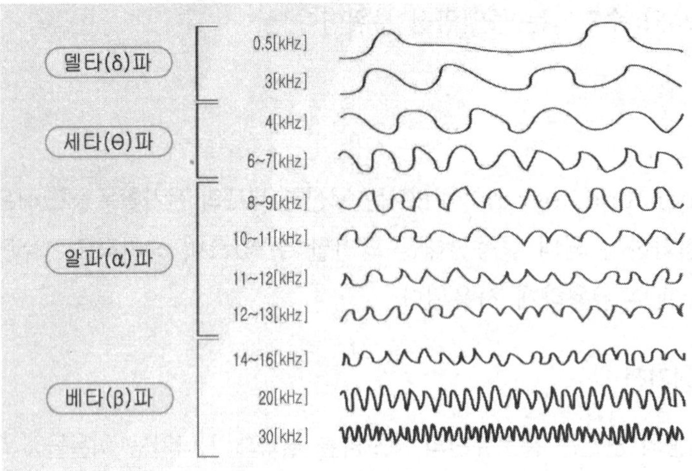

[그림 1-1] 주파수별 정상뇌파의 종류

② 세타(θ)파 10~50[μV] : 3~8[Hz] 사이의 주파수 영역에서의 신호이다.
알파파를 기준으로 느린 주파수이므로 서파에 속한다. 몸과 마음이 다소 몽롱한 상태를 의미하며 졸림과 깨어 있음의 중간상태를 의미하고, 가벼운 수면 과정이나 강한 환경 자극에 의해 반응한다. 정서적 안정 또는 수면으로 이어지는 과정에서 주로 나타나는 신호로 성인보다는 어린이에게서 더 많은 분포를 한다.

③ 알파(α)파 10~150[μV] : 8~13[Hz] 사이의 주파수 영역의 조용하면서도 안정된 뇌파상태를 갖고 있으며 깨어 있는 정상인에게서 나타나는 신호이다.
알파파는 가벼운 이완내지는 이완된 각성과 관련이 있다. 긴장이완과 같은 편안한 상태에서 주로 나타나며, 안정되고 편안한 상태일수록 진폭이 증가하게 된다.
일반적으로 규칙적이며 연속적인 파동의 형태로 나타나며, 두정부와 후두부에서 가장 크게 기록되고 전두부에 가장 작게 나타나는 특성이 있다. 특히 눈을 감고 진정한 상태에 있을 때 안정된 알파파가 나타나며, 눈을 뜨고 물체를 주시하거나 정신적으로 흥분하게 되면 알파파는 억제 되는 특성이 있다.

④ 베타(β)파 5~20[μV] : 뇌파상의 스펙트럼에서 14~30[Hz] 사이의 주파수 영역의 신호이다.
알파파를 기준으로 빠른 주파수이므로 속파라고도 한다. 긴장, 흥분 상태 등 활동할 때 발생하는 파로 일상생활 중 대부분 사람에게서 나타난다. 눈을 뜨고, 걷고, 흥분하고, 외부세계에 초점을 맞추고 있는 순간 우리의 뇌를 지배하고 있는 파이기 때문에 활동뇌파* 스트레스파라고도 한다. 또한 특정한 항정신성약제 효과의 결과로 생길 수도 있으며,

* 활동뇌파 : 의사결정, 논리적 추론, 문제해결 등과 연관된 뇌파이다.

REM 수면상태에서 나타난다.

⑤ 감마(γ)파 : 31~70[Hz]의 주파수 영역의 신호로 높은 불안과 흥분시, 강한 집중시 잘 나타나게 된다. 감마파 상태에서는 온갖 생각들이 머릿속에 떠오르는 활발한 신경활동으로 인해 머리가 화끈하게 달아오르고 괴로움에 몸을 떨기까지 하는데 이런 상태가 자주 발생하고 지속되는 정신병자의 경우 큰소리를 지르거나 난동을 부릴 때 나타나는 파이다.

일반적으로 뇌파가 정상이라고 하는 것은 뇌파가 정상적인 패턴을 가졌기 때문이 아니라 비정상의 패턴이 없기 때문이다. 또한 뇌의 구조나 기능이 비정상적이라 해서 항상 비정상 뇌파만을 만들지 않기 때문에 정상 뇌파가 항상 뇌에 병변*이 없는 것은 아니다. 각 주파수별 뇌파의 상태는 〈표 1-1〉과 같다.

〈표 1-1〉 각 주파수별 뇌파의 상태

주파수	뇌파 종류	의식차원	속 도	정신과 신체의 상태
30[kHz] 이상	감마파	외적의식	속파	불안, 흥분상태이다.
14~30[kHz]	베타파			평상시의 뇌파, 업무와 육체활동과 같은 외계와 대응하여 긴장상태에서 일을 처리하고 있는 상태이다.
12~13[kHz]	빠른 알파파	내적의식	기본파	주위 집중과 약간의 긴장상태이다.
10~12[kHz]	중간 알파파			공부능률상태, 정신통일상태, 기억력과 집중력 최대상태, 스트레스 해소상태이다.
8~9[kHz]	느린 알파파			완전히 긴장이 이완된 명상상태이다.
4~8[kHz]	세타파	내적의식	서파	졸음, 얕은 수면, 최면상태, 초능력상태이다.
0.5~4[kHz]	델타파	무 의 식		젖먹이 때 아기, 성인의 깊은 수면, 혼수상태이다.

(3) 뇌전도의 구성

뇌파는 연속적으로 변화하고 두피상 각 부위에 따라 파형이 다르게 나타난다. 따라서 두피상 여러 부위의 파형을 동시에 기록하여 각 부위의 파형을 비교 검토하여야 한다. 또한 뇌전도는 동시에 기록할 수 있는 유도수로 분류하며 통상 12[ch], 16[ch], 32[ch], 64[ch] 등이 있다. 뇌전도는 전극, 전극 접속기, 입력회로부, 증폭부 및 기록부로 구성된다.

뇌전도의 감도는 심전계에 비해 약 20배 정도 높으며, 주파수 특성도 좋기 때문에 교류에 의한 장해를 주의하여야 한다.

① 뇌파 측정용 전극(Electrode) : 전극의 종류나 부착위치에 따라 뇌파 기록목적이 다양하다.

---

* 병변 : 병이 원인이 되어 일어나는 생체변화이다.

신경세포 각각의 활동을 측정하는 활동, 신경세포군 간 상호 전달을 조사하는 방법, 대뇌 피질표면에 전극을 설치하여 측정하는 방법 등이 있으나, 뇌수술이나 동물실험에 시행하는 것으로 보통은 두피상 전극에 의한 뇌파기록이 행해지고 있다.

② 증폭기(Amplifier) : 뇌전도의 각각의 증폭기에는 차동증폭기가 많이 사용되며, 이는 교류잡음을 포함한 뇌전도신호로부터 전기적 잡음전위를 제거하기 위한 목적으로 사용된다.

③ 필터(Filter) : 뇌파로부터 비교적 높거나 낮은 주파수의 전파를 제거하는데 사용한다. 그래서 뇌파의 가장 중요한 주파수 영역인 1~30[Hz] 사이의 전파를 왜곡 없이 깨끗이 기록할 수 있다.

④ 뇌전도용 필터의 종류

㉠ 저역통과필터(Low Frequency Filter) : 서파의 진폭을 감소시킨다.

㉡ 고역통과필터(High Frequency Filter) : 속파의 진폭을 감소시킨다.

㉢ 60[Hz] Filter(=AC Filter) : 상용주파수 60[Hz] 주파수의 진폭을 선택적으로 감소시키는 역할을 하지만 제한적으로 사용되어야 한다.

⑤ 뇌파분석장치 : 뇌전도의 기록부에 포함된 뇌파분석 장치는 뇌파를 측정하여 분석하는 부분으로 다음과 같은 종류가 있으며, 최근 전산화를 통해 분석프로그램이 내장되어 있는 장치들로 구성된다.

㉠ 주파수 분석장치 : 뇌파에 포함되는 주파수의 성분을 필터 외 신호처리를 통해 여러 대역으로 분리하거나 특정 주파수를 꺼내어 표시한다.

㉡ 상관관계 분석장치 : 뇌파의 전기 및 상호상관 함수를 계산한다.

㉢ 유발전위 가산장치 : 특정한 자극에 대한 뇌의 응답을 얻어낸다.

㉣ 자동진단장치 : 뇌파의 파형을 해석하여 간단한 진단을 한다.

(4) 뇌전도 검사시 주의사항

① 피검자에게 긴장이나 불안감 등의 정신적인 스트레스를 주지 않도록 한다.

② 올바른 부위에 전극을 장착한다.

③ 머리 기름 등을 바르지 않으며, 이마와 귓불 등을 깨끗이 닦아 전극의 접촉저항을 작게 하고, 뇌전도는 교류장해로부터 차폐가 필요하다.

④ 기계적 진동이 장치에 전달되지 않도록 해야 한다.

⑤ 측정 전 뇌전도의 감도, 시상수, 내부 잡음, 위상특성, 기록펜 압력 및 위치, 댐핑 등과 같은 항목을 확인, 조정을 하여야 한다.

⑥ 고압 송전선, 모터, X-선 장치, 변전소 등의 가까이에서는 뇌전도 검사를 피한다.

3. 근전도

신경과 근섬유를 따라 자극이 전달되면 근육 내 이온 변화가 발생하게 된다. 근의 안정시 섬유막의 외부는 (+)이온, 내부는 (-)이온상태를 나타나게 된다. 이때 근이 수축을 하게 되면 자극이 전달되면서 섬유막 외부와 내부의 이온이 상호 전달되는 탈분극 현상이 발생되며, 전달 후에 다시 분극상태로 돌아가게 된다. 이때 전달 경로의 다른 두 지점 간에 전극을 부착하고 전압계를 통해 두 지점 간의 전위차를 얻을 수 있으며, 이를 증폭하여 그래프 상태로 나타낸 것이 근전도(Electromyogram : EMG)이다.

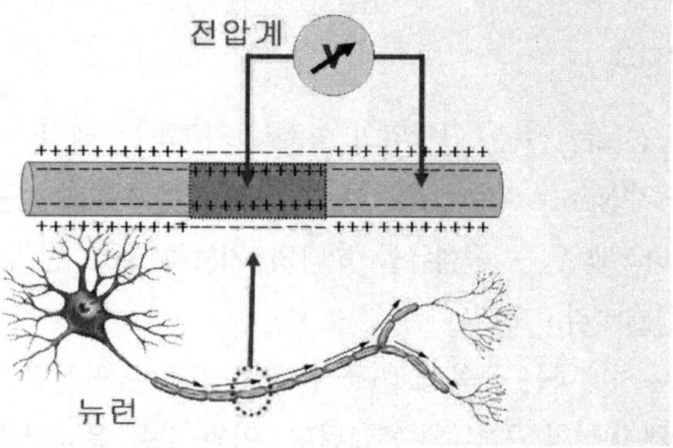

[그림 1-2] 신경의 활동전위 측정

근육이 흥분하여 수축작용을 할 때 발생하는 미세한 정막전위(약 80[mV] 내외)의 골격근이 수축(약 10[μV]~10[mV])할 때에 생기는 활동전위로 전극*을 이용한 적당한 방법으로 유도하여 증폭시켜 그래프로 나타낸 것이다. 주파수 대역은 5~10[kHz]의 넓은 범위를 갖는다. 평활근 역시 활동전위가 기록될 수 있지만 평활근의 경우는 보통 평활근전도라 하여 따로 구분된다.

① 운동을 위한 말초신경계의 기본적 활동단위인 신경 · 근단위(운동단위)는 신경의 전각세포, 축색과 수초를 포함한 신경섬유, 신경과 근육의 접합부(신경 · 근연접)와 이 접합부에 연결된 모든 근섬유를 포함하는 생리적 단위이다.

② 근전도(Electromyogram : EMG)의 가장 큰 목적은 어떤 병변이 운동단위 신체부위 중 어느 곳을 침범하고 있는 것인가를 판별하는 것이며, 병변이 국소적인 침범인가 또는 전신적인 침범인가와 그 침범의 정도가 얼마나 심한 상태인가를 진단하는 것이다.

---

* 전극 : 인체의 전위와 전류를 측정하여 기록하기 위해서는 인체와 측정기기 사이에 연결단자가 있어야 한다. 이 단자 역할을 하는 것이 바로 전극이다. 전극의 기능은 항상 전위를 측정할 때에는 전류의 흐름을 동반하게 되는데 인체 내의 전류는 이온들의 이동에 의하여 생기고, 도선에서의 전류는 전자의 이동에 의한 것이기에 전극은 이온전류를 전자전류로 바꾸는 변환기 역할을 수행하여야 한다.

(1) 근전도의 활용

근활동 상태나 근활동의 근간이 되는 중추신경의 지배 상황을 파악할 수 있으며, 또한 근활동을 통해 신경질환이나 예후의 진단 등 임상적인 측면에서와 생체역학, 운동생리학 분야에서 신체활동을 해석하는 수단으로 활용된다.

근육의 움직임은 신경계가 없이 이루어질 수 없다. 신경계의 활성과 근육의 적절한 조절이 이루어짐으로써 수의적, 불수의적인 근육 움직임을 수행하게 된다. 따라서 근육과 신경의 흥분성 막전위, 화학적 신경전달 물질들은 인체활동에 필요한 운동단위와 근섬유의 동원 등을 통합적으로 조절하게 된다.

(2) 신경 · 근단위

임상적으로 근전도는 신경 · 근단위의 활동을 기록하는 데 목적을 두고 있다.

① 신경 · 근단위(Neuro Muscular Unit : NMU)는 척수의 전근에서 나오는 운동신경세포와 그 지배 아래에 있는 근섬유를 하나의 기능적 최소 단위로 생각한 것으로 운동단위(Motor Unit)*라고도 한다.

② 운동뉴런은 지배하는 근육에 연접하기 전에 또는 연접된 직후에 수많은 가지를 내어 평균 100개 이상의 근섬유와 연결된다. 이와 같은 운동단위가 합해져서 구성되고, 정상에서는 각 운동단위의 흥분은 비동기적이다.

③ 근육의 수축이 일어날 때에는 모든 운동단위의 활동전위가 나타난다. 이 운동뉴런 하나가 연결시키는(지배하는) 근섬유 수의 비율을 지배비율이라 한다.

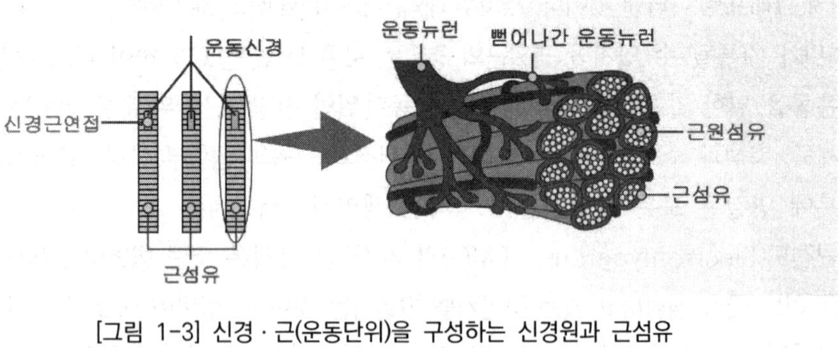

[그림 1-3] 신경 · 근(운동단위)을 구성하는 신경원과 근섬유

---

* 운동단위(Motor Unit) : 근수축을 위한 신경조절의 기능적 단위로 하나의 운동뉴런에 의하여 지배되는 여러 개의 근섬유로 구성되어 있으며, 뉴런은 긴 축색돌기를 가지고 있고 이를 통해 신경이 근섬유까지 전달되며 신경이 근육으로 유입되는 지점을 바로 운동단위라고 한다. 섬세한 운동이나 느리고 작은 힘의 발생에 필요한 운동단위의 크기는 작고 빠르지만, 과격한 운동이나 큰 힘의 발생에 필요한 운동단위의 크기는 크고 느리다.

④ 하나의 운동단위가 [그림 1-3], [그림 1-4]와 같이 흥분하면, 그 지배하의 근섬유군은 동시에 동기적으로 수축을 일으킨다. 근육은 이와 같은 운동단위가 많이 모여 구성된 것이며 근육의 수축이 일어날 때에는 모든 운동단위에서 활동전위가 발생한다.

⑤ 인체에는 약 600개 이상의 골격근이 있으며 하나의 골격근은 수천 개의 근섬유(근세포)로 이루어져 있다. 개개의 근섬유는 근장 속에 평행하게 배열된 많은 근원섬유를 가지고 있으며, 근원섬유는 많은 근 필라멘트로 이루어져 있다.

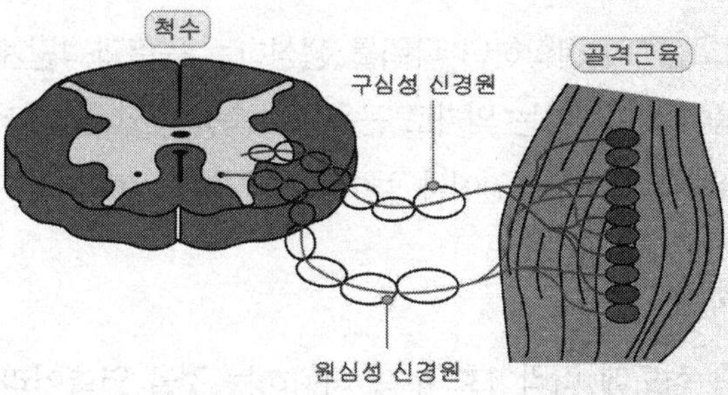

[그림 1-4] 척수로부터 뻗어 나온 신경운동단위

⑥ 근 필라멘트에는 무거운 분자량의 단백질로 이루어진 미오신 필라멘트와 가벼운 분자량의 단백질로 이루어진 액틴 필라멘트 등이 있는데, [그림 1-5]와 같이 근육수축은 액틴 필라멘트가 미오신 필라멘트 중앙으로 미끄러져 들어가면서 이루어진다. 골격근 세포막은 신경세포막과 같이 활동전압을 발생시키고 전도하는 특성을 가지고 있다.

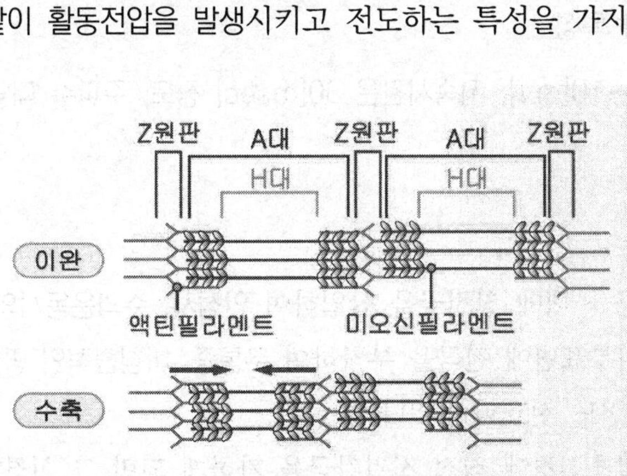

[그림 1-5] 근육세포의 수축원리

(3) 신경근 연접

하나의 운동뉴런이 근섬유에 연결되기 위해서는 여러 개의 분지로 나뉘게 된다. 이들 나뉘진 분지의 끝인 종말과 하나의 근섬유의 근초가 연결되어 있는 구조를 신경근 연접이라고 하며, 신경의 활동전압이 종말 Axon에 도달하게 되면 종말 Axon에 존재하는 신경 전달 물질이 유리된다.

(4) 근수축 형태 및 특성

근수축은 액틴*과 미오신**이 결합하여 파워를 생성하는 능력과 4단계의 근수축 과정의 평균 활성도이다. 수축은 근육이 짧아진다는 의미로 근육은 수축하여 짧아지면서 힘을 발생하기도 하며, 반대로 근육의 길이가 유지되거나 그 길이가 늘어나면서 힘이 발생되기도 한다.

(5) 연축, 가중, 강축

근육이 흥분이나 수축 정도에 따라 1회 수축 이완하는 것을 연축이라고 하고, 근육이 수축 상태에서 완전히 이완되지 않은 상태에서 다음 자극이 주어지게 되면 앞의 장력에 추가되어 증가하는데 이를 가중이라 한다. 그리고 자극의 빈도가 증가하여 최대 장력을 지속적으로 발생시키게 되는 것을 강축이라 한다. 이들 강축은 근피로에 의해 발생되기도 하며, 자극이 멈춰질 때 종료된다.

(6) 근의 활동전위 특성

전위는 약 10[μV]~10[mV], 지속시간은 30[msec] 정도, 주파수 대역은 5~1000[Hz] 정도이다.

(7) 근전도의 종류

① 일반 근전도 : 근육 내에 침전극을 삽입하여 안정시, 수의운동시의 근육활동 전압이다.
② 표면 근전도 : 피부표면에 전극을 부착하여 무통증, 비침습적인 방법으로 측정된 근육활동 전압(표면근전도 신호파형)이다.
③ 유발 근전도 : 말초신경에 직접 전기자극을 가하게 되면 그 신경의 지배 하에 있는 근육이 수축하게 되고 활동전위를 발생시키는데 이를 유발 근전도라 하며 M파, H파, F파, T파로 분류한다.

---

* 액틴(Action) : 근육을 구성하며, 그 수축에 필요한 단백질의 일종이다.
** 미오신(Myosin) : 근육을 이루는 주요 단백질이다.

㉠ M파 : 자극 후 수 [msec]의 잠복기간 후 나타나는 전위, 말초운동신경 및 이에 연결되는 신경근육접합부의 이상 유무 및 근섬유 상태를 반영한다. 자극에 비례하여 진폭이 커진다.

㉡ H파 : 자극 후 20~30[msec]의 잠복기간 후에 나타나는 전위이다. 척수반사회로를 통해 자극을 전달하며, 초기 자극강도에 비례하여 진폭이 증가하다가 M파가 나타나면서 진폭이 감소한다. 주로 하지에서 도출한다.

㉢ F파 : 자극 후 20~30[msec]의 잠복기간 후에 나타나는 전위이다. 원심성 운동신경섬유를 역행하는 자극에 의한 것이다. 근육부위의 운동신경 전도속도를 측정하는데 유효하다. 최대의 강한 자극에 의해서만 기록되며 척수내 병변의 지표가 된다.

㉣ T파 : 건반사(슬개건, 아킬레스건)를 통한 근육의 움직임을 반영한다. 말초신경장애에서 감쇠 또는 소실되며, 중추신경장애에서 항진된다.

(8) 근전도 유도법

생체에 한 쌍의 전극을 부착하여 생체신호를 유도선에 의해 증폭기로 유도하는 것이다.

근전도 유도법에는 활동 부위나 비활동 부위에서의 측정이 가능한 단극 유도법과 활동 부위에서만 유도가 가능한 쌍극 유도법이 있다.

(9) 정상근전도 신호의 특성

① 피부표면전극에 의한 신호파형 : 근수축의 강약의 정도는 근전도의 진폭의 차이로 나타난다.

② 침전극에 의한 파형은 〈표 1-2〉와 같다.

〈표 1-2〉 침전극에 의한 파형상태

안정시	완전히 이완상태에서는 근방전이 나타나지 않으며 전기적으로 안정된 상태이다. 조금이라도 수의 수축이 있으면 스파이크 방전현상이 반복한다.	
	자입전위	침전극 삽입시 나타나는 돌발 전위이다. 진폭 1~3[mV], 지속시간 100~300[msec]이다.
	신경전위	운동신경분지 부근이 침전극으로 자극시 자발전위, 통증동반이 발생한다. 진폭 50~200[μV], 50~100[Hz], 2~3[msec]이다.
	종판전위	침전극이 신경·근육접합부 자극시 발생한다. 진폭 20~100[μV]. 지속시간 1~2[msec]이다.
수축시	약한 수의 수축시 주기적으로 반복되는 신경·근단위(NMU) 전위가 발생한다. 근 수축이 강할 경우 활동성 근섬유의 증가로 근방전의 수가 증가, 이때 진폭은 불변이다. 최대수축시 간섭파형이 발생한다.	

(10) 근전계의 구성

① 유도용 전극 : 유도법에 사용하는 전극은 크게 생체를 손상시키지 않기 위한 피부표면 전극 [그림 1-6]과 직접 생체 내로 전극을 찔러 넣는 침전극 [그림 1-7]과 같이 분류할 수 있는데 보통 환자의 고통을 덜어주기 위해 표면전극을 주로 사용한다.

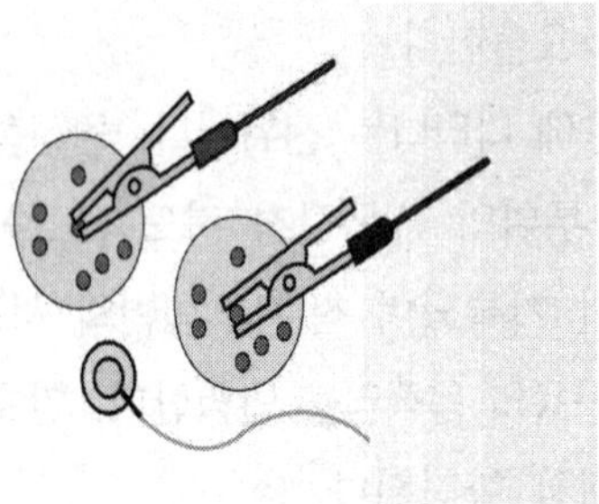

[그림 1-6] 표면전극

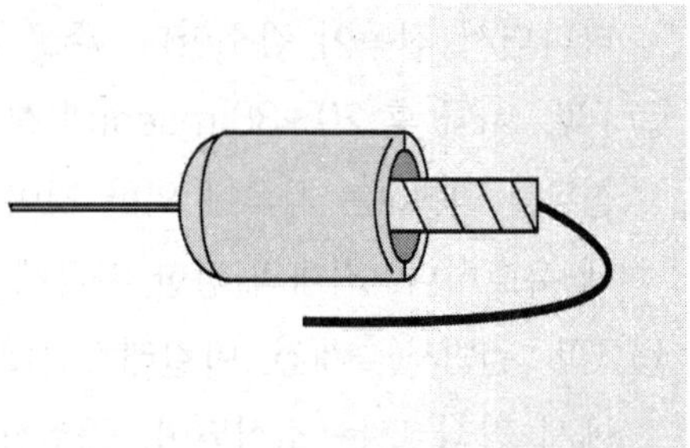

[그림 1-7] 일반적인 침전극

㉠ 피부표면 전극은 모양에 따라 원판전극, 막대전극, 링전극 등으로 다양하며, 전극의 지름은 약 0.5~2.5[cm] 정도이다. 피부표면 전극은 근육전체의 수축상태나 신체의 자세, 동작, 반사활동조사, 그리고 유발근전도 측정시 적합하나, 개개의 신경·근단위(NMU) 활동전위를 분리하여 기록할 수 없는 단점이 있다.

㉡ 피부표면 전극의 특징

- 신체의 표면에 부착한다.
- 간섭파형*으로 인해 개개의 신경·근단위(Neuro Muscular Unit : NMU)를 분리하여 측정할 수 없다.
- 근육 전체에 대한 활동전위의 측정이나 반사활동의 검사에 유효하다.
- 표면전극 조건은 장시간 안정적으로 접촉유지가 가능해야 하며 접촉저항과 분극전압이 적고 잡음이 잘 발생하지 않아야 한다.

㉢ 침전극은 피부를 뚫고 바늘을 삽입하는 전극으로 신체 내부의 미세한 전위신호를 표면에서의 간접측정이 아닌 직접측정을 할 때 사용한다. 근육 개개의 신경·근단위의 활동전위를 분리하여 유도하는데 표면전극은 침전극에 비해 신체피부에 대한 접촉이 떨어지기 때문에 환자가 불안감과 아픈 것만 참을 수 있다면 표면전극보다 정밀한 생체 내 개개의 NMU**(신경·근단위) 활동전위를 분리 유도하여 측정할

* 간섭파형 : 근육의 수축이 너무 강하면 다수의 운동신경단위의 활동전위가 증가하고 서로 간섭하여 진폭이 큰 복잡한 형태가 되는 것으로, 개개의 운동신경단위의 활동전위를 분리하지 못하고 그 전위도 관찰할 수 없는 파형이다.

** NMU : Neuro Muscular(신경·근단위) Unit의 약어, 첫 글자만 따서 NMU라 한다.

수 있으며, 다음과 같은 종류가 있다.

- 동심형 일심 침전극 : EMG 측정시 가장 많이 사용하며, 봉입선이 50~100[μm]의 에나멜구리선으로 끝이 절단되어 노출되어 있으며, 장점으로 개개의 신경 · 근단위(NMU)의 활동전위를 분리유도가 가능하다.
- 동심형 이심 침전극 : NMU(신경 · 근단위)로 분리유도가 가능하며, 일심 침전극보다 국한된 부위 전위기록, 봉입선의 두께 및 거리에 따라 진폭이 변화하는 단점이 있다.
- 단극 침전극 : 가는 은선을 절연하여 끝 부분만 노출시켜 사용하며, 2개의 전극을 사용한다.
- 다극 침전극 : 외경 1[mm]정도의 외장침 내에 5~6줄의 가는 도선을 삽입하여 사용한다. 같은 근육 내에 몇 개의 활동전위를 동시에 기록 가능하다.
- 미소 침전극 : 직경 20~25[μm] 정도의 아주 가는 백금선을 봉입한 것으로 백금선 노출수에 따라 일심, 이심, 다심 전극으로 분류한다. 아주 가늘기 때문에 신경 · 근단위(NMU) 내의 단일 근섬유 세포의 활동전위를 유도한다. 전극의 부착은 통증 또는 마비부위, 수술관련 부위 등 근육에 있는 모든 부위에 부착이 가능하며, 재활치료의 경우 치료하고자 하는 근육부위에 전극을 부착하여 사용한다. 스트레스 등의 감정이나 정서와 관련된 근전신호를 얻고자 할 경우는 보통 얼굴 근육부위에 부착한다.

② 입력부 : 전극 접속기와 교정장치로 구성되며, 감도조절 기능이 있다.

③ 증폭부 : 전치 증폭기와 주 증폭기로 이루어져 있으며, 기록측정을 위해 120[dB](100만배) 정도의 증폭도를 갖추어야 한다.

④ 영상표시부 : 근전도 신호의 파형 관찰을 위한 브라운관은 오실로스코프이다.

⑤ 기록부 : 근전도의 신호파형 출력을 위한 표준 이동속도(Line-monitor)는 20[cm/sec]이다(더 자세한 내용은 현대 의용기계공학(상학당) 8장 생체전기신호, 근전도, 뇌전도, 심전도를 참조하면 된다).

02 심박출량계

일반적으로 카테터와 연결된 센서를 통해 특정이온의 농도 또는 혈관 내 혈압을 전송받아 연속적인 동맥압심박출량을 측정하는 장비이다.

① 심박출량은 심장 박동을 통해 전신으로 나가는 분당 혈액의 양으로써, 심장 기능뿐만 아니라 전체 순환계의 상태를 반영하는 지표이며, 전신 조직의 자율적인 조절을 통해 통제된다. 심박출량이 현저히 떨어졌음에도 불구하고 전신혈관저항(Systemic Vascular Resistance : SVR)이 증가하면 혈압은 유지될 수 있고, 전신혈관저항의 현저한 증가로 심박출량의 감소에도 불구하고 혈압은 증가할 수 있다.

② 저혈압을 보이는 환자는 체순환저항이 현저히 감소하고 있어 심박출량은 매우 높은 경우도 있을 수 있다. 따라서 환자를 치료하는 데 있어, 혈압, 좌심실충 만압, 심박출량, 전신혈관저항을 모두 고려하여 치료 방향과 방법을 결정하여야 한다.

③ 심장으로의 정맥 순환, 전신혈관 저항, 조직의 산소 요구량, 혈액양, 심박수, 체위, 호흡 양상, 심근 수축력 등에 의해 심박출량이 조절되는 데 분당 5~6[L]의 심박출량을 갖는 정상인의 경우 심박출량의 예비 용량은 매우 커서 경우에 따라 분당 25~30[L]까지도 증가할 수 있다. 심박수는 중추 및 자율 신경계에 의해 조절되고 일회 심박출량은 전부하, 후부하, 그리고 심장 수축력에 의해 조절된다.

④ 심박출량에 영향을 미치는 요소들로는 대사율, 성별, 신체의 크기, 나이 등이 있다. 대사율과 산소요구량은 심박출량의 주요 결정요소인 데, 대사율과 산소요구량이 증가하면 심박출량이 증가하고 반대의 경우 심박출량은 감소한다. 체온도 대사에 직접 영향을 미치므로 체온이 증가할 경우 심박출량은 증가하게 된다.

⑤ 신체의 크기가 증가할수록 조직의 관류를 위한 심박출량이 증가하며, 정상 심박출량은 분당 4-8[L]의 광범위한 값을 갖게 되므로, 심박출량을 체표면적으로 나눈 값인 심박출계수(Cardiac Index : CI)를 사용하여 조직관류 상태를 평가한다.

⑥ 신체 구성 성분, 즉 지방 조직이나 근육 양의 차이에 따라 대사율의 차이가 있는 데, 여성의 경우 남성에 비해 골격근이 적고 지방조직이 많아 동일한 신체의 크기인 경우라도 10[%] 정도 심박출량이 작다.

⑦ 갑상선 기능장애 등의 특정 질환, 혹은 부종 등에 의해서도 대사율은 영향을 받으므로 심장지수 계산 시 염두에 둔다.

⑧ 심박출량 측정시 체위 변화에 의한 측정값 변화가 없도록 하고 앙와위에서 측정한 심박출량은 기립 상태에서 측정한 심박출량에 비해 20[%] 정도 낮다.

⑨ 조직의 관류 상태가 불충분하다고 판단되는 환자에 있어서 심박출량 측정은 필수적이다. 심박출량을 측정하는 방법을 선택함에 있어 덜 침습적이고, 정확하며, 신뢰도가 높고, 지속적인 측정이 가능할수록 이상적일 것이다. 심박출량과 더불어 전부하 상태를 함께 평가할 수 있으면 좋다.

⑩ 현재 가능한 심박출량 측정법은 침습적인 방법과 비침습적인 방법, 간헐적 측정 및 지속적 측정법으로 나누어 볼 수 있고 지시물질을 이용한 측정법들은 Fick의 원리를 기초로 하였으며, 지시물질에 따라 열희석법, 색소 희석법, 이산화탄소 부분 재호흡법 등이 있다. 이외에 도플러를 이용한 심박출량 측정법과 심장 전류저항의 변화를 측정하는 흉부 전류저항 측정법이 있다

1. 인공 심박조율기

심장박동수를 정상화하여 우리몸 여러 기관에 혈액을 충분히 공급하기 위하여 몸안에 장치하는 인공적인 기계로 정상적인 심장은 동방결절(SA node : Sino-Atrial node)이라는 심박조율기에 의해 심박이 조정된다. 동방결절에서 일정한 주기로 전기충격을 발생시키고 이 전기충격이 심방을 수축시킨다. 그 후 심방과 심실 사이의 방실결절(NA node : Atriove Ntricular node)에 전기충격이 전달되어 활성화되고 심근전체로 전기충격이 퍼져 심장이 수축을 하게 된다.

하지만 동방결절이 제 역할을 다하지 못해서 심장의 전도계에 이상이 생기는 현상을 심장블록이라 하며 심장이 비정상적으로 박동하는 현상을 부정맥이라 한다.

① 부정맥 : 정상적인 심전도가 관찰되지 않는 상태로 어른의 경우 심장은 1분에 60회 정도 규칙적으로 뛰는 데 지나치게 빠르거나 늦거나 혹은 맥박이 불규칙하게 뛰는 것이다. 부정맥은 각종 심장질환의 합병증이나 후유증으로 발생하며 특히 서맥의 치료법 중 하나가 인공 심박조율기를 사용하는 방법이다. 인공 심박조율기(Artificial Pacemaker)는 [그림 1-8]과 같이 심장근육 내에, 심장표면에, 심장의 가운데 빈곳 또는 심내막에 부착된 전극에 주기적으로 전기펄스를 보내는 전기자극기이다.

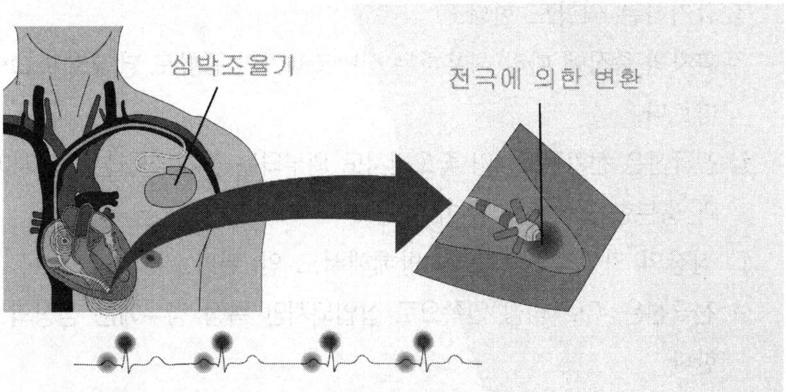

[그림 1-8] 심내막에 부착된 전극에 주기적으로 전기펄스를 보내는 심박조율기

② 심박조율기 : 맥박이 느려져 어지럼증이나 실신 또는 증상이 없더라도 급사의 위험성이 있는 경우에 주로 사용하는데, 스스로 적절한 시간간격으로 수축하지 못하는 질환상태에 있는 환자의 심장에 자극이 전달되면 심장이 수축하게 되어 환자의 심장박동을 일정하게 유지시켜 주는 보조기기 역할을 한다.

③ 주요 병변상태 : 심폐색이 짙은 환자에게 주로 심박조율기를 사용하나 각종 심장질환의 증상인 부정맥, 특히 서맥을 치료하는데 효과적이며 비후성심근증, 심부전증 등 부정맥을 유발하는 질병에도 효과가 있다.

(1) 인공 심박조율기의 구성

인공 심박조율기는 종류와 상관없이 크게 본체와 전극선 두 부분으로 나뉜다.

① 본체는 전기자극 발생장치로 반영구적인 건전지와 작은 컴퓨터와 비슷한 전기회로로 구성되어 있다.

㉠ 전지 : 에너지를 만들어낼 전력을 제공하고 회로는 전기자극을 가할 시점과 에너지의 양을 결정한다.

㉡ 본체의 기능 : 심장박동이 비정상적으로 변할 때 이를 감지하여 전지에서 미세한 전류를 심장으로 전달하는 것이다. 이때 전류는 0.1~20[mA/sec]에서 조정이 가능하다. 이 전류로 인해 심근은 탈분극이 되어 수축하게 되고, 전류는 심근을 탈분극시킨 후에 다시 본체로 돌아온다.

㉢ 본체는 가볍고 생체적합성이 좋은 금속으로 만들어진다.

② 전극선은 심근에 고정되어 본체에서 전달된 전류를 심장에 전달하는 역할을 한다. 사용하는 전극의 개수는 1~3개까지 다양하고 종류에 따라 다르며, 심장의 전기적인 활동을 감지하는 역할도 한다.

㉠ 환자의 증상에 따라 사용하는 심박조율기의 종류도 달라지고 그에 따라 작용방식도 다르다.

㉡ 전극선은 전기전도성이 좋으면서도 외부와는 전기 절연성을 가져야 하며 유연한 성질과 충분한 물성을 갖추어야 한다.

㉢ 심장의 자발적인 활동을 방해해서도 안 된다.

㉣ 전극선은 주로 심장 안쪽으로 삽입되지만 특정 경우에는 심장의 외부에 고정되기도 한다.

③ 전극선은 다시 기능에 따라 4부분으로 나뉜다.

㉠ 접속핀 : 본체에 연결되어 에너지가 최초로 지나가는 전극선의 끝부분이다.

ⓒ 몸체 : 외부에 대해 절연되어 있는 금속선으로 본체에서 발생한 전류를 심장으로 전달하는 길 역할을 한다.

ⓒ 고정부위 : 전극선의 끝부분에 있으며, 심근에 전극선을 고정시킬 수 있는 모양으로 만들어져 있다.

ⓔ 전극 : 고정부위 앞, 전극선의 제일 끝부분에 위치한다. 심장의 활동정보를 수집하여 본체로 전달하고 본체에서 발생한 전류를 심근에 전달하는 역할을 한다.

(2) 동기성 심박조율기

환자들의 심박동작상태가 어떤 경우에는 정상적인 박동을 나타내는 경우가 있다. 정상적인 박동일 때 외부에서 박동*(Beat)을 가해줄 필요가 없기 때문에 환자들에게는 항상 심근에 전기자극을 가할 필요가 없다.

① 정상적인 상태에 연속적인 자극을 주면 경우에 따라 심각한 부작용을 유발할 수도 있고, 혹 자발적인 심근의 수축 후 바로 나타나는 재분극**(Repolarization) 과정에서 외부의 전기자극이 주어지면 심방의 박동이 불규칙적으로 빨라지거나 혹은 멈추는 경우도 발생할 수 있다. 따라서 심장의 자발적인 박동을 방해해서는 안되는 것이 심박조율기의 규칙이다.

② 동기성 심박조율기에는 심방동기성 심박조율기와 응답형 심박조율기 두 가지 형태가 사용되고 있다. [그림 1-9]는 심박조율기의 의료기기이다.

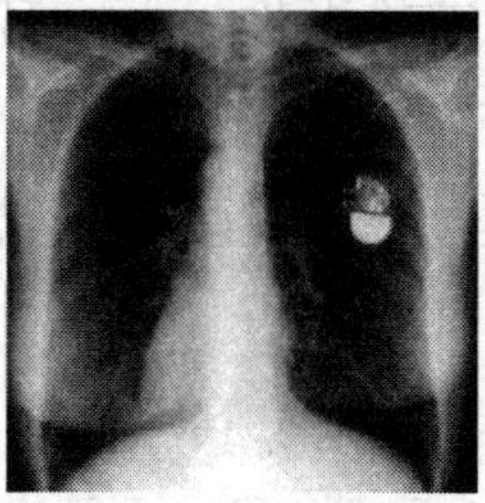

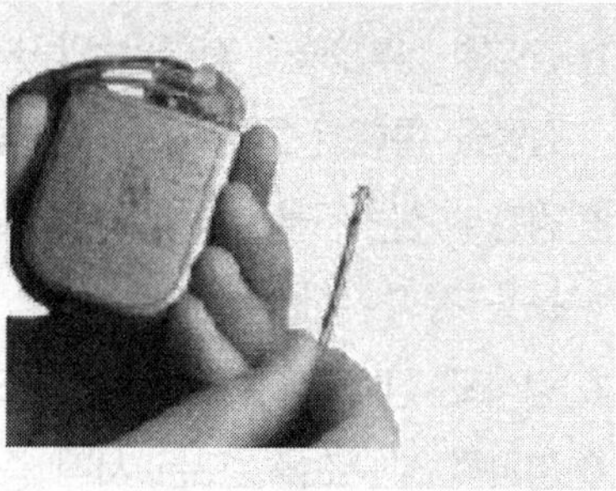

[그림 1-9] 심박조율기

(3) 비동기성 심박조율기

다른 곳의 신체나 심장의 현 증상에 관계없이 정해진 비율의 전기자극을 공급하는 심박조율

---

* 박동 : 심장의 수축과 확장의 반복운동이다.

** 재분극 : 흥분이 가라앉으면 다시 안정 상태로 돌아가는 시기이다.

기를 비동기성 심박조율기라 하고, 단위시간당 일정한 박동수를 얻을 수 있다. 박동률을 상당히 높게 설정하는 비동기성 심박조율기를 이용하면 심박조율기의 자극과 자극 사이가 매우 짧아지기 때문에 심장이 스스로 박동할 수 없다. 또한 배터리가 빨리 소모되는 경향이 있어 현재는 배터리 소모를 방지하기 위해서 동기성 심박조율기를 사용하고 있다.

(4) 임시형 심박조율기

맥의 느려짐이 일시적으로 발생하거나 회복될 가능성이 많은 경우, 영구형 인공 심박조율기를 이식하기 전 기다리는 동안에 시술한다. 수술은 국소마취 하에서 시행하고 임시형의 경우에는 사타구니 정맥이나 쇄골하 정맥을 이용하고, 소요시간은 10~15분 정도이다. 전원은 체외에 있으며 9[V]의 전압을 생성하고 체내로 전극만 삽입해 심장에 충격을 준다. 영구형 심박조율기를 이식하기 전에 심박을 안정시키는 목적으로 사용하며, 서맥이 심한 응급상황에 응급처치를 위해 사용하기도 한다. 전류 크기는 4~5[mA]에서 점차 낮게 조정하면 심박수는 환자의 고유 심박수보다 조금 낮게 설정한다. 체외에서 임시로 장착하는 페이스메이커로 부정맥이 심하지 않아 회복 가능성이 있어 장기적인 심박조율이 필요하지 않은 환자들의 치료에 사용한다.

(5) 임시형 심박조율기와 응급처치

심한 서맥에 대한 응급처치 방법으로 상당히 효과적이다. 약물을 사용했을 때 반응이 없는 경우 임시형 심박조율기를 이용한 전기적 치료를 하게 된다.

① 경정맥 심박조율 : 전극을 방사선 투시기를 사용해 내경정맥, 쇄골하정맥, 대퇴정맥 등의 정맥을 통해 삽입해서 전기자극을 전달한다. 가장 효과적이고 안정적인 방법이다.

② 경흉부 심박조율 : 흉벽에서 조율전극선을 직접 심실벽에 삽입하여 심장의 전기적인 활동을 강화한다.

③ 경식도 심박조율 : 전극을 식도를 통해서 삽입하고 조율한다.

④ 경피적 심박조율 : 모든 서맥 증상에 있어 일차적으로 맥박을 안정화시킨다. 조율패드를 환자의 가슴 앞뒤로 부착하고 ECG 파형을 관찰하면서 흘려주는 전류량을 변화시킨다. 응급상황 발생시 가장 신속하게 행할 수 있는 방법부터 시행한다. 〈표 1-3〉은 가장 먼저 경피적 심박조율을 시도하고 효과가 없을 경우 경흉부 심박조율이나 경정맥 심박조율을 시행한다. 응급상황이 아닌 경우에는 환자에게 적절한 방법을 신중하게 선택해서 실시한다.

〈표 1-3〉 심박조율 방법의 장 · 단점

심박조율방법	조율부위	장 점	단 점
경피적 심장조율	심실	간단하고 안전하며 빠른 시간 내에 시행이 가능하다.	심장의 활동을 정확히 알기 어렵고 내성이 생길 수 있다.
경흉부 심장조율	심실	빠르게 시행이 가능하다.	시행이 다소 복잡하다.
경정맥 심장조율	심방, 심실	가장 안정적이고 효과적이다.	침습적이며 시간이 오래 걸린다.
경식도 심장조율	심방	안전하며 심방의 활동정보를 정확히 알 수 있다.	환자의 내성이 생길 수 있다.

(6) 영구형 심박조율기

영구적으로 사용하는 심박조율기로 부정맥이 심해 지속적인 심박조율을 필요로 하는 환자들에게 사용한다. 전극과 본체 모두 체내에 이식하므로 크기도 작고 가볍다. 영구형 심박조율기의 크기는 본체가 길이 약 4[cm], 무게 17~24[g], 전극이 약 50~60[cm] 정도이다. 임시형 심박조율기와 달리 전원은 5[V] 정도의 전압을 발생시킬 수 있는 리튬전지이며, 전극은 정맥을 통해 심장에 삽입해 종류에 따라 적절한 위치에 놓고 본체는 전극선과 연결한 다음 쇄골 아래 피부를 절개해 넣어둔다. 영구형 심박조율기는 심한 부정맥 환자들이 일상에서 불편함 없이 살아갈 수 있게 심박을 조정해준다.

(7) 영구형 심박조율기 이식 후 점검

영구형 심박조율기를 이식한 후에는 주기적으로 점검을 받아야 한다. 검진 주기는 개인의 건상상태에 따라 조금씩 다르지만 보통 6개월에서 1년에 한 번 정도이다. 심박조율기를 점검 및 조정할 때 페이스메이커 조정기라는 일종의 리모컨을 이용한다. 조정기를 심박조율기가 있는 피부위에 올려놓으면 심박조율기의 정보가 모두 인식되는데 이 정보를 바탕으로 치료기능을 조정하기도 한다. 영구형 심박조율기의 경우 시술 후 관리를 해주는 프로그래머도 있어 치료기능을 조절할 때 프로그래머에 지시사항을 입력하면 간단하게 조정할 수 있다.

(8) 심박조율기를 점검할 때 몇 가지 필수적인 검사

① 심장조율에 필요한 최소에너지인 조율역치를 구하고 조율자극의 세기를 조정한다. 일반적으로 조율자극의 세기는 조율역치의 두 배 크기로 한다. 조율자극의 세기가 너무 강하면 배터리가 빨리 떨어지고, 너무 약하면 조율효과가 없으므로 적절히 조절해야 한다.
② 심전도를 확인한다. 심장과 심박조율기의 전기적인 활동을 모두 확인하고 기록한다.
③ 심장의 비정상 수축에 대한 감도를 확인한다. 심장이 수축할 때 그것을 얼마나 잘 감지

하는지 검사한다. 감도가 높으면 심장의 비정상 수축을 잘 감지할 수 있고 불필요한 전기자극을 줄일 수 있다.

④ 심박률 반응성 검사를 한다. 환자에게 운동을 시켜 심박조율기의 반응을 보는 검사가 있는데 심박조율기의 형태 중 발생시키는 전기자극의 주기가 일정해진 것이 아니라 신체대사 요구량에 따라 자동 조절되는 심박조율기가 있는데, 그때 이러한 기능이 정상적인지 검사하는 것이다.

⑤ 전지는 반영구적인 것을 쓰기 때문에 전지의 수명은 대략 5~10년 정도로 긴 편이며, 배터리가 모두 소모되면 심박조율기를 교체해야 한다. 교체할 때는 본체만 교체하면 된다.

(9) 심박조율기의 형태

여러 형태로 나뉘는데 심실 및 심방 박동의 조절여부와 조절방법에 따른 차이로 분류한다.

① Single Chamber는 전극선 한 개만을 이용해 심방이나 심실 중 한 곳에만 두고 심박을 조절한다.

㉠ VVI(Ventricle Inhibited Pacing) : 전극이 심실에 위치해서 심실박동을 감지하고 조율하는 형태로 가장 간단하고 안전성이 높다. 심실기능이 저하된 환자에게는 사용하면 안된다. 심방과 심실 간의 박동조화를 맞추기 힘든 단점이 있다.

㉡ AAI(Atrium Inhibited Pacing) : VVI와 비슷하지만 전극이 심방에 있어 심방박동을 감지하고 조율한다. 심방전도에 문제가 있고 방실전도에는 문제가 없는 동기능 부전환자에게 사용한다.

㉢ VVIR, AAIR(Rate Responsive Mode : VVI/AAI) : 전극을 각각 심실, 심방에 위치하고 AAI 형태와 성질은 같다. 하지만 신체활동에 따라 심장의 활동, 호흡 등을 감지해 맥박수를 자동적으로 조절해주는 기능이 추가된 형태이다.

② Dual Chamber는 전극선 두개를 이용해 심방과 심실에 적절히 배치해서 심박을 효과적으로 조절한다. Single Chamber 형태보다 가격이 비싸고 성능이 좋다.

㉠ VDD(Ventricle Dual Dual) : 심방에 전기자극을 주지 않고 심방의 움직임에 따라 심실의 움직임을 조율한다. 심방의 활동은 정상이지만 심실의 활동이 비정상적인 방실전도차단 환자에게 사용한다. 한 개의 전극선과 한 개의 감지기가 있다. 전극선은 심실, 감지기는 심방에 위치시킨다.

㉡ DDD(Dual Dual Dual) : 전극선이 각각 심방과 심실에 위치해서 심방과 심실 모두를 감지하고 조율한다. 실제 심장과 비슷하게 심방과 심실을 순차적으로 조율한다. 즉 심방조율과 심실조율간에 적당한 간격을 둔다.

㉢ DDDR(Rate Responsive Mode : DDD) : DDD와 성질은 같지만 신체 활동에 따라 심박수를 조절해주는 기능이 있다. DDD보다 더욱 실제 심장에 가까운 형태이다.

③ Biventricular pacing(BVR)는 심장 재동기화 치료(Cardiac Resynchronization Therapy)라고도 하는데 전극선이 3개가 있으며 좌심실, 우심실, 심방에 각각 위치한다.

㉠ 전극선이 양쪽 심실에 모두 위치함으로써 좌 · 우가 동시적으로 수축하지 않는 증상이 있을 때 다시 동시에 수축할 수 있도록 조율하는 역할을 한다.

㉡ 심실의 좌 · 우가 동시에 수축하지 않는 것은 심부전 환자의 대표적 증상인데 이 형태의 심박조율기를 사용하면 심부전 환자들의 사망률을 낮출 수 있다. 이는 모두 심박을 감지해서 필요할 때만 전기자극을 가할 수 있도록 만들어진 형태이며, 동기성 심박조율기라고 한다.

㉢ 초기의 심박조율기는 한 번 자극 주기를 결정해 놓으면 심박이 정상적일 때라도 늘 그 주기대로 자극을 내보내는 형태였다. 이를 비동기성 심박조율기라고 한다.

(10) 심박조율기 이식 후 주의사항

방사선치료, 전기수술, 열치료, 쇄석술을 시행하면 심박조율기가 오작동을 일으킬 가능성이 있으므로 의사와 상의 후 시행한다. 만약 심박조율기를 이식한 환자에게 제세동이 필요한 상황이 온다면 제세동기를 사용하는데 있어서 전극을 부착하는데 주의한다.

① 전극은 심박조율기의 위치에서 약간 벗어난 곳에 부착해 제세동기의 강한 전류에 심박조율기가 영향을 받지 않도록 한다.

② 의료행위에 있어서 제약을 받을 수 있는데 X-ray, 초음파, CT 등은 영향을 주지 않지만 MRI(Magnetic Resonance Imager)는 심박조율기를 영구적으로 손상시키므로 MRI(자기공명단층촬영장치) 촬영을 할 수 없다.

③ 가정에서 이용하는 대부분의 전자기기는 사용이 가능하나 자석요, 고주파, 초음파 온열치료기 등은 사용하면 안된다.

④ 휴대폰은 사용가능하지만 일정거리 이상 유지한 상태로 사용하는 것이 좋고, 이 외에도 강한 전기나 자석의 영향을 받을 가능성이 있는 기기를 주의하고 그러한 장소를 피하는 것이 좋다.

(11) 심박조율기 이식의 부작용

심근에 전극선이 고정된 부위에 외부물질에 의한 염증반응을 일으킬 수 있고, 이를 방지하기 위해 전극선의 끝부분인 전극에 항염증 약물을 투여시켜 심장에 고정해 둔다. 이런 처리를 통해 전극선 끝부분에서 약물이 방출되고 접합부위의 염증이 감소하며 상처가 줄어들어 심박조율의 효과를 높인다.

① 심박조율기의 사용으로 많은 부정맥환자들이 생명을 살릴 수 있게 되었다.
② 심박조율기 이식은 다른 부정맥 치료법보다 안전하고 간단하며 합병증이 적어서 많이 사용하는 치료법이지만 이를 여러 번 이식하면서 드물게 부작용으로 상대정맥증후군이 나타날 수도 있다.
③ 심박조율기의 전극을 삽입할 때 상대정맥으로 많이 삽입하는데 이때 상대정맥에서 혈전에 의한 폐쇄가 일어날 수 있다. 이러한 상태를 상대정맥 증후군(Superior Vanacava Syndrome)이라 한다.
④ 혈전은 보통 삽입된 전극을 따라 생기는데, 심하면 혈관내막과 협착을 일으키기도 한다.
⑤ 상대정맥 증후군은 항응고제, 혈전용해제를 사용하거나 혈전제거술, 풍선확장술 등 다양한 치료방법을 통해서 치료할 수 있다.

03 혈류량측정기

의사가 환자로부터 알고자 하는 기본항목 중의 하나는 세포 내의 산소농도와 영양소이다. 이러한 항목들은 측정하기가 매우 힘들어 대체로 혈류 혹은 혈량의 변화를 측정하게 되는데 혈류측정도 어려우면 혈류와 관계가 있는 혈압을 측정하게 된다. 만약 혈압 측정도 불가능하면 혈압과 관계가 있는 심전도를 측정하게 되는데 혈류측정은 세포 내의 산소농도의 측정과 가장 밀접하나 혈압이나 심전도 측정에 비해 측정하기가 힘들며 더 관혈적이다.

① 심장의 좌심실에서 대동맥으로 밀어내는 분당 혈류량을 심박출량(Cardiac Output)이라 한다. 이는 심박수(Heart Rate : HR)와 1회 심박출량(Stroke Volume) 심장의 매 수축시 좌심실로부터 분출되는 혈액량으로 약 70[mL]의 곱으로 식 (1-1)과 같다.

$$CO = HR \times SV \qquad (1\text{-}1)$$

② 정상적인 남성의 경우 심박출량은 약 5[L]~6[L] 정도이며, 여성의 경우는 남성보다 10[%] 정도 적다. Blood vessel, 관구(Orfice = 구멍)나 터빈 유량계 같은 유량법은 혈관의 절단이 요구되고 혈전을 유발할 수 있기 때문에 혈류측정에는 적합지 않으며, 현재 혈류측정에 이용되고 있는 방법은 다음과 같다.

1. 연속주입 지시액-희석법

연속주입 지시액-희석법(Indicator Dilution Method)은 순간적인 맥류(Pulsatile Flow)는 측정할 수 없고, 대신 일정 시간 동안의 평균 혈류를 측정한다. 측정된 공간에서의 유량을 계속해서 추출하고 보충하게 될 때 정해진 농도변화를 유지하기 위해서 단위시간당 일정량의 지시물질을 연속해서 삽입해야 하는 것으로 픽(Fick)*의 방법이 있다.

(1) 농 도

농도(Concentration)는 지시물질의 주어진 양(m)이 부피(V)에 더해지는 경우 지시액의 농도 C 는 $C = mo/V$가 된다. 측정된 공간에서의 유량(Fluid Volume)을 계속해서 빼내고 보충하게 되면 정해진 농도변화를 유지하기 위해서 단위시간당 일정량의 지시물질을 지속적으로 주입해야 한다. 즉 식 (1-2)와 같다.

$$\Delta C = \frac{\left(\frac{dm}{dt}\right)}{\left(\frac{dV}{dt}\right)} \tag{1-2}$$

식 (1-2)로부터 유량을 계산하면 식 (1-3)과 같다.

$$F = \frac{dV}{dt} = \frac{\frac{dm}{dt}}{\Delta C} \tag{1-3}$$

(2) 픽(Fick)의 방법

심박출량(심장으로부터의 혈류량)은 식 (1-4)와 같다.

$$F = \frac{\frac{dm}{dt}}{C_a - C_v} \tag{1-4}$$

---

* 픽(Fick)의 법칙 : 용액 속에서 용질의 확산이 일어나는 방향에 수직인 단위넓이를 통하여 단위시간에 확산하는 용질의 양은 그 장소에서의 농도의 기울기에 비례한다는 법칙으로 픽의 확산법칙이라고도 한다.

여기서, F : 심박출량 $\dfrac{dm}{dt}$: 산소소비량

C_a : 동맥의 산소농도, C_v : 정맥의 산소농도

Fick's의 법칙에서의 지시물질은 산소로 산소소비량은 폐활량계를 이용하여 측정한다.

인체 상반부로부터 심장으로 돌아가는 혈액의 산소농도는 하부로부터 심장으로 돌아가는 혈액과 다른데 그 이유는 뇌에서 추출되는 산소량이 신장, 근육 등에서 추출되는 산소량과 다르기 때문이다. 그러므로 우심방에서의 농도, C_v를 정확히 측정할 수 없으므로 우심실의 펌핑에 의해 혼합된 폐동맥에서 측정해야 한다. 이동 · 정맥혈의 산소농도 차는 혈관 내의 카데터를 이용하여 혈액을 채취 후 농도를 측정한다.

① 카데터(Catheter) 끝을 둘러싼 작은 풍선을 일시적으로 팽창시켜 카데터를 원하는 위치에 있도록 할 수 있으며, 이러한 기능은 카데터의 두번째 관을 통해 이루어진다.

② 혈액이 폐의 말초혈관으로 통과함에 따라 피검자는 폐활량계의 순수 산소를 호흡함으로써 지시물질인 산소를 추가하게 되는데, 내쉰 이산화탄소는 소다-라임 통에서 흡수되고 산소 소모량은 총 기체-유량 비율(Net Gas-flow Rate)에 의해 측정된다.

③ 폐 말초혈관에 있는 혈액은 좌심실에 의해 혼합이 잘되고 동맥에서는 산소가 소모되지 않기 때문에 동맥에서의 혈액의 산소농도 C_a가 측정될 수 있으며 팔은 다리의 동맥이 대개 이용된다.

④ 산소농도의 단위 : 혈액으로부터 추출될 수 있는 산소량이다. 많은 양의 산소가 헤모글로빈과 결합할 수 있기 때문에 혈액의 산소농도는 매우 높고, 만일 물이 혈관을 통해 흐르는 경우에는 PO_2가 동일하더라도 산소농도는 매우 낮다.

⑤ Fick 방법의 장점 : 지시물질이 산소이기 때문에 혈액이 전신의 말초혈관을 순환하면서 부분적으로 제거되어 독성이 없다.

⑥ 산소소모량 커브의 기울기를 얻기 위해서는 심박출량이 몇 분 동안은 일정하여야 하며, 카테터의 심박출량에 대한 영향은 무시할 수 있을 정도로 작다.

2. 급속주입 지시액-희석법

지시물질을 빠르게 관으로 주입하고 좀 떨어진 곳에서 지시물질에 대한 농도변화를 측정하는 것이다. 이 방법에는 인도시아닌 그린 염료를 이용하는 염료희석법과 찬 식염수를 지시물질로 사용하는 열희석법이 있다.

(1) 급속주입 지시액-희석법의 원리

연속주입 방법은 간편한 급속주입 방법에 의해 거의 대체되었다. 급속주입 방법은 지시물질을 빠르게 관으로 주입하고 주입 위치에서 좀 떨어진 곳에서 지시물질의 시간에 대한 농도변화를 측정해야 한다.

(2) 염료희석법

임상적으로 심박출량(Cardiac Output)을 측정하는 데 많이 사용하는 방법은 색깔이 있는 Indocyanyne Green 또는 Crdio Green의 염료를 사용한다.

① 혈관에 지시물질인 색소 Mo[g]을 주입할 경우 혈류의 말초에서 측정한 평균 색소농도를 C[g/mL], 색소를 샘플링한 시간을 t[s]라 하면 심박출량 F는 식 (1-5)와 같다.

$$F = \frac{M_o}{\int_0^t C(t)\,dt} \tag{1-5}$$

② 지시물질로 사용되기 위한 조건 : ㉠ 경제적, ㉡ 무해, ㉢ 측정 가능, ㉣ 비활성, ㉤ 혈관 내로 주입이 가능하여야 한다. 이것의 최대 흡수파장은 805[nm]이며 이 파장에서 혈액의 흡수계수와 산소포화도와는 무관하다.

③ 염료는 식염수로 희석시킨 액체로서 카테터를 통해 대개 폐동맥으로 주입된다. 염료의 약 50[%]는 신장에 의해 10분 내에 걸러지므로 반복시행이 가능하다.
시간에 대한 농도곡선은 대퇴동맥 혹은 상완동맥에 있는 카테터로부터 흡입하는 일정-유량 펌프에 의해 측정되며, 혈액은 비색계*, 큐베트**를 통해 흡입된다.

④ 흡수광도계의 원리를 이용하여 염료농도를 계속적으로 측정한다. 2채널 혈액 산소계의 805[nm] 채널을 이용하여 염료-희석 곡선을 측정할 수 있고, 측정된 염료와 혈액의 양을 혼합하고 흡수관을 통해 혼합액체를 흡입하여 비색계를 교정할 수 있다.

⑤ 곡선의 모양을 분석하여 진단에 활용할 수 있는데 [그림 1-10]의 쇄선은 좌측과 우측 심장에 구멍이 있는 좌우문합(Left-Right Shunt)의 경우로서 정상의 경우보다 혈액 재순환이 빨라 재순환 피크가 일찍 발생한다.

---

* 비색계(Colorimeter) : 용액에 의한 빛의 흡수가 농도와 액층의 두께에 의존한다는 람베르트-베르의 법칙을 이용해서 용액이나 현탁액의 농도를 측정하는 계기이다. 염료의 순도시험이나 미량물질의 정량 등의 비색분석에 이용된다.

** 큐베트(Cuvette) : 비색 분석 또는 분광 분석에서 시료 용액을 넣는 그릇이다.

⑥ 우좌문합(Right-Left Shunt)이 있는 경우에는 일부 염료가 폐를 거치지 않고 샘플링 장소에 도달하기 때문에 지연시간이 비정상적으로 짧게 된다.

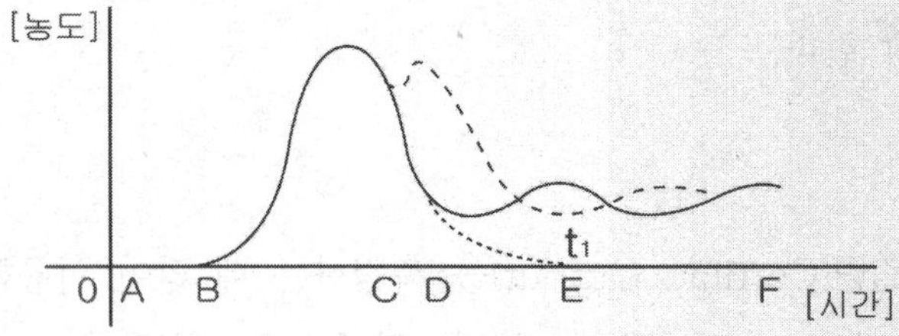

[그림 1-10] 급속주입 지시-희석 곡선

(3) 열희석법

임상에서 심박출량 측정방법으로 찬 식염수를 지시물질로 주입하는 열희석법이 주목을 받고 있다.

① 첫번째 관 : 4개의 관이 있는 특수한 카테터를 쇄골정맥을 통해 우심방, 우심실을 통해 폐동맥에까지 밀어 넣고, 그중 한 개의 관을 통해 주사기로 기체를 주입하면 카테터 끝에 있는 도넛같이 생긴 작은 풍선이 부푼다.

② 두번째 관 : 우심방에 위치해 있는 두번째 관을 통해 찬 식염수를 주입한다. 주입된 찬 식염수는 우심실에서 혈액과 혼합이 되고, 혈액의 온도강하가 폐동맥에 위치한 카테터 끝 부분에 있는 서미스터에 의해 측정한다.

③ 세번째 관 : 서미스터 와이어가 있다.

④ 네번째 관 : 혈액 샘플을 추출하는 데 사용된다.

카테터는 심장에 대개 24시간 설치해 둘 수 있기 때문에 심박출량 측정을 여러 번 할 수 있지만 염료희석법에서는 그렇게 할 수 없다. 그리고 희석법에서는 동맥혈관을 뚫을 필요가 없으므로 식 (1-6)과 같다.

$$F = \frac{Q}{\rho_b\, C_b \int_0^{t_1} \Delta\, T_b(t)\, dt} \ [\mathrm{m^3/s}] \tag{1-6}$$

여기서, Q : 주입물질의 열량, J : $V_i\, \Delta\, T_i\, \rho_i c_i$

ρ_b : 혈액밀도[kg/m³], c_b : 혈액의 비열[J/(kg · K)]

(4) 열희석법을 시행함에 있어 오차를 유발하는 문제점들

① 주입장소와 샘플링 장소 간의 거리가 짧아 충분한 혼합이 되지 않을 수 있다.

② 혈액과 심장벽 사이에 열교환이 생기기도 한다.

③ 주입 전, 주입도중, 주입 후에 카테터의 도관벽을 통한 열교환이 생길 수 있다.

이런 문제점들을 교정하기 위해 동시에 염료희석법을 시행하여 교정계수를 적용하면 오차를 줄일 수 있다.

3. 전자기 유량계

전자기 유량계(Electromagnetic Flowmeter)의 기본원리는 자기장 내에서 전도성 물질이 이동하면 유도기전력*이 발생한다는 패러데이(Faraday)의 유도법칙을 이용한다.

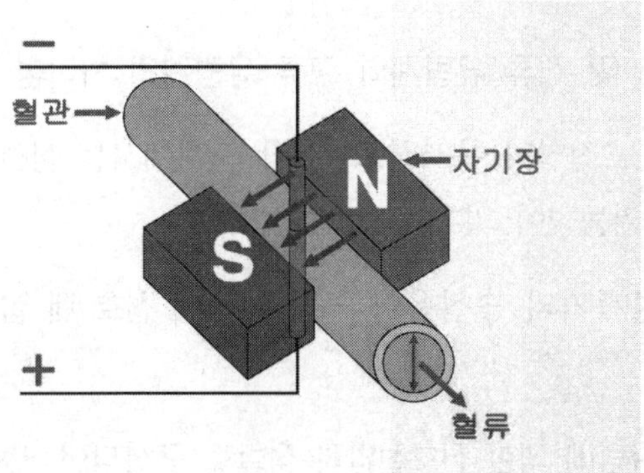

[그림 1-11] 전자기 유량계의 원리

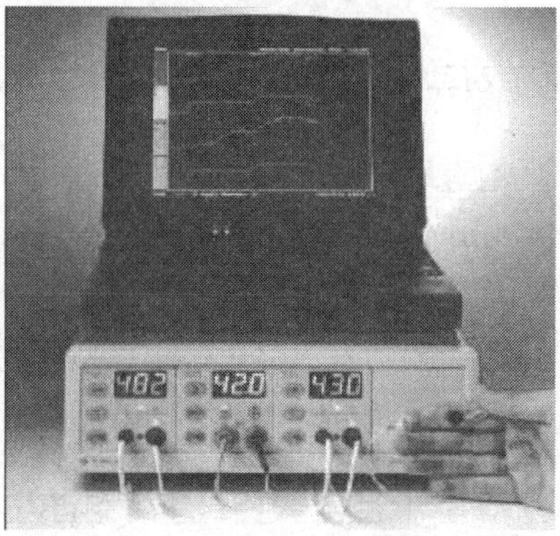

[그림 1-12] 전자혈류계

혈류와 직각방향으로 [그림 1-11]과 같이 자장 B를 주면 혈류는 전기전도성이 있기 때문에 패러데이의 법칙에 의해 각각의 직각방향인 기전력 E가 발생하는데, 자장의 세기 B를 일정하게 하고 기전력 E와 혈관에 동일속도로 혈류가 흐르고 있다고 가정했을 때의 혈류속도 v 사이에는 비례관계는 식 (1-7)과 같다.

$$E = Bdv \times 10^{-8}\,[\mathrm{V}] \qquad (1\text{-}7)$$

여기서 d : 전극 간 거리, B : 자속밀도, v : 혈류유속

* 유도기전력 : 전자기유도에 의해 회로 내에 생기는 기전력이다.

이때 B와 d가 일정하다고 가정하면, 전극 간 전압을 측정함으로써 혈류속도 v를 구할 수 있다. 또한 혈관의 지름 D가 정확하게 측정되면 단면적이 계산되고 혈관 내에 흐르는 혈액의 체적 유량을 구할 수 있다.

(1) 전자 유량계의 오차 5가지 요인

① 측방향의 자속밀도 불균일로 축방향으로 순환전류가 흐른다.
② 횡단면의 자속밀도가 불균일하다.
③ 혈관벽의 외부에 있는 유체가 유량신호를 분류시킨다.
④ 혈류의 고속지역과 저속지역에 따른 유도 기전력의 차이가 나서 이들 전위차에 의해 순환전류가 발생하게 된다.
⑤ 혈관벽의 혈액에 대한 전도율은 혈액에 대한 혈구의 헤마토크릿에 따라 변화하므로 혈관벽의 분류효과가 혈액에 따라 차이가 있다.

(2) 직류 유량계의 오차 요인 3가지 및 직류 유량계와 교류 유량계의 차이점

① 심전도 파형의 주파수 대역이 신호전압과 유사하고, 심장 근처에서는 심전도 파형이 훨씬 크기 때문에 간섭을 일으킬 가능성이 있다.
② 0~30[Hz] 주파수 대역에서는 증폭기의 $\frac{1}{f}$잡음이 크기 때문에 신호 대 잡음비가 떨어진다.
③ 전극의 금속-용액 간의 전압이 유량에 의한 신호전압과 직렬로 구성되어 있어 분리가 애매하다.

교류 유량계는 약 400[Hz]의 교류를 사용하여 직류 유량계가 가진 단점을 해결할 수 있다.

4. 초음파 혈류계

혈관에 [그림 1-13]과 같이 초음파를 투사하면 혈관에 흐르는 혈구로부터 반사된 초음파는 도플러 효과에 의하여 주파수 편이가 생기는데, 만일 일정한 속도로 운동하고 있는 혈류에 초음파를 투영시킬 때 주파수가 일정하게 변하면 변화된 주파수 양은 혈류의 속도에 비례하고, 변화된 주파수를 측정하면 혈류의 속도를 구할 수 있는 도플러 혈류계의 원리이다. 이런 원리를 통해 사용되고 있는 초음파 도플러 혈류계의 의료기기는 [그림 1-14]와 같다.

① 혈류량 : 혈류속도를 구하여 혈관의 단면적과 곱하여 산출할 수 있고 실제로 혈관 내의

혈구*가 모두 같은 속도로 흐르지 않기 때문에 도플러 신호(Doppler Bit)는 여러 가지 주파수 성분을 갖게 된다.

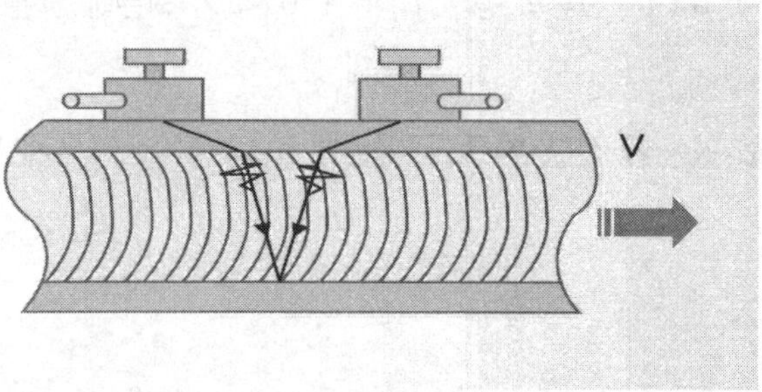

[그림 1-13] 초음파 혈류계의 원리

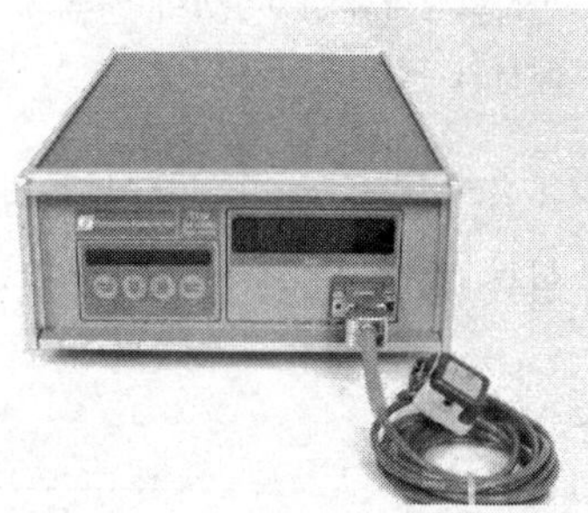

[그림 1-14] 초음파 도플러 혈류계

② 초음파 유량계 : 전자기 유량계처럼 순간 혈류량을 측정할 수 있으며, 피부를 통해 초음파를 혈관에 입사하여 측정한다. 최신의 초음파 유량계는 유량의 윤곽(Profile)도 측정할 수 있어 활발한 개발이 진행중이다.

(1) 변환기

초음파 유량계에서는 전기를 음향으로 변환시키는 압전물질을 변환기(Transducer)로 사용하고 있다. 효율이 가장 높은 크리스털의 일종인 지르코산-티탄산염(Lead Zirconate Titanate PZT)이 가장 많이 이용된다.

① 지르코산-티탄산염 압전물질 : 용융으로 어떠한 형태로도 주조가 가능하고, 강한 전계 내에서 자기변화가 일어나는 퀴리(Curie)온도로 냉각하면서 물질을 분극시킨다. 그리고 크리스털 내에 형성된 전계로 인해 기계적인 수축이 일어나며 피스톤 같은 운동에 의해 종파가 발생하여 조직 속으로 전파된다.

② 최대 효율 : 크리스털의 두께가 반파장이어야 하며 유체-기체 간의 높은 반사에 의한 손실을 방지하기 위해 크리스털과 피부 사이를 유체나 젤리로 채워야 한다.

③ 변환기의 직경 : 제한되어 있기 때문에 렌즈에서처럼 회절현상이 발생하게 된다.

④ 동작 주파수를 결정 : 관의 단면적이 일정하다고 가정할 경우 조직에서의 열흡수 때문에 출력이 지수함수적으로 감소한다.

⑤ 흡수계수 : 대체로 주파수에 비례하므로 낮은 주파수를 사용해야 하지만, 대개의 초음파 유량계는 이동하는 적혈구로부터 반사된 출력에 의존하고 그 크기는 14에 비례하므로 높은 주파수를 사용하여야 하는데 대체로 2~20[MHz]가 가장 많이 사용된다.

* 혈구 : 혈액의 고체 성분으로 혈장 속에 부유(浮遊)하는 세포이다.

(2) 통과시간 유량계

혈관에서의 유효음속은 음속 c에 초음파 경로를 따라 평균된 혈속 $\hat{u}$를 더한 값이 된다.

㉥ 판상류*(Laminar flow)의 경우 $\hat{u} = 1.33\,\bar{u}$, 난류의 경우 $\hat{u} = 1.07\,\bar{u}$가 되는데, $\bar{u}$는 단면에서의 평균 혈속이다.

① 초음파 경로는 단면에서의 평균보다는 한 선을 따르기 때문에 $\hat{u}$ 와 $\bar{u}$ 는 다르게 된다. 혈류 방향은 식 (1-8)과 같다.

$$t = \frac{\text{거리}}{\text{속도}} = \frac{D}{c \pm \hat{u}\cos\theta} \quad (1\text{-}8)$$

② 역방향 통과시간은 동일 방향과 역방향 통과시간의 차이는 식 (1-9)와 같다. 여기서 평균속도 $\hat{u}$는 Δt에 비례한다.

$$\Delta t = \frac{2D\hat{u}\cos\theta}{(c^2 - \hat{u}^2\cos^2\theta)} \cong \frac{2D\,\hat{u}\cos\theta}{c^2} \quad (1\text{-}9)$$

③ 짧은 펄스가 교대로 동일 방향과 역방향으로 발사되며 Δt가 10^{-9}초 정도로 매우 작아 안정성을 유지하기 위해 복잡한 회로가 필요하게 된다. 전자기 유량계처럼 위상변환을 이용하는 통과시간 유량계는 특별한 반사물질이 필요 없기 때문에 식염수나 혈액에서 작동할 수 있으나 혈관을 노출시켜야 하기 때문에 수술이 필요하다.

(3) 연속파 도플러 유량계

목표가 고정된 음원으로부터 후퇴할 때에는 수신 음파의 주파수가 도플러 효과에 의해 낮아지게 되고 변화가 작을 때는 주파수 변화율과 속도 변화율이 같게 된다. 유량계는 혈구와 같은 반사물체가 필요하며 주파수는 두 번 낮아지게 된다.

① 첫번째는 음원과 음파를 받는 이동하는 혈구 사이에서, 두번째는 받은 음파를 반사시키는 혈구와 수신변환기 사이에서 식 (1-10)과 같다.

---

* Laminar flow : 층류. 유체의 규칙적인 흐름으로 흐트러지지 않고 일정하게 흐르는 것으로, 층흐름이라고도 한다.
㉥ 가는 파이프에 물을 흘릴 경우 잉크를 넣어 흐름의 상태를 관측하면 유속에 따라 레이놀즈수가 작을 때는 잉크의 흐름이 직선으로 나타나고, 물의 각 부분이 파이프벽에 평행으로 움직이며 서로 섞이지 않음을 알 수 있다. 이러한 흐름이 층류이다. 또 담배를 피우면 담배에서 발생한 연기는 처음에는 거의 일자로 올라가다가 어느 정도 지나면 흐트러진 모습으로 퍼진다. 처음 상태를 층류라고 하고 나중 상태를 난류라고 한다.

$$\frac{F_d}{f_o} = \frac{2u}{c+u} \cong \frac{2u}{c} \tag{1-10}$$

근사식은 $c \cong 1500[m/s]$이고 $u \cong 1.5[m/s]$이기 때문에 유효하며 빔과 혈액의 진행각도를 고려할 경우 식 (1-11), (1-12)와 같다.

$$f_d = \frac{2f_o u \cos\theta}{c} \tag{1-11}$$

$$\frac{f_d}{f_o} = \frac{u}{c} \tag{1-12}$$

여기서, f_d : 도플러 주파수, f_o : 음원의 주파수
u : 목표물의 속도, c : 음속

여기서 θ는 빔과 혈관의 각도이다.

② 혈액의 진행방향이 축방향이 아니거나 변환기가 같은 각도에 놓여 있지 않을 경우 삼각함수 요인을 고려해야 한다.

㉠ 통과시간 프로브는 서로 마주보는 두 개의 변환기가 필요하고 혈관축과 각도 f로 길이 D만큼 떨어져 있다.

㉡ 경피성 프로브에서는 두 개의 변환기가 혈관의 같은 쪽에 놓이기 때문에 프로브를 피부 위에 설치한다.

㉢ 변환기 앞부분의 루사이트(Lucite)는 변환기에 부하를 걸고 빔을 굴절시킨다.

㉣ 펄스 초음파의 경우 텅스텐 분말을 변환기 뒤에 에폭시로 부착시켜 손실은 커지지만 t는 낮아진다.

㉤ 초점을 맞추고 빔을 좁히기 위해 플라스틱 렌즈를 변환기에 부착한다.

㉥ 도관 앞에 설치된 변환기는 혈류방향으로 빔을 발사한다.

㉦ 펄스 초음파로서 변환기가 혈관과 각도를 이루어져 있다.

③ 발진기의 출력 임피던스는 낮은 임피던스의 크리스털을 구동하기 위해 낮아야 하는데 대부분의 주파수 대역에서 크리스털 변환기의 임피던스는 높지만 공진상태에서 동작을 하기 때문에 100[Ω] 정도로 낮아진다.

④ 초음파가 이동하는 세포에 발사되면 그 세포는 도플러 효과에 의해 변화된 초음파를 수신

변환기에 반사시키는데 수신변환기는 발신변환기와 같다.

⑤ 증폭된 무선 주파수(RF) 신호와 전송(Carrier) 신호가 합쳐진 신호가 검파되어 가청 주파수의 신호를 발생시키게 된다.

5. 광혈량 측정기기

혈량측정법(Plethysmography)은 사지의 용적 변화를 측정하여 사지에서의 혈류량을 결정한다.

(1) 광혈류측정

혈관 속의 적혈구에 적외선의 흡수량을 측정하여 정맥기능을 진단하는 방법으로 정맥 재충전시간을 재는 것이다. 하지정맥류를 앓고 있는 사람은 정상보다 시간이 짧아지게 되며, 심부정맥 혈행에 장애가 있는 사람은 종아리 근육의 운동에도 적외선 흡수가 감소되지 않아 심부정맥 혈전증이나 만성 정맥부전과 같은 병을 진단한다. 즉 비정상적인 피의 역류의 장소가 표재성 정맥인지, 심부정맥인지 감별진단할 수 있고, 심부정맥 혈전증 유무도 검사할 수 있다.

(2) 광혈량 측정기기

빛을 이용하여 혈액순환에 따라 변화하는 신체의 부분적 체적을 측정하는 방법이다.

① 혈량계(Plethysmograph) : 동맥혈압 파형과 비슷한 파형을 만들어내면, 이 파형은 펄스 속도를 측정하거나 동맥폐색(Arterial Obstruction)를 확인하는 데에만 이용한다.

② 광혈량계(Photoplethysmograph) : 광센서와 광원으로 구성된다. 광원으로는 주로 발광다이오드(Light-emitting)와 광전지(Diode : LED)를 사용한다.

③ 검출기 : 정전류원에 의해 여자된 광저항기(Photoresistor)이며, 광도(Light Intensity)의 변화는 광저항기의 저항값에 비례한다. 광저항기에 흐르는 전류는 일정하기 때문에 저항의 변화는 곧 출력단자의 전압변화(E_o)를 일으킨다. 엄지손가락의 동맥 펄스(Arterial Pulse)는 혈액의 광밀도를 변화시켜 혈액용적(Blood Volume)을 변화시키고 혈액을 통과하는 광도를 변조시킨다. 광원으로부터 발생되는 빛은 산란과 뼈구조 하층으로부터의 직접반사에 의해 광저항기로 반사된다.

④ 광혈량계 : 펄스 속도, 심장 박동률, 손가락에서의 펄스의 존재 유무 등을 측정하는 데 한정하여 사용되며 '교정 가능'한 용적 변화를 나타내지는 않는다. 실제적인 사지의 용적 변화를 측정할 수 있는 혈량계를 제작하여 작동시키는 것은 어렵지만 정량적인

데이터를 얻을 수 있는 장점이 있다.

⑤ 광혈량 측정장치 : 측정하려고 하는 사지나 측정하려고 하는 손가락, 발가락 주위에 차폐실(Sealed Chamber)을 사용하는데 이 차폐실은 일정한 체적을 갖도록 설계되어 있기 때문에 사지에서의 체적변화는 차폐실 내의 입력변화로서 기록된다. 차폐실의 압력은 변환기와 증폭기에 의해 전기적으로 측정한다.

⑥ 압력증폭기 판독장치에 영(0) 기저선을 설정하고 작지만 정확하게 시스템의 용적을 변화시키기 위해 주사기의 흡인용 고무컵(Plunger)의 위치를 변화시키는데 출력파형을 표시하기 위하여 사용한 오실로스코프나 스트립차트 기록기의 'Span' 조정장치는 단위체적 변화를 적당하게 조정할 수 있다. 대부분의 작은 주사기는 체적의 단위인 [cc] 또는 [Cm^3]으로 이미 눈금조정이 되어 있다.

⑦ 차폐실에 가까이 위치한 혈압가압대(Blood Pressure Cuff)는 정맥혈압보다 조금 더 높은 압력으로 부풀게 되나, 이로 인하여 동맥혈압은 사지로 흐르게 되는 반면에 사지의 체적을 각 수축에 따라 약간씩 증가시키는 정맥혈압의 역류를 방지한다.

(3) 광 원

광원으로부터 발생한 광선이 조직을 통과하고 작은 텅스텐 전구가 광원으로서 사용될 수도 있는데 램프에서 발생된 열이 혈관을 확장시켜 측정이 부정확하게 된다. 이런 혈관확장 현상으로 더 큰 펄스가 측정될 수 있기 때문에 바람직하다.

GaAs(갈륨비소) 발광다이오드(Light Emitting Diode)를 이용하면 기기를 작게 만들 수 있으며 940[nm]에서 최대 방출을 하는 광원을 얻을 수 있다.

(4) 광전도 센서

광전도(Photoconductive)센서가 많이 이용되고 있는데 부피가 크고 사전에 광선에 노출되면 센서의 감도가 변하는 단점이 있기 때문에 가시광선 영역에서 현저한 혈중산소농도의 변화가 센서의 감도에 영향을 주지 않도록 필터를 사용하여 근적외선에 대한 감도를 감소시켜야 한다.

Si(실리콘), 광트랜지스터를 이용하면 센서의 부피를 더 작게 할 수 있고, 형광등에서 발생하는 120[Hz] 잡음을 차단하기 위해 모든 종류의 센서에 적외선만 통과시키는 필터를 사용하면 좋다. 이런 필터를 사용하더라도 지저선을 변동시키는 텅스텐 전구나 햇빛의 직류성분의 광선을 차단시킬 수 없으므로 외부의 빛을 차단하는 덮개가 부착되어 있다.

6. 뇌혈류진단기

(1) 뇌혈류진단기의 원리

혈관 내경이 좁아지면 그 부위를 통과하는 혈류속도가 상대적으로 빨리지는 원리를 이용해 협착부위의 진단, 진행 여부 등 위험도를 파악한다.

① 도플러 원리를 이용한 스펙트럼 방식이며 검사기기의 프로브에 의해 방출된 초음파가 혈관 내 적혈구에 의해 반사되는 반사초음파를 프로브에서 받는다. 이때 반사된 초음파 파장의 변화를 도플러 이동이며, 반사된 초음파 주파수를 검출해 혈류속도로 변환하게 된다. 실제 혈류의 속도는 도플러 이동에 비례하여 나타나게 되고 이때 방출된 초음파와 반사되어 돌아오는 초음파 간의 차이는 가시 및 가청주파수 범위 내에 있어 이를 듣거나 볼 수 있는 것이다.

② 도플러 방식에는 연속파, 펄스파, 이중 도플러, 색도플러, 강화 도플러 방식이 있다.

㉠ 연속파 방식 : 연속적 초음파를 발신하며, 발신부와 수신부가 분리되어 있다. 초음파의 집속을 위해 프로브의 발신면이 오목하게 되어 있거나 실리콘 고무로 된 볼록렌즈 모양의 음향렌즈가 붙어 있고, 주로 4[MHz]~10[MHz] 범위의 초음파를 이용하여 말초혈관이나 외두개골 경동맥의 혈류량 측정에 사용한다.

㉡ 펄스파 방식 : 펄스 형태의 초음파를 발생하며, 발신부와 수신부가 하나의 형태로 되어 있고 발신시간이 1[%], 수신시간이 99[%]로 수신시간이 더 길며, 검사 깊이 조절이 가능하고 내두개골 동맥의 혈관 검사에 이용한다.

㉢ 이중 도플러 방식 : 펄스와 휘도 방식이 합쳐진 형태이다.

㉣ 색도플러 방식 : 휘도 방식과 혈류속도를 색깔로 표현한다.

㉤ 강화 도플러 방식 : 도플러 신호의 강도로써 혈관 구조를 표현한다.

(2) 뇌혈류진단기에서의 혈관 판별

프로브를 이용하여 혈관의 혈류속도를 측정할 수 있으며 사용된 Window, 투사방향과 각도, Sample volumed 깊이, 혈류의 방향, 해당 혈관이 Tracing 되는 거리, 혈관 사이의 상대적 위치관계, 상대적인 혈류속도의 차이, 경동맥 압박에 의한 영향 등으로 측정 혈관의 종류가 파악 가능하다.

(3) 뇌혈류진단기의 정의

뇌혈류진단기(TransCranial Doppler)는 초음파 프로브를 이용하여 내두개골 동맥(Intracranial

Arteries)과 외두개골 동맥(Extracranial Arteries), 말초동맥(Periphera)의 혈류순환관계를 측정하는 비침습적 혈관진단 시스템이다.

심박동계수, 혈류의 최고 최저속도, 평균주기, 저항계수, 맥박수 등을 측정하여 혈류상 내·외적인 장애요인을 컴퓨터 분석, 수치로 표시해 주는 진단용 의료기기이다.

(4) 뇌혈류진단기의 장점

비침습적 측정방법으로 환자에게 통증을 주지 않고 쉽게 뇌졸중 및 혈관질환을 검사할 수 있고, 발병 전 후 즉시 진단이 가능하고 지속적인 모니터링이 용이하며 실시간 반복 측정이 가능하다.

(5) 뇌혈류진단기의 주요 진단 영역

① 혈전, 색전 검사를 하며 뇌혈관 협착을 발견한다.
② 뇌졸중의 조기진단 및 예방 등을 하고, 윌리스 서클의 측부 순환능력검사를 한다.
③ 뇌압 상승검사(Intra Cranial Pressure)를 한다.
④ CO_2 영향에 의한 혈류 변화 : 무호흡으로 인한 과탄소혈증, 과호흡으로 인한 저탄소혈증을 진단한다.
⑤ 일과성 허혈발작(Transient Ischemia Attack) 검사를 한다.
⑥ 말초혈관질환(당뇨병성 혈관질환, 발기부전 등) 검사를 한다.
⑦ 뇌혈관 기형(AVM)을 진단하고, 뇌사판정을 한다.
⑧ 기타 : 편두통, 두부외상, 단순 두통이나 어지러움 등을 검사한다.

(6) 뇌혈류진단기의 검사

① 경측두골검사(Transtemporal Approach) : 두개골을 투과해 두개강 내에 위치하는 혈관의 혈류를 측정하는 것이다.

② 경안와검사(Transorbital Approach): 2[MHz]의 Hand Held Probe를 이용하며, 초음파의 Power는 17[W/cm^2]를 넘지 않도록 하여 백내장과 수정체의 손상을 방지하고 측정환자가 렌즈 착용시에는 사전확인 제거 후 검사를 실시하여야 한다.

경안와검사에서 이용되는 동맥은 안동맥(Ophthalmic Artery)과 내경동맥(Internal Carotid Artery)이 있다.

③ 후두골하검사(Suboccipital Approach) : 후두골의 기저 동맥의 혈류를 측정하며 후두골하검사에서 이용되는 동맥은 추골동맥(Vertebral Artery)과 기저동맥(Basilar Artery)이 있다.

④ 하악골하검사(Submandibular Approach) : 하악골 아래부위에서 내경동맥의 맥박을 촉지하고 그 분위에 4[MHz]의 Hand Held Probe를 이용하여 뒤쪽 방향으로 내경동맥과 외경동맥을 측정한다.

⑤ 유양돌기후검사(Retromastoid Approach) : 유양돌기 부분에서 척수로부터 나오는 추골동맥의 혈류를 측정한다.

(7) 뇌혈류진단기 적응 예

① 뇌동맥류 지주막하 출혈 발생시 : 환자의 상태가 나쁠수록 CT상에서 지주막하 출혈량이 많을수록 중대뇌(MCA)에서의 평균속도가 높게 측정된다.

㉠ 출혈추 3~10일 사이 혈류속도가 증가하며 11~20일 사이 최고 수준, 4주 후 정상화된다.

㉡ 뇌혈관 연축에 의한 뇌허혈증 및 지주막하 출혈증 및 경색에 의한 임상증세가 나타나기 전에 증가한다.

㉢ 동맥류가 위치한 곳에서의 MCA(중대뇌)의 평균속도가 높게 측정된다.

② 뇌사환자

㉠ 확장기 혈류의 현저한 감소 및 비정상적인 박동지수(Pulsatility Index)지표이다.

㉡ Systolic Peak Flow, Zero Flow 등과 같은 비정상적인 혈류모양이다.

(8) 뇌혈류진단기 검사시 주의점

검사시 유동이 없어야 하며, 지속적인 검사시 같은 사람이 검사를 행하여야 하며 잡음이 없는 곳에서 행하여야 정확한 결과를 얻을 수 있다.

(9) 혈관별 정상속도와 깊이

대뇌에 피를 공급하는 두개골 내의 혈관별 정상속도와 깊이는 〈표 1-4〉와 같다.

〈표 1-4〉 혈관종류 및 혈류속도

혈 관 종 류	혈류속도[cm/sec]	깊이[mm]
중대뇌 동맥(Middle Cerebral Artery : MCA)	62 ± 12	40~60
전대뇌 동맥(Anterior Cerebral Artery : ACA)	50 ±12	65~75
후대뇌 동맥(Posterior Cerebral Artery : PCA)	42 ±10	65~75
추골동맥(Vertebral Artery : VA)	36 ±10	65~78
기저동맥(Basilar Artery : BA)	42 ±10	80~110

(10) 주요 직접 지표

① 혈류속도(Flow Velocity) : 최소 수축기 혈류속도는 가장 먼저 증가하는 것으로 초기 협착의 진단에 사용한다.

㉠ 측부 순환에 의한 경우 : 혈관전체에서 혈류속도가 증가하고 박동지수가 낮고 파형이 정상이다.

㉡ 혈관협착의 경우 : 일부분에서만 혈류속도가 증가하고, 박동지수가 높으며 파형이 변화한다.

㉢ 혈류속도가 증가하는 것 : 혈관협착이나 측부 순환에 의한 것이다.

② 박동지수(Pulsatility Index) : 측정부 또는 원위부의 저항을 나타내는 지표로 50대 남성의 경우 MCA(중대뇌)의 PI는 0.55~1.05 정도이며, 다른 뇌혈관들은 이보다 높게 식 (1-13)과 같다.

$$\text{박동지수} = \frac{\text{최고 수축기 혈류속도} - \text{최종 이완기 혈류속도}}{\text{평균혈류속도}} \quad (1\text{-}13)$$

㉠ 전체 뇌혈관에서의 박동지수의 범위 : 0.5~1.4 정도로 0.5보다 작으면 측부순환, 0.5보다 크면 혈관협착이나 뇌압이 증가한다.

㉡ PI(박동지수)가 증가하는 경우 : 뇌압상승, 대동맥협착, 심박출량이 감소한다.

㉢ 혈관 협착의 근위부 : PI가 높게 나타나며 원위부에서는 낮다.

㉣ 박동지수(Pulsatility Index)가 감소하는 경우 : 맥박이 빠르고 혈압이 낮을수록, 나이가 어릴수록 낮게 나타난다.

③ 저항지수(Resistance Index) : 뇌압이 증가할 때 0.6 이상으로 증가하며 식 (1-14)와 같다.

$$\text{저항지수} = \frac{\text{최고수축기 혈류속도} - \text{최종이완기 혈류속도}}{\text{최고수축기 혈류속도}} \quad (1\text{-}14)$$

(11) 뇌혈류진단기의 구성

TCD(뇌혈관진단기)는 발신부, 수신부, 영상장치부로 구성되어 있다.

① 발신부 : 압전소자를 이용하여 진동자전을 하며 전류를 초음파로, 초음파를 전류로 변환시키는 장치이다. 발신과 수신이 가능하며 프로브에 내장되어 있다. 발전소자로 수

정을 이용하였으나 최근에는 세라믹스로 만들어진다.

② 수신부 : 신호증폭, 잡음제거 및 이득조절 기능이 있다.

04 초음파진단기

우리 주위에는 수많은 소리가 있다. 겨울의 끝을 알리며 얼었던 시냇물이 녹으며 졸졸졸 흐르는 소리, 장마 때 번개와 천둥 치는 소리, 아기들이 엄마를 찾으며 내는 옹알이 소리, 사랑하는 가족을 위해 부지런히 움직이는 어머니의 요리하는 소리, 우리의 달콤한 잠을 깨우는 자명종 알람소리 등 세상의 모든 사물들은 소리를 내고 들으며 살아가고 있다. 이런 소리를 내고 듣는 기능은 사람뿐만 아니라 동물들에게도 살아가는 데 필요한 요건이 되고 있다.

① 소리(Sound = 음파)에는 사람의 귀(가청주파수) AF(Audio Frequency)로 들을 수 있는 소리가 있고, 동물들만 들을 수 있는 소리가 있다. 그러나 동물마저 들을 수 없는 소리도 많다.

사람이 들을 수 있는 소리를 가청음(Audible Sound)이라 하는데, 가청음과 불가청음(Inaudible Sound)의 구분을 분명하게 구별할 수 없으며, 또한 동물들은 각각의 자신의 방법으로 소리를 전달하고 있다.

② 사람이 귀로 들을 수 있는 음파의 주파수는 사람에 따라 조금씩 다르며, 음의 크기에 따라 다르지만 보통 20[Hz]~20[kHz] 정도의 주파수(진동수) 범위이다. 이 중에서 사람의 귀는 20[Hz]~3[kHz]에 걸친 주파수의 소리를 가장 잘 느낀다고 한다.

사람이 들을 수 있는 소리를 기준으로 하여 사람이 들을 수 없는 20[Hz] 미만의 음파를 저주파(Infrasound : 초저주파 불가청음)라 하며, 가청음역 이상의 높은 주파수(약 16[kHz] 이상의 음파)를 갖는 소리를 초음파(Ultrasonic Wave)라고 한다.

③ 초음파는 그동안 알려지지 않았지만 1910년경 초음파의 생물학적인 작용을 연구하기 시작하면서 의학 분야에 응용되었고, 1930년 치료용 초음파를 상품화했으며, 2차 대전 중에 해저용 초음파 레이더(Sonar)가 군사용으로 개발되어 초음파의 실용화를 앞당겼다. 이러한 초음파의 실용화의 발전으로 현재 어군 탐지기(Fish-finder)나 초음파가공 등 다양한 산업기술로 실용화되었고, 내과, 소아과, 산부인과 등의 의학계에선 필수적인 진단 장치로 자리 잡고 있다.

모든 물질은 공기 중에서 움직일 때 소리를 발산시키는데, 이러한 소리를 생성하기 위해서는 물질이 진동되어야 한다.

④ 초음파를 발생시키기 위해서는 초음파 진동자, 즉 트랜스듀서(Ultrasonic Transducer)가 쓰이며 이를 탐촉자라 한다.

⑤ 초음파를 발생시키는 탐촉자는 진단시 전기적 에너지를 음파로 변환시켜 보내주기도 하고, 반사음을 받아서 전기적 에너지로 바꾸어 주는 역할을 동시에 수행할 수 있다.

⑥ 의학영상용 초음파 트랜스듀서로 일반적으로 초전체가 쓰인다.

⑦ 초전체(Piezo electric)에 전압을 인가하면 초전체 내 분자의 배열방향이 바뀌게 되고, 이에 따라 초전체의 수축 및 팽창이 일어나게 되어 초전체면이 진동하는 효과가 나타난다.

⑧ 초전체면의 진동이 초전체 주위에 음파를 발생하게 하고, 초음파 트랜스듀서는 공명주파수를 가진다. 즉 트랜스듀서에 전기펄스를 인가하면 특정한 주파수의 음파가 발생한다.

⑨ 공명주파수는 트랜스듀서의 두께와 트랜스듀서 내에서의 음속에 의해 결정된다. 즉 트랜스듀서의 두께가 음파파장의 1/2이 되는 주파수에서 공명이 일어난다. 이처럼 여러 분야에서 초음파는 다양한 방법으로 사용되고 있다.*

1. 압전효과 및 자왜효과

프랑스 물리학자 피에르 퀴리(Pierre Curie)와 자크 퀴리(Jacques Curie) 형제는 1880년에 수정과 같은 물질의 결정체를 압축하거나 늘였을 때 결정의 양면에 전하가 생기는 현상을 발견하였다. 이러한 전기적 에너지를 역학적 에너지로, 역학적 에너지(초음파)를 전기적 에너지로 변환시키는 것을 압전효과**(Piezoelectric Effect)라 한다.

① 이러한 압전효과를 보이는 결정에 압력을 가했을 때 전압이 발생되고, 반대로 이들 물질에 전압이 가해지면 체적***변화를 일으킨다. 의학적으로 사용되는 대부분의 초음파의 발생소자는 압전효과를 이용하여 음향의 송신과 수신 모두가 동작하는 것이다.

② 초음파의 발생에는 압전효과와 더불어 자왜효과****(Magnetostriction effect)도 이용

---

* 초음파의 정의 : 초음파는 사람이 들을 수 없는 높은 진동음역에 속하는 소리이다. 일반적으로 사람이 들을 수 있는 소리(가청주파수)는 1초에 15~20,000번의 주파수를 갖는 것인데 초음파는 주파수가 초당 20,000번이 넘는 소리이다.

** 압전효과 : 어떤 결정에 기계적 힘을 가해 전하를 발생시키거나 전압을 가해 변형이 생기게 하는 현상이다.

*** 체적 : 입체가 차지하는 공간의 크기이다.

**** 자왜효과 : 강자성체(強磁性體)를 자화(磁化)할 때 그 자성체에 탄성적 변형이 생기는 현상으로 자기 변형, 자기 일그러짐이라고도 한다.

㉠ 자성체를 결정축과의 관계에 따라 어떤 방향으로 자화하는 데 필요한 이방성(異方性) 에너지로 인한 자성체 내의 내부충격 때문에 생긴다. 역으로 자성체에 외부의 기계적 충격을 가하면 그 자성체의 자화상태에 변화가 생긴다.

되는데 강자성체가 그 길이의 방향으로 자화할 때 자장강도에 따라 자성체의 길이가 축소하고 자화를 소멸시키면 처음의 길이로 돌아오는 현상을 자왜효과라 한다. 그러므로 자화된 막대를 외부적인 힘에 의해 축소시키면 힘에 비례하여 자화도 변화한다.

2. 초음파 진동재료

압전효과에 사용되는 압전재료로는 천연결정체인 수정(Crystal), 황산리튬(Li_2SO_4), 티탄산바륨($BaTiO_3$), 수용성 결정체 로셀염(Rochell Salt), 지르콘티탄산납(Lead Zirconate Titanate : PZT)계 세라믹 등이 있다.

① 현재는 진단시 사용되는 탐촉자로는 변환효율이 좋은 PZT(Zirconate Titanate Lead)와 같은 인공 세라믹이 주로 쓰이고 있지만, PVF_2(Poly Vinylidene Difluoride) 등의 압전 유기재료도 이용하고 있다. 진동자의 형상이나 종류는 주파수, 사용목적에 따라 다르기 때문에 더 효율이 좋은 압전기 재료를 개발하기 위해 계속 연구하고 있다.

② 자왜효과가 가장 큰 것은 철과 백금의 합금이지만 값이 비싸므로 실제로는 사용하지 않고 있으며 철, 니켈, 알루미늄 합금류 등이 이용된다. 압전식의 탐촉자는 변형의 비율이 작고, 외부적 힘의 강도가 작으며 수명이 짧고 온도의 영향도 잘 받는다.

③ 자왜식 트랜스듀서와 압전식 트랜스듀서는 동작구조와 원리가 상당히 다르다. 그러나 서로 상대의 단점을 보완하여 압전식 트랜스듀서는 비교적 높은 주파수(100[kHz] 이상)의 초음파 진동을 송신하거나 수신할 필요가 있을 때 사용하고, 자왜식 트랜스듀서는 비교적 낮은 주파수일 때 사용된다.

초음파 탐촉자의 종류와 동작원리는 〈표 1-5〉와 같다. 자왜식 탐촉자는 압전식 탐촉자와 비교하면 장점이 많아 일상적으로 많이 사용된다.

ⓛ 강자성체의 막대가 튜브에 축자속(軸磁束)을 가했을 때 그 길이가 늘어나는 것을 양성(陽性) 자왜라고 한다. 니켈과 같은 자성체는 자속밀도(磁束密度)가 증가하면 자성체의 길이가 줄어드는데 이것을 음성 자왜라고 한다.

ⓒ 자왜는 변형된 자성체에도 영향을 미친다. 길이에 따라 자속이 가해졌을 때 구부러진 자성체 박판이 똑바로 펴지려는 현상이 생긴다.

ⓔ 자왜로 인한 교번자계(交番磁界)의 주기가 높은 주파수 교번자계는 자성체 내에 세로 진동의 반복현상을 일으켜서 이것이 음향파의 발생원이 된다. 그래서 이 진동의 주파수가 자성체의 고유 주파수와 일치하면 큰 값의 진폭이 일어난다.

ⓜ 자왜 진동은 여러 가지로 응용된다. 초음파 주파수(20[kHz]) 이상에서 자왜 진동은 초음파 에너지원으로 사용된다.

㉵ 용접을 위해 알루미늄의 산화 피막을 벗겨내는 것과 같은 초음파 세척을 들 수 있다. 자왜 발진회로는 25[kHz] 이하의 주파수에서 주파수 제어 발진을 일으키는데 교류의 자왜효과를 이용하는 발진기로서 어군탐지기, 수심측정기 등에 이용된다. 자왜현상은 이 밖에 확성기나 마이크로폰 등에도 활용되며 압력계, 하중계, 진동계 등 측정장치에도 사용된다.

〈표 1-5〉 초음파 진동소자의 종류

동작원리	진동자 재료	변환효율	주파수 범위
압전효과	수정(Crystal)	10~20[%]	0.5~20[MHz]
	티탄산바륨($BaTiO_3$)	40[%]	1~15[MHz]
	황산리튬(Li_2SO_4)	50~60[%]	0.3~2[MHz]
	지르콘티탄산납(PZT)	70[%]	0.3~2[MHz]
자왜효과	니켈(Nickel)	20~50[%]	20~50[kHz]
	페라이트(Ferrite)	70~80[%]	20~100[kHz]

3. 초음파의 송신과 수신

세라믹 진동자와 같은 PZT(Zirconate Titanate Lead)에 1~2[MHz]의 고주파 펄스 발진기를 연결하여 고주파 전압을 인가하면 프로브(Probe : 탐촉자)는 동일한 주파수로 진동하여 초음파를 발생한다. 초음파의 수신도 역시 진동자를 이용하여 받고 있다.

진동자에 초음파를 인가하면 진동자는 이에 상응하는 미세한 전기현상을 발생시키는데 이것을 증폭하면 전기신호로서 검출할 수 있다.

(1) 비율 발진기

비율(Rate) 발진기는 4백~5백[Hz]의 방형파(구형파, 직사각형파) 펄스를 발생하여 게이트 회로로 고주파 펄스 발진기를 트리거*시키면 1~2[MHz]의 초음파 진동이 Rate발진 주파수로 반복하여 발생한다. 즉, 송신기에서 초음파 펄스를 보내면 탐촉자에 의해 생체 내부까지 초음파가 보내지고 생체 안의 장기에 부딪쳐 반사되어 다시 탐촉자에 수신되는 이 과정이 상당히 짧은 시간 안에 반복되어 이루어진다.

(2) 초음파 펄스법

의료용 초음파 영상을 얻는 가장 기본적인 방법이며, 송신된 펄스와 펄스 사이의 공백 간에 인체로부터 반사된 초음파를 진동자로 차례로 수신하여 영상화한다.

① 초음파 연속법 : 연속적으로 초음파를 발신하고 수신하여 도플러 변위를 알아내는 연속파법이다.

② 초음파를 연속적으로 발진하기 위해 발진, 수신 진동자를 분리하여 사용하고 두 분리된

* 트리거(Trigger) : 비정현파와 그 밖의 특수파형 발진기에 가하여 그 발진기 특유의 파형을 발생시키는 데 필요한 가동 신호이다. 펄스의 상승 또는 하강 등을 이용하여 다른 회로에 그 변화를 알리거나 상태의 변동을 일으키게 하는 것이다.

진동자를 약간 안쪽으로 경사지게 설치하여 발신된 초음파와 수신된 초음파가 중복되게 만들고 그 중복부위를 검사하게 하는 것이다. 이 방식은 초음파 온열요법에 주로 사용된다.

③ 혈관 내에서의 혈류속도를 2차원 영상으로 확장하여 색으로 표시하는 CFM(Color Flow Mapping)이 있다. CFM에서는 공간적으로 도플러 주파수변이가 일어나는 정도를 컬러 영상으로 보여주기 때문에 보다 효율적인 진단을 할 수 있다.

4. 초음파 프로브

다수의 초음파 변환기를 합한 트랜스듀서 어셈블리를 초음파 탐촉자(Probe)라 한다. 프로브는 진단하고자 하는 장기에 초음파를 보내거나 장기에 부딪쳐 반사되는 반사파를 받아서 전기적 신호로 바꾸어 주는 장치이다. 초음파 진동자를 수십 개 이상 배열하여 플라스틱 케이스에 넣어 제작한 것으로 검사 부위 및 목적에 따라서 그 모양과 크기가 다르다. 임상적으로 사용되는 다양한 형태의 초음파 탐촉자는 [그림 1-15]와 같다.

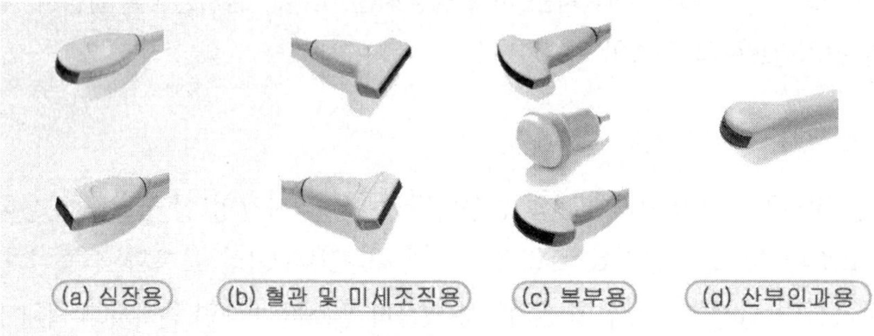

[그림 1-15] 인체 진단용 프로브의 각종 초음파 진단용 프로브

(1) 초음파 프로브의 구조

초음파 탐촉자는 초음파 진동자가 효과적으로 동작할 수 있게 만들어져야 한다. 초음파 펄스를 효과적으로 송신할 수 있도록 진동자 앞면에는 결합층(Matching Layers)이 설치되어 있다. 이 결합층은 잡음(Noise)을 줄이고, 인공산물(Artifact)이 감소된다.

① 압전 결정체(진동자) 뒤쪽엔 후면 흡음층*(Backing Material = Damping Layer)이 있어서 전기적 자극을 준 후 압전 결정체(진동자)의 공명에 의해서 후방으로부터 방사되는 초음파를 흡수한다. 이것은 후방으로 방사된 초음파가 전방으로 반사되는 것을 제어하여

---

* 흡음층 : 음파가 매질을 통과할 때나 물체의 표면에 닿을 때 매질이나 물체가 음파를 빨아들임으로써 소리에너지가 감소하는 층이다.

진동자의 Q-팩터(Q-Factor)를 작게 한다.

② Q-팩터는 프로브가 갖는 주파수 선택성을 나타내는 파라미터이다.
Q값이 증가할수록 진동자의 기계적 진동의 감쇠시간이 늦어지고, 그 고유 주파수에 가까운 성분을 보다 강조한다. Q는 펄스입력에 대한 진동 정도를 나타낸다.

③ 진동자의 양단에는 접지 전극과 내측 전극이 있어 외부전선 케이블(Cable)과 연결된다. 이 진동자는 탐촉자의 표면 부근에 있으며 안으로는 인공 세라믹으로 구성되어 있다. 이 진동자에 초음파 주파수인 1~20[MHz]의 전압이 주어지면 인공 세라믹이 진동되어 1~20[MHz]의 초음파가 발생된다. 초음파 프로브는 매칭 코일(Matching Coil)을 통하여 진동자로 전기를 입력하고, 전기신호를 효율적으로 초음파로 변환하도록 한다.

(2) 초음파 프로브의 주파수 선택성

초음파 압전 결정체는 송 · 수신 초음파는 어떤 것이든 특정한 주파수 성분만 투과시킨다. 즉 단일 펄스 파형의 전기신호가 주어지면 진동자는 그 고유 진동수로 기계적으로 감쇠 진동하여 그 기계적 진동과 유사한 파형의 음파가 인체를 향하여 발사된다.

① 인체조직에 입사된 초음파는 반사, 산란되어 프로브로 돌아오면 여기서 다시 그 고유 진동수 부근의 주파수 성분만이 강조된 전기신호로 변환된다.

② 초음파 변환기의 감쇠시간을 길게 하고 Q(Q-Pack의 Q)를 크게 하는 것은 감도를 향상시키는 데 기여하지만, 진동이 꼬리를 끌게 되어 공간 분해능을 저하시킨다.

㉠ 보통의 진단에 사용되는 프로브의 주파수는 3~5[MHz] 범위 내에 있다.

㉡ 깊은 곳에 있는 장기를 진단하기 위해선 2.5[MHz] 주파수의 탐촉자를 사용한다.

㉢ 수술시에는 7.5[MHz]의 탐촉자가 사용된다.

㉣ 프로브의 발신 주파수는 소아용으로는 송신 주파수가 3.5~5[MHz], 직경이 5[mm] 정도의 것, 성인용으로는 3~5[MHz], 직경이 10[mm] 정도가 사용된다.

5. 초음파 진단장치의 구성

초음파 진단장치는 초음파를 이용해서 생체 내에 기능을 조사하는 검사장치로 조작이 쉬워 생체 내의 부위별 구조를 직접 관찰할 수 있다. 작은 전기신호를 증폭하여 파형 또는 영상을 모니터에 표시하는 방법을 취하고 있으며 초음파 의료기기는 [그림 1-16]과 같다.

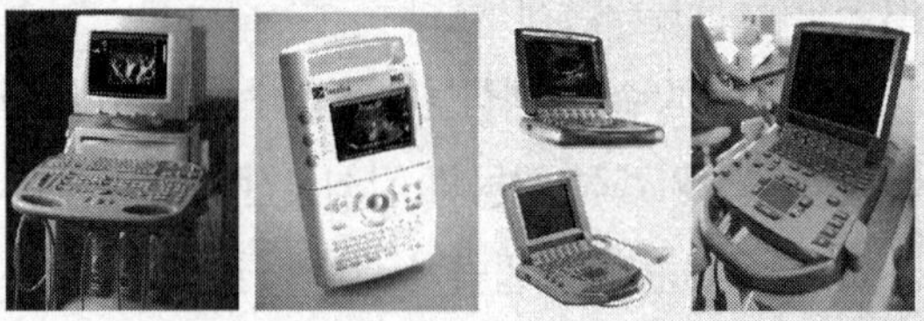

[그림 1-16] 진단용 초음파 장치 및 초음파 진단장치

① 진단용 초음파 장치의 구조는 [그림 1-17]과 같다. 초음파 변환 소자에 전압을 넣어 주는 고주파 펄스 발신기는 계속해서 높은 진폭의 펄스를 발생한다. 보통 0.5~2[kHz] 정도가 초음파 펄스를 송신시키는 주기인 반복 주파수이다.

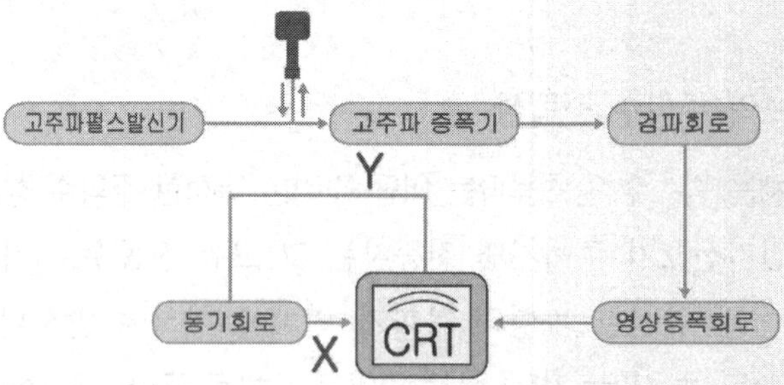

[그림 1-17] 진단용 초음파 장치의 기본구조

② 초음파 프로브에서 송신된 초음파는 생체 내부로 송신되고 음향 임피던스가 서로 다른 인체조직의 경계면에서 반사된다. 반사되어 오는 반사파는 다시 똑같은 프로브 진동자에 의해 에코(Echo) 신호로 수신한다. 초음파 프로브에 수신되는 에코 신호는 50 [μV]~1[V] 정도로 약해 이 신호는 수신 증폭기에 유도되어 검파 증폭된다.
이러한 정상조직과 에코의 강도 차이를 선명하게 하기 위해 수신회로에 입사한 반사파는 반사시간이나 깊이에 따라 이득조절기로 적당히 조절하여 잡음 대 신호 비를 향상시키고 영상표시의 질을 좋게 하기 위해 증폭(Gain)*, TGC(Time Gain Control, Sensitivity Time Control)**, Dynamic Range*** 등의 조절기들이 만들어졌다. 특히

---

* Gain : 신체 조직에서 돌아온 에코신호는 진동자에 의해 전기신호로 변환된다. 수신된 전기신호는 매우 약하기 때문에 증폭되어야 모니터에 나타낼 수 있다. 이러한 증폭을 Gain이라 한다.

** TGC(Time Gain Control, Sensitivity Time Control)는 조절장치로서 초음파 빔이 인체 내에서 조직으로 깊이 전달될수록 세기의 감소를 가져오는데 체표에서 가까운 거리에 있는 조직의 에코는 감소가 적어 세기가 강하고, 먼 거리에 있는 조직의 에코는 감소가 많아 세기가 약하다. 그를 보정하기 위해 각 깊이마다 민감도를 조정하여 어느 단계 이하의 적은 양의 반사 신호나 잡음은 신호화 처리과정에서 소멸시킨다.

*** Dynamic Range : 가장 높은 진폭에서 가장 낮은 진폭까지를 여러 개의 명암층으로 다양하게 대비시키면 그에 따른 여러 가지의 에코레벨을 얻을 수 있는데 이 범위를 Dynamic Range라고 한다. 영상에서 좁은 범위의

TGC의 경우 그 효과가 매우 높아 많이 사용되고 있으며 원리는 [그림 1-18]과 같다.

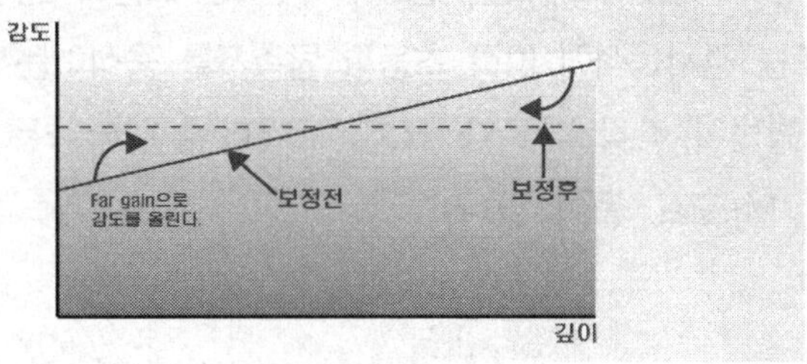

[그림 1-18] TGC

③ 초음파 진단장치에 수신되는 반사(Echo) 신호를 조절하는 장치는 〈표 1-6〉과 같다. 반사된 초음파 신호에 의한 반사위치는 처리된 신호로부터 초음파 프로브의 진동자 위치 신호, 펄스 반사의 타이밍(Timing) 신호를 기준 값으로 찾는다. 수신 처리된 결과는 표시장치 모니터에서 생체 단층면상에 대응하는 위치에 대한 반사파 에코(Echo) 신호의 강도로 표시한다.

〈표 1-6〉 초음파 진단장치의 조절기

조절장치	기 능
자동이득제어 AGC(Automatic Gain Control)	자동으로 에코를 조절한다.
Gain Control	에코 증폭량을 조절한다.
Out Put	초음파를 출력하는 곳이다.
TGC(Sensitivity Time Control : STC)	가까운 거리의 에코(Echo : 반사)를 감약, 먼 거리의 에코를 증가한다.
Rejection	미세한 에코를 제거한다.
FTC(Frequency Time Control)	강한 에코의 자동 조절을 하여 경계면을 선명하게 하는 회로이다.

6. 초음파 진단방식

초음파 진단에는 생체조직을 투과한 초음파를 수신하는 방법과 생체조직에서 반사 초음파를 수신하는 방법이 있다. 반사법에서 반사되어 온 초음파를 반사(Echo)라 한다.

일반적으로 프로브는 송신과 수신을 할 수 있지만 투과법에서는 송신용과 수신용으로 사용하는 한 쌍의 프로브가 필요하다(그림 1-19).

Dynamic Range를 사용하면 그 위상이 많이 과장되어 거칠게 나타나며, 넓은 범위의 Dynamic Range를 쓰면 화상이 매우 부드러워 병소와 정상조직 간의 구별이 어렵다.

반사되어 송신된 초음파는 [그림 1-20]과 같은 초음파 장치에서 증폭, 검파하여 모니터에 영상화한다. 현재 사용되고 있는 펄스법에 의한 초음파 진단방법은 검사하는 장기의 크기, 형태, 위치 또는 검사목적에 따라 초음파 탐촉자를 움직이는 스캔(Scan) 방식과 결과 및 영상을 기록하는 방법이 각각 다르다. 또한 모니터에 나타나는 초음파 영상은 방법에 따라 A-모드, B-모드, M-모드 등이 있다.

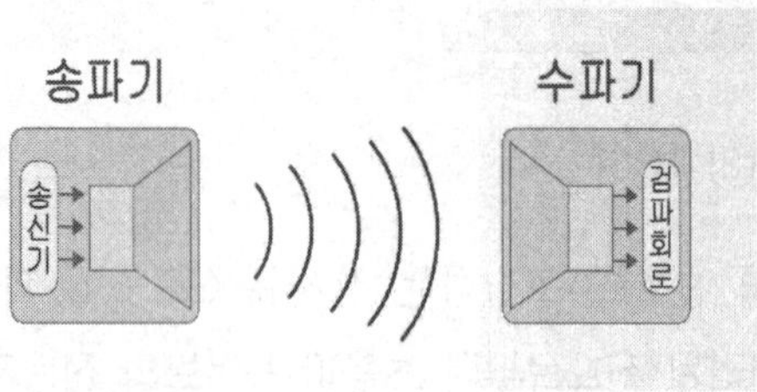

[그림 1-19] 투과형 초음파 센서

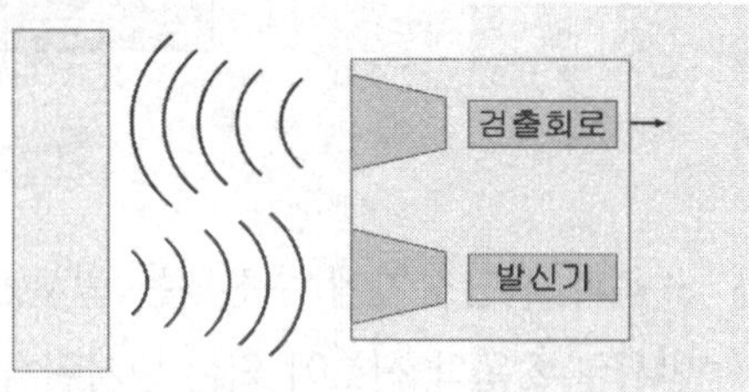

[그림 1-20] 반사형 초음파 센서

(1) A-모드

단일 초음파 펄스를 매질에 인가한 뒤 음향 임피던스 불연속면에서 반사되어 돌아오는 반향파 신호를 브라운관의 Y축에 초음파 발사시간(거리)을 표시하고, X축상에 반사파의 세기를 진폭(Amplitude)의 파형 높이로 표시하는 방법이 A-모드(Amplitude Mode)이다.

① 초음파가 투과할 때 매질의 차이로 인한 반사계수가 달라지므로 진폭의 차이를 보이게 되며, 같은 매질을 통과할 때는 진폭의 변화를 보이지 않다가 또 다른 매질의 경계에서 진폭을 보이게 된다.

② 진폭 차이를 모니터로 나타내서 진단하는 것이다. 반사된 반사파가 약하면 진폭이 낮고, 강하면 진폭이 높다. 이 반향파 신호의 크기는 인접한 두 매질의 음향 임피던스 차이에 의해 결정되고 반향파가 되돌아오는 시간은 초음파 탐촉자로부터 불연속면까지의 거리에 의해서 결정된다. 따라서 진폭 방법으로 계측한 신호로부터 불연속면의 깊이를 계산할 수 있다.

③ 진폭 방법은 심장학, 안과학 그리고 뇌과학에서 사용되나, 초음파의 특성상 탐촉자의 방향이 달라지면 다른 화상이 생겨 객관성과 재현성이 없고, CT, MRI의 등장으로 현재는 별로 사용하지 않는다.

(2) B-모드

브라운관의 X축상에 초음파 에코(Echo : 반사)의 세기를 밝기(휘도)를 변조하여 표시하는 방법이 B-모드(Brightness Mode)이다.

① A-모드에서 보인 반사파의 강도에 의한 진폭의 파형 높이에 의해 진폭이 낮으면 어둡고, 높으면 밝게 표시되는 방법이다.

② 우리가 보통 초음파 검사라 하면 주로 B-모드(Brightness Mode)이며 다른 용어로 음향 측심 기록도(Echogram)이다.

③ B-모드 원리 : 초음파 빔의 방향이나 위치를 연속적으로 이동시키면서 반사파를 유출하여 단층면상에서 빔이 향하고 있는 방향으로 모니터상의 점을 스캐닝하여 배열하고, A-모드로 얻어진 반사 강도로 그 휘도(Brightness : 밝기)를 제어하면 단층면상의 반사 강도의 공간적인 확산이 영상자료화된다.

에코(Echo)의 거리(반사시간)를 Y(종)축에 탐촉자의 위치를 오실로스코프의 X(횡)축에 입력하고 에코(Echo)의 세기를 높이(Z)축에 입력하여 브라운관 상에 프로브의 빔이 투사되는 면과 이동선에 따른 단면상을 만들어 내는 것이다.

④ B-모드 기법 : 프로브를 이동시켜 피검체를 초음파로 추적하는 것을 스캔이라 한다.

㉠ B-모드 표시법 : 초음파 빔의 방향 또는 위치를 찾기 위해 수동식 · 전자식 · 기계식 스캔법을 사용한다.

㉡ 수동식 스캔법 : 1개의 단소자 프로브를 이동하는 방법이다.

㉢ 전자식 스캔법 : 프로브에 작은 네모형의 여러 개의 진동자를 조합시켜 전기적으로 순차 이동시키는 방법이며, 전자 스캔법을 사용하면 실시간 영상을 얻을 수 있다.

전자식 스캔법은 트랜스듀서 1개만을 구동하는 경우 트랜스듀서로부터 나오는 초음파 빔의 모양은 옆으로 심하게 퍼져 1차원 빔모양과는 큰 차이가 나게 된다. 그러나 여러 개의 트랜스듀서를 동시에 구동하면 음속의 모양이 보다 직선형이 되는데 이런 전자식 스캔법을 쓰면 빔의 폭, 초점거리, 빔 방향을 제어할 수 있다.

전자식 스캔법에서는 스캐닝한 화상을 구성하는 방법(스캔 방법)에 따라 [그림 1-21]의 주사방식이 많이 사용되고 있다.

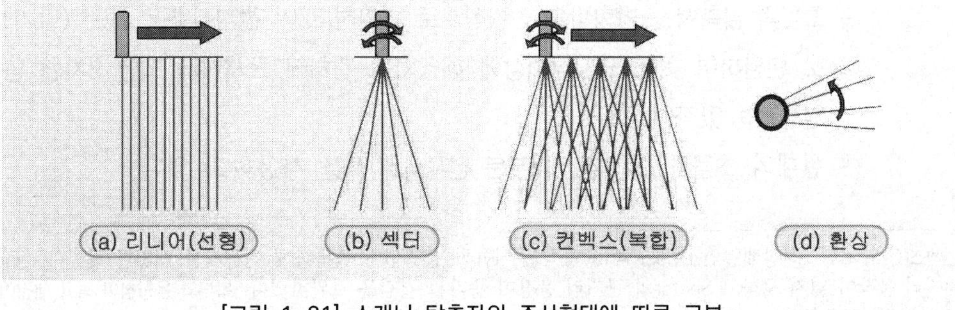

[그림 1-21] 스캐닝 탐촉자의 주사형태에 따른 구분

• 선형주사(Linear Scan) : 선상 배열방식으로 얇고 작은 직사각형 진동자를 선상으로 나란히 배열한 것으로 구동하는 트랜스듀서의 위치를 순차적으로 바꾸어주면 초음파 빔을 선형적으로 주사할 수 있게 된다. 이러한 방식을 선형주사라고 한다. 즉 Frame Rate(FR)는 식 (1-15)와 같다.

n : 선형주사에서 주사선의 수, z : 관찰하려는 깊이, v : 음속라 하면 1초에 얻을 수 있는 화면의 수

$$FR = \frac{v}{2zn} \tag{1-15}$$

㉠ 주사선수를 128, 깊이를 20[cm]라고 한다면 속도는 1540[m/s]이므로 FR은 약 30[frame/s]이고, 이 정도의 FR이면 움직이는 장기를 실시간으로 볼 수 있다. 주사선의 수를 늘리면 영상의 해상도는 개선되지만 FR은 줄어들어 움직이는 장기를 보는데 지장이 생길 수 있다. 복부 표재성 장기, 산부인과 검사에 많이 사용된다.

• 섹터 주사(Sector Scan) : 위상차 배열방식으로 진동자의 표면이 더 작다. 전자 집속방식으로 모든 진동자가 구동하나, 시간차를 두고 구동하여 초음파의 집속과 방향을 조정하고 높은 화상의 질이 형성된다.

체표부분의 상이 좁아서 사각이 생기는 단점이 있으나 원거리 장기의 관찰이 용이하여 늑간을 통한 심장관찰, 자궁, 난소 등 골반 내 장기의 검사에 편리하다.

• 복합 주사(Compound Scan) : 진동자가 하나로 구성되어 있다. 현재는 컨벡스(Convex)* 주사를 많이 사용하고 있다.

• 기계식 스캔법 : 기계적 주사에서는 초음파 탐촉자를 모터 등에 의하여 구동하고 초음파 탐촉자의 위치를 정확하게 검출하는 검출기구를 사용한다.
  - 초음파 탐촉자로부터 나온 초음파 펄스가 진행하는 경로를 정확히 추론할 수 있으며 반사되어 돌아오는 반향파가 2차원 단면의 어느 위치에서 반사되었는지를 알 수 있게 된다.
  - 초음파 탐촉자는 반향파를 전기신호로 변환하고 이 전기신호를 휘도**(밝기)신호로 변환하여 이를 표시장치상에 해당되는 위치에 표시하게 되면 2차원 영상을 얻을 수 있다.
  - 현대의 초음파 스캐너는 대부분 전자식 방식을 사용하고 있다.

---

* 컨벡스(Convex) : 선상배열인 Linear Array방식을 사용하여 표면이 볼록하게 진동자를 배열한 것이다. Linear의 원거리 음장이 넓지 못하고 Sector의 근거리 음장이 좁다는 결점을 보완하였다. 복부와 음향창이 적고 내강이 넓은 골반 검사에 주효하다.

** 휘도 : 광원의 단위 면적당 밝기 정도. 단위는 [m^2]당 칸델라(cd), 스틸브(sb), 람베르트(Lambert)를 쓴다.

(3) M-모드 또는 TM-모드

초음파 펄스를 일정한 간격을 두고 송신하고 초음파 펄스마다 되돌아오는 반향파 신호를 화면상에 순차적으로 표시함으로써 인체 내 장기 중 심장과 같이 움직이는 장기의 활동 상태를 탐지하고, 초음파를 표시하는 데는 M-모드(Motion Mode)가 이용된다.

① M-모드 방법 : A-모드(움직임 모드)와 마찬가지로 초음파 펄스를 인체 내부에 인가한 뒤 반사되어 되돌아오는 반향파를 수평축을 시간으로 하여 표시하는데, 진촉이 아닌 B-모드와 같이 에코(Echo)를 점의 밝기로 나타낸 뒤 시간과 파형관계로 표시하는 것이다.

② M-모드 : 심장 판막 움직임의 상태와 운동하는 범위 등의 시간적인 변화를 기록하여 [그림 1-22]와 같이 화면으로 출력하여 심장 진단에 사용되고 있으며, 울트라사운드 카디오그램(Ultrasound Cardiogram : UCG)이라 한다.

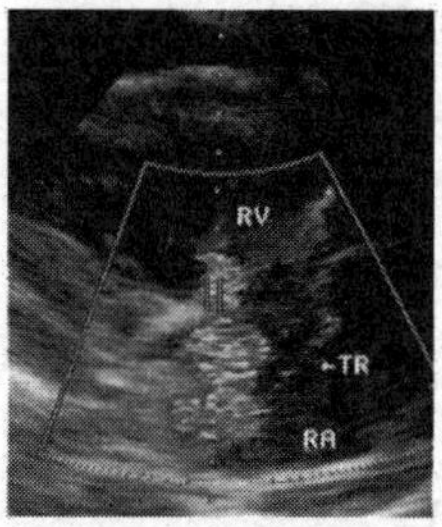

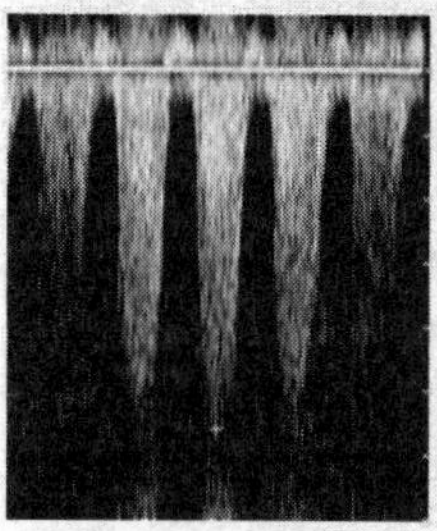

[그림 1-22] 울트라사운드 카디오그램

③ TM-mode : M-mode의 표시방법을 2차원적으로 바꾼 것이다. 즉 TM-모드에서는 반향파의 강도를 휘도신호로 변환하여 표시하되 펄스를 인가할 때마다 돌아오는 반향파 신호를

〈표 1-7〉 각 장기와 에코 방식

장 기	에코 방식
머 리	A-모드
안 과	A-모드, B-모드 침수형 스캔(Scan)
전립선	• Sector형 초음파 단층장치 • B-모드 PPI 방식
갑상선, 유선	B-모드 침수형 스캔(Scan)
간 · 비장 신장 · 췌장 담장 · 산부인과	• Linear형 초음파 단층장치 • Convex형 초음파 단층장치 • B-모드 접촉형 스캔(Scan)
심 장	• Sector형 초음파 단층장치 • M-모드 기록장치 • Doppler 혈류측정 • Linear형 초음파 단층장치 - 유아기에 사용

같은 수평위치에 표시하지 않고 수직방향으로 순차적으로 이동하면서 표시하는 것이 다르다.

각 장기별 초음파 진단법의 여러 형태의 에코 방식을 〈표 1-7〉과 같다.

(4) 초음파 영상의 예

태아의 초음파 사진을 컬러 영상화는 [그림 1-23]과 같다.

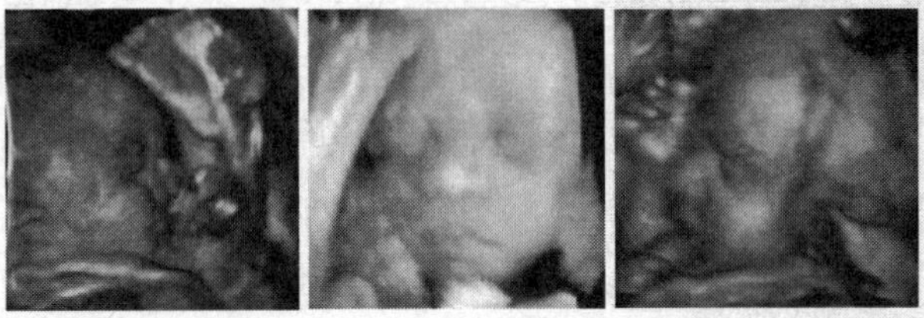

[그림 1-23] 태아의 초음파 사진

05 방사선 진단기기

인류는 인간의 질병을 진단하기 위해 인체의 내부구조를 들여다보고자 하는 욕망을 고대부터 현재까지 이어지고 있다. 내부구조를 보고자 하는 욕망은 1895년 독일의 물리학자 뢴트겐(W. C. Roentgen, 그림 1-24)의 X-선 발견으로 이루어졌다.

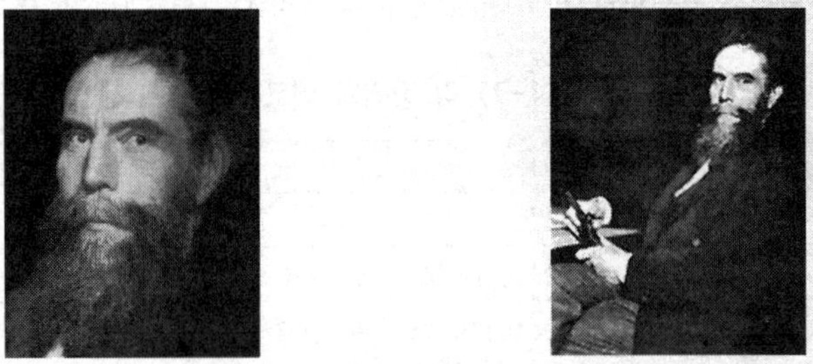

[그림 1-24] 뢴트겐(W. C. Rontgen)

그 후로 오늘날에 이르기까지 X-선은 임상의학에 있어서 영상진단법의 주류를 이루고 있다. 그러나 X-선이 신체 내부를 모두 보여 줄 수 있는 것은 아니다.

① 특히 생체 연부조직 등은 X-선을 이용하여 표현하기 어려우며, 입체적 생체구조를 2차원 평면에 나타내면 중복된 부분이 있으므로 진단의 오류나 정보를 잃어버리는 경우가 있으

며 방사선에 대한 위험을 배제해야 하는 단점을 가지고 있다.

이러한 이유로 초음파 촬영법, 가시광선을 이용하는 내시경, 자장을 이용한 MRI 등의 새로운 영상진단법이 X-선을 대신하여 개발됨으로써 여러 가지 영상기술이 발전하게 되었다.

② X-선 영상의 단점을 보완하기 위한 여러 조영법과 특수 X-선 촬영기술이 차례로 고안되면서 영상의 선명화, 정량화 등으로 X-선 영상진단의 질적 향상을 가져왔다.

③ 최근에는 성인병의 화상진단을 목적으로 능동적인 계측법을 이용한 인체 내부의 형태 그리고 기능의 영상화가 검토되어 실용화되고 있다.

의료공학 시스템의 발전은 이러한 영상처리기술을 중심으로 전개되고 있다.

④ 의료영상진단 기술은 급속한 과학문명의 발전에 힘입어 매우 빠른 속도로 변화하고 있으며, 오늘날에는 X-선 영상이 주류를 이루던 시대에서 전리* 및 비전리 방사선 등 광범위한 응용시대로 접어들었다.

⑤ 방사선을 이용한 4개 분야는 다음과 같다.

㉠ 진단방사선 과학(Diagnostic Radiology) : 방사선학적 영상을 이용하여 진단 및 중재적 시술을 담당한다.

㉡ 치료방사선 과학(Therapeutic Radiolog) : 방사선을 이용하여 종양환자의 방사선 치료를 담당한다.

㉢ 핵의학(Nuclear Medicine Radioiostope Imaging) : 방사선 동위원소를 이용하여 핵의학적 진단 및 방사선치료를 담당한다.

㉣ 기초방사선학(Basic Radiology, Radiation Physics, Radiation Biology) : 방사선 물리학, 방사선 생물학 등의 방사선 관련 기초연구를 담당한다.

1. 방사선

모든 물질은 아주 작은 분자 또는 원자의 조합으로 구성되어 있으며, 원자는 원자핵과 전자로 구성되어 있다. 또한 원자핵은 양전하를 띠는 양자와 전기적으로 중성인 중성자가 대부분을 이루고 있다. 그러므로 원자는 양자, 중성자, 전자가 서로 잘 조화를 이루어야 안정된 모양을 유지하게 된다.

① 균형을 이루던 원자조합이 무너지면 불안정해지는데 이때 원자는 과도한 에너지를 가지고 있기 때문에 이 남는 에너지를 원자 밖으로 분출해야 할 필요가 있다. 이처럼

* 전리 : 기체나 액체의 분자 및 원자가, 원자의 최외각 궤도에 있는 전자가 에너지를 얻어 궤도에서 이탈하는 것이며, 전기를 띈 원자나 원자단으로 되는 일(즉 이온화를 뜻함)을 전리라고 하며 이때 원자는 양이온이 된다.

과도한 에너지를 가진 원자가 잉여 에너지를 방출할 때 나오는 것이 바로 방사선이다.

② 방사선*은 큰 의미로서 물질의 원자를 여기**시키거나 화학반응을 촉진시키는 비전리 방사선과 원자를 전리시킬 수 있는 충분한 에너지를 갖는 전리 방사선을 포함한다.

③ 전리 방사선과 비전리 방사선의 종류는 〈표 1-8〉과 같으며, 일반적으로 방사선이라 하면 대부분 전리 방사선이다. 즉 방사선은 물질을 투과할 수 있는 힘을 가진 광선과 같은 것으로 그 종류로는 크게 알파선, 베타선, 감마선이 있는데 종류에 따라 물질을 투과하는 투과력이 각각 다르다. 방사선의 위험도는 방사선의 영향을 측정할 수 있는 단위인 밀리시버트[mSv]에 의해서 평가된다.

〈표 1-8〉 방사선의 분류

전리 방사선	전자파	감마(γ)선, X-선 등이다.
	고속입자선	알파(α)선, 베타(β)선, 양성자선, 중성자선 등이다.
비전리 방사선	적외선, 자외선, 열파, 전파, 가시광선 등이다.	

㉠ 알파선(α선) : (+)전기를 띤 입자로 Rutherford, Ernest, Baron Rutherford of Nelson(영국 물리학자들)가 알파선을 모아 유리관에 채우고 불꽃 방전시켜 스펙트럼을 조사한 결과 헬륨(He)이라는 원소가 생성되어 있는 사실을 발견하였다.

ⓐ 알파선은 가벼운 가스인 헬륨이라는 원소의 원자핵이라는 결론을 내릴 수 있었다.

ⓑ 알파선도 입자로 되어 있기 때문에 알파입자라고 한다.

ⓒ 알파선은 베타선보다 수천 배나 무겁고 크기도 훨씬 작아 종이 한 장으로 막을 수 있다. 또한 공기 중에서 몇 [cm]도 날아가지 못한다.

㉡ 베타선(β선) : 속도는 빠르지만 (—)전기를 띤 입자기에 물질 속에서 쿨롱력(정전기력)을 받으므로 투과력은 그다지 강하지 않다.

㉢ 감마선(γ선) : 전기를 띠지 않는 중성적 입자로 물질을 투과하는 능력이 X-선 보다 훨씬 강하다.

④ 방사선을 구분하면 입자 방사선과 전자파 방사선, 간접원리 방사선과 직접원리 방사선, 자연방사선과 인공방사선 등으로 나눌 수 있다.

⑤ 시버트(Sievert) : 선량당량의 단위로 기호 [Sv]로 나타내며 선량당량은 일반인 및 방

---

* 방사선 : 방사성 원소의 붕괴에 따라 물체에서 방출되는 전자기파이다. 프랑스의 물리학자 베크렐이 우라늄 화합물에서 발견한 것으로, 알파선 · 베타선 · 감마선이 있다.

** 여기 : 원자나 분자의 가장 바깥쪽에 있는 전자는 에너지가 낮은 상태에 있으나 외부로부터 적당한 자극을 받으면 일정한 에너지를 흡수해 높은 에너지 상태로 변화한다.

사선을 취급하는 작업자의 방사선 장해방지를 목적으로 할 경우에 한하여 사용되는 방사선 피폭량으로 식 (1-16)과 같다.

$$\text{선량당량} = \text{흡수선량} \times \text{선질계수} \times \text{수식계수} \quad (1\text{-}16)$$

㉠ 흡수선량 : 물질의 단위질량당 흡수된 방사선의 에너지이다.

㉡ 선질계수 : 생물학적 효과 비율이다.

25[kV] X-선의 생물학적 효과를 1이라 정하고 생물학적 효과를 기준으로 하여 방사선의 종류, 에너지에 따라 나눈 것인데 실제로는 x, r전자빔에 대해 그 에너지에 상관없이 1로 다룬다.

㉢ 수식계수 : 보정인자라고 하여 체내에 침적된 동위원소의 불균등 분포에 의한 것 등이 있다. 즉 밀리시버트[mSv]*가 적으면 적을수록 안전하다.

⑥ 일반적으로 인공방사선은 자연방사선보다 더 위험하다고 믿고 있지만 이는 사실이 아니다. X-선 촬영을 한 번 함으로써 0.1[mSv]에 노출되었다면, 자연방사선이 아주 높은 중국의 광동지역에 사는 것보다 방사선의 영향을 적게 받았다고 할 수 있다.

⑦ 자연방사선은 평균 2[mSv]의 크기를 가지고 있다. 일상생활에서 받는 평균 방사선량을 〈표 1-9〉와 같다.

〈표 1-9〉 일상생활 중 인체에 받는 연간 평균 방사선량

일상생활 중 인체에 받는 방사선	연간 평균 방사선량
항공여행(국제선 1회)	0.01~0.05[mSv]
낙 진	0.04[mSv]
원자력 발전소(또는 방사성 폐기물처분장)	0.07[mSv]
의료행위(가슴 X-선 1회)	0.3~1.0[mSv]
자연방사선	2.4[mSv]
연간합계	2.82~3.56[mSv]

⑧ 대부분의 사람들이 방사선이라 하면 먼저 두려움을 갖는 것이 보통인데 방사선은 공기나 물과 같이 지구를 구성하고 있는 수많은 필수요건 중의 하나로 우리와 함께 존재하고 있다.

* 밀리시버트[mSv] : 1[Sv : 시버트]는 100렘, 10[mSv : 밀리시버트]는 1렘이라는 변환은 기억하기 힘들다. 국제도량형총회에서 통일한 시버트(Sievert)라는 새로운 단위를 사용하고 있으며. 1[Sv]는 기존의 렘이라는 단위로 환산하면 100렘이 된다. 시버트는 방사선의 종류와는 관계없이 어떠한 방사선이든지 그 방사선으로 인한 일정한 생물학적 효과만을 나타내는 단위이다. 적은 양의 방사선량을 나타낼 때는 1[Sv]의 1천분의 1인 1[mSv]를 사용한다.

⑨ 방사선은 우리 생활주변 어디에나 있지만 특별히 관심을 두지 않아도 되는 적은 양이기 때문에 우리는 인체에 해가 없이 생활해 나가고 있다. [그림 1-25]는 일상생활에서 일어나는 자연방사선과 인공방사선을 비교하였다.

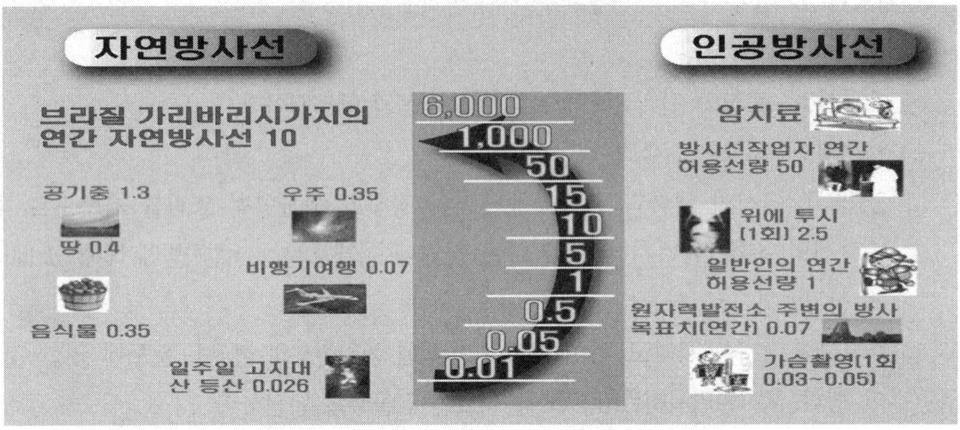

[그림 1-25] 자연방사선과 인공방사선의 비교

2. 방사성 동위원소와 방사능

(1) 방사성 동위원소

원자번호가 같고 질량수가 다른 원소를 동위원소라 한다. 원자핵은 양성자와 중성자로 이루어지는데 양성자의 수가 원자번호를, 양성자와 중성자의 수의 합이 질량수를 나타낸다.

① 동위원소 간에는 원자핵을 구성하는 중성자의 수만 달라지며 화학적 성질은 같다.

② 원자핵의 성질은 원자번호와 질량수에 의해 규정할 필요가 있으며, 이 두 가지로 규정되는 원자핵을 핵종이라 한다.

③ 동위원소 중에는 원자핵이 불안정해서 자발적으로 방사선의 형태로 여분의 에너지를 방출하여 다른 핵종으로 변환하는 경우도 있는데, 이러한 과정을 방사성 붕괴라 하며 방사성 붕괴를 하는 동위원소를 방사성 동위원소라 한다.

④ 동위원소는 안정 동위원소와 불안정 동위원소의 두 가지로 분류한다. 불안정 동위원소를 흔히 방사성 동위원소라고 한다. 우리가 지층의 절대연령을 측정할 때는 불안정 동위원소를 이용하는데, 즉 우라늄이 납으로 변하는 것과 같은 것이다.

㉐ 우라늄 100[%]가 우라늄 50[%]와 납 50[%]로 변하였을 때 반으로 방사선 양이 감소할 때 걸리는 시간을 반감기라고 하며 지층 속의 방사성 동위원소를 측정해서 그 양을 알아낸 후 반감기를 적용하여 지층의 절대연령을 알아낼 수 있는 것이다. 오늘날에는 2,000여 종 이상의 방사성 동위원소를 원자로 또는 가속기를 이용하여 인공적으로 만들 수 있다.

(2) 방사선과 방사능

방사능은 방사선을 방출할 수 있는 능력으로 일정 농도 이상으로 방사성 동위원소를 함유한 물질이다. 그러므로 방사성 물질 또는 방사성 동위원소의 양을 방사능이라 한다.

① 핵종의 방사능을 단위시간당 붕괴하는 원자수로 표시한다. 국제단위로는 방사능의 발견으로 알려진 Antoine Henri Bequerel(1852~1908)의 이름을 딴 베크렐 [Bq]이라 하며 매초 1개의 붕괴수(Disintegration Per Second)를 1[Bq]로 했다. 즉 1Bq(1Bq $= 2.703 \times 10^{-11}$)는 매초 하나의 핵이 붕괴 또는 변환되는 양이다.

② 방사성 물질의 방사성 원자들은 시간이 지남에 따라 방사선을 방출하면서 안정한 원자로 변환되므로, 그 물질의 방사능은 점차 줄어들게 된다. 계속해서 방사능이 줄어들다가 방사능이 처음의 절반으로 줄어드는 데 걸리는 시간을 반감기라고 하며, 반감기는 방사성 동위원소에 대하여 고유한 것으로서 온도, 압력 등과 같은 외부의 영향을 받지 않는다. 반감기는 수십억 년의 긴 것에서부터 100만분의 1초 이하의 짧은 것까지 다양하다. 그래서 반감기는 방사성 물질의 종류에 따라 각각 다르다.

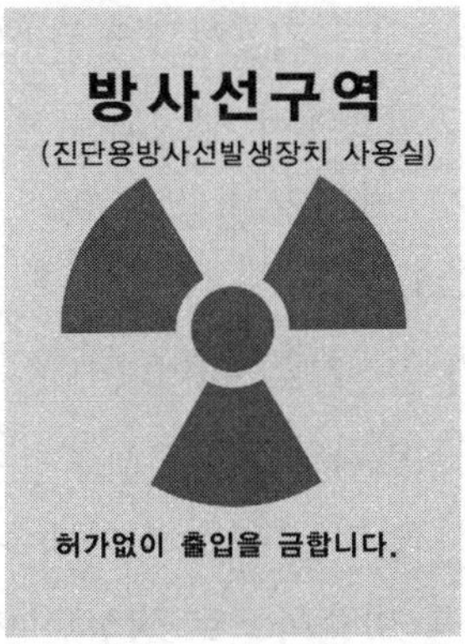
방사선구역
(진단용방사선발생장치 사용실)
허가없이 출입을 금합니다.

[그림 1-26] 방사선 기호

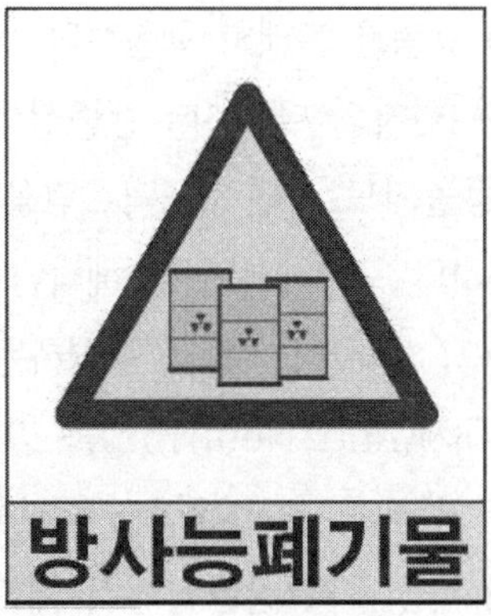

[그림 1-27] 방사능 폐기물의 기호

(3) 방사성 변환

방사선을 방출하여 안정한 원자핵으로 변환하는 형식은 크게 알파(α) 변환, 베타(β) 변환과 이보다 낮은 에너지 상태로 변하는 감마(γ)선 방사로 나눌 수 있다.

(4) 알파붕괴

방사성 핵종의 핵으로부터 두 개의 중성자와 두 개 양성자를 지닌 입자, 즉 헬륨 핵이 방출되는 과정을 알파붕괴(Alpha Decay)라 하고, 이때 방출되는 헬륨 핵을 알파선이라 한다.

① 알파입자의 에너지는 핵종마다 고유한 에너지를 지닌다. 알파붕괴는 중성자가 양성자보다 상대적으로 많은 우라늄(U), 토륨(Th), 라듐(Ra)과 같은 무거운 원소에서 발생하고 알파붕괴로 생성된 딸핵종(^{222}Ra : 라돈)은 모핵종(^{226}Ra : 라듐)보다 질량수는 4만큼, 원자번호는 2만큼 작은 특성을 지닌다.

② 알파입자는 2가 (+)의 전하를 띠고 아주 무거우므로 공기 및 물질과 쉽게 반응하여 많은 전리를 일으킨다. 따라서 알파입자가 물질 내에서 도달할 수 있는 거리(비정)는 공기 중에서 수 [cm]에 불과하며 종이로도 차폐가 가능하다.

(5) 베타붕괴

베타붕괴(Beta Decay)는 베타(+)붕괴와 베타(-)붕괴로 나눌 수 있다.

① 베타(+)붕괴 : 방사성 핵종을 구성하는 양성자가 중성자로 변환하면서(+)전하를 띤 전자와 중성미자(Neutrino)*를 방출하는 과정으로 베타(-)입자와 마찬가지로 연속 스펙트럼을 나타낸다.

㉠ 베타(+)붕괴를 겪는 원소 : 주기율표상에서 안정된 원소의 위쪽에 위치하며 변화되어 생성된 핵종은 본래의 핵종보다 원자번호가 1만큼 감소하고 질량수의 변화는 없다.

㉡ 베타(+)입자의 에너지 : 반중성미자가 붕괴과정에서 생성되는 일부 에너지를 가지고 방출되므로 연속스펙트럼을 띠게 되고, 핵자의 변환과정에서 방출되는 전자를 궤도전자와 구분하기 위해 베타입자라고 한다.

② 베타(-)붕괴 : 방사성 핵종을 구성하는 중성자가 양성자로 변환하면서(-)전하를 띤 전자와 반중성미자(Anti Neutrino)를 방출하는 과정이다.

㉠ 베타(-)붕괴를 겪는 원소 : 주기율표상에서 안정된 원소의 아래쪽에 위치하며 중성자가 양성자로 변환되면서 베타(-)입자를 방출하므로 생성된 변환 핵종은 본래의 핵종보다 원자번호가 1만큼 증가하나 질량수의 변화는 없다.

㉡ 베타(-)입자 : 1가의 전하를 띠고 알파입자에 비하여 질량이 작으므로 알파입자보다 물질 내에서 반응 정도가 적다.

---

* 중성미자(Neutrino) : 베타붕괴로 방출되는 전자에너지 분포에서 전자의 에너지 상한이 기대보다 작아서 다른 입자가 방출되는 입자를 중성미자라 한다. 이 중성미자는 전하를 띠지 않고 질량을 거의 가지고 있지 않은 듯한 특이한 입자로서 물질과 상호작용을 거의 하지 않는다. 최근 실험결과 증성미자의 질량은 0은 아니지만 2.8[eV] 미만으로 밝혀졌다.
① 중성미자의 질량은 거의 0인 10[eV]미만이다. ② 중성미자는 스핀이 1/2인 페르미온이다. ③ 중성미자는 전하가 없다. ④ 상호작용을 거의 하지 않고 단지 β붕괴(약한 상호작용)를 한다. ⑤ 자연에는 세 종류의 중성미자가 있다. 즉 Ve, Vμ, Vτ으로 각각 3종류의 전자 계열 e, μ, τ에 대응하는 중성미자이다.

(6) 전자포획

양성자가 주로 K각*의 전자를 포획하여 중성자로 변화되고 중성미자를 방출하는 과정으로 중성자 부족형 원자핵에서 발생한다. 따라서 질량수에는 변화가 없는 반면 원자번호는 1만큼 감소한다.

① 전자포획이 발생하면 상실된 궤도전자를 보상하기 위해 바깥쪽의 전자가 안쪽 궤도의 상실부분을 채우는 과정에서 특성 X-선이 방출되며 이러한 전자포획은 중성자 부족형 원자핵의 또 다른 붕괴형태인 베타(+)붕괴와 경합적으로 일어난다.

② β붕괴의 역과정에 해당하는 것이다(Positron emission = 양전자 방출)**.

(7) 감마천이

알파·베타 붕괴를 하는 대부분의 방사성 원소는 붕괴를 한 후에도 여전히 들뜬상태*** 가 되며, 이러한 준안정상태에 있는 원소는 감마선이라는 에너지를 지닌 전자파를 방출하는 천이(Transition)과정을 통해 바닥상태****로 가게 된다. 이때 방출되는 감마선*****의 에너지는 핵종마다 각각 다르다.

① 다른 전자파와 마찬가지로 감마선은 질량이 없고 전하를 띠지 않으며 물질을 구성하는 궤도전자 또는 핵과 반응한다. 이 감마천이(Gamma Transition)에서는 방출되는 입자가 광자이기 때문에 핵의 질량수나 원자번호는 변하지 않고 단지 결합상태만 보다 안정한 상태로 바뀌는 것이다.

---

* K각 : 전자각에서 핵에 가장 가까운 각이다(=최내각). 보어의 원자모델 : 보어(Niels Bohr)의 원자 모형에 따르면 원자핵을 중심으로 몇 개의 동심원을 가정하고, 이 동심원이 각 전자가 운동하는 궤도가 된다. 이것을 전자셀(Electron Shell) 또는 전자각)이라 하고, 원자의 가장 내측의 전자각을 K각(shell)이라 하며, 이것으로부터 외측의 순으로 L각, M각 등이다.

** 양전자 방출 : 중성자가 양성자보다 질량이 무겁기 때문에 단순한 상황에서 일어나는 것이 아니라 핵 속에서 특별한 조건이 성립할 때 일어난다. 양전자를 Positron이라고도 하는 것은 (+)전하를 가진 전자로 보통상황에선 존재하지 않고 원자의 $\beta+$붕괴 현상에서만 생겨나는 것이다. 이 양전자는 매우 불안정한 입자로서 자연 상태에서는 쉽게 소멸되고 특히 전자와 충돌해서 감마선을 방출하여 쌍으로 소멸된다. 물론 전자와 전하가 서로 반대이기 때문에 원자핵 주위를 돌지 않으며 움직이는 양전자에 자기장을 걸면 전자와 반대방향으로 휘어지게 된다.

*** 들뜬상태 : 원자나 분자의 가장 바깥에 있는 전자가 자극에 의해 보다 높은 에너지의 상태로 이동한다.

**** 바닥상태 : 기저 상태라고도 하며 가능한 최소의 에너지 값을 갖는 가장 안정된 상태이다. 이 감마붕괴(천이)에서는 방출되는 입자가 광자이기 때문에 핵의 질량수나 원자번호는 변하지 않고 단지 결합상태만 보다 안정된 상태로 바뀐다.

***** 감마선 : 원자에서 핵과 결합되어 있는 전자가 여러 개의 에너지 준위에 있을 수 있는 것처럼 여러 개의 중성자와 양성자에 의해 결합되어 있는 원자핵도 띄엄띄엄 에너지 준위를 가지고 있다. 원자의 경우와 마찬가지로 높은 에너지 결합상태로 있다가 낮은 에너지 준위의 보다 안정된 상태로 가면 그 차이에 해당하는 에너지가 빛의 형태로 발생되는데 이 에너지 값이 원자의 경우에 비하여 수천 배 이상의 큰 값을 갖는다. 이렇게 원자핵의 변화에 동반되어 발생하는 빛을 감마선이라 한다.

② 감마선이 물질 내에서 에너지를 잃는 과정은 매우 느리므로 모든 에너지를 물질에 부여하기까지 상당한 거리를 투과할 수 있다.

③ 알파, 베타, 감마선의 차폐재료와 투과력의 관계는 [그림 1-28]과 같다.

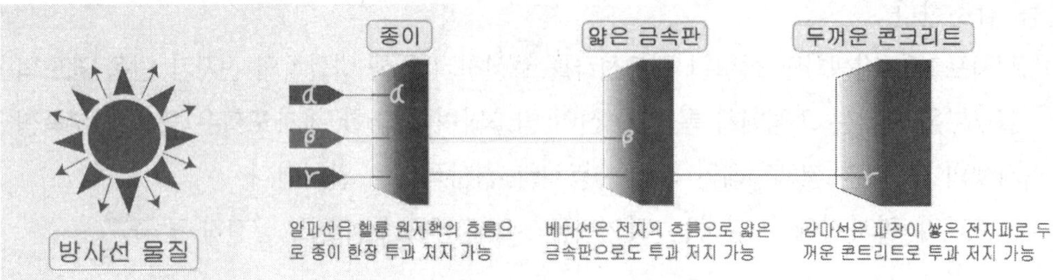

[그림 1-28] 방사선의 종류와 투과력

(8) 방사선에 관련된 단위

'방사선'의 양은 방사능과 같이 발생원의 강도를 나타내는 것이 아니라 물질과 상호작용을 이용하여 측정하는데 물질의 어떠한 부분을 통과하는 방사선의 수, 또는 방사선이 통과함으로써 그 물질이 흡수한 양*을 통해 나타내는 것으로 일반적으로 방사선의 '장'의 강도, 혹은 방사선의 통과량과 일치해서 사용된다. 따라서 방사선의 통과에 따르는 어떤 양에 초점을 맞추는가에 따라 많은 종류의 '방사선의 양'이 정의될 수 있다. 방사선이 물체에 대한 영향을 평가하기 위해 등가선량, 흡수선량, 조사선량 등의 기준을 정해 사용하고 있다.

1) 등가선량 : 입자 플루엔스

어떤 장소를 통과하는 단위면적당의 방사선 입자수로 입자 플루엔스'율'이라고 하는 경우는 단위시간당 입자 플루엔스(Particle Fluenece)**를 나타낸 것이다.

2) 흡수선량

흡수선량(Absorbed Dose)***은 물질 중에 흡수된 방사선 에너지양으로 방사선이 방출되는 곳에서의 에너지양이며 전통적인 단위계에서는 방사선의 통과에 의하여 주목물질 1[g] 중에 100[erg]가 흡수되는 것을 1[rad](라드)로 표시하는 라드[rad]의 단위를 사용하였지만 현재

* 흡수한 양 : 전리량, 발생이온쌍의 수, 흡수 에너지 등이다.

** 플루엔스(Fluenece) : 단위입자수/[cm^2]. 방사선량을 나타내는 단위로, 어떤 점에서 단위면적을 통과하는 입자수로 정의되는 것이다.

*** 흡수선량(吸收線量) : 기호 D, 단위 Gy rad. 임의의 방사선 및 물질에 대한 개념으로, 문제가 되는 장소에서 피조사물질이 흡수하는 단위질량당의 에너지량이며, 1[Gy]=100[rad]=10, - 베크럴(Bq) : 1Bq=2.7E-11 Cu, 쿨롱/킬로그램[C/kg] : 1[C/kg]=3.88E3 R, 그레이(Gy) : 1[Gy]=100[rad], 시버트(Sv) : 1[Sv]=100[rem]

에는 물질 1[kg]당 흡수되는 에너지의 양이 1[J]일 때의 방사선량인 1[Gy](그레이)로 나타내는 그레이(Gy, SI)의 단위를 사용한다.

3) 조사선량

조사선량(Exposure Dose)은 피폭 가능준위로서, 방사선장 내의 공기체적 내에 생성되는 이온쌍의 전하량의 크기로 방사선의 통과에 의하여 발생한 전하량을 기준으로 하는 개념으로 단위는 R(뢴트겐)*을 사용한다. 1R(뢴트겐)은 표준상태(0[°C], 760[mmHg])의 건조공기 1[cc] 중에 1[esu]의(+)전하, 또는(-)전하를 발생하는 경우이다.

방사선의 종류에 따른 단위와 정의는 〈표 1-10〉과 같다.

〈표 1-10〉 방사선에 관한 단위

항 목	단 위	정 의	비 고
조사선량	C/kg	공기 1[kg] 중에 1[C]의 이온을 만드는 감마선의 양	SI 단위
	R(뢴트겐)	공기 1[kg] 중에 2.58×10^{-4}[C]의 에너지 흡수가 있을 때의 선량	1[C/kg] = 2.58×10^{4}[R]
등가선량	Gy(그레이)	흡수선량[Gy] × 방사선 가중치	SI 단위
	rem	흡수선량[rad] × 방사선 가중치	1[Gy] = 100[rem]
흡수선량	Gy(그레이)	1[kg]당 1[J]의 에너지 흡수가 있을 때의 선량	SI 단위
	rad(라드)	1[kg]당 10^{-2}[J]의 에너지 흡수가 있을 때의 선량	1[Sv] = 100[rad]
방사능	Ci	1초간에 3.7×10^{10}개의 변화	1[Bq] = 2.7×10^{-11}[Ci]
	Bq(베크럴)	1초간에 1개의 변화	SI 단위
입자 플루엔스	입자/[cm^2 · sec]	단위면적당의 방사선 입자 통과수	입자 / [cm^2 · sec]
방사선의 에너지	eV	전자가 1[V]의 전압으로 가속되어 얻게 되는 운동 에너지	1[eV] = 1.6×10^{-19}[J]

3. X-선의 발견

1895년 11월 8일 뢴트겐(독일의 물리학자. Wilhelm Conrad Röntgen)은 진공관(음극선관)**에 전류를 흐르게 하는 실험 중 근처에 있는 시안화백금(II)산바륨 조각에서 빛이 나

---

* 뢴트겐(Roentren) : SI단위로는 [C/kg]을 쓴다. 1R=2.58×10^{-4}[C/kg]이다.

** 진공관 : (=음극선관) 유리나 금속의 용기에 몇 개의 전극을 봉입하고 내부를 높은 진공상태로 만든 전자관. 음극을 가열하여 열전자를 방출하고, 양극을 음극에 대하여 양(陽)의 전위로 하면 전자는 양극에 이르러 전류가

오는 것을 관찰했다.

① 진공관으로부터 음극선(전자)이 관(管)의 유리벽과 충돌할 때 어떤 알려지지 않은 복사선이 방출되며 시안화백금(II)산바륨 조각에 도달하여 형광을 일으킨다는 이론을 세웠다. 형광물질은 새로운 복사선이 여러 물질 중에서 종이 · 나무 · 알루미늄 등을 쉽게 통과한다는 것과 사진건판*에 영향을 준다. 하지만 반사나 굴절 같은 빛의 성질들이 나타나지 않기 때문에 빛과는 관계가 없는 것으로 오인했으며 자신도 알지 못하는 미지의 방사선을 X-선이라고 명명하였다. 뢴트겐의 이름을 따 뢴트겐 복사선이라 한다.

② X-선은 방출의 메커니즘이나 성질이 일반적인 전자기파와는 다른 파장이 짧은 전자기파, 즉 넓은 뜻으로 빛에 포함된다. 따라서 X-선은 입자성과 파동성을 동시에 가지고 이를 입자의 집합으로 여겨 이 입자들을 광자(Photon)라고 한다. 그리하여 X-선의 파장은 자외선의 파장보다는 짧고 적외선의 파장보다는 길게 나타나는데 일반적으로 수십~ 0.01[nm]이며 이를 광자의 에너지라는 관점에서 보면 그 에너지는 1000~수만[eV]의 범위에 이른다.

③ 뢴트겐에 의한 최초의 인공방사선인 X-선의 발견으로 우리는 방사선 물질을 알게 되었고, 과학 분야에 큰 영향을 끼쳤으며 인류에게 셀 수 없을 만큼의 플러스적 요인을 안겨주었다.

④ 의학 분야에서 X-선 영상은 비관혈적이면서 비침습적으로 인체 내부를 볼 수 있기 때문에 임상 의학에서 X-선의 역할은 큰 요소로 자리 잡아왔다. 그러므로 진단에 있어서 X-선 영상이 차지하고 있는 비중은 매우 크다.

뢴트겐이 처음으로 X-선을 이용해 아내의 손뼈를 찍은 사진은 [그림 1-29]이다.

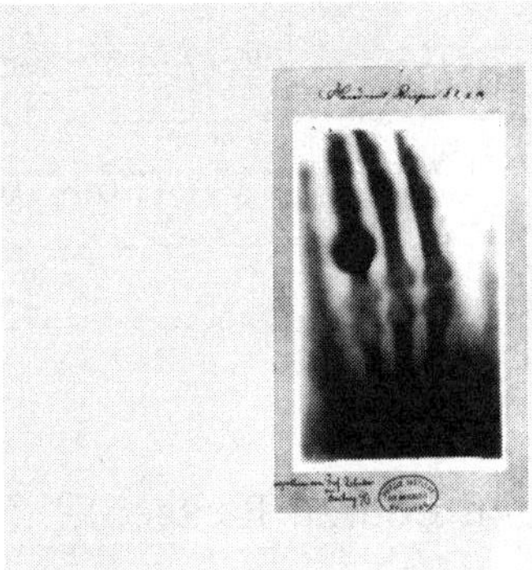

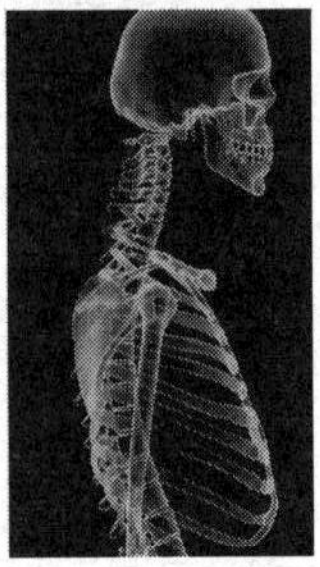

[그림 1-29] 최초의 X-선 사진과 현대의 X-선 사진의 비교

흘러서 증폭, 검파, 정류, 발진 따위의 작용을 한다.

* 사진건판 : 사진에 쓰는 감광판의 하나이다.

4. X-선의 발생

고속전자의 흐름을 물질에 충돌시켰을 때 생기는 파장이 짧은 전자기파로 뢴트겐선이라고도 한다. 보통 X-선관이라고 하는 일종의 진공방전관을 써서 고전압 하에서 가속한 전자를 양극인 표적(Target)이라는 금속판에 충돌시켜 발생시킨다. 이렇게 전자의 운동이 제동되면서 전자의 운동에너지가 X-선 에너지로 변환하면서 발생되는 X-선을 제동방사선*이라 한다.

① X-선을 발생시키기 위해서는 자유전자의 공급과 전자에 고속도의 운동에너지를 공급(부여)할 수 있는 에너지원, 그리고 전자가 충돌하여 X-선을 발생할 저지물이 필요하다. 아울러 전자의 진행이 용이하게 높은 진공도를 유지시켜 주어야 한다.

② 일반적으로 전자는 고진공 유리관 내에 설치된 전자를 발생시키는 음극 필라멘트(Cathode Filament)를 가열하여 발생시키고 고전압을 가하여 고속으로 텅스텐 양극에 충돌시켜 X-선을 발생시킨다. 가속된 전자가 저지극에 충돌하면 제동방사선과 함께 특성 방사선(Characteristic X-ray)이 함께 발생한다. 특성 방사선**은 저지극을 이르고 있는 원자 내에서 전자가 고준위 궤도에서 저준위 궤도로 천이하여 발생하며 특성방사선은 단일한 에너지를 가지는 단색광(Monoenergetic)의 특징을 갖는다.

③ 양극에서 발생되는 X-선 총에너지는 식 (1-17)과 같다.

$$I = KV^2 iZ \tag{1-17}$$

여기서 K : 상수(1.1×10^{-6}), V : 가속전압(X-선 관전압), i : 전류,
Z : 저지물(target)의 원자번호

이로 X-선관에 가해지는 압력은 V_i이므로 X-선 발생효율(η)은 식 (1-18)과 같다.

$$\eta = kV^2{}_i Z/(V_i) = KVE \tag{1-18}$$

발생효율은 전류와 무관하고 가속전압과 원자번호에 비례함을 알 수 있다.

---

* 제동방사선 : 전자의 운동에너지가 X-선 에너지로 변환되는 비율에 따라 에너지를 가지므로 여러 주파수 성분이 섞여 있는 다색광의 특징을 가진다. X-선 관전압의 크기가 A[kVp]일 때 제동방사선의 광자가 가질 수 있는 최대 에너지는 A[keV]이며, 최소 파장은 $\lambda_{min} = \dfrac{12.4}{kVp}$(Angstroms)이다.

㉮ X-선관전압이 124[kV]이면 이 X-선관에서 나오는 X-선 광자의 최대 에너지는 124[keV]이며 최소 파장은 0.1[Angstroms]이다.

** 저지극(Target) : 촬상관의 타깃, X-선관의 타깃— a. 표적[대상]이 되는 목표의 —vt)의 뜻으로 소재로는 텅스텐(원자번호 74, 용융점 3,370[°C]) 재질을 주로 사용한다. 열흡수와 열확산이 빠르다.

5. X-선의 작용

X-선이나 감마선은 광자인 전자파로서 물체와의 상호작용은 본질적으로 같다.

① X-선은 물질 속을 통과할 때 각각의 특성상 어느 것은 흡수되고, 산란되며 또 상호작용을 일으키지 않고 통과하는 형태로 산란과 흡수를 반복하면서 강도가 줄어든다.

② 산란과 흡수에는 전자쌍 생성, 광전효과, 간접성 산란, 컴프톤 산란(Compton Scattering) 등이 있다.

㉠ 광전효과 : X-선이 진행하면서 원자에 가까워질 때 주로 원자의 최내각 전자와 상호작용을 하여 최내각 전자를 원자 밖으로 방출하는 현상이다. 이때 X-선의 에너지는 모두 소실되고 X-선이 가진 에너지는 모두 탈출된 전자에 전달된다. 따라서 전자가 탈출할 때 갖는 운동에너지는 X-선의 에너지에서 전자의 결합에너지를 뺀 만큼 된다.

㉡ 컴프톤 산란(Compton Scattering) : X-선 광자가 주로 원자의 최외각 전자와 상호작용을 할 때 일어난다. 컴프톤 산란 작용에서는 X-선의 에너지가 전량 흡수되는 것이 아니라 일부만 전자에 전달되면서 전자가 원자로부터 방출되는 현상이다.

③ X-선이 인체를 통과하면서 겪는 광전효과와 컴프톤 산란의 정도는 인체 부위에 따라 다르다.

㉠ X-선과의 상호작용이 얼마나 일어나는지는 상호작용이 일어나는 부위의 밀도, 전자밀도, 평균 원자번호, X-선의 평균에너지 등 다양한 변수에 의해서 결정되기 때문에 단편적으로 말하기 어렵다.

㉡ X-선이 진행하면서 광전효과와 컴프톤 산란을 일으키면 X-선 광자의 수가 감쇠한다.

㉢ X-선이 얼마나 빠르게 감쇠하는지를 나타내는 변수를 감쇠계수라 한다.

㉣ 광전효과 및 컴프톤 산란이 얼마나 일어나는 지는 X-선 광자의 에너지에 의존하므로 X-선의 감쇠계수도 X-선 광자의 에너지에 따라 달라진다.

㉤ 일반적으로 K-edge 부근에서의 에너지 대역을 제외하고는 X-선 광자의 에너지가 높을수록 X-선의 투과력은 커진다. 즉 X-선의 감쇠계수는 작아진다.

④ X-선의 감쇠계수를 μ라 하면 x만큼 이동하는 동안 X-선이 얼마나 감쇠하는지는 식 (1-19)와 같다.

$$N = N_0 e^{-\mu x} \tag{1-19}$$

N : 전파된 광자의 수(Number of Transmitted Photons)
N_0 : 입사된 광자의 수(Number of Incident Photons)

⑤ 진단영역에서 사용하는 저에너지 X-선에서는 컴프톤 산란, 간섭성 산란, 광전효과가 대부분이다.

〈표 1-11〉 방사선과 방사성 동위원소의 이용방법별 분류

	이용종류	세부분류(방법, 제품)
트레이서*	물리적 트레이서	누설탐사, 용광로의 손실량 측정, 표사 및 하천의 이동조사, 윤활유의 순환상황조사, 유속유량조사, 공정해석이다.
	화학적 트레이서	체외 진단학, 생화학연구, 유전자 공학연구, 의학연구, 체내진단, 화학구조의 변경, 생체기능의 연구, 분석 화학적 이용, 신약개발, 화학 반응기구 연구를 한다.
X-선 이용(동위원소)	이온발생	가스크로마토그래피**, 연기감지기, 피뢰침, 형광등의 글로우 방전관, 진공계, 표시용 방전관이다.
X-선 이용(동위원소)	진 단	X-선 투시, X-선 조영검사, X-선 촬영, X-선 CT 등이다.
	분 석	형광 X-선 분석, 유황분석을 한다.
	계측제어	두께계, 액면계, 레벨계, 밀도계, 농도계, 설량계(눈의 양 측정), 지하검층계, 중성자 수분계, 유량계(기체·액체성분을 측정) 등이다.
	빛의 발생	자발광도료, 베타라이트, 야광전화 다이얼표시, 텔레비전형광, 야광라이트, 비상등표지판, 안전표지판, 해저수심 표지판, 군용 등명구, 야간조준대, 경계표지판, 레저용 낚시찌 등이다.
	비파괴검사	감마선 라디오그래피, 중성자 라디오그래피 등이다.
	물성개선	내열성전선, 발포폴리오레핀(플라스틱 성분), 열수축성 튜브, 경화도장, 강화플라스틱, 콘크리트 폴리머, 강화목재 등이다.
	살균, 살충, 방충	의료기기의 멸균, 검사용구, 실험동물 사료, 식품 등의 살균, 해충방지 등이 있다.
	암치료	암치료, 갑상선 항진증을 치료한다.
	육 종	생육조절, 품종개량을 한다.
	보 존	발아방지, 숙성도를 조절한다.
	뇌치료	뇌종양을 치료한다.
	분 석	미량원소 분석, 후 방사화 트레이서법이다.

* 트레이서(Tracer) : 우리말로 일명 추적자란 뜻이며, 방사선 용어로는 어떤 현상이나 과정에서 대상으로 하는 물질의 거동을 추적할 목적으로 첨가되는 물질이다.

** 가스크로마토그래피 : 크로마토그래피의 한 종류로 기체상태를 통과시켜 각 성분을 분석하는 방법이다.

① 원리 및 적용범위

㉠ 기체시료 또는 기화한 액체나 고체시료를 운반 가스(Carrier Gas)에 의하여 칼럼에서 분리, 전개시켜 기체상태에서 분리되는 각 성분을 분석하는 방법이다.

㉡ 일반적으로 무기물 또는 유기물의 대기오염 물질에 대한 정성, 정량 분석에 이용한다.

② 개요 : Schematic Drawing of a Gas Chromatographic System

㉠ 칼럼 충전물로서 흡착성 고체분말을 사용할 경우에는 기체-고체 크로마토그래프, 적당한 담체(Solid Support)에 고정상 액체를 함침시킨 것을 사용할 경우에는 기체-액체 크로마토그래피법이라 한다.

㉡ 일정 유량으로 유지되는 운반 가스(Carrier Gas)는 시료 도입부로부터 분리관 내를 흘러서 검출기를 통하여 외부로 방출한다.

⑥ X-선 영상은 단단한 조직에 유발하는 병의 검출에서는 정확도가 높으나, 연부조직에서는 효율성이 떨어진다.

⑦ X-선이 인체를 투과할 때는 뼈, 근육, 조직 등 구성 원자에 따라 각기 다른 흡수나 산란이 일어나게 된다. 이로 인한 X-선 감약을 필름이나 검출기로 측정하여 X-선 영상을 얻게 된다.

⑧ X-선 발생에 있어 필요한 방사선과 동위원소의 이용방법을 〈표 1-11〉에 분류하였다.

6. X-선 발생장치

X-선관에 전력을 공급해 X-선으로 변환시키는 것이다. X-선 발생장치는 세 부분으로 구성되어 있다.

① X-선을 발생시키는 부분인 X-선관이다.

② 발생시킨 전자에 운동에너지를 부여하기 위한 고전압 발생장치부이다.

③ X-선의 질, 양을 임의로 선택하고 조절하는 제어장치부이다.

이러한 세 가지 부분과 촬영이나 검사를 용이하게 할 수 있는 기타 장비를 추가하여 여러 X-선 영상 시스템이 구축된다. X-선 발생장치를 [그림 1-30]과 같고, X-선 발생관 구조는 [그림 1-31]과 같다.

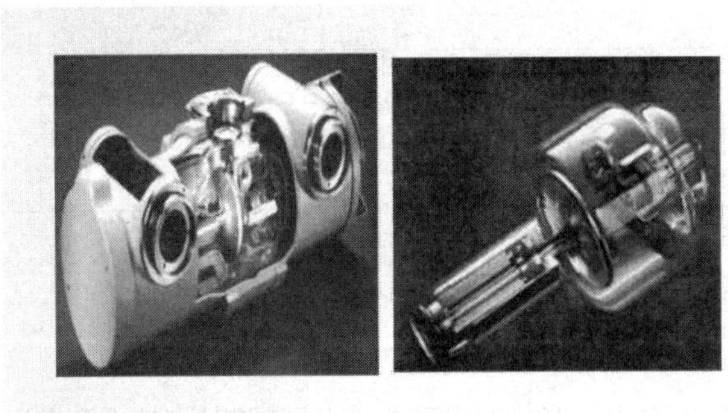

[그림 1-30] X-선 발생장치

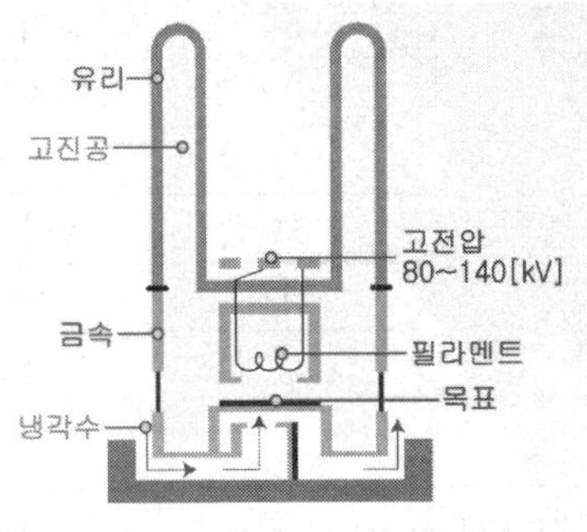

[그림 1-31] X-선 발생관 구조

ⓒ 시료도입부, 분리관, 검출기 등은 필요한 온도로 유지한다.

ⓡ 시료도입부로부터 기체, 액체 또는 고체시료를 도입하면 기체는 가열 기화되어 운반가스에 의하여 분리관 내로 유입한다.

ⓜ 시료 중 각 성분은 충전물에 대한 각각의 흡착성 또는 용해성의 차에 따라 분리관 내에서의 이동속도가 달라지기 때문에 각각 분리한다.

ⓑ 분리관 출구에 접속된 검출기를 차례로 통과하게 된다.

ⓢ 검출기는 원리에 따라 성분의 양과 일정한 관계가 있는 전기신호로 변환시켜 기록계에 보내져 분리된 각 성분에 대응하는 일련의 곡성 피크(Peak)를 얻게 된다.

(1) X-선 발생원리

X-선은 고속으로 가속된 음극선이 어떤 물체에 충돌하면 그 에너지 변환에 의하여 생겨난다. 파장이 짧고 투과력이 강하며 물질과의 상호작용기전은 태양광선과 비슷하다. 따라서 X-선도 전자기파 방사선의 일종이다. X-선을 발생시키기 위해서는 우선 전자를 발생시키고, 전자를 높은 전압하에서 가속시켜 결국 어떤 저지체에 충돌시켜야 한다.

(2) X-선 기본구성

X-선 발생장치는 일반적으로 고전압 회로방식에 의하여 크게 변압기 · 콘덴서 · 인버터식 등으로 분류한다. X-선 고전압장치는 대전류와 단시간 촬영법에 의한 선예도*가 좋은 X-선상이 요구됨에 따라 변압기식의 2피크 형에서 고전압 출력의 맥동이 적은 6피크 또는 12피크 형으로 나눌 수 있으며, 나아가 고전압회로에 전압제어소자를 이용하여 완전직류를 얻는 정전압형 X-선 장치도 많이 사용한다.

(3) X-선 고전압장치의 조건 5가지

① 관전압** 맥동(Ripple)이 작아야 한다.
② 관전압, 관전류, 시간곱 등의 오차가 작아야 한다(백분율 평균오차).
③ 재현성이 좋아야 한다.
④ 자동 노출제어에 있어서 X-선 출력의 직진성이 좋아야 한다.
⑤ 관전류 및 촬영시간에 대해 X-선 출력 직진성이 좋아야 한다.

진단용 X-ray 장치는 [그림 1-32]와 같다.

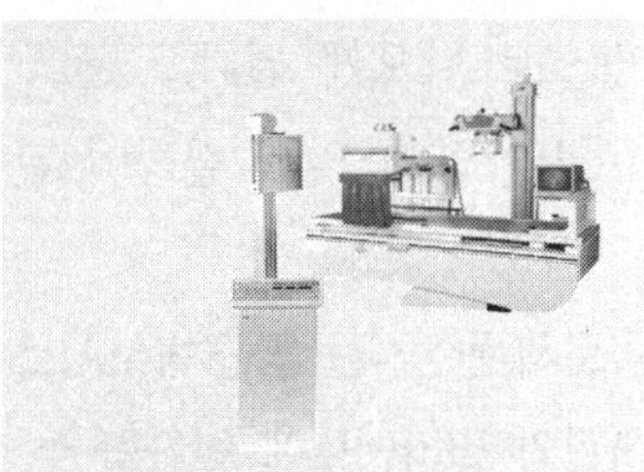
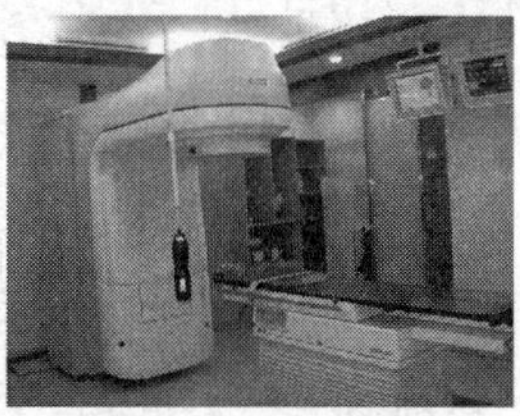

[그림 1-32] 진단용 X-ray 장치

---

* 선예도 : 영상의 선명함을 나타내는 척도이다.

** 관전압 : X-선관에 인가할 수 있는 최대 전압이다. 진단방사선 대역에서는 20~150[kVp]이 사용된다. 인가전압이 높을수록 방사되는 X-선 광자의 평균에너지가 증가한다. 일반적으로 X-선 광자의 평균에너지가 증가하면 투과력도 높아진다. 따라서 뼈 등과 같이 밀도가 높은 부분을 촬영한다든지, 두꺼운 부분을 촬영할 때에는 높은 관전압이 사용된다.

(4) 의료용 X-선 장치의 구성

① X-선 발생장치 : X-선 전원장치, X-선 고전압장치와 부속품의 조합*으로 구성되어 있다. 고전압 발생장치 - 고압변압기(X-선관) - 저압변압기(필라멘트) - 정류장치(교류 → 직류)이다.

② X-선 기계장치 : X-선을 사용해서 진단 또는 치료하기 위하여 사용하는 X-선 투시촬영대, 촬영대, X-선관과 테이블을 지지하는 장치, X-선 치료대 등이다.

③ X-선 영상장치 : 의료용 X-선 영상장치는 X-선 진단을 위하여 인체 부분의 X-선 영상을 관찰 또는 기록하는 장치이다.

④ 제어장치(Operator Console) : X-선 발생부 및 제어부로 구성되며 X-선 발생부(X-선관과 고전압 발생장치)를 하나의 구조로 하고 제어부를 분리한 장치와 X-선 발생부 및 제어부를 하나의 구조로 된 장치이며 2종류의 방식이다.

⑤ X-선의 정격 : 장치의 정격은 그 장치에 대해 지정된 여러 가지 조건하에서 장치가 사용할 수 있는 한도이며 사용한도는 출력으로 나타낸다. 이것을 정격출력이라 한다.

⑥ 관전압[kV] : X-선 방출 중에 X-선관의 음극과 양극에 가해지고 있는 전압이다. 최대치를 쓴다.

⑦ 관전압 측정 : X-선 강도와 투과력을 결정하며 환자의 피폭 및 화소 등에 영향을 주며 측정기는 접속형 및 비접속형 측정기를 이용한다.

⑧ X-선관 장치 : X-선관의 주요 성능지표로 관전압, 관전류, 초점크기가 있다.

⑨ X-ray 장비 : X-ray 튜브와 고전압 발전기(Generator), 조절 패널로 구성이 된다.

⑩ X-ray 튜브 : 내에 음극은 가열된 필라멘트를 포함하고 있으며 이곳에서 전자를 생산한다. 이 전자는 고전압 전위를 횡단하면서 가속화하여 반대쪽 양극에 있는 텅스텐 표적에 부딪힌다. 이 순간 표적에서는 전자기(Electro-magnetic) 에너지 형태의 X-선이 방사되고 유리로 된 창을 통해 X-선이 밖으로 나오게 된다.

⑪ X-선의 파장 : 전압[kVp]과 시간에 따른 전류[mAs]의 양에 의해 결정이 된다(열전자 방출법)**.

⑫ 관전류 : X-선 조사 중에 X-선관을 흐르는 양극전류로서 관전류는 평균치[mA]로 표시한다. X-선관에서 발생하는 X-선량을 결정하고, X-선관의 필라멘트에 인가할 수 있는 최대 전류이며 주로 [mA] 단위로 표시한다. 관전류가 크면 필라멘트에서 더 많은 전자가 방출되고 따라서 저지극에 충돌하는 전자의 수도 증가하여 방출되는 X-선량이 증가한다.

---

* 부속품의 조합 : 조사장 한정기를 갖춘 일체형 X-선 발생장치를 포함하여 X-선 발생장치라고 한다.

** 열전자 방출법 : X-선의 파장은 전압([kVp] : 킬로볼티지)과 시간에 따른 전류([mAs] : 밀리암페어세컨드)의 양에 의해 결정된다는 이론 현재 대부분의 진단용 X-선관에서 사용되고 있다.

⑬ 관전류량 : 영상에 있어 농도의 주 조절인자이다. 관전류 및 관전류량을 정확하게 측정하고 성능을 유지시키는 것은 X-선 사진의 농도를 일정하게 유지하여 재촬영의 횟수를 감소시키며 환자의 피폭선량을 경감하는 데 목적을 둔다.

⑭ 노출시간(Exposure Time) : X-Ray 촬영시 촬영부위에 따라 시간을 조절한다.

⑮ 초점크기 : 전자가 저지극에 충돌하는 점의 크기이다. 초점크기가 작을수록 공간해상도가 좋은 선명한 영상을 얻을 수 있다.

⑯ 열용량(Heat Unit) : 관전압, 관전류, 시간의 곱으로 표현된다. 열용량보다 과도하게 X-선관을 사용하면 X-선관이 파열될 수 있다.

⑰ 관련기기 : X-선 장치와 관련하여 직접 또는 간접적으로 진단 또는 치료에 쓰이는 모든 기기이다. X-선 촬영시 촬영부위에 따라 시간을 조절한다.

(5) 변압기식 X-선 장치

변압기에 의해 고전압을 발생시켜 X-선관에 인가시키는 X-선 장치이다. 정류방식에 따라, 자기방식, 단상파 방식, 3상전파 6피크 방식, 3상전파 12피크 정류방식 등이 있다.

① 자기방식 : X-선관이 2극관이므로 음극에 대하여 양극이 양(+)의 반주기에서만 전류가 흐르고 이때 X-선이 발생한다. 자기방식은 정류기를 사용하지 않기에 장치가 소형, 소용량이 되어 휴대용 장치에 쓰인다.

② 단상파 방식 : 반파정류회로 또는 자기 정류회로는 교류의 반주기 동안만 사용되므로 전기적 손실이 있을 뿐 아니라 변압기 능률면에서도 좋은 결과를 얻지 못한다. 따라서 단상파 방식은 양과 음의 전압을 같은 방향으로 유도하여 사용하고, 그레츠(Graetz) 결선식 회로라고도 한다.

③ 3상 6피크 방식 : 일반적으로 1차측은 Δ(델타)결선, 2차측은 Y(스타)결선으로 구성되어 있다. 출력전압이 접지전위에 대해 양(+), 음(—)이 비대칭이 되기에 현재는 사용하지 않는다. 3상 6피크 방식은 [그림 1-33]과 같다.

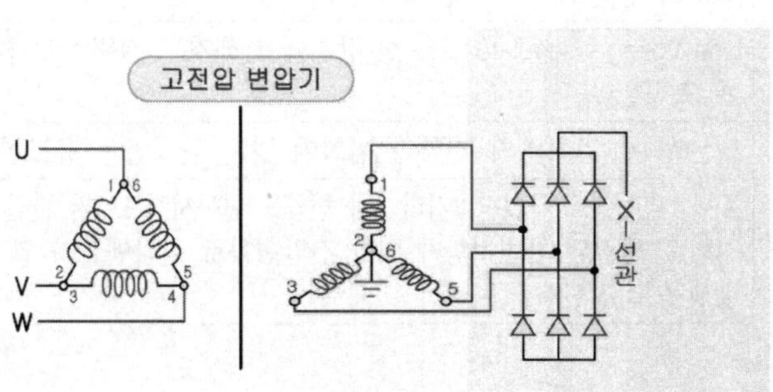

[그림 1-33] 3상 6피크 방식

④ 3상 12피크 방식 : 1차측은 Δ(델타)결선, 2차측은 Y(스타) - Δ(델타)결선의 직렬로 접속하면 Y(스타)결선과 Δ(델타)결선의 정류출력 전압의 위상차는 30[°]가 되고 정류출력파형은 12피크가 된다. 3상 12피크 방식은 [그림 1-34]와 같다.
3상장치는 거의 연속적으로 X-선을 발생시킬 수 있기에 동일한 관전압, 관전류, 부하시간의 단상장치와 비교하면 그 출력이 크다.

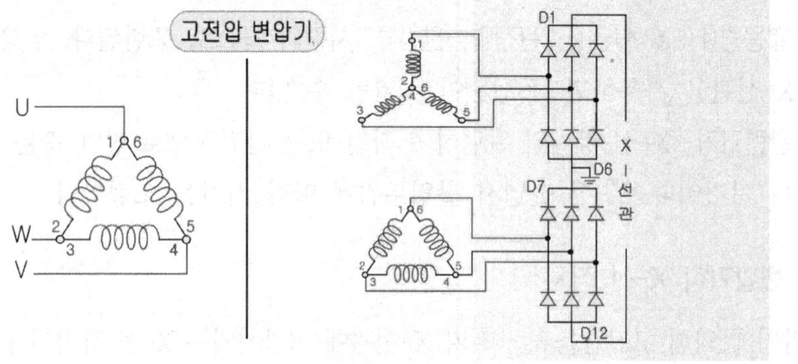

[그림 1-34] 3상 12피크 방식

⑤ 변압기식 X-선 고전압장치 : 용도, 전원의 종류, 공칭 최고 관전압 및 공칭 최대 관전류에 따라 구분하고, 그 표준이 되는 구분을 표시한다. 장치의 형태와 명칭에 표시된 제1항 T는 삼상 전원, R은 촬영, F는 투시를 나타내고 있다. RF는 투시, 촬영 겸용이고, TRF는 삼상 교류전원을 사용한 촬영투시 겸용을, IRF는 인버터식 투시, 촬영 겸용이다. 〈표 1-12〉는 변압기식 X-선 장치의 구성도이다.

〈표 1-12〉 변압기식 X-선 장치의 구성

장치의 구성	변압기식 X-선 장치의 설명
단권변압기	Auto Transformer : 전원전압, 관전압을 조정하고 X-선관 필라멘트 가열회로 등 보조회로의 전원으로 사용한다.
전원전압 조정기	Line Voltage Regulator : X-선 장치에 가해지는 전원전압이 항상 동일한 전압이 되도록 조정한다.
고압변압기*	권선비**에 의해 1차 전압의 변화에 맞는 관전압을 유도한다.
X-선 관전류조정기	X-선 필라멘트 가열변압기의 1차 전압을 변화시킴으로써 관전류를 조정한다. 즉 1차측에 직렬로 연결된 가변저항에 의한 전압변화로 필라멘트가 열전류를 변화시켜 열전자량 발생을 촉진한다.

* 고압변압기 : 교류의 크기를 바꾸는 것으로 모두 2개 이상의 전기회로가 한 개의 공통 자기회로와 서로 쇄교하고

장치의 구성	변압기식 X-선 장치의 설명
X-선 관전압조정기	Tube Voltage Regulator : 단권변압기의 탭을 조정하여 고전압변압기의1차 전압을 조정함으로써, 관전압을 변화시킨다. (X-선관 전압은 일반적으로 20~150[kV]의 범위를 1~2[kV]단계로 조정한다.)
타이머	설정한 시간에 대한 X-선 조사신호를 발생하도록 임의의 시간을 선택한다.
전자개폐기	타이머로부터의 신호에 의하여 주회로의 개폐가 행해진다.
정류기	고압변압기에서 유도된 2차 교류전압을 정류하여 일정 방향의 전류가 X-선관에 흐르도록 한다.
안정회로	기타의 보조회로가 설치되어 있다.
지시계기	관전류계, 관전압계, 전원전압계 등이 설치되어 있다.

(6) 콘덴서식 X-선 장치

고전압 콘덴서를 미리 충전하여 두고 X-선관을 통하여 전하를 방전시켜 X-선을 발생시키는 방법으로 촬영용 콘덴서의 용량이 2000[μF] 이하로 X-선 조사의 개폐를 고전압 쪽에 유도한다. 이러한 콘덴서식 X-선 장치는 전원변동의 영향을 받지 않으며, 소용량 전원으로 대전류 단시간 촬영을 할 수 있기 때문에 흉부 X-선 진단검진용이나 원내이동용 X-선 장치 등에 널리 이용되고 있다.

① 콘덴서식 X-선 장치에서 고전압 전기회로는 단시간 정격의 최고 관전압의 1.1배의 전압에 15분간 견디어야 하며, 관전압 및 관전류의 조정범위 및 조정단계는 제조회사에서 정한 규격에 준하며 관전압의 백분율 평균오차는 ±10[%]이어야 한다. 또한 관전류의 백분율 평균오차는 ±15[%]이어야 하며, 무부하시의 전원전압의 변동은 정격 표준 전원 전압의 10[%]를 넘어서는 안된다.

② X-선 장치에서 콘덴서의 잔류전하 방전장치는 잔류전하가 5초 이내에 50[V] 이하가 되고, 또한 방전을 지속하는 구조이어야 한다. 이 잔류전하 방전장치와는 별도로 충·방전 완료 후 전원설비와 끊어진 상태에 있어서 잔류전하가 150분 이내에 자동적으로 50[V] 이하로 되는 방전저항을 갖추어야 한다. 즉 관전압이 적어도 X-선 조사개시부터 최고 정격 관전압의 30[%] 이내에 상당하는 관전압*만이 강하되었을 때 절단해야 하는 것이다.

있다. 일반적으로 감긴 선은 서로 독립되어 있으면 전력은 한쪽의 감긴 선이 자기회로를 통하여 다른 선에 전달된다. 전원에 연결된 쪽을 1차 권선, 부하에 연결된 쪽을 2차 권선이라고 한다.

** 권선비 : 트랜스에 코일을 감을 때 1차 측의 권선과 2차 측의 권선의 비율이다.

* 관전압 : X-선관의 음극과 양극 사이에 인가되는 전위차로 통상은 Peak값을 [kV]로 표시한다(X-선의 질을 좌우한다).

③ 고전압 충전은 Cockcroft-Walton 충전회로 방식이 사용되고 있는데 X-선의 조사와 차단은 3극 X-선관의 그리드 전압을 제어하여 이루어진다.
즉 3극 X-선관의 그리드와 음극간을 거의 단락상태로 하면 X-선관에는 관전류가 흐르게 되어 X-선이 방사되는 것이다. 또한 그리드를 음극에 대하여 마이너스로 함으로써 X-선의 차단은 이루어지는데 이러한 그리드 제어회로는 X-선관 필라멘트와 같은 전위로 되기 때문에 고전압절연을 해야 한다.

④ 콘덴서식 X-선 장치의 암류 X-선 누설선량은 최고 정격관 전압을 얻은 값으로 충전한 상태에 있어서 조사조절장치를 전개하고, 조사개폐기 및 촬영용 타이머를 동작시키지 않은 상태에서 이용선 중 접촉할 수 있는 표면으로부터 5[cm]의 거리에서 1시간당 암류 X-선 누설선량은 5.16×10^{-7}[C/kg](2[mR/h])을 초과해서는 안된다.

⑤ 콘덴서식 X-선 고전압 장치 : 용도, 공칭 최고 관전압, 공칭 촬영용 용량으로 구분하고, 그 표준이 되는 구분을 표시한다.

(7) 인버터식 X-선 장치

인버터(Inverter)식은 소형으로 고정밀도, 고재현성의 X-선 고전압 장치의 사용이 가능한 단상전원으로 12피크형 X-선 고전압 장치의 동등 이상의 X-선 출력을 갖는 것이 특징이다. 이 방식은 최대 조사시간 또는 시간당 전류량[mA/s]을 제한하여야 하며 기본원리는 단상 또는 삼상의 상용전원전압을 정류하여 직류전압으로 변환하고, 이 직류전압을 인버터 회로에 의하여 상용전원보다도 고주파수의 교류로 변환해 고전압 변환기로 전압을 높인 후 정류하여 직류의 고전압을 X-선관에 인가하는 전력변환 방식을 이용한다.

① 인버터식 X-선 장치의 관전압 및 관전류의 조정범위 및 조정단계는 제조회사에서 정한 규격에 준한다. 관전압의 백분율 평균오차는 ±10[%]이어야 하며, 관전류의 백분율 평균오차는 ±15[%]이어야 한다. X-선 장치의 실용화에 의해 1차측 제어의 X-선 장치로서 처음으로 전원에서 X-선관에 이르기까지 완전하게 전자제어가 행해졌다.

② 인버터식 X-선 고전압 장치 : 전원의 종류, 용도 공칭 최고정격 관전압 및 공칭 최대 관전류 또는 관전류량[mAs]에 의하여 구분하고, X-선 조사중에 직류전력을 교류전력으로 변환해서 필요한 고전압을 얻는 고전압 장치로서 그 종류는 변압기형과 에너지 축적형이 있다.

7. 방사선 진단기기 개요

X-선의 투과특성을 이용하여 인체 내부를 투시하는 장비이다. X-선관을 이용하여 X-선을

발생시키고 이 X-선을 인체에 조사한 뒤 인체를 투과하여 나온 X-선을 계측하여 영상으로 구성하는 장비인 것이다.

① X-선관에서 나오는 X-선은 직진하기 때문에(산란을 무시한다면) 카메라에서처럼 축소영상을 얻을 수 없다. 즉 X-선 영상은 항상 확대 영상을 얻을 수밖에 없다. X-선 영상의 확대율 m은 식 (1-20)과 같다.

$$m = \frac{d}{z} \tag{1-20}$$

d : X-선관으로부터 X-선 디텍터까지의 거리
z : X-선관으로부터 촬상체까지의 거리

② 인체와 같이 두께가 있는 촬상체의 경우 촬상체의 앞면과 뒷면의 확대율이 달라질 수 있다. X-선 촬영장치의 공간해상도는 X-선관의 초점크기, X-선 감지장치의 해상도 등에 의해 영향을 받는데 X-선관의 초점크기가 작을수록 X-선 촬영장치의 해상도는 향상된다. 그러나 X-선관의 초점을 작게 할수록 초점부위의 열발생이 늘어나므로 X-선관을 냉각하기 어려워진다.

(1) 그리드

그리드(Grid)는 컴프톤 산란으로 인해 영상의 해상도가 나빠지는 것을 막는 장치이다. 컴프톤 산란이 일어나면 X-선의 진행방향이 바뀌게 된다. X-선 필름 바로 앞에 납과 같이 X-선 흡수도가 높은 재질로 만든 격자모양의 구조물을 놓게 되면 산란이 일어난 X-선만을 선택적으로 흡수할 수 있다.

(2) 반음영

X-선관의 초점은 일정크기를 가지고 있고, 초점이 작을수록 선명한 영상을 얻을 수 있다. 일정크기를 가진 초점 때문에 영상에 반음영(Penumbra) 현상*이 일어나 영상의 해상도가 나빠진다. 반음영 효과를 줄이려면 촬영체와 X-선 필름을 최대한 가까이 하여 영상의 확대율을 1에 가깝게 하는 것이다. 영상의 확대율을 크게 하면 할수록 반음영 효과는 커진다.

---

* 반음영(Penumbra) 현상 : 본영이나 태양이 없는 어두운 부근을 둘러싼 그늘진 영역이다.

8. X-선 디텍터

X-선을 감지하는 장치로는 X-선 증감지(Intensifying Screen), 영상증배관(Image Intensifier), 고체평판 디텍터(Flat Panel Detector) 등이 쓰인다.

(1) X-선 증감지

X-선 증감지(Intensifying Screen)에는 X-선을 가시광선으로 변환시켜주는 형광물질이 층으로 발라져 있다. 형광물질로는 $CdWO_4$*와 Gd** 등 희토류 합성물이 쓰이고, X-선 증감지 바로 뒤에는 광학필름이 겹쳐져 있다. 증감지에서 발생한 가시광선 광자는 바로 광학필름으로 가서 상을 형성한다. 증감지에 형광물질이 두껍게 발라져 있을수록 같은 X-선량에 대해 많은 가시광선이 발생한다. 따라서 형광층이 두꺼운 증감지를 쓰면 같은 밝기의 영상을 얻는 경우 X-선 양을 줄일 수 있다. 그러나 형광층이 두꺼워지면 X-선 영상의 공간해상도는 나빠진다. 형광층에서 발생한 가시광선이 공간적으로 더 많이 퍼진 상태에서 필름에 도달하기 때문이다.

(2) 영상증배관

영상증배관(Image Intensifier)의 입력창에는 섬광체(Scintillator)가 층으로 발라져 있다. 섬광체는 X-선을 가시광선으로 변환하는 특징을 가지고 있으며 이 가시광선은 바로 뒤에 있는 광도전체층(Photo Conductive Material)에서 광전자를 발생시킨다. 이 광전자는 고전압 전계(Electric Field)에 의해 가속되고 가속된 광전자는 영상증배관의 출력창에 충돌하여 광에너지로 다시 변환된다. 따라서 영상증배관의 출력창에는 입력창에 형성되는 X-선상이 축소되어 나타난다.

광전자는 고전압 전계에 의해 많은 에너지를 얻게 되므로 출력창에서의 영상의 휘도는 입력창에서의 영상의 휘도에 비해 크게 증배되므로 영상증배관이라고 한다. 출력창에 형성된 상을 광학카메라로 촬상하여 최종적인 X-선 영상을 얻는다. 영상증배관은 증감지에 비해 밝은 휘도의 영상을 출력하므로 저선량 X-선 영상에 적합하므로 형광 투시에 사용된다.

(3) 고체평판 디텍터

고체평판 디텍터(Flat Panel Detector)는 최근 고체 X-선 영상센서기술의 발달로 2차

---

* $CdWO_4$(Scintillator) : 방사선이 충돌하여 발광하는 물질. 섬광체. 방사선이 비추어 섬광을 발하게 하는 것으로, 방사선의 검출에 쓰이는 물질이다.

** Gd : [Gadolinium] 주기율표 3족에 속하는 희토류 전이금속. 연성이 있는 은백색의 원소로 산소・물과 서서히 반응한다. 17[℃] 이하에서는 강자성을 아주 낮은 온도에서는 초전도성을 띤다.

원 평면형 디텍터도 출현하였다. 2차원 평면 디텍터의 입력창에는 다른 감지장치와 마찬가지로 섬광체층이 있으며, 바로 그 뒤에 촬상을 위한 광다이오드 배열이 있다.

섬광체에서 발생하는 가시광선을 광다이오드가 전기신호로 변환하며, 이 전기신호를 디지털 신호로 변환하여 X-선 영상신호를 컴퓨터로 보내게 된다.

9. X-선 영상 시스템의 분류

여러 가지 에너지로부터 바뀐 영상성분을 일반사진 기술을 이용, 필름으로 현상하는 방법과 광-전 변환소자와 A/D 변환기로 구성된 변환장치를 사용하여 전기신호를 아날로그 신호 또는 디지털 영상신호로 바꾸어 표현하는 방법으로 나뉜다.

① 이전에는 X-선 영상을 TV 브라운관을 이용하여 관찰하는 투시 시스템, 형광판이나 영상증배관 등에서 변환된 영상을 특수한 카메라로 촬영하는 간접촬영 시스템 등으로 분류하였으나 현재는 큰 의미는 없다. 따라서 X-선 영상을 어떤 식으로 관찰이나 촬영하느냐보다 필요한 진단이나 X-선 검사를 효율적으로 진행하기 위한 목적과정에 맞추어 시스템이 연결되어야 한다.

② 위장관 검사용 · 흉부진단용 · 순환기진단용 · 비뇨기계 검사용 · 유방촬영용 · 외과용 X-선 장치 등과 같이 진단 및 검사 목적에 따라 분류하는 것이 합리적이다.

③ X-선 영상장비 [그림 1-35]는 질병의 진단과 치료에 필수적인 데이터를 공급하는 장비로 대부분의 병원에서 장비구성비율의 과반수를 차지하는 중요한 장비이다.

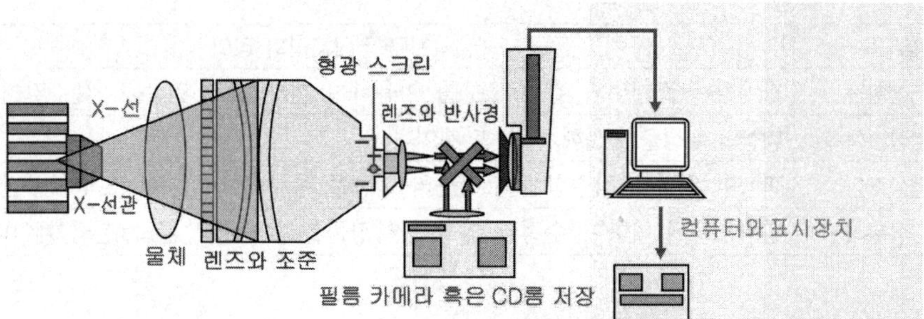

[그림 1-35] X-선 영상 시스템의 구조도

10. X-선 촬영영상의 예

X-선 촬영화면의 경추부, 무릎관절, 발, 손 등의 필름영상은 [그림 1-36]과 같다.

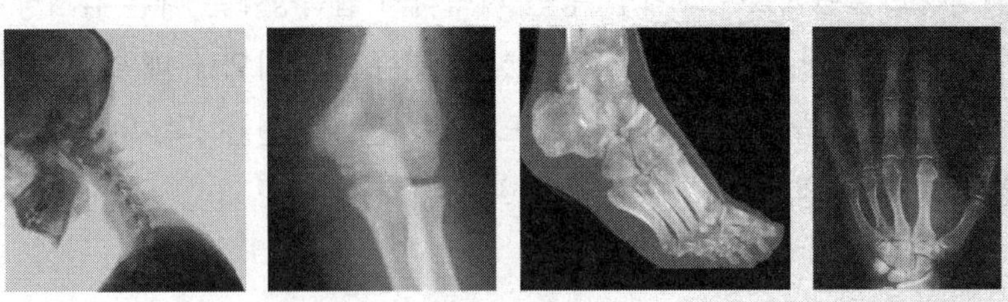

[그림 1-36] X-ray 영상(경추부, 무릎관절, 발, 손)

11. 디지털 라디오그래피

X-선 영상을 디지털화하면 영상처리 기법을 적용*할 수 있고, 컴퓨터 네트워크를 통해 쉽게 전송시킬 수 있는 이점 등이 있어 DR(Digital Radiography)** 시스템은 현재 각국에서 여러 가지 방식으로 개발하였다. 영상진단 분야에 컴퓨터 기술의 도입으로 많은 디지털 영상을 접하고 있으며, 모든 기술동향이 디지털화되고 있다.

DR은 CT, MRI, DSA*** 등 모든 디지털 방사선 영상을 말하는 것이지만, 단순 X-선 촬영을 디지털화한 것으로 한계화시키고 있다. 박막 트랜지스터(Thin Film Transistor) 등을 이용한 평판형 검출기 방식의 단순촬영만을 DR로 좁게 이야기하는데 매우 좁은 의미로서의 DR은 CR(Computed Radiography)과 비슷한 의미로 사용하기도 한다. 디지털 영상처리 개념은 〈표 1-13〉과 같다.

〈표 1-13〉 디지털 영상처리의 개념

항 목	디지털 영상처리의 정의
영상획득	카메라나 스캐너와 같은 도구를 이용하여 전자적으로 영상을 얻는 것이다.
영상인식	영상의 특징을 유출해 내는 단계이다.
영상조작	획득한 영상을 적절한 알고리즘의 적용을 통하여 이미지를 조작하는 단계이다.
영상분석	영상조작에 의하여 수정된 영상의 특징들을 찾아내고 분석하는 단계이다.

(1) 디지털 라디오그래피(DR)의 기초

기존의 X-선 촬영장치에서 X-선의 영상정보를 필름장치로 기록하고 재생하는 것에 비

* 적용분야 : 의료진단 시스템, 머신 비전(Machine Vision), 공장자동화, 위성 분야 등이다.

** DR(Digital Radiography) : X-선 필름을 쓰지 않고 평판 X-선 디텍터를 써서 X-선 영상을 얻는 것을 DR이라 한다. X-선 필름을 쓰는 것에 비해 진단의 효율성 및 정확성을 높일 수 있기 때문에 장래 널리 쓰일 것이다.

*** DSA(Digital Subtraction Angiography) : 컴퓨터 조영촬영법이다.

하여 X-선의 영상정보를 디지털화된 전기신호로 변환하여 이를 테이프나 디스크 등 전자기록 매체에 기록하고 CRT 모니터에 화면으로 재생시켜 판독하게 하는 장치로 영상증배관에 기초한 디지털 방사선 촬영술이다. 이는 기존 아날로그 타입의 X-선 장비들에 비해 우수한 영상을 제공하며, X-선 촬영영상을 컴퓨터 데이터로 바꾸어 모니터상에서 직접 진단, 편집이 가능하기 때문에 한 번의 촬영으로 다양하고 정확한 정보를 얻을 수 있다. DR(Digital Radiography)은 인체를 투과한 X-선의 강약에 따른 정보를 전기신호로 변환시킨 후, 아날로그 - 디지털 변환과정을 거쳐 픽셀(Pixel)의 그레이 스케일(Gray Scale) 값을 얻는다. 획득한 초기상태의 자료를 컴퓨터 영상처리과정을 거쳐 불균일성이나 노이즈를 제거하고 다시 아날로그 신호로 변환하며 영상화하게 된다.

(2) 그레이 스케일 값

CT number가 낮으면 검게(-) 나타나고, 높으면 희게(+) 나타나며 중간은 회색으로 나타난다. DR(Digital Radiography)은 픽셀들의 2D형식의 집합으로 정의할 수 있다. 각 픽셀들은 위치 정보와 함께 각 픽셀의 그레이 스케일 값을 갖는다. 각각의 픽셀들이 가지는 그레이 스케일 값의 범위는 비트 뎁스(Bit Depth)로 나타낸다.

① 비트 뎁스 : 이미지에 사용되는 색상 수를 결정한다. 256컬러(Color) 이미지를 위해서는 8비트를 선택하고, 수천 색상을 위해서는 24비트, 투명한 수천 색상을 위해서는 32비트, 24비트 위드 알파(Bit with Alpha)를 선택한다. 높은 비트 뎁스는 파일 용량을 증가시킨다.

② 사람의 눈으로 볼 수 있는 그레이 스케일의 단계는 약 256단계로 알려져 있다. 하지만 X-선 인체 투과시 강도 차이가 수백에서 수천 배에 이르기 때문에 8비트로는 부족하므로 보다 넓은 그레이 스케일이 필요하다. 그러므로 최소한 10비트의 그레이 스케일이 사용되는 것이 보통이며, 최근에는 12[bit]가 많이 사용되고 있다.

(3) 공간해상도

DR(Digital Radiography)에서 공간해상도(Spatial Resolution)는 픽셀 크기에 의해 결정되며, 보통 필름 증감지 시스템의 공간해상도는 51[lp/mm(Line Pairs/mm)]인 데 반해 DR에서는 픽셀의 크기가 0.1[mm]이다. 흉부 X-선 사진의 경우, 흉부 폐엽 간 격벽선이나 미세 기흉 등의 이미지를 만들기 위해서는 픽셀 크기 0.2[mm] 이상의 해상도가 필요하다.

공간해상도가 2배로 증가될 때 영상 데이터량은 4배로 증가하므로, 이를 충족할 데이터 저장장치와 모니터를 사용해야 하기 때문에 가격이 비싸진다. 현재 4[k] 픽셀(Pixel) 해상도를 가지는 시스템이 개발되어 있으므로 DR(Digital Radiography)에서 공간해상도 문제는 해결되었다.

(4) X-ray 필름

맑은 플라스틱 베이스가 은 할로겐 화합물을 포함한 유상액*에 의해 덮여 있다. 빛이나 X-ray는 은에 생리화학적인 변화를 가져오고 이는 현상과정에서 검게 변화한다. 필름의 흑화 정도는 X-ray 빔의 강도와 현상되는 시간과 온도에 따라 변화된다. 사용되는 X-ray 필름은 증감지의 종류에 맞게 분류된다.

① 증감지의 성질

㉠ X-선 흡수가 커야 하며 발광응답 속도가 빨라야 한다.

㉡ X-선 자극에 대한 발광 에너지가 높아야 한다.

㉢ X-선 자극에 의한 열화가 적어야 하며, 잔광이 없어야 한다.

㉣ 발광 스펙트럼이 필름의 분광감도와 일치해야 한다.

㉤ 빛, 열, 습기에 대해서 내구성이 있어야 한다.

② 증감지 사용상의 주의점

㉠ X-선 필름에 대해 증폭기 역할을 하며, 피폭선량을 경감시킨다.

㉡ X-선 장치의 부하를 작게 하고, 먼지나 이물질에 주의한다.

㉢ 관리상 손톱자국, 밀착상태 등은 이물질로 영상에 표출될 수 있다.

(5) 증감지의 일차적인 목적

가능한 한 방사선에 대한 노출시간을 짧게 줄이는 것이다. X-ray의 직접적인 작용에 의한 것이고 95[%] 이상은 증감지의 보기 드문 인이나 텅스텐산염, 칼슘으로부터 방출된 빛에 의한 것이다. 필름과 증감지는 속도와 세밀도, 대비도, 노출 허용도(Latitude)에 따라 다양하므로 선택은 의사의 기호에 따라 한다.

일반적으로 동물의 경우(개와 고양이)에는 속도가 400인 Rare Earth Speed Film 과 증감지 시스템이 좋다. 더 느린 속도의 시스템은 더 세밀한 영상을 제공하지만 더 많은 노출이 필요하고 더 많은 움직임에 의한 허상(Motion Artifact)이 생기게 된다.

(6) 필름-증감지 시스템과 DR의 차이

필름-증감지 시스템에서 [그림 1-37]의 필름 특성곡선은 S자형으로, 투과된 X-선 세기의 좁은 범위 내에서만 필름에 성질이 깃든 정도가 직선적 변화를 보인다.

* 유상액 : 기름과 비슷한 성분의 액체이다.

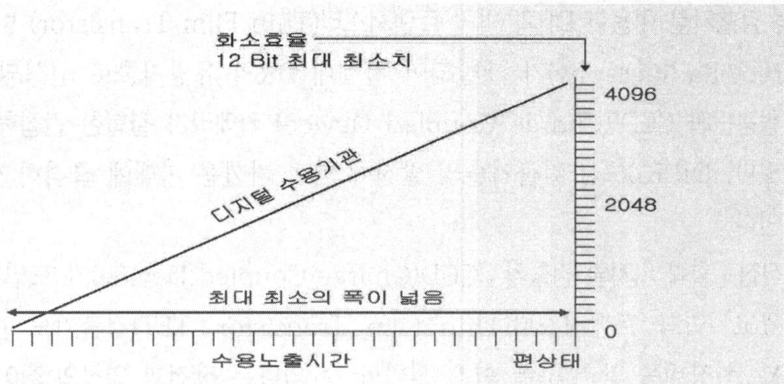

[그림 1-37] DR 시스템의 영상 특성곡선

흉부 X-선 촬영에서의 알맞은 영상은 X-선 감쇠가 많은 종격동* 구조물로부터 X-선의 감쇠가 가장 적은 폐 안의 공기까지 한 번의 촬영으로 적절한 대조도를 유지하면서 나타내야 한다. 즉 필름-증감지 시스템은 동작범위가 작아 폐의 세부조직을 잘 볼 수 있게 X-선으로 찍을 때는 종격동과 겹쳐 있는 폐가 저투과되고, 반대로 종격동과 겹쳐 있는 폐를 잘 보이게 촬영할 때에는 폐가 과투과되어 역시 대조도가 저하된다. 그러나 DR(Digital Radiography)은 [그림 1-38]과 같이 움직임의 상태범위가 넓어 폐 · 종격동 전체를 볼 수 있는 일정 화질의 영상을 얻을 수 있다.

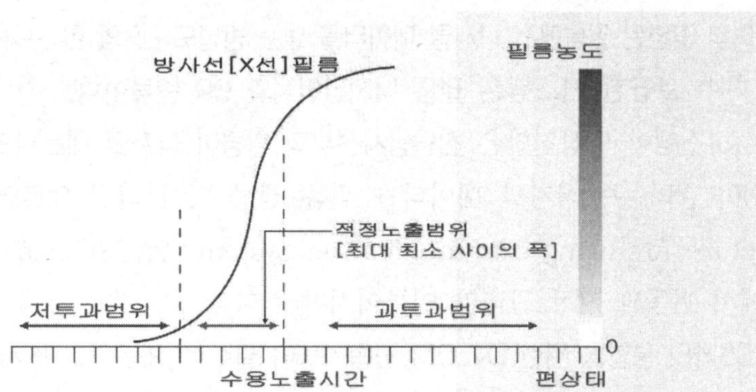

[그림 1-38] 필름-증감지 시스템의 영상 특성곡선

(7) DR의 종류

X-선 정보를 검출하는 방식에 의해 DR 기술이 결정된다. FCR 방식에 이어 드럼 방식의

* 종격동 : 좌 · 우의 흉막강 사이에 있는 부분으로 앞쪽은 흉골, 뒤쪽은 척주, 아래쪽은 횡격막에 의하여 경계지어지는 장소이다.

셀레늄 검출기를 이용한 DR과 박막 트랜지스터(Thin Film Transistor) 방식의 평판형 검출기(Direct Radiography)가 개발되어 차세대 DR의 유망기술로 인식되고 있다.

① 형광판과 CCD*(Charge Coupled Device) 카메라가 결합한 간접형 DR도 사용되고 있다. DR도 X-선 검출기술의 발전에 따라 가까운 미래에 급격히 변화할 것으로 보인다.

② 직접-출력 디지털 검출기 : CCD(Charge Coupled Device)가 도입된 이후 사용되어 왔고, 박막 트랜지스터(Thin Film Transistor : TFT)검출기도 이용된다. 기존의 X-선 장비를 갖춘 곳에 쉽게 설치할 수 있다는 장점과 영상의 질이 필름-증감지 시스템이나 CR 시스템보다 우수하다는 기대로 새로운 기술에 대한 관심이 고조되고 있다.

③ 검출과정에서 X-선 흡수율을 나타내는 양자효율 검출기(Detective Quantum Efficiency)는 박막 트랜지스터(Thin Film Transistor) 시스템이 65[%] 이상이다. 이는 CR 시스템(20~35[%])이나 필름-증감지 시스템(25[%])보다 우수하여 같은 X-선 조사량에서 신호 대 잡음비가 고화질 영상을 얻을 수 있음을 알 수 있다.

④ 박막 트랜지스터 DR이 상품화되어 병원에 사용되기까지 무엇보다 고품질 박막 트랜지스터-평판형 검출기의 대량생산이 있었다.

⑤ 박막 트랜지스터 방식의 DR은 높은 해상력 때문에 흉부 X-선에 적용되고 이후 투시 및 혈관조영술, 유방촬영술에도 적용된다. 이전에 촬영된 필름으로부터 디지타이저를 사용하여 이미 촬영된 필름에서 디지털 데이터를 얻는 방법도 DR의 한 분야이다. 현재 세계적으로 다수 보급된 시스템은 필름 디지타이저와 CR 종류이다.

⑥ DR 시스템이 영상진단은 진단방사선부터 환경이 디지털 네트워크 환경으로 갖추어져 있어야 한다. 즉 디지털 데이터가 필름 생성 없이 직접 의료영상 저장전송 시스템(Picture Archiving Communication System : PACS)**으로 전송되고, PACS 환경에서 판독과 저장 관리가 이루어져야 한다.

⑦ PACS와의 통합을 위한 DICOM 전송기능이 필수로 요구되고 방사선 정보 시스템과 환자정보, 검사정보 등을 주고받을 수 있는 기능이 요구된다. [그림 1-39]는 기존 F/S 시스템과 PACS의 흐름도를 나타내었다.

---

* CCD(Charge Coupled Device) : 전하 결합소자 빛 에너지로 발생된 에너지를 축적하여 전송한다. MOS 구조의 Capacitor 실리콘 기판상에 산화막을 형성하여 그 위에 게이트 전극을 붙인 것이다.

** PACS(Picture Archiving and Communication System) : 진단영상들을 디지털 상태로 바꾸어 영상을 수집한 후 이를 고속 통신망을 이용하여 전송하고 데이터를 저장장치에 저장 후 필요시 필름 대신 모니터에 출력되는 영상을 이용하여 방사선의사나 임상의사가 직접 환자진료를 하는 디지털 영상관리 · 전송 시스템이다.

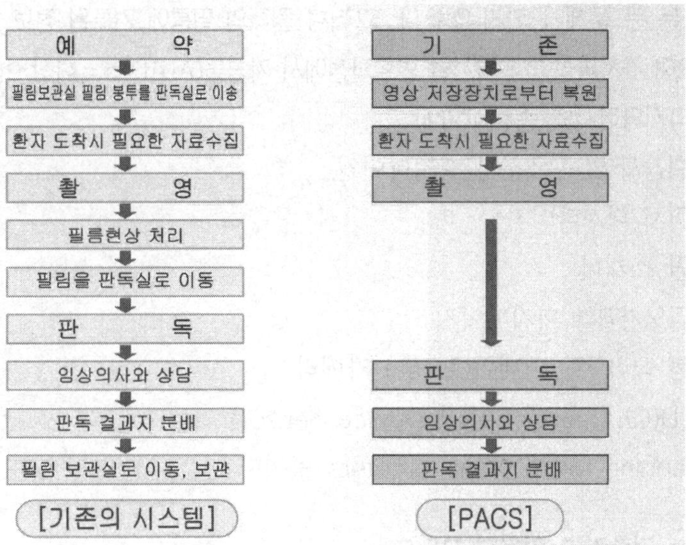

[그림 1-39] 기존 F/S 시스템과 PACS의 흐름도

12. DR 시스템 방식

인체를 투과한 X-선의 정보를 어떤 방식으로 검출하고 디지털화시키는가에 따라 DR(Digital Radiography) 시스템의 방식을 구분할 수 있다.

(1) 필름 디지타이저

필름 디지타이저*의 기본원리는 아날로그 신호가 기록된 필름을 빛이나 레이저 빔으로 투과시켜 통과한 빛의 양을 측정하여 필름의 명암에 비례한 전기신호로 바꾸고, 전기신호를 증폭시켜 A/D로 변환시키거나 자체적인 기술 방법으로 가장 먼저 개발된 방식으로 이미 촬영한 디지털 영상 데이터를 디지털화하는 장치이다.

① 의료용 디지털 영상을 얻는 필름 디지타이저는 약 20여년 전부터 사용되어 왔으나 사진측량과 항공첩보 분야에서는 오래전부터 정밀한 디지타이저 시스템들이 사용되고 있었다. 그러나 이러한 목적의 디지타이저들은 방사선 필름에서 사용되는 알갱이(Grain)보다 훨씬 작은 픽셀 크기를 가져야 하므로 처리속도가 느리고 장비가 크며 가격이 비싸다는 단점이 있다.

② 방사선 영상의 디지털화를 위한 필름 디지타이저는 레이저 빔이나 TV카메라, 디지털 카메라, 드럼 스캐너가 주로 이용되며 필름의 입자보다도 작은 레이저 빔을 사용하는 경우

* 디지타이저 : 입력 원본의 좌표를 판독하여 컴퓨터에 설계도면이나 도형을 입력하는 데 사용되는 장치이다.

해상도는 큰 문제가 되지 않는다. 그러나 원래의 필름에 기록된 정보 이외에는 더 얻는 것이 없으며 주사과정이나 디지털 변환과정에서 가공물(Artifact = 허상)이 발생할 수도 있다.

③ 필름 디지타이저의 종류 7가지

㉠ 선형감지 및 구역감지 디지타이저

㉡ 레이저 디지타이저

㉢ 드럼 스캐너

㉣ 비디오카메라 디지타이저

㉤ 선형 다이오드 어레이(Array) 카메라

㉥ CCD(Charge Coupled Device Sensor)

㉦ Scanning Micro-Densitometers 등이다.

(2) 평판형 검출기를 이용한 DR

평판형 검출기를 이용한 DR(Digital Radiography)은 직접방식과 간접 방식으로 구분되는데 X-선을 전기신호로 변환시키는 과정에 따라 나뉜다.

1) 직접방식

X-선에 의해 전자-홀 쌍(전자-정공 쌍)을 생성시키는 물질(㉮ 비정형 셀레늄 물질)을 사용하여 직접 전기신호를 얻는 방식이다.

① 직접방식으로 사용될 수 있는 물질로서는 a-Se(Amorphous Selenium), CdTe, CdZn, Te 등이 있으나 물질특성상 전 세계적으로 a-Se을 사용하는 DR에 대한 연구가 집중되고 있다.

② a-Se가 X-선 전자사진법(Xeroradiography)과 복사기 등에서 널리 사용되어 오면서 물리적 특성에 대해 많이 알려져 있고 관련 기술이 발전되어 있기 때문이다.

③ X-선에 대한 a-Se의 에너지 변환 특성은 진단용 X-선 범위에서 희토류계의 형광물질에 비해 전반적으로 우수하다.

④ 검출기는 a-Se관과 박막 트랜지스터(Thin Film Transistor : TFT)* 매트릭스가 서로 맞대어 붙어 있다. a-Se** 판의 제일 앞면에는 최고 전극(Top electrode)이 있고,

---

* 박막 트랜지스터 : 유리기판 위에 진공증착의 방법으로 형성된 반도체 박막을 사용하여 만든 트랜지스터이다.

** a-Se : 아모퍼스, 비정질금속, 유리상태의 금속이라고도 한다. 보통 금속은 작은 결정입자의 모임인데 아모퍼스 금속은 원자의 배열이 무질서하고 결정상태로 되어 있지 않는 금속이다. 용해된 금속을 급속 냉각시켜서 만든다. 비정질이므로 일반 결정금속과는 다른 특성을 갖는다. 부식이 스테인리스의 1백만분의 1에 불과하며, 섭씨 400~500[℃] 의 열을 가하면 결정으로 돌아가는 특징도 있으며, 자기 특성을 지니면서도 단단하다. 테이프 레코더나 VTR의 자기 헤드 재료로 사용되며 변압기의 철심으로 이용하면 자체 소모전력이 크게 줄어든다.

이에 의해 a-Se판은 약 5,000[V]로 대전되어 있다.

⑤ 입사한 X-선 에너지가 a-Se의 내부에서 전자-홀 쌍으로 변환되며, 전자는 최고 전극으로 흡수되고 홀은 하층부 박막 트랜지스터(TFT)로 흡수된다.

⑥ 박막 트랜지스터 매트릭스는 이 전하를 축전기에 축적하였다가 각 픽셀에 대한 스캔 신호가 왔을 때 이 전하를 실어 보내는 역할을 한다.

⑦ 직접방식으로 X-선을 검출하기 때문에 해상도의 손실이 거의 없고, 픽셀의 크기에 의한 한계 해상도인 3.6l[p/mm]에서도 MTF*(Modulation Transfer Function)이 이론상의 한계치에 육박하는 수준을 나타낸다.

2) 간접방식

조사된 X-선을 형광물질을 사용하여 일단 가시광선으로 변환한 뒤 광검출기를 이용하여 다시 전기신호로 변환하는 방식이다.

① 간접방식은 박막 트랜지스터의 제일 위층이 섬광체와 광검출기로 이루어진다.

② X-선이 섬광체에 부딪히면 X-선량에 비례하여 가시광선이 발생된다. 가시광선은 광검출기에 의해 전기신호로 바뀌고 디지털화된다.

③ 이전의 섬광체는 가시광선이 주위 픽셀로 퍼져나가 선예도를 감소시킨다. 이러한 문제를 해결하기 위하여 CsI 성분의 구조검출기(Structured Scintillater)를 사용한다.

④ 결정구조는 빛의 파이프 묶음처럼 행동하므로 가시광선의 퍼짐이 감소하기 때문에 섬광체층을 더 두껍게 만들 수 있어 에너지 변환효율을 높일 수 있다.

3) 간접방식과 직접방식의 비교

간접방식은 [그림 1-40]과 같이 손쉽게 만들 수 있는 장점이 있는 반면, 단점은 'X-선 → 가시광선 → 전기신호'의 과정을 거치므로 이 과정에서 가시광선의 산란이 일어나기 때문에 해상도가 낮아지게 되고 에너지 변환효율도 떨어진다.

① 직접방식의 장점 : 'X-선에서 전기신호'의 직접적인 에너지 변환이 있어 에너지 변환효율이 우수하며 해상도도 뛰어나다. 적은 X-선 조사량으로도 우수한 영상을 얻을 수 있기 때문에 에너지 변환효율이 높다.

② 직접방식의 단점 : 비정형 셀레늄의 반은 회복 특성으로 인해 촬영과 촬영 사이에 일정한 시간간격이 필요하다.

---

* MTF(Modulation Transfer Function) : 현재까지 가장 과학적이고 객관적인 렌즈의 성능측정 방법이다. 해상도를 나타내는 척도 중 한 가지이다.

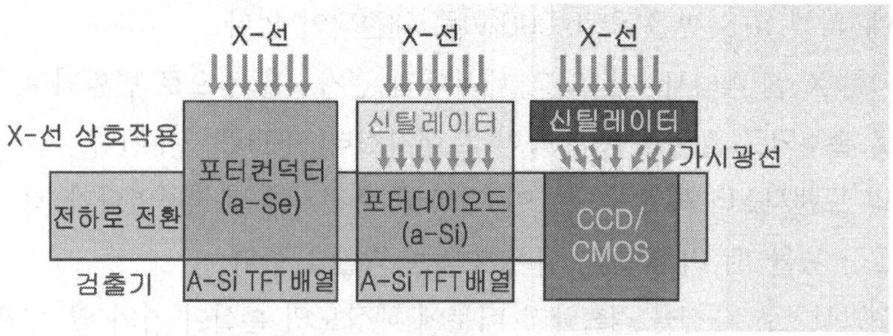

[그림 1-40] DR 간접방식과 직접방식

(3) CR

1) CR의 정의

CR(Computed Radiography)은 기존의 필름-증감지(Screen-Film) 촬영법 대신에 휘진성 형광체인 영상판(IP)에 X-ray을 조사하여 축적된 잔상에 레이저빔을 주사하여 영상신호를 획득하는 디지털 방사선 촬영법의 한 종류이다. 기존의 필름-증감지 이상의 효율성을 갖고 있으며, 기존의 X-ray 촬영장치와 촬영기술을 사용할 수 있어 일반촬영이나 투시조영촬영에서 많이 사용하고 있다.

2) IP

X-ray 필름 대신에 X-선 검출기로서 IP(Imaging Plate)를 사용한다. IP는 고분자재료 위에 특수한 형광체를 도포한 것으로 이 Plate에 X-선이 들어오면 X-선량 정보가 Plate에 축적되어 있게 된다.

① X-선량 정보를 축적하고 있는 Plate에 빛을 가하면 축적된 선량정보를 읽을 수 있는데 필름-증감지 시스템에서 필름 카세트와 동일 상태이며 반복 사용할 수 있다. 인체를 투과한 X-선은 저장형광체(Storage Phosphor)에 흡수되어 8시간 후에도 75[%] 정도의 X-선 에너지가 자동 저장된다. CR 시스템의 기본구성은 〈표 1-14〉와 같다.

〈표 1-14〉 CR 시스템의 구성

CR 시스템의 구성	CR 시스템의 구성해석
X-ray Exposure	환자에게 X-선을 투사한다.
Image Reader	영상을 읽어들인다.
Image Scaling	영상 비트를 적당하게 조정한다.
Image Record	영상을 기록한다.
Computer Radiography	획득된 CR 영상이다.

② X-선 촬영 후 영상정보가 축적되고 축적된 자료는 영상판독기에 보내고 다시 판독기에서 정보는 이송대 위를 동일속도로 움직이면서 휘진형광*에 맞는 레이저를 직각방향으로 조사되어 X-선 영상정보가 빛 신호로 발생된다.

③ 영상판독 : 먼저 낮은 에너지의 빔으로 스캔하여 히스토그램** 분석을 하고, 인체 각 부분에 따라 정해진 파라미터로 다시 스캔하여 자동으로 대조도를 조절하여 최종 영상자료를 만들게 된다. 스캔된 빛 정보는 광섬유를 통해 전기신호로 변환되고 다시 광전자증배관을 지나 아날로그-디지털 변환기를 거쳐 디지털 신호로서 컴퓨터에 입력된다.

④ 입력된 디지털 영상정보를 계조*** · 공간주파수처리 · 영상 간의 가감처리(Subtraction)를 통해 진단목적에 적합한 모양으로 만든다. 처리 후의 영상은 영상기록기에서 다시 빔을 이용하여 필름에 사진 기록할 수도 있다. 영상판독기에서 판독이 끝난 자료는 소거용 빛의 공급에 의해 남아 있는 X-선 정보가 소멸되어 초기 형태로 돌아간다. CR(Computed Radiography)의 영상획득과정은 [그림 1-41]과 같다.

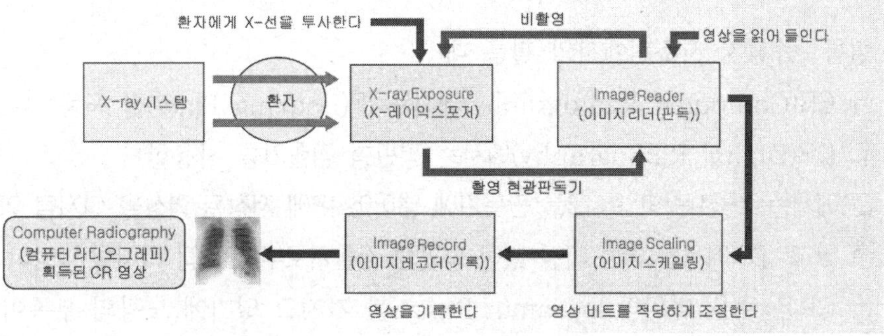

[그림 1-41] CR의 영상획득과정

3) 컴퓨티드 라디오그래피(CR)의 특징

CR(Computed Radiography)은 자료의 X-선의 세기에 따른 직진성이 필름에 비해 100배 이상 넓은 특징이 있다. 이렇게 넓은 활동성 있는 영역을 가지고 있기 때문에, 항상 일정한 화질의 영상을 얻을 수 있어 재촬영률을 1/10 이하로 줄일 수 있다. 특히 이동촬영에서 선명도가 뚜렷하다. 또한 모니터로 영상을 볼 경우 CT에서와 같이 윈도우 위스/레벨

---

* 휘진형광(Luminescence) : X-선, 전자선, 자외선 등의 방사선에서 형광체를 여기하여 발광시킨 후 발광파장보다도 장파장의 빛을 조사함으로써 감쇠되어 있던 발광이 일시적으로 강해지는 현상이다.

** 히스토그램 : 영상의 일정 범위에서 농도값에 대한 픽셀의 개수를 표시하는 영상의 통계함수이며, 픽셀들의 위치에 관한 정보는 갖고 있지 않는 특징이 있다.

*** 계조 : 얻어진 영상신호를 어떠한 사진농도로 재현해야 할지 표시특성을 독립으로 컨트롤하는 것이며, CR시스템의 계조처리는 영상처리기로 입력영상신호 QL을 영상처리기 출력영상신호 QV(기록기신호)로 변환 하는 것이다.

(Window width/Level)*을 조절하며 볼 수 있다.

① 환자에게 조사하는 방사선 양을 줄일 수 있다. 하지만 방사선 양을 줄일 경우 노이즈가 늘어나기 때문에 영상의 질이 낮아진다.

② 디지털 영상을 처리함에 있어 IP 방식의 CR법은 종래의 X-선 촬영장치를 그대로 적용할 수 있다.

4) 컴퓨티드 라디오그래피(CR)의 단점

노이즈가 많다. 이것은 가돌리늄**과 같은 희토류 형광체(Phosphor)에 비해 Barium Fluorohalide나 Barium Fluorobromided의 k-absorption Edge가 주원인으로 발생하고, 카세트에 납의 차폐물질을 사용하지 않아 발생하는 후방산란선이 증가함에 기인한다. 또 다른 단점은 가격이 비싸고 저장형광체(Storage Phosphor)의 수명이 상대적으로 짧다는 점을 들 수 있다.

(4) CR과 DR의 차이점

① 필름-증감지 시스템에서의 필름 대신

㉠ CR(Computed Radiography)에서는 IP(Imaging Plate)를 사용한다.

㉡ DR(Digital Radiography)에서는 평판형 검출기를 사용한다.

② CR에서는 X-선 촬영 후 IP를 판독기에 넣어야 IP에 저장된 영상을 디지털 영상으로 볼 수 있고, DR에서는 이런 과정 없이 평판형 검출기로부터 직접 디지털 영상이 얻어진다.

㉠ CR은 넓은 범위의 Dynamin Range를 가지고 있기에 노광의 부족이나 많음에 따른 촬영의 실패를 막을 수 있으나, 영상을 얻기까지 시간이 필름방식에 비해 오래 걸린다.

㉡ DR은 즉시 영상표시와 진단이 가능하나 필름에 비해 해상력이 낮다.

③ 복잡해 보이는 'IP(Imaging Plate)를 판독기에 넣는 과정'이 오히려 CR의 장점이다.

(5) 디지털 감산 혈관조영술

디지털 감산 혈관조영술(Digital Subtraction Angiography : DSA)은 반전기법을 컴퓨

---

* Window Width : 윈도우 픽셀 단위로 이미지의 가로 크기이다.
Window Level : 명도에 대한 픽셀의 양이다.

** 가돌리늄(Gadolinium) : 주기율표 제3족에 속하는 희토류 원소의 하나 가돌리늄 란타노이드(란탄족)에 속하는 원소의 하나. 원소기호 Gd, 원자번호 64, 원자량 157.3, 백색의 금속. 비중 7.90, 녹는점 1,310[℃]. 원자핵이 중성자를 흡수하는 비율이 알루미늄의 약 20만 배. 이 성질을 이용하여 중성자 투과사진을 찍을 때 중성자를 흡수한 가돌리늄의 방사성 동위체의 β선에 의하여 검출한다. 초전도 재료, 기억소자, 광파이버의 재료로 사용한다.

터에 의해 디지털화하는 방법으로 조영제(염료) 주입 전의 화상과 조영화상과의 감산처리에 의해 조영제가 채워진 정맥 또는 동맥 혈관을 검출하는 방법이다.

① 혈관조영술에서 감산방법 : 뼈, 조직 등의 영상을 없애고 혈관만의 영상을 보기 위하여 사용하던 방식으로, 스크린 필름(Screen-Film) 시스템에서는 조영제(염료) 주입 전, 후의 필름을 양(+)화, 음(-)화로 각각 촬영하여 두 장을 겹쳐서 재촬영하여 뼈, 조직 등의 부분은 없어지고 조영제가 있는 혈관만의 영상을 보이게 하는 것이다.

06 혈압계

혈압은 동맥혈압을 의미한다. 동맥혈압은 동맥의 벽에 미치는 피의 압력으로 혈액이 전신을 돌아다니는데 필요한 압력이며, 수축기 혈압과 확장기 혈압이 있다.

① 수축기 혈압(Systolic Pressure) : 심근의 수축에 의해서 심실 내의 혈액이 대동맥으로 박출 될 때의 혈관 내 최고 압력을 수축기 혈압이라고 한다. 수축기 혈압은 건강한 젊은이는 대략 120[mmHg] 정도이다. 일반적으로 건강한 성인은 100~150[mmHg] 정도이고 나이가 점점 많아질수록 확장기 혈압과 함께 높아진다. 특히 나이가 많아질수록 수축기 혈압이 확장기 혈압보다 상승하는 정도가 더 큰 이유 중의 하나는 동맥혈관의 탄성이 감소하기 때문이다.

② 확장기 혈압(Diastolic Pressure) : 심장이 수축한 다음에 확장될 때까지의 혈관 내 압력을 확장기 혈압이라고 하며 최저 혈압이라고 하는데, 확장기 혈압은 건강한 젊은이는 대략 80[mmHg] 정도이며 일반적으로 건강한 성인은 60~90[mmHg] 정도이다.

1. 직접측정(관혈적 측정)

혈압의 직접측정은 혈관 안에 카테터*(Catheter)를 입관하여 혈압을 측정하는 방법이다. 카테터의 바깥쪽에 수은주를 바로 연결하면 즉시 읽을 수 있지만, 이것은 측정 시스템의 관성이 커서 혈압파형에 왜곡을 만들 수 있다. 그러므로 여러 종류의 트랜스듀서가 개발되어 사용된다. 주로 사용되는 압전기 트랜스듀서는 가변정전용량, 가변유도용량, 선형가변차동변압기, 광전기, 스트레인 게이지, 그리고 반도체 소자 등이 있다.

* 카테터 : 외과에서 주로 사용되는 의료기구로 혈관이나 신체장기 속에 삽입하여 그 내용물을 배출하거나 약제 등을 투입할 때 쓰이는 튜브. 폴리에틸렌 재질로 만들어진다.

(1) 직접측정 혈압파형

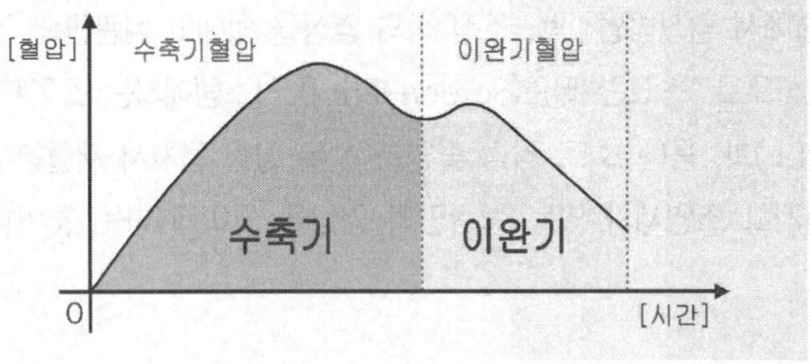

[그림 1-42] 직접측정 혈압의 파형

(2) 직접측정의 장 · 단점

① 장점 : 정확한 혈압을 측정할 수 있다. 이러한 직접측정은 수은혈압계 등을 통해 압력 센서를 혈관 내에 삽입시켜 최대한 심장 가까이에서 측정하므로 [그림 1-42]의 그래프와 같이 정확한 혈압을 측정할 수 있게 된다.

② 단점 : 피부를 절개하여 카테터를 인체에 삽입하기 때문에 피검자에게 고통과 불안함을 주게 된다.

(3) 직접측정의 적용

① 쇼크나 출혈 등으로 인해 간접측정법으로는 동맥혈압을 측정하기가 어려운 경우이다.

② 심혈관계가 불안정하여 지속적으로 동맥혈압의 감시가 필요한 경우이다.

③ 혈액가스 분석 및 기타 혈액검사를 시행하기 위해 동맥혈액을 자주 채취할 필요가 있는 경우에 많이 이용된다.

④ 직접 동맥혈압을 측정하기 위해 카테터를 삽입할 수 있는 동맥으로는 요골, 상완골, 액와, 족배, 대퇴동맥 등이 있으며, 이중 요골동맥과 족배동맥을 많이 이용한다.

2. 간접측정(비관혈적 측정)

요즘은 비관혈적인 방법의 혈압측정을 많이 이용한다. 간접 혈압측정법은 사지 또는 하지의 동맥을 기낭(Pneumatic Bladder)으로 감싼 후 압력을 가하여 혈류를 차단한 다음 기낭의 압력을 서서히 낮춤으로써 혈류가 재개될 때 혈액의 와류에 의해서 일어나는 소리를 청진기로 듣고 동맥폐쇄 압력을 측정하는 방법이다

(1) 촉진법 및 청진법

① 촉진법 : 요골*동맥의 맥을 촉진하면서 맥이 끊길 때까지 일단 가압대 압을 높인 후 커프 압을 천천히 떨어뜨리다 끊겼던 맥이 출현한 점에서 수은주 높이를 찾아 최고 혈압으로 정하는 방법이다.

㉠ 최고 혈압은 측정할 수 있지만 최저 혈압을 측정할 수 없는 단점이 있다.

② 청진법 : 상완부에 감은 커프 아래 상완동맥에 청진기를 대고, 커프에 의한 혈관압박에 따라 생기는 코르트코프음**(Korotkoff Sound)을 들어 혈압을 측정하는 방법이다. 처음 청진되는 1기와 갑자기 작아지는 4기, 그리고 아주 없어지는 5기의 압력을 확인한다. 이로 청진법은 최고 · 최저 혈압을 모두 측정할 수 있으며 청진법에 의한 혈압을 측정한다.

㉠ 낮은 주파수의 코르트코프음을 사람이 청취해야 하므로, 주변의 소음에 의해 오차가 생길 수 있으며 측정하는 사람마다 혈압이 다를 수 있는 단점이 있다.

㉡ 이러한 청진법에 사용되는 측정기의 BP(혈압계)기기는 [그림 1-43]과 같다.

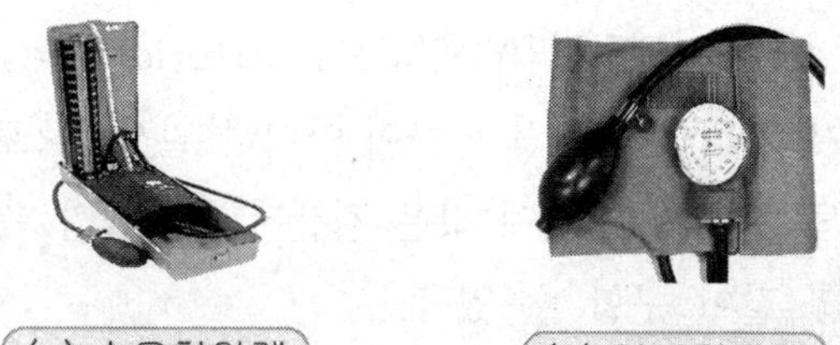

(a) 수은혈압계 (b) 일반혈압계

[그림 1-43] 수은혈압계와 일반혈압계 실물사진

(2) 오실로메트릭 방식

오실로메트릭(Oscillometric) 측정방법은 청진법의 단점인 외부의 소음에 영향을 받지 않고 커프만 장착하므로 구조가 단순하여 장착이 자유롭고 쉬우므로 가정이나 병원에서 가장 일반적으로 사용되고 있다. 오실로메트릭은 동맥혈관에 혈액의 흐름이 없어질 때까지 커프에 공기를 가압한 후 서서히 압력을 낮추면 압박된 혈관 내로 생긴 공간속으로 혈액이 흐르기 시작하면서 맥박이 뛰며 진동이 발생하게 되는데 커프의 압력을 더 줄이면 혈관은 더욱 넓어지며 흐르는 혈액양은 더욱 많아지고 진동도 더 커지게 된다. 이후 최대의 진동폭을 기록하

---

* 요골 : 아래팔 뼈를 이루는 두 개의 뼈 중 바깥쪽에 있는 삼각기둥 모양의 뼈이다.

** 코르트코프음 : 커프를 사용하여 혈액이 혈관벽에 부딪쳐서 발생되는 혈관음을 청진기를 통하여 들을 수 있는 소리이다.

며 커프의 압력이 더욱 낮아지면서 결국은 진동이 없어지게 되는데 이러한 심장의 박동과 동기한 혈관벽의 운동을 반영하는 커프압의 작은 진동을 측정하는 방식으로 사용하며, 다른 구조들은 보편적인 일반 혈압계와 유사한 모양을 가지고 있다.

일반적으로 진동이 급격히 증가했을 때의 커프압을 최고 혈압이라고 하며 진동의 진폭 감소율이 갑자기 기울기를 변경하는 혈압이 최저 혈압으로 한다(그림 1-44).

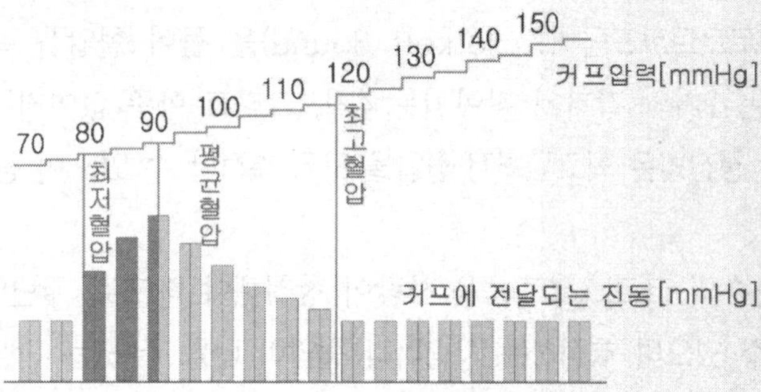

[그림 1-44] 오실로메트릭 방식 혈압계의 원리

또한 진동파형의 진폭 크기는 평균동맥압력(Mean Arterial Pressure : MAP)과 일치하는데 최고 혈압과 최저 혈압의 산술적인 평균이 아니라 일시적으로 측정된 혈압의 평균치인 혈압의 시간 평균을 의미한다. 또한 이 값은 컴퓨터화한 혈압 측정 장치를 통해서 측정할 수 있고 식 (1-21)과 같이 구할 수 있다.

$$\text{평균동맥압[mmHg]} = \text{최저 혈압} + \frac{\text{최고 혈압} - \text{최저 혈압}}{3} \tag{1-21}$$

평균동맥압은 최고 혈압보다는 최저 혈압과 더욱 가깝기 때문이며, 실제로 평균동맥압의 40[%]는 최고 혈압에 의해 나머지 평균동맥압의 60[%]는 최저 혈압에 의해서 각각 결정되고 있다. 또한 나이가 들수록 평균동맥압은 최저 혈압에 더욱 가까워지게 된다.

우리가 일반적으로 사용하고 있는 전자식 혈압계의 모든 제어는 마이크로프로세서(Microprocessor)에 의해서 통제하며 주기적으로 커프를 팽창시켰다가 서서히 수축하도록 설계되었고 압력센서는 정적인 압력치를 판독하기보다는 압력변이를 최대화할 수 있도록 설계되어 혈압을 자동 측정하도록 한다. 전자식 혈압계는 [그림 1-45]와 같이 병원에서 사용하는 것과 혈압의 심각한 장애가 있을 경우 [그림 1-46], [그림 1-47]과 같은 휴대용 혈압계를 소지하고 다니며 수시로 혈압을 측정한다.

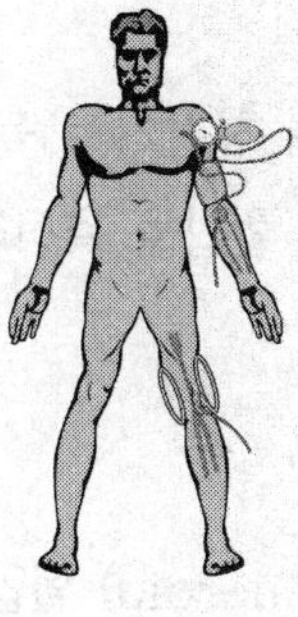

[그림 1-45] 청진법에 의한 혈압측정

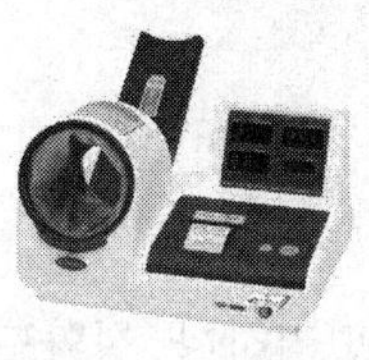

[그림 1-46] 병원용 오실로메트릭 혈압계

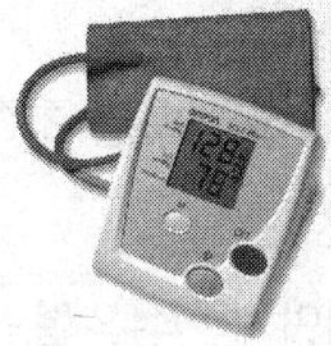

[그림 1-47] 휴대용 오실로메트릭 혈압계

(3) 압력 혈압계

혈압계(Tonometer : 안압계)의 기본원리는 [그림 1-48]과 같이 압력을 받고 있는 혈관이나 기관이 외부물체에 의해 부분적으로 움푹 들어갈 경우, 이 혈관이나 기관의 벽에 작용하는 원주방향의 내력*(응력)은 제거되고 혈관 내부와 외부의 압력이 같아진다는 것을 이용하여 측정하는 방법이다. 이런 방법은 안압**의 측정에 주로 이용되며, 동맥압의 측정에도 이용된다.

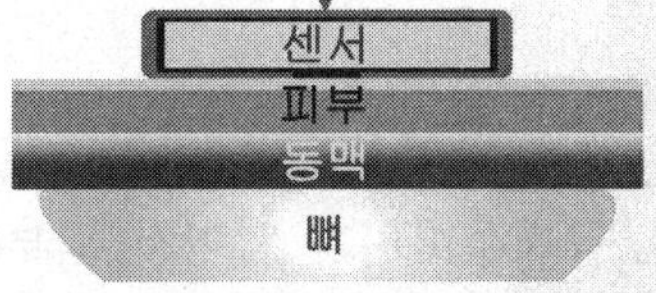

[그림 1-48] 압력 토노미터의 측정방법

* 내력 : 물체가 외부로부터 힘을 받았을 때 물체 안에 생기는 반작용의 힘, 응력이다.

** 안압 : 각막과 공막에 싸인 안구 내막의 압력이다.

(4) 초음파 감지법

초음파 감지법(Doppler Method)은 청진기로 들리는 크르트코프음 대신 초음파 감지기를 이용하여 동맥벽의 운동을 탐지하고 혈압을 측정하는 방법이다.

3. 혈압계의 종류

혈압계는 수은주혈압계, 아네로이드(Aneroid) 혈압계, 디지털혈압계가 있으며 측정의 정확성과 반복 측정 시 일치도가 높은 것은 수은주혈압계, 아네로이드 및 디지털혈압계는 실제 혈압과 차이가 나는 경우가 많기 때문에 정기적으로 수은주혈압계와 비교하여 정확성 점검이 필요하다.

① 수은주혈압계 : 정확하고 값이 저렴하지만 측정하는데 기술이 요구되고 휴대가 불편한 단점이 있다.

② 아네로이드혈압계 : 수은혈압계보다 이용과 휴대가 편리하나 정확도가 떨어지고, 어느 정도 측정기술이 요구된다.

③ 자동혈압계 : 디지털혈압계라고도 한다. 자동혈압계는 청진법을 자동적으로 행하도록 커프압을 제어하고, 코르트코프음의 확인과 식별을 자동화한 기기로써 비관혈식 자동혈압계는 상완부에 청진기 대신에 마이크로폰이나 다른 변환소자를 장착하여 코르트코프음을 전기신호로 변환시켜 자동으로 혈압을 측정한다.

㉠ 장점 : 손쉽게 혈압을 측정할 수 있다.

㉡ 단점 : 수은주혈압계에 비해 정확도가 떨어진다.

측정기가 미묘한 코르트코프음의 발생이나 소멸 등을 측정하기 어렵고 일부 디지털혈압계에서는 코르트코프음을 이용하지 않고 오실로미터를 이용하여 혈압을 측정하므로 양방법 간의 차이를 비교하여 정확성을 점검이 필요하다.

4. 혈압계의 구조

① 압박대(Occlusive Cuff) : 공기주머니가 있어서 외부에서 압력을 가할 경우 부풀어 올라 상완을 압박하게 된다. 커프는 나이와 팔의 굵기에 따라 적절히 선택하여야 한다.

② 고무구(Inflation Deflation Bulb) : 외부에서 공기주머니로 압력을 넣는 펌프 역할을 하며, 고무관 안에서 협착이 일어나지 않도록 항상 팽팽하게 보관하여야 한다.

③ 압력계(Pressure Manometer) : 압력을 미터나 숫자판으로 나타낸다.

④ 압력조절밸브(Pressure Control Valve) : 압력조절기능을 한다.

5. 혈압계의 장 · 단점

(1) 아날로그형 혈압계의 장 · 단점

① 장점 : 경제적이며 이동이 간편하고 디지털형보다 정확한 혈압측정이 가능하고, 측정하는데 기술이 요구되나 숙련된 사람은 혈압을 측정하기가 용이하다.

② 단점 : 사용상 부주의에 의한 부정확한 측정 가능성이 있고, 자율적인 측정 및 청진기를 사용함에 따라 청력이 약한 사람들은 이용하기 불편하다.

(2) 디지털혈압계(전자혈압계)의 장 · 단점

① 장점 : 청진기가 필요 없어 청력에 장애가 있는 사람도 쉽게 혈압 측정이 가능하고 에러표시 기능으로 인해 혈압의 오측정 예방이 가능하다. 또한 스스로 혈압측정이 가능하며, 디지털(숫자)표시로 인한 개인오차를 줄여준다.

② 단점 : 측정시 환자의 움직임이나 심장박동이 불규칙한 사람의 혈압은 부정확하고 건전지 이용에 따른 불편함이 있다.

6. 혈압측정 시 주의사항

① 재측정은 커프 안의 공기가 완전히 제거된 상태에서 1~2분 정도의 시간 경과 후 실시한다.
② 커프의 중심부가 심장의 높이와 같도록 팔의 높이를 조절한다.
③ 팔에 힘을 주지 말고 편안하게 이완시킨다.
④ 가압 설정시 자신의 맥박 소실점보다 30[mmHg] 정도 높게 설정한다.
⑤ 측정 전 최소 5분간 안정한 상태로 휴식을 취한 후 혈압을 측정한다.
⑥ 움직이거나 말을 하지 않는다.
⑦ 발바닥을 바닥에 밀착시키고, 다리를 꼬고 앉지 않는다.

7. 혈압에 영향을 미치는 요인

혈압은 하루에도 여러 번 변화하며 사람의 건강 상태, 외적 변화 등에 따라 달라진다.

(1) 혈압에 영향을 미치는 외적 요인

① 운동 : 신체적 노동이나 운동을 할 경우 혈압은 올라가고 안정하면 내려간다.
② 정신적 스트레스 : 각성상태나 스트레스, 불안, 공포, 화를 낼 경우 혈압은 올라간다.

③ 온도, 습도 변화 : 겨울, 낮은 기온, 낮은 기압, 냉탕 등은 혈압이 올라가고 최고 혈압의 차가 더욱 크다.

④ 하루 동안의 변동 : 혈압은 아침과 저녁에 10~30[mmHg] 정도의 혈압 차이를 보이고, 아침(최저) → 점심(최고) → 오후(하강) → 저녁(재상승) → 취침(최저) 혈압의 양상을 보인다.

⑤ 음식 : 술, 담배, 커피 등 카페인 함유음식이나 염분섭취량 증가는 혈압을 올린다.

⑥ 동통 : 통증이 있으면 혈압이 올라가지만 지속적인 통증에는 오히려 혈압이 내려간다.

⑦ 나이 : 중년 이후 혈관의 탄력성이 떨어지기 때문에 혈압의 급상승의 원인이 된다.

⑧ 성별 : 20~40세 사이에서는 남자의 혈압이 여자의 혈압보다 다소 높고, 50~60세 사이인 경우 여자가 남자보다 다소 높다.

⑨ 혈압측정 중 말을 하게 되면 이완기 혈압이 상승할 수 있다.

⑩ 커프를 너무 느슨하게 감거나 폭이 좁은 커프 사용시 혈압은 높게 측정될 수 있다.

(2) 혈압에 영향을 미치는 내적 요인

혈관계 변화, 호흡성 변화(기관지 천식), 갑상선 호르몬의 변화 및 혈액의 점도, 장기 내 장애발생, 발열 등이 식 (1-22)와 같이 변화한다.

$$\text{혈압} = 1\text{회 박출량} \times \text{혈관저항} \tag{1-22}$$

① 혈관저항 : 세동맥의 직경이 가늘수록 혈관저항이 증가하여 혈압은 높아진다.

② 혈류 : 혈관저항이 일정하더라도 심장에서 나가는 혈액량이 많아지면 혈압이 상승한다. 불안, 운동시, 대동맥판 폐쇄부전증*의 경우 증가한다.

③ 혈액의 점도 : 혈액의 점도는 적혈구수, 혈중 포도당이나 콜레스테롤의 농도에 비례하여 높아진다. 점도가 높을수록 혈압이 높아진다.

④ 대동맥의 탄력성 : 혈관의 탄성이 떨어지거나 혈중 지질이 증가하면 혈압이 높아진다.

(3) 측정자세 및 위치에 따른 혈압의 차이

① 기본 측정자세는 앉아서 측정한다.

② 위쪽 팔일수록, 팔의 굵기가 굵을수록 더 높게 측정된다.

③ 팔의 위치가 심장보다 높으면 최고 혈압이 낮게, 낮으면 높게 측정된다.

---

* 대동맥판 폐쇄부전증 : 류마티스열, 매독, 대동맥의 동맥경화증 등으로 심장의 대동맥판이 완전히 닫히지 않는 증상이다.

④ 좌, 우, 중 주로 사용하는 팔의 혈압이 5~10[mmHg]정도 더 높다.
⑤ 옆으로 누워서 재는 경우 위쪽 팔의 혈압이 아래쪽 팔의 혈압보다 낮게 측정된다.
⑥ 수액을 주입하는 경우 반대쪽 팔을 이용하여 혈압을 측정한다.

8. 혈압의 분류

혈압의 분류는 〈표 1-15〉와 같다.

〈표 1-15〉 혈압의 분류

분류(category 카테고리)	최고 혈압(Sys BP)	최저 혈압(Dia BP)
정상 혈압	120 이하	80 이하
전고 혈압	121~139	81~89
1단계 고혈압	140~159	90~99
2단계 고혈압	160 이상	100 이상

07 컴퓨터단층촬영(CT) 시스템

1. CT의 정의

1972년 4월 영국 EMI사의 공학박사인 G. N. Hounsfield는 어떤 물체에 X-선을 조사하여 수학적으로 구성할 때 그 물체의 내부를 알 수 있다는 사실을 발견한 이후 임상에 적용하는 연구를 하면서 CT(Computed Tomograpy) 영상을 발명하게 되었다.

CT의 출현은 영상진단 분야에서 1895년 X-선의 발견 이후 최대의 발명이라 일컬어졌으며, 영상기술에 많은 변화를 가져오게 되었다. CT는 예전의 X-선 영상으로는 불가능했던 인체의 단층상을 선명한 대조도 분해능으로 나타냄으로써 영상진단의 질을 증가시켰고, SPECT*, PET**, MRI 등의 개발이나 의료용 영상의 디지털화를 촉진시키는 계기가 되었다.

CT 촬영은 인체의 횡단면을 컴퓨터가 수학적 연산 방식을 이용하여 영상을 재구성시켜 인체조직을 상세하고 명료하게 나타낼 수 있을 뿐만 아니라, 임의로 선택된 단면의 정보를 분석적으

* SPECT(Single Photon Emission Computed Tomography) : 감마카메라를 몸 주위에 회전시켜 영상을 검출하는 데 1개의 proton을 이용하여 체내로부터 방사(Emission)되는 감마선을 검출한다.

** PET(Positron Emission Computed Tomography) : 양전자(Positron)가 소멸할 때 발생되는 1쌍의 감마선을 이용하여 영상을 검출한다.

로 확인할 수 있게 해주어 일반 X-선 영상으로 찾기 힘든 병변을 정확히 진단할 수 있다.

2. CT의 기본원리

인체에 투사된 X-선은 인체 내를 진행하면서 광전효과*, 컴프톤 산란** 등에 의해 감쇠된다. X-선을 발생하는 X-선관 반대편에는 X-선을 감지하는 장치가 있어 인체를 투과하여 나온 X-선관 반대편에는 X-선을 감지하는 장치가 있어 인체를 투과하여 나온 X-선의 세기를 감지하는데 감지된 X-선의 세기를 X-선이 진행하여 온 직선상에 분포한 물질의 X-선 감쇠계수에 의해 영향을 받게 된다. 즉 인체에 입사된 X-선의 세기를 I_0, 인체를 투과하여 나온 X-선의 세기를 I라 하면 I와 I_0는 식 (1-23)과 같다.

$$I = A_0 \exp\left[-\int_L \mu(x, y)\,dl\right] \tag{1-23}$$

L은 X-선이 진행한 직선경로를 나타내며 $\mu(x, y)$는 인체 내 조직의 X-선 감쇠계수의 분포를 나타낸다. X-선 감쇠계수는 인체조직의 밀도, 평균 원자번호 등 인체조직의 여러 물리적인 특성과 X-선의 에너지 스펙트럼에 따라서 정해진다.

㉮ 뼈 조직은 연부근육조직에 비해 밀도 및 평균 원자번호가 높기 때문에 X-선 감쇠계수가 상대적으로 크다.

이 때 I에 대해 대수를 취하면 식 (1-24)와 같이 투영 테이터를 얻을 수 있다.

$$p = -\ln[I/I_0] = \int_L \mu(x,y)\,dl \tag{1-24}$$

식 (1-24)를 이해하기 쉽도록 표현하면 $p = \sum_{i=1}^{n} \mu_i$이 된다. X-선이 통과하는 직선상에 위치하는 화소(Pixel)의 수를 N개로 가정하였으며, I번째 회소에 있는 조직의 평균 감쇠계수를 μ_i로 나타내었다.

단층영상을 구성하기 위해서는 투영 테이터를 여러 각도에서 수집하는 것이 필요하다. 투영 테이터를 얻기 위해서는 선형주사와 회전주사가 필요하다. 회전주사는 0~180[°]까지

* 광전효과 : 물질의 표면에 빛을 쪼이면 자유전자가 튀어나오는 현상으로 광전도, 광기전력 효과가 있다.

** 컴프톤 산란(Compton Scattering) : 물질의 표면에 빛을 쪼이면 자유전자가 튀어나오는 현상인 광전효과와 비슷하나, 에너지가 전자 - 원자 사이 묶임 에너지보다 월등히 크고 파동의 입자성을 증명하는 현상이다.

하는 것이 필요한데, 만일 회전주사를 등간격으로 N번 하고 한 각도당 M개의 선형주사를 한다면 투영 데이터의 총량은 $N \times M$이 될 것이다. 계측한 투영 데이터 집합은 Sine 모양이 중첩되어 있는 모양이어서 이를 Sonogram*이라 한다. 영상을 재구성하는 알고리즘은 투영 데이터에 대한 필터링과 역투영으로 이루어진다.

3. CT의 장점 및 특징

(1) CT의 장점

CT(Computed Tomograpy)는 검사비의 부담에도 불구하고 의료보험이 되므로 질병의 초기 발견과 진단에 필수인 첨단장비로서, 환자에게 고통이나 위험 부담이 없이 비침습적으로 신속·정확하게 검사를 시행하여 초기에 한 번의 검사로 많은 정보를 얻을 수 있기 때문에 중복검사의 고통과 시간을 줄일 수 있는 장점이 있다. 또 일반 X-선에서 나타나지 않았던 연부조직**의 미세한 차이도 확인할 수 있으며, 획득한 데이터 자료를 재구성하여 3차원 영상을 만들어 낼 수도 있다. CT는 재료를 파괴하지 않으면서 안전하게 검사할 수 있다는 장점이 있고 산업 분야에서도 내부의 모습이나 빈 공간, 그리고 밀도를 알기 위하여 사용되고 있다.

(2) CT의 특징

① 카메라를 이용, 물체를 투과한 X-선을 측정하기 위하여 특수 검출기들을 사용한다.

② 검출기에 측정된 검사자료는 컴퓨터로 이동되고, 이후 복합적인 수학적 기법에 의하여 본래의 피사체에 대한 하나의 영상으로서 재구성된다. 그 정보는 관찰과 사진기록을 위하여 영상표시장치에 보내어진다.

③ X-선은 뼈를 볼 수 있는 촬영장치로 널리 이용되어 왔다. 이후 전자공학의 출현과 컴퓨터의 급속한 발달은 X-선 촬영장치에 현저한 발전을 가져왔다. CT는 X-선을 이용하고 있지만 직접 필름에 감광시켜 얻는 일반적인 방사선 사진과는 다르다.

④ CT는 인체의 한 단면 주위를 돌면서 가느다란 X-선을 투사하고 X-선이 인체를 통과하면서 감소되는 양을 측정한다. 인체 내부의 간이나 신장 같은 장기들의 밀도는 약간씩 차이가 나기 때문에 X-선이 투사된 방향에 따라 흡수하는 정도가 서로 다르게 나타나는데 X-선이 투과된 부위의 X-선량을 컴퓨터로 분석하여 내부 장기의 밀도를 결

---

* Sonogram : 초음파를 이용한 진단용 측정장치로 유방암 검사 등에 사용된다.

** 연부조직 : 혈액, 뇌척수액, 회질, 백질, 종양 등이다.

정하고, 이를 통하여 내부의 자세한 단면을 재구성해서 영상으로 나타나게 한다.

⑤ 일반 X-선 사진은 사람 몸의 3차원적인 모습이 2차원의 필름에 나타나지만, CT는 선택한 인체 단면의 촬영부위 모습을 보여주기 때문에 일반 X-선 사진으로는 알아내기 힘든 여러 가지 사실들을 정확하게 진단할 수 있는데 [그림 1-49]와 같다.

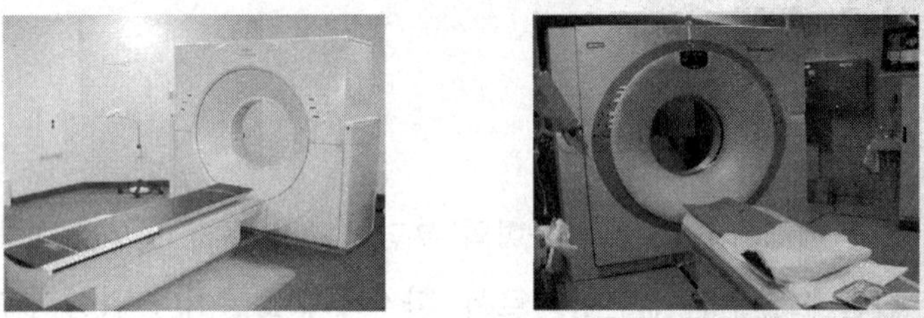

[그림 1-49] 컴퓨터단층촬영(CT) 시스템

4. CT 영상의 촬영원리 4단계

CT 영상의 촬영원리는 [그림 1-50]과 같다.

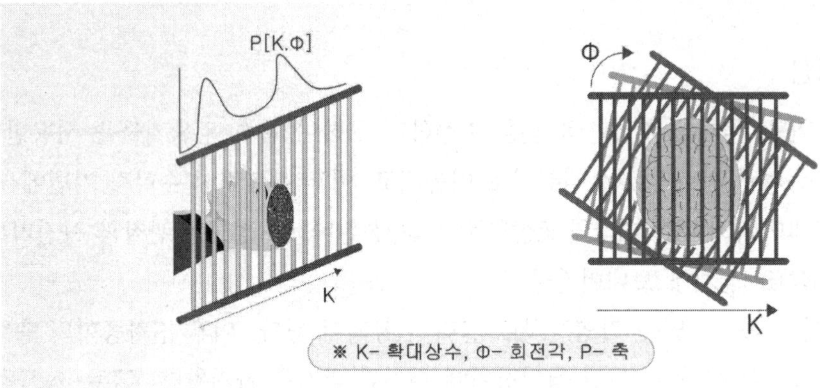

[그림 1-50] CT 촬영의 원리

(1) X-ray 생성

X-선관은 X-ray의 흡수차를 이용한다.

(2) 데이터 수집(Attenuation)

① X-ray를 환자 몸을 조사하여 통과한 X-ray선의 감쇠에 관한 자료를 획득한다.

② 조사된 X-ray 강약이 검출기에 의해 전류강약으로 변환한다.

③ 아날로그 신호가 디지털 신호로 변환한다.

(3) 영상구성을 위한 데이터 처리(영상 재구성, CT 번호)

인체에 조사된 X-ray의 감쇠에 대한 자료로부터 인체 각 부위의 감쇠를 CT 번호로 변환하는 수학적 과정인 영상 재구성과정으로 DSA에서 수집된 데이터들을 연산방법에 의하여 눈으로 볼 수 있는 영상으로 완성한다.

(4) 영상전시

디지털 데이터를 아날로그 데이터로 변환하여 CRT 모니터에 전시하는 것이다.

5. CT Number : Hounsfield Unit

CT로 얻은 영상은 인체 내 조직의 X-선 감쇠계수 분포를 나타낸다. X-선 CT 영상은 X-선 감쇠계수의 절대값을 나타내는 것이 아니라 상대값을 나타내는데 하나의 화소(Pixel)의 상대적 선감약계수를 측정한 후 계수값에 물(0)을 기준으로 인체 중 가장 단단한 뼈를 +1000, 공기를 -1000으로 조직들의 감쇠계수를 확대해서 새로운 수를 부여한 것을 CT 번호 또는 Hounsfield Unit 또는 Hounsfield Number라고 하며, CRT상에 그레이 컬러(Gray Color)의 농담으로 나타낸다. CT Number는 식 (1-25)와 같다.

$$\text{CT 번호} = 1000 \times \frac{\mu - \mu_{water}}{\mu_{water}} \qquad (1\text{-}25)$$

μ_{water} : 물의 감쇠계수, μ : 특정 화소의 감쇠계수

① 물이 0.19/[cm], 지방 0.17/[cm], 공기는 0이라면 각각의 CT Numbers는 물이 0, 지방이 -100H(-10[%]), 공기는 -1000H(-100[%]), 뼈는 +1000H(+100[%])이다. 인체 내에 stent*과 같이 금속성 보철물이 있는 경우 이 보철물의 CT Number는 약 3000[HU]까지 갈 수 있다. [그림 1-51]은 Stant의 실물 및 시술장면을 나타낸 것이다.

---

* Stent : 부목, 덧대, Stent 화합물로 취한 구강 내 구조의 주형이다. 또한 식피를 고정하기 위하여 사용되는 주형이다.

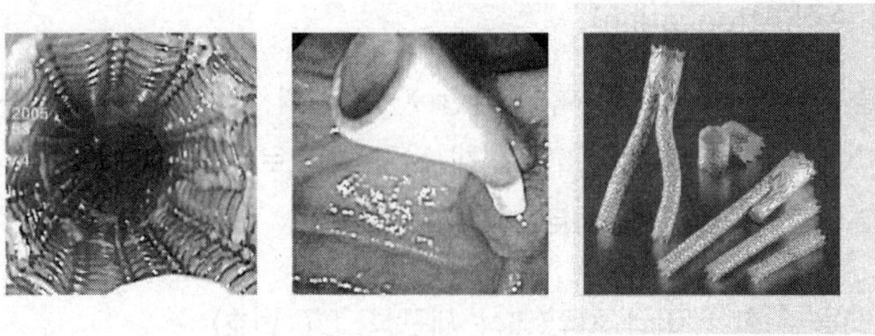

[그림 1-51] stant의 실물 및 시술장면

② 뇌의 백질(2.4[%]), 회백질(3.6[%]), 혈액(1.2[%]) 사이에는 극히 근소한 CT Number의 차밖에 없다.

이처럼 근소한 X-선의 흡수계수의 차를 알아내기 위해 CT 장치에서는 가능한 얇은 X-선 빔을 이용하여 산란성에 기인하는 영향을 받는다.

6. CT 재구성의 원리

횡단면 내에서의 감약계수 분포를 어떤 방향으로 합산하여 얻어지는 1차원상의 분포를 생체 단층영상을 재구성한다.

(1) 영상의 디지털화

영상을 컴퓨터로 구축하기 위해서는 우선 컴퓨터로 처리할 수 있는 모양, 즉 영상신호를 디지털화해야 하며 먼저 생체 단면적을 한 변 길이가 가로 a, 세로 t인 작은 사각형의 바둑판 눈금처럼 세분화한다. 이 한 구획을 픽셀이라고 하고, 이와 같이 가로 열과 세로 열의 2차원적으로 정렬되어 있는 픽셀들의 배열을 매트릭스라 한다. 동일 화면에서 매트릭스를 증가시킬수록 각 픽셀의 크기는 작아지므로 영상을 세분화시킬 수 있어 공간분해능이 향상된다. 그러나 그만큼 데이터수가 많아지므로 컴퓨터의 기억용량이 많이 필요하게 된다.

㉄ 320×320 매트릭스는 102,400픽셀로 되므로 64[k] 워드 정도의 소용량의 컴퓨터로는 1워드에 2픽셀의 데이터를 채워도 픽셀 데이터만으로도 용량이 가득 찬다.

영상처리에 기억용량이 큰 컴퓨터가 필요한 이유 중의 하나이다. 다음에 각 픽셀이 X-선 흡수도를 디지털화하는 데는 픽셀의 농도를 64단계 정도로 수치화하여야 한다.

일반적으로 컴퓨터로 수를 나타낼 때 [bit]를 사용하고 2^n을 n[bit]라 한다. 그러므로 2^6은 6[bit]이다. 통상 사람의 눈은 4~5[bit] 정도의 농도 식별능이 있으므로 레벨을 6~

8[bit]로 나누면 충분하다. [그림 1-52]는 디지털 영상처리 시스템 하드웨어 구성요소도이다.

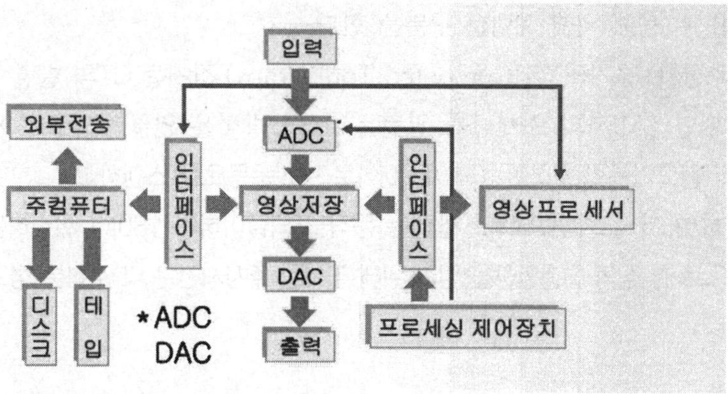

[그림 1-52] 디지털 영상처리 시스템 하드웨어 구성요소 - ADC, DAC

(2) 영상 재구성의 연산방법

X-선의 1차원적 분포를 2차원적 분포로 재구성하는 것은 어떤 미지의 물체에 X-선 빔을 조사하고 투과한 X-선의 세기만을 측정하여 어떤 물체의 단면상을 얻으려고 하는 것과 같다. 이와 같은 1차원 투영상의 집합체로부터 2차원상의 재구성 가능성을 증명한 사람은 오스트레일리아의 수학자 J. Radon(라돈, 1917)이다. 영상에 제공된 문제를 풀기 위한 수학적 방법을 연산이라고 한다.

① 영상 매트릭스 내 픽셀의 흡수계수는 수천 개의 방정식을 이용하여 풀어야 하는 난해한 수학적 기법에 의하지만 컴퓨터의 발달에 의해서 쉽게 처리될 수 있다.

② 영상 재구성을 위한 수학적 연산방법은 여러 이론이 있는데, 크게 나누어 축차근사법*과 해석적 재구성법** 등이 있다.

7. CT 장치의 구성과 영상표시

최초의 EMI-CT가 개발된 이래 CT 장치는 스캔시간 단축, 자료수집 방법, 자료처리와 표시 등에서 개선을 거듭하여 많은 발전이 이루어졌다.

---

* 축차근사법(Method of Successive Approximation) : 대수방정식이나 미분방정식의 해 등을 구하기 위해 하나의 근사해에서 그보다 정밀한 근사해를 구하는 조작을 하나 정하여, 그 조작을 차례로 반복해서 좀 더 정밀한 근사해를 구하는 방법이다.

** 해석적 재구성법 : 사물을 자세히 풀어서 분석적으로 연구하는 것이다.

(1) CT 장치의 세대별 원리

세대별 구분은 갠트리(Gantry) 운동 방식, 선속의 형태, 데이터 획득 방법, 검출기 채널(Channel) 수 등에 의해 세대별 구분을 한다.

① 1세대 장치 : 초기의 CT(Computed Tomograpy) 장치는 CT의 발명자인 Hounsfield가 개발했던 EMI사의 스캐너를 일컫는다. 이 방식은 연필형 빔으로 X-선관과 대칭해서 1개의 검출기를 배치하여 체축에 90[°]로 직선운동으로 스캔하고, 그 다음 일정 각도만큼 회전하여 다시 직선으로 스캔하는 동작을 되풀이하여 180[°] 회전하는 방식이다. 1세대 방식으로 한 장의 단층영상을 얻기 위해 필요한 주사시간은 약 수십분 정도였다(그림 1-53).

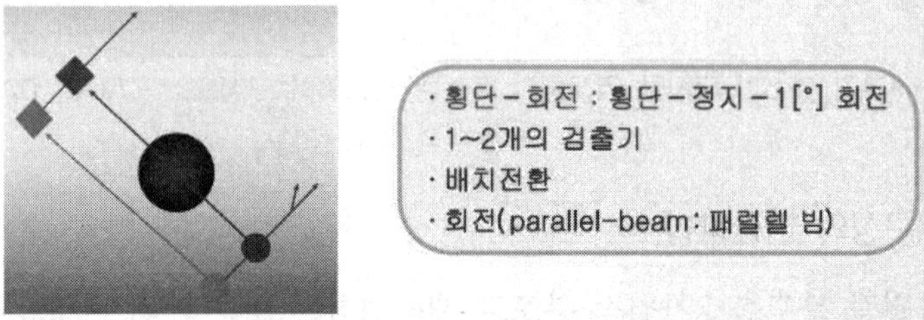

[그림 1-53] 1세대 CT의 영상획득 원리

② 2세대 장치 : X-선 발생부에서 나오는 X-선 빔의 모양이 펜슬(Pencil)형 빔 대신에 3~15[°]의 부채꼴(Narrow Fan) 빔을 사용하고 검출기도 빔의 형상에 대응하여 여러 개 사용함으로써 이동과 회전의 횟수를 적게 한 방식이다. 그리하여 1세대 장치에 비해 원형 주사수를 줄여 주사시간을 많이 감축할 수 있었다. 2세대 장치의 주사시간은 약 수십초 정도였다(그림 1-54).

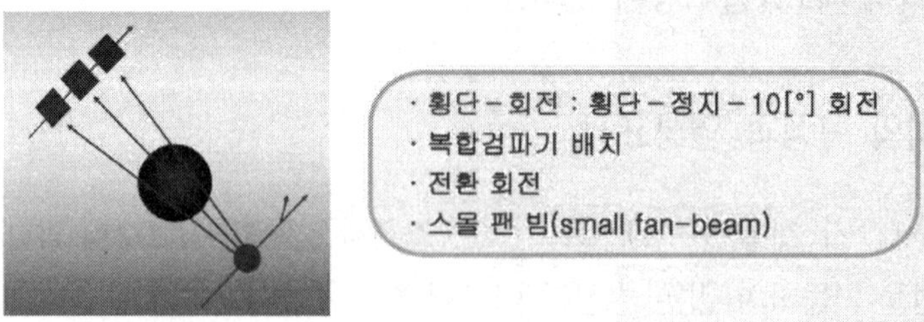

[그림 1-54] 2세대 CT의 영상획득 원리

③ 3세대 장치 : 부채꼴모양의 X-선 빔 각도를 크게 해서 X-선 빔이 한 번에 촬영영역을 모두 통과할 수 있도록 했다. 전체 촬영영역을 포함할 수 있는 30~50[°]의 팬 빔(Fan

Beam)과 이에 마주하여 X-선 검출기의 수도 많이 늘어나게 되어 보통 500내지 1000개의 검출기를 원호상으로 배열하고, 그 전체를 하나로 하여 피사체를 중심으로 360[°] 회전시켜 투영 데이터를 수집하는 장치가 개발되었다. 이 방식에서는 더 이상 선형주사가 필요 없게 되고 원형주사만 하면 되어 주사시간은 대폭 감소되어 보통 수 초정도이다. 현대식 병원에서 사용되는 대부분의 X-선 CT는 3세대 장치이며 이 방식에서는 하중이 무거운 X-선관과 검출기 배열을 고속으로 회전해야 하기 때문에 매우 정밀한 기계장치가 필요하다(그림 1-55).

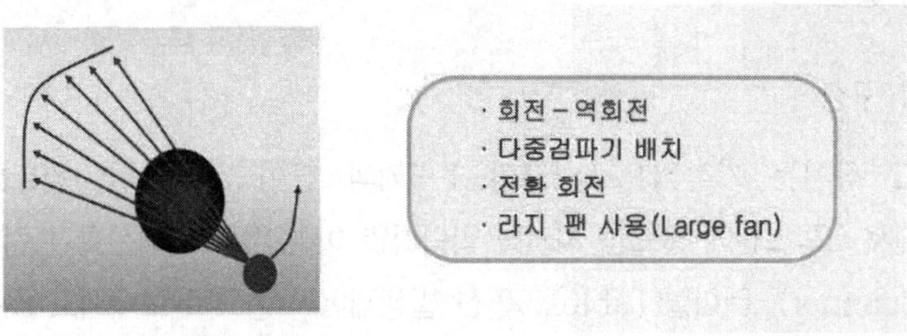

[그림 1-55] 3세대 CT의 영상획득 원리

④ 4세대 장치 : 수백 내지 수천 개의 검출기를 원주상에 배치하고 그 내측의 원주상을 X-선관이 팬 빔을 연속으로 조사하면서 360[°] 회전하는 방식이다. 또한 원주상 검출기 배열의 외측을 X-선관이 회전하는 방식도 있다. 이 방식은 검출소자 증가에 따른 문제를 줄이기 위해 검출 고리를 작게 만들고, 외측 X-선관 회전조사시 방해가 되는 검출기를 X-선관 회전과 동기시켜 대피시키도록 도는 고리를 채용한 것이다. 따라서 검출기를 회전할 필요가 없고 X-선관만 회전시키면 된다. 4세대 장치는 3세대 장치에 비해 주사시간이 대폭 감소되지는 않지만 검출기의 불안정성에 대한 영향이 적어지는 장점이 있다(그림 1-56).

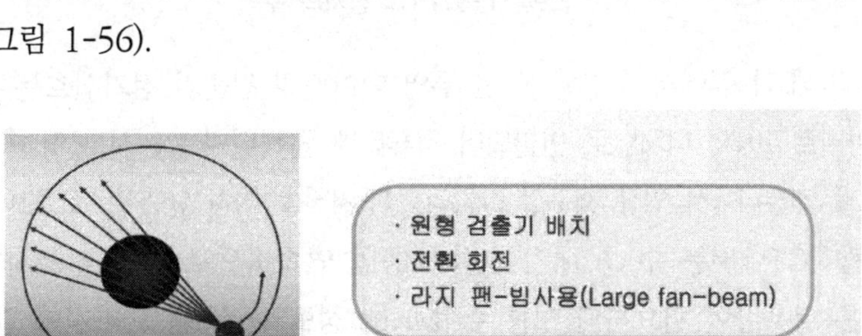

[그림 1-56] 4세대 CT의 영상획득 원리

⑤ 제5세대 장치 : 전자빔 스캔 방식은 X-선관이 회전하는 기계적인 움직임을 없애고, 전자빔의 회전으로 X-선을 발생시킨다. 갠트리(Gantry)에 원호 모양으로 배열된 전자총에서 방출된 전자빔을 집속 편향시키고, 이동하면서 타깃(Target)에 충돌시켜 X-선을 발생한다. 이로써 초고속 스캔이 가능하여 심장검사 등과 같은 동태 기능검사나 3차원 재구성이 훨씬 양호하다.

이처럼 CT 장비는 다이내믹 스캔과 슬라이스의 실현, 데이터 샘플링 수의 증가, 매트릭스 크기의 증가로 분해능의 향상, X-선관의 대용량화, 고품위 CRT의 탑재 등 개선을 거듭하며 발전하고 있다.

(2) CT의 구성

X-선 CT 장치는 기본적으로 [그림 1-57]과 같이 구성된다. 컨트롤 콘솔(Control Console)에서 CT 스캔에 필요한 지시를 입력하면 이에 따른 제어신호가 컴퓨터 시스템을 거쳐 스캐너(Scanner), 테이블(Table), X-선 발생제어기 등으로 보내지고 스캔 시작신호를 받아 스캐닝을 하게 된다.

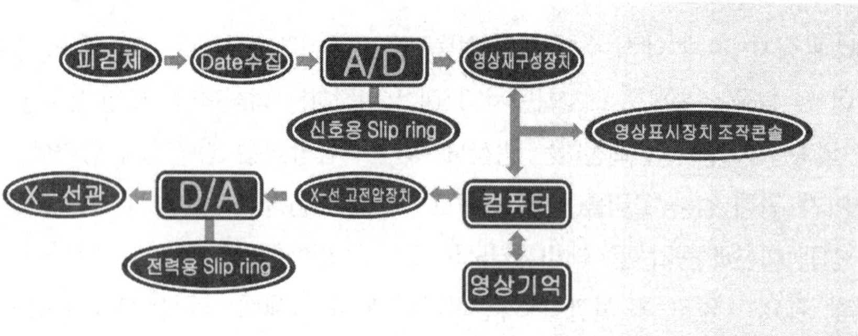

[그림 1-57] CT 장치의 구성

스캐닝에 의해 각 점에서 측정된 X-선 투영 데이터의 검출기 전기신호는 검출회로부에서 증폭되고 아날로그에서 디지털로 변환되어 컴퓨터에 입력된다. X-선 투영 데이터에서 얻어진 각각의 정보를 컴퓨터에서 영상 재구성 장치의 영상처리를 거쳐 단층상으로 모니터에 표시된다.

① X-선관 : CT에서는 수 초 내지 수십초 동안 연속적으로 X-선을 조사해야 하기 때문에 높은 열용량이 필요하다 보통 수 [MHU] 정도의 열용량을 가져야 한다. 따라서 X-선관의 타깃은 효율적인 냉각을 위해 회전형이 쓰인다. CT용 X-선관의 관전류는 연속 모드에서는 400[mA] 정도까지 그리고 단속 모드에서는 1000[mA]까지 쓰인다.

② X-선 검출기 : 현대식 CT에서는 약 8000개 정도까지의 검출기가 배열되어 있는 배열형 검출기를 쓴다. 각각의 검출기는 섬광체와 광다이오드의 결합으로 이루어져 있다.

섬광체로는 NaI*, CsI**, $CdWO_4$*** 그리고 세라믹이 쓰인다.

③ 시준기(Collimator) : X-선관 앞과 X-선 검출기 앞에 설치되어 있다. 시준기는 X-선 빔의 통과 영역을 촬영영역으로 국한하여 필요 없는 X-선이 인체를 투과하는 것을 막고, 산란된 X-선을 차단하여 영상의 공간해상도를 향상시키는 역할을 한다.

④ 고압발생기 : X-선관에 고압의 전압을 인가하는 장치이다. 일반적으로 3상의 교류전원, 혹은 고주파 전원을 사용한다.

⑤ 컴퓨터 : 영상을 재구성하기 위한 연산 작업을 수행한다. CT 영상을 재구성하기 위해서는 적어도 250,000개의 방정식을 동시에 풀어야 하기 때문에 시간이 많이 걸린다. 따라서 CT의 성능지표 중 영상 재구성 시간도 중요하여 현대식 CT에서는 512×512 크기의 영상을 1초 이내에 재구성한다.

(3) CT 영상의 표시

모니터의 일반적인 명암 표시에 있어 CT 영상은 ±1000인 CT number의 2차원적인 배열이다. 이와 같은 수치를 사용하여 눈으로 관찰할 수 있는 영상으로 변환하기 위해 CT Number가 작은 부위는 어둡게, 큰 부위는 밝게 표시하며 그 중간은 회색의 농담으로 표시하고 있다.

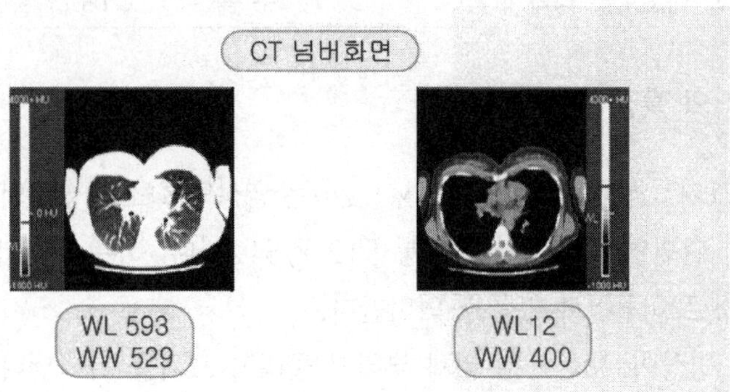

*WW****, WL*****

[그림 1-58] 윈도우 레벨의 변화

---

* NaI : 수산화나트륨의 따뜻한 수용액에 요오드를 작용시켜 만드는 무색 결정이다. 의약품으로 쓰고, 화학식은 NaI이다.

** CsI : 탄산세슘을 요오드화수소산에 녹여 농축한 무색 결정이고, 화학식은 CsI이다.

*** $CdWO_4$: Scintillator라고도 하며, 물리 방사선이 충돌하여 발광하는 물질이다.

**** WW(Window Width) : 윈도우 픽셀 단위로 이미지의 가로 크기이다.

***** WL(Window Level) : 명도에 대한 픽셀의 양이다.

그러나 진단상 필요한 부위는 CT number가 좁은 범위에 있는 경우가 많아 대조도의 차를 눈으로 구별하기가 곤란하다. 사람의 눈에 의한 흑백 패턴의 식별 능력은 32~64단계이므로 CT number의 전 범위를 식별할 수 없다. 그러므로 CT 영상의 표시장치는 표시하는 CT number의 범위와 그 중심 값을 임의로 조정할 수 있도록 되어 있다. CT number의 범위를 축소하여 다시 그레이 스케일을 부여할 수 있게 한다.

이와 같은 그레이 스케일의 증폭을 위해 선택하는 CT number의 범위를 Window Width라 하며 그 중심 CT number를 Window Level이라 한다(그림 1-58, 표 1-16).

〈표 1-16〉 WW, WL의 정의

Window Width(색조폭, WW)	Window Level(색조치, WL)
CRT 위에 흑백으로 표시되는 CT number의 범위를 나타낸다.	명암(Density)에 대한 준위로서, 농도를 변화시킨다.
영상의 농도 범위(Gray Scale)를 나타낸다.	회색 비율에 대한 중심 CT Number에 대한 영상의 농도를 변화시키는 것이다.
W가 작을수록 표시되는 CT Number 폭이 좁고, 클수록 넓다.	진단목적에 따라 WL을 선정할 필요가 있다.
진단 가능한 영상으로 볼 수 있도록 한 CT값이다.	WW 범위의 중앙치를 나타내는 것이며, 농도 범위(Density Scale)를 의미한다.
판독자와 조작자가 선택 조정한다.	WL이 작을수록 브라운(Brown)관에 표시되는 윈도우 폭 내의 CT수가 낮고 클수록 높다.
CT 영상에 대한 대조도를 나타낸다.	

(4) CT 영상의 특징

① 영상의 크기 : 영상의 크기(Matrix Size)는 영상의 화소(Pixel)의 수를 나타내고, 현대식 CT의 단면영상의 크기는 보통 512 × 512이다. 이는 하나의 단면영상이 262,144개의 화소로 이루어져 있음을 의미한다.

② 시야각 : 영상이 표현하는 인체 부위의 물리적 크기를 나타낸다. 따라서 화소크기와 시야각(Field of View) 사이에는 식 (1-26)과 같다.

$$\text{화소크기} = \frac{\text{시야각}}{\text{영상의 크기}} \qquad (1\text{-}26)$$

③ 공간해상도 : 공간해상도(Spatial Resolution)는 얼마나 작은 부위를 영상으로 감지할 수 있는가를 나타내는 척도이다. 일반적으로 [lp/cm]([line], [pair], [per], [cm])로 나타낸다.

㉠ 5[lp/cm]의 공간해상도를 가진다면 1[cm] 내에 5개의 선 패턴까지 구별할 수 있는 능력이 있다.

④ MTF(Modulation Transfer Function) : 공간해상도를 보다 엄밀히 나타낼 때 쓰이는 함수이다. 공간주파수별 분해능을 그래프로 표현한 것이다.

⑤ 대조해상도(Contrast Resolution) : 특정 부위와 배경사이의 CT Number가 다를 때 얼마나 작은 CT Number 차이를 구별할 수 있는 가를 나타내는 척도이다.

⑥ 잡음 : CT영상에는 항상 잡음(Noise)이 섞여 있다. CT 영상의 잡음은 X-선관의 전압 및 관전류, 화소크기, 단면두께, X-선 검출기의 감도, X-선량 등 여러 요소에 의해 영향을 받는다.

⑦ 선형성 : 물질의 감쇠계수와 CT Number 사이의 선형성은 항상 정밀하게 유지되어야 한다. CT를 정기적으로 유지보수하면서 선형성을 확인하고 문제가 있는 경우 이를 보정해 주어야 한다. 선형성 확인을 위해 5가지 물질을 촬영한다. 촬영결과 이 5가지 CT number는 일직선상에 놓여야 한다. 〈표 1-17〉은 선형성 시험을 위한 5가지 물질이다.

〈표 1-17〉 선형성 시험을 위한 5가지 물질

물 질 명	밀도[g/cm^3]	선형 감쇠계수[cm^{-1}]	CT number
Polyethylene(C_2H_4)	0.94	0.185	-85
Polystyrene(C_8H_8)	1.05	0.196	-10
Nylon($C_6H_{11}NO$)	1.15	0.222	100
Lexan($C_{16}H_{14}O$)	1.20	0.223	115
Plexiglass($C_5H_8O_2$)	1.19	0.229	130

⑧ 균일도 : 영상의 균일한 정도를 나타내는 척도이다. 균일한 감쇠계수를 가진 물체를 촬영했을 때 모든 화소는 같은 CT Number값을 가져야 할 것이다. 그러나 많은 경우 균일하지 않은 화소 값을 갖는다.

⑨ 허상 : 실제로는 없는 형상이 CT 영상에 나타나는 것을 허상(Artifact)이라 한다. 이 허상은 정확한 진단에 매우 방해적인 요소로 허상이 나타나는 이유는 X-선관 및 X-선 검출기의 불안정성, 주사를 위한 회전의 불안정성 등 여러 가지가 있다.

㉠ 허상의 종류 : 링 아티팩트*(Ring Artifact), 모션 아티팩트**(Motion Artifact), 음영 아티팩트***(Shade Artifact) 등이 있다.

---

* 링 아티팩트(Ring Artifact) : Tube와 같이 회전하는 3세대 CT 장치에서 주로 생긴다. 주로 디텍터 Cell의 기능 이상이나 접촉 불량에 의해 발생되며, 그 외 정격 [kVp]이 발생되지 않을 때나 콜리메이터 고장시 또는 가스검출기의 경우 제논 가스의 압력이 낮을 경우에 생길 수 있다.

** 모션 아티팩트(Motion Artifact) : 가로 방향으로 미세한 잔상이 생기는 현상(계단 등이 생기는 현상)이다.

*** 음영 아티팩트(Shade Artifact) : 그림자를 이용한 원래의 영상의 일부가 아닌 빗나간 화소들의 모임이다.

(5) Helical CT(Spiral CT)

3차원 영상을 얻기 위해 고안된 CT이다. 3차원 영상을 얻기 위해서는 2차원 단면영상을 순차적으로 여러 장 얻어야 한다.

① Helical CT : 대상체를 일정한 속도로 움직이면서 부채꼴 스캔을 한다. 스캔 1회전마다 1장의 단면 영상을 얻을 수 있다.

② Helical CT에서는 촬영하는 동안 촬영대상체가 선형적으로 움직이므로 완벽한 원형 주사가 일어나지 않고 나사형 주사가 일어나 2차원 영상을 재구성하기 위해서는 적절한 보간*(Interpolation)을 한 뒤 CT 알고리즘을 적용하고, 촬영속도를 높이기 위해 여러 개의 디텍터층을 쓰기도 한다.

㉮ 16개의 디텍터층을 쓴다면 1회전하는 동안 16장의 단면 영상을 동시에 얻을 수 있어서 속도를 16배 빨리 할 수 있다. 2차원 영상을 여러 장 얻으면 영상 단면을 수직방향뿐만 아니라 수평방향으로도 할 수 있으며, 또한 임의 각도로 기울어진 방향으로도 할 수 있어 진단의 효율성을 크게 높일 수 있다. 또한 서피스 렌더링(Surface Rendering)**, 볼륨 렌더링(Volume Rendering)*** 등 3차원 영상처리 기법을 이용해 영상진단의 가치를 높일 수 있게 되었다.

(6) CT 영상

신체 각 부위 CT의 촬영영상은 [그림 1-59]와 같다.

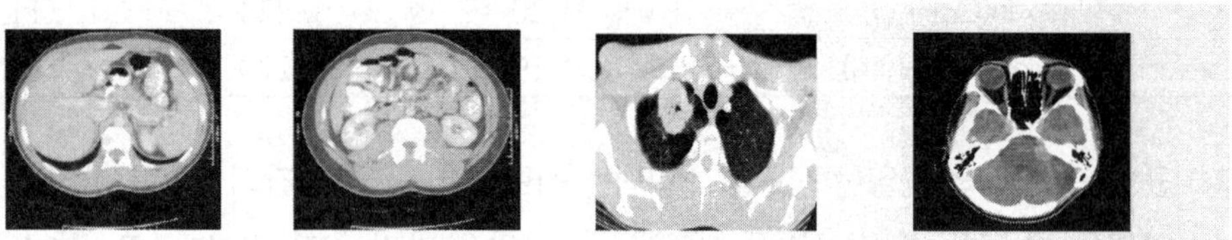

(a) 복부 CT 영상 (b) 복부 CT 영상 (c) 흉부 CT 영상 (d) 두개골 CT 영상

[그림 1-59] 각 부위 CT 촬영의 영상

---

* 보간(Interpolation) : 어떤 함수 값이 여러 변수 값에 대하여 이미 아는 경우에 이들 값을 사용하여 다른 변수 값에 대한 함수의 값을 구하는 것이다.

** 서피스 렌더링(Surface Rendering) : 표면표현기법이다.

*** 볼륨 렌더링(Volume Rendering) : 3차원의 물체 내부를 가시화하기 위해 개발된 모형화 기법이다. 물체를 와이어 프레임(Wire Frame) 모형이나 표면 모형으로 표현하지 않고 미소한 정육면체나 미립자로 표현하는 기술로, 의학이나 기술 분야에 이용된다. 컴퓨터단층촬영 스캐너로 사전에 환부의 단면상을 촬영하고 화상처리와 볼륨 렌더링에 의해 입체적으로 가시화한다. 이렇게 만들어진 화상을 바탕으로 실제 수술 전에 모의실험 하여 복잡한 수술의 어려움을 조금이라도 감소시킬 수 있다.

08 MRI

자기공명영상(Magnetic Resonance Imaging : MRI)은 1973년 폴로버터에 의해 처음 자기공명분광법(Nuclear Magnetic Resonanc : NMR)*을 단층촬영에 적용할 수 있다는 가능성이 제시되고 영상이 얻어진 이래, 지난 45년 동안 비약적인 발전을 이룩하였다.

① 자기공명영상 시스템은 기존의 다른 진단영상 시스템과 마찬가지로 어느 특정한 물리적인 양 하나만을 영상화하는 장치로 인식되었으나, 자기공명영상은 인체 내의 여러 가지 화학적인 특성(스핀격자완화시간, 스핀스핀완화시간, 화학적천이 등), 혈류속도, 확산계수(Diffusion Coefficient) 등 여러 가지 물리적인 양을 보여줄 수 있으며 인체 내부조직을 비관혈적으로 관찰할 수 있고 조직생리학적 정보를 제공하고 있는 현대 진단의학 분야에서 X-ray CT와 함께 질환 감별에 매우 중요하다.

② 인체의 70[%] 이상을 차지하고 있는 물 성분 가운데 수소의 자기 모멘트 성질을 이용 주위 조직 상태에 따라 변하는 물분자의 자기공명학적 성질(NMR : 핵자기 공명현상)과 그 농도를 반영하는 자기공명신호 크기의 공간적 분포를 영상화한 것으로 X-ray 진단장비와는 달리 인체의 연부조직을 세밀히 관찰할 수 있다.

③ MRI 장점 : 측정원리상 넓은 임상응용 확장성과 조직의 병리학적 상태에 대한 고민감성과 기존 X-ray를 비롯한 영상장비의 방사능 노출에 따른 위험성이 없으므로 임상적용으로 점차 확대되고 있는 추세이다.

④ 현재 질환 종류에 따른 다양한 인체조직의 생리학적 정보와 변화되는 물 분자의 자기공명학적 성질을 관찰할 수 있는 새로운 자기공명영상 측정방법이 지속적으로 개발되고 있으며, 자기공명영상기기의 시스템 성능도 점차 향상되고 있다. PET 시스템은 [그림 1-60]과 같다.

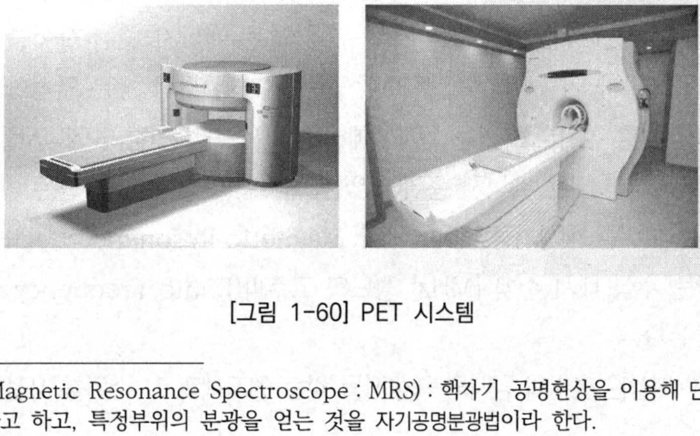

[그림 1-60] PET 시스템

* 자기공명분광법(Magnetic Resonance Spectroscope : MRS) : 핵자기 공명현상을 이용해 단층영상을 얻는 것을 자기공명영상이라고 하고, 특정부위의 분광을 얻는 것을 자기공명분광법이라 한다.

1. MRI의 원리

(1) 핵자기공명(NMR) 현상

핵자기공명 현상을 보이는 원소로는 H(수소), C(탄소), Na(나트륨), P(인) 등이 있는데 현재 MRI(Magnetic Resonance Imaging)의 영상화에 생체조직에 가장 많이 포함되어 있고, 영상화에 있어서 감도가 높기 때문에 수소원자핵이 주로 이용되고 있다. 인체 내에서 수소원자는 물 분자와 지방 분자에 주로 함유되어 있으며 그 외 기타 분자에 소량 함유되어 있다.

① 인(P)원자는 수소원자에 비해 매우 적은 양이 인체에 있어 신호의 크기가 미약하지만 인(P)원자는 생체 내 대사활동에 중요한 역할을 하므로 자기공명영상, 혹은 자기공명분광법의 대상이 되기도 한다. 수소원자핵은 전자와 마찬가지로 스핀운동을 한다.

② 수소원자핵은 양(+)의 전하를 가지고 있으므로 스핀운동에 의해 자기모멘트(Magnetic Moment)를 가진다. 즉 수소원자핵을 미세한 자석으로 볼 수 있는 것이다. 수소원자핵들이 무수히 있을 때 수소원자핵의 자기모멘트는 일정한 규칙이 없이 무작위한 방향으로 놓이게 된다. 따라서 수소원자핵들의 자기 모멘트는 서로 상쇄되어 외부에서 수소원자핵들의 집합을 보면 자성이 없는 것으로 보인다. 그러나 이들 수소 원자들이 정자장(Static Magnetic Filed) 안에 놓이게 되면 일부 원자들은 정자장과 같은 방향으로 그리고 나머지는 반대방향으로 정렬하게 된다.

③ 정자장과 같은 방향으로 정렬한 원자핵은 낮은 에너지 준위에 있으며 반대방향으로 정렬한 원자핵은 높은 준위에 있게 된다. 높은 준위에 있는 원자핵의 수보다 낮은 준위에 있는 원자핵의 수가 극소량 더 많다. 따라서 수소원자핵의 집합은 정자장 내에서 매우 미약하지만 자성을 띠게 된다. 이러한 현상을 상자성(Paramagnetism)이라 하며 외부자계에 의해 형성된 자성을 자화(Magnetization)라 한다. 그러나 수소원자핵 집합이 띠는 자화의 크기는 매우 미약해서 일반적인 상황에서는 느낄 수 없다.

④ 열적인 평형상태에서는 높은 에너지 준위와 낮은 에너지 준위 사이를 천이하는 핵들의 수가 서로 같아 이들 에너지 준위에 있는 원자핵 수의 차는 일정한 값을 유지하게 된다. 평형상태를 유지하고 있는 원자핵에 에너지 준위 차만큼의 에너지를 갖는 전자파를 원자핵에 인가하면 낮은 에너지 준위에 있는 원자핵들 중 일부는 높은 에너지 준위로 천이하게 되는데 이를 핵자기공명(Nuclear Magnetic Resonance : NMR)이라고 한다. 이 전자파는 수십 내지 수백 [MHz] 정도의 고주파(Radio Frequency : RF)대역의 주파수를 갖는다.

⑤ 핵자기공명 현상은 홀수의 양자와 중성자를 갖는 원자핵과 그 주위를 자전하며 궤도운동을

하는 음전하를 가진 전자로 되어 있어, 자전하는 회전운동과 자기 모멘트를 가지고 있어 미세자석과 같은 성질을 지니고 있다. 이들 원자핵은 외부자장이 없는 상태에서는 회전축이 제멋대로 배열되어 있으나, 정자기장 H_0 아래에서는 자기장의 방향을 축으로 하여 주파수 ν(뉴)로 회전운동을 시작한다. 이를 세차운동(Larmor Precession)이라 하며, ν(뉴)를 세차 주파수(Larmor Frequency)라 한다. ν와 H_0 사이의 식 (1-27), 식 (1-28)은 자기공명 조건식이라 한다.

$$2\pi\nu = rH_0 \tag{1-27}$$

$$\omega = rH_0 \tag{1-28}$$

⑥ 여기서 r은 물질의 자기 모멘트에 의해 결정되는 핵종 고유상수이다. 따라서 라머 주파수는 원자핵에 따른 특정 수치를 가지며 외부 자장강도에 비례하여 변화한다. 일반적으로 정자장의 세기는 테슬라(Tesla)단위로 나타내는데 임상병원에서는 0.3~3.0[T]의 정자계가, 연구환경에서는 10[T]까지의 정자장이 사용된다.
식 (1-27), (1-28)에 따라 라머 세차운동을 하는 원자핵에 자기장 H_0의 방향과 직각인 방향으로, 라머 주파수와 동일한 주파수 ν(Resonance Frequency) 공진주파수의 고주파를 가하면 원자핵은 고주파 에너지를 흡수하여 높은 에너지 상태로 된다(공명흡수). 이것이 자기공명(Magnetic Resonance)이다. 이 현상을 이용하면 각종 원자핵의 자기 모멘트 크기를 정밀 측정할 수 있으며, 자기 모멘트의 크기를 알고 있는 원자핵을 써서 물질에 대해 자기공명을 관측하면 이들 물질 내부의 미시적인 성질을 알 수 있다.

⑦ 수소원자의 Gyromagnetic Ratio는 42.58[MHz/Tesla]이다. 이에 따라 3[T]의 자계에서 수소원자의 핵자기 공명주파수는 127.7[MHz]가 될 것이다. 전자파의 인가가 중지되면 높은 에너지 준위에 있는 원자핵이 낮은 에너지 준위로 전이 되면서 열적인 평형상태로 돌아가게 되고, 이때 외부에 설치된 고주파 코일(RF Coil)에 전기신호가 유도되는데 이를 자유유도감쇠(Free Induction Decay : FID)신호라 한다. 이 자유유도감쇠 신호를 감지하고 컴퓨터로 처리하여 영상을 만들게 되는 것이다.

⑧ 핵자기공명 현상이 일어나 수소원자핵이 높은 에너지 준위로 천이하면 자화 벡터는 수평면에 눕게 된다. 자화 벡터가 수평면에 눕는 순간 전계가 유도된다. 즉 고주파 코일에

전압신호가 발생하는 신호가 핵자기공명 신호인 것이다. 외부 자기장의 영향에 의한 세차운동*은 [그림 1-61]과 같다.

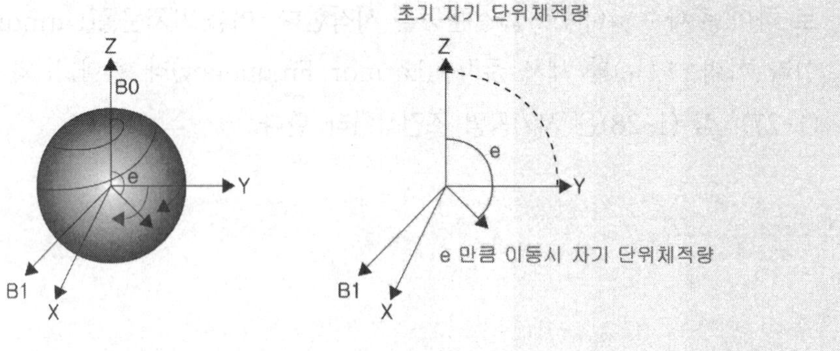

[그림 1-61] 외부 자기장의 영향에 의한 세차운동

(2) 원자핵의 이완

공명상태에서 고주파 펄스를 끊으면 고에너지 상태의 원자핵들은 흡수하였던 고주파 에너지를 다시 방출하면서 원래의 상태로 돌아가는 것을 이완(Relaxation)이라고 한다. 이때 방출하는 고주파 에너지가 MR신호이며 시간이 지남에 따라 자유유도감쇠**(Free Induction Decay : FID)작용으로 사라지고, 이것은 T1, T2 이완 현상에 의한다.

1) 스핀격자 완화시간 이완

자기장 내에 있는 원자핵들은 자기장이 없을 때와는 다른 에너지 상태를 갖게 되며, 그들이 갖고 있는 자기 모멘트는 가해 준 자기장의 방향과 일치하려는 성질을 갖는다. 이렇게 일치해서 생긴 자화를 평형자화라고 한다. 평형을 이룬 상태에서 90[°] RF 펄스를 가하게 되면 자기장 방향(Z방향)과 수직인 면(X~Y평면)으로 평형자화가 회전하고, 자기장 방향에는 평균자화는 존재하지 않는다. RF 펄스를 끊고 시간이 지나면 원래의 평형상태로 되돌아가게 된다. 이 과정을 T1 이완***(Spin-lattice Relaxation, Longitudinal Relaxation)이라 한다. 또 자기장 방향으로 재자화되면서 처음 상태의 63[%]의 순자화가 형성될 때까지 걸리는 시간을 T1 이완시간이라 한다. 모든 수소가 같은 T1을 갖는 것은 아니고, T1 이

* 세차운동 : 강체가 회전운동을 하고 있을 때 외력의 모멘트가 가해지면 그 회전축이 주기운동을 하는 현상이다.

** 자유유도감쇠 : NMR 현상의 이완(Relaxation) 과정에서 원자핵들의 위상이 완화(Dephasing)될수록 방출되는 신호가 급격히 감소하는 것이다.

*** T1 Relaxation : 처음 상태의 63[%]의 평균자화가 Z방향으로 형성될 때 외부자장의 세기가 높아지면 길어진다.

완에 영향을 주는 요소로는 물질의 물리적 · 화학적 상태, 자기장의 세기, 온도, 측정조건 등이 있다.

㉮ 물분자 내에 있는 수소의 T1은 지방분자 내의 수소의 T1에 비해 길다. MRI에서는 T1 이완으로 인하여 RF 펄스를 빨리 회복하여 가할 수 없게 되어 영상시간이 길어지나, T1은 중요한 영상대비 정보를 주는 주요 변수이다. T1 강조영상을 [그림 1-62]와 같다.

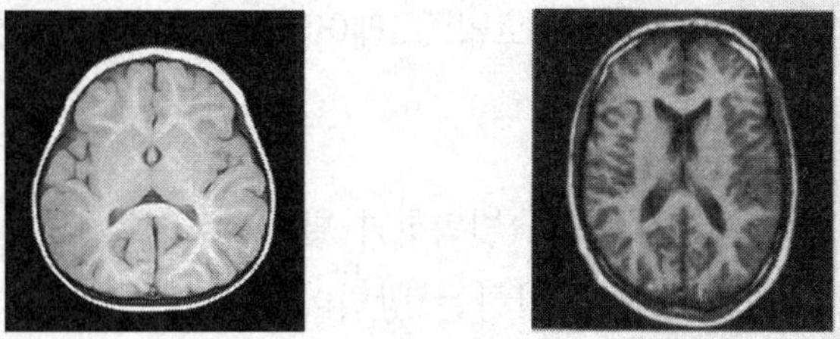

[그림 1-62] T1 강조영상

2) 스핀스핀 완화시간 이완

수소원자핵이 핵자기 공명현상에 의해 여기되면 고주파 코일에 자유유도감쇠(Free Induction Decay : FID) 신호를 유도한다. 그런데 이 FID 신호(X~Y 평면의 순자화)가 위상완화과정*(Dephasing)에 의해 처음의 37[%]까지 감소하는 데 걸리는 시간을 T2 이완시간**으로 하고 있다. 이는 횡이완시간이라고도 하며, 흡수한 공명에너지를 스핀간의 상호작용으로 에너지를 방출하는데 T2는 스핀의 존재 상태에 의존하므로 물질의 종류나 상태에 따라 다르다. 하지만 같은 물질의 T2값은 정자장 강도에 영향을 받지 않는다. T2 강조영상을 [그림 1-63]과 같다.

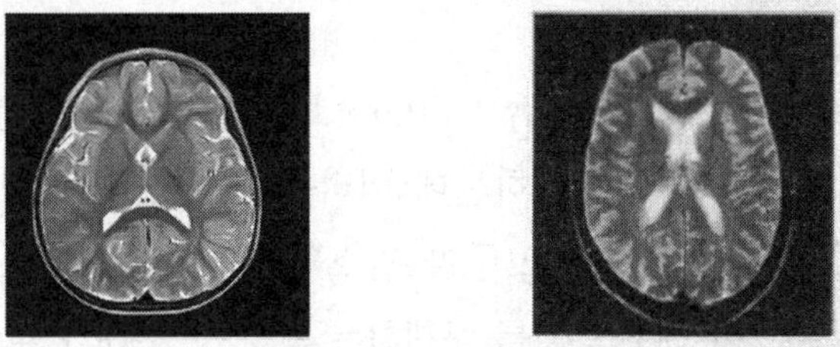

[그림 1-63] T2 강조영상

---

* 위상완화과정(Dephasing) : 처음의 37[%]까지 감소하는 데 걸리는 시간으로 외부 자기장의 세기에 영향을 받지 않는다.

** T2 relaxation : X~Y 평면의 평균자화가 위상을 0으로 바꾸어 주는 것이다.

(3) MR 펄스 시퀀스

순 자기 모멘트의 방향이 원래의 방향에 대해서 어느 정도의 각도로 회전하는가는 각을 가해주는 RF 펄스의 시간에 비례한다. 그리고 한 번의 RF 펄스의 신호로는 영상이 이루어지지 않는다. 따라서 RF 펄스를 적당히 나열하여 여러 번 가해 줌으로써 정보축적의 효율을 증대시키거나 MR 영상의 T1, T2 효과가 차지하는 부분을 강조시킬 수 있으며 포화회복법, 반전회복법, 스핀 에코법, 페스트 스핀 에코법, 그레이디언트 에코법이 있다.

1) 포화회복법

90[°] RF 펄스를 일정 시간간격으로 반복하여 발사하고, 그 직후에 자유유도감쇠(Free Induction Decay : FID) 신호를 포착하는 방법이다.

① TR(Repetition Time) : 일반적으로 자기공명영상을 얻기 위해 수소원자핵을 여러 번 여기시켜야 하는데 이때 여기시키는 90[°] 펄스 사이의 간격을 TR이라 한다.

② TR(Repetition Time)이 짧을수록 [그림 1-63]과 같이 T1 효과가 강조된 영상을 얻게 되고, TR이 길수록 회전음영 강조영상을 얻게 된다.

2) 반전회복법

먼저 180[°] RF 펄스를 가해 전체 자기장을 반대방향으로 반전시킨 다음, 일정시간 후에 90[°] 펄스를 가하여 이로부터 FID 신호를 얻는 방법이다.

① 장점 : 포화회복법에 비해 이완시간의 동적 영역을 두 배로 늘려 T1 효과를 극대화시킬 수 있다.

② 단점 : 시간이 많이 걸린다.

3) 스핀 에코법

자유유도감쇠(Free Induction Decay : FID)신호는 고주파 펄스를 인가한 직후부터 나오기 때문에 이 신호를 온전하게 수집하는데 어려움이 있다. 첫번째 90[°] RF 펄스를 가한 후 일정시간이 지난 후에 첫번째 고주파 펄스의 두 배의 크기로 180[°] 펄스를 주면 에코 신호가 나타나는데, 이 에코 신호를 포착하는 방법으로 90[°] 펄스를 준 직후에는 평균자화가 X~Y 평면에 눕게 되고 시간이 경과하면서 스핀이 동위상 상태를 잃어버리면서 일정시간(τ) 후에는 다시 원자핵들이 출발점에 나란히 서게 된다. 이것을 재초점화라고 하며 이때 강한 에코 신호가 나타나게 되는 것이다.

스핀음영 강조영상은 [그림 1-64]와 같다.

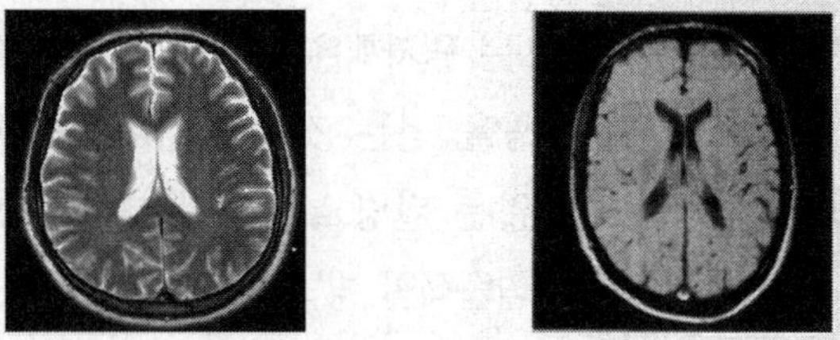

[그림 1-64] 스핀음영 강조영상

4) 페스트 스핀 에코법

스핀 에코 영상을 상대적으로 빠른 시간에 얻을 수 있다. 자기공명영상신호(Echo Train)를 16으로 하면 각 펄스마다 위상부호단계(Phase Encoding Step)를 얻을 수 있기 때문에 16번의 데이터를 얻게 되어 스핀 에코법보다 1/16 정도의 시간 감소를 가져온다.

스캔 시간을 줄일 수 있으나 신호 대 잡음비를 향상시키기 위해 신호 수집수를 증가시켜야 하고, 해상력을 향상시키기 위해 매트릭스 크기를 증가해야 하는 단점이 있다.

5) 그레이디언트 에코법

180[°] 고주파 대신에 자장기울기(Gradient)를 반전시키면 스핀 에코를 얻을 수 있는데 이 방식을 그레이디언트 에코법(Gradient Echo)이라고 한다. 이 방식은 수평면 자기화는 적게 일어나나 빨리 회복할 수 있으므로, 시간당 신호는 더 많이 얻을 수 있다.

(4) 분광영상법

자기공명영상법은 자기공명분광법에서 비롯된 것이기 때문에 자기공명영상법과 자기공명분광법의 결합은 자연스러운 것이라 하겠다.

① 자기공명영상법 : 인체 내 수소원자핵의 밀도를 영상화한 것으로 수소원자핵의 화학적인 분광특성을 고려하지 않고 있다. 반면 자기공명분광법은 원자핵의 공간적인 밀도분포에 관한 정보에 구애되지 않고 시료의 화학적인 분광정보만을 얻고자 하였다.

② 자기공명분광법 : 공간적으로 균일한 시료를 고주파 코일에 삽입하고 신호를 수집하기 때문에 시료에서 발생되는 신호는 원자핵의 화학적 천이에 관한 정보를 담고 있어 신호를 수집한 뒤 이를 푸리에 변환하면 분광정보를 얻을 수 있다.

③ 자기공명분광영상법 : 영상법으로는 신호원의 공간적인 정보를 분해하고 분광법으로는 분광정보를 분해하여 3차원의 공간정보에 1차원의 분광정보를 더한 4차원 영상을 얻는 것이다.

④ 분광영상법을 이용하면 원자핵의 공간적인 분포뿐만 아니라 그 원자핵의 분광정보

까지도 동시에 알 수가 있어서 진단의 정확도를 높일 수가 있다. 분광영상법(Spetroscopic Imaging)으로 보는 원자핵은 수소와 인이다. 인은 인체의 신진대사와 관련된 원소이기 때문에 인의 분광을 얻는 것은 진단에 중요한 정보를 제공한다.

⑤ 해부학적 이상을 전혀 동반하지 않은 질병으로 인한 대사상태의 변화와 대사물질의 구성 및 양을 In Vivo상태에서 비침습적인 방법으로 측정할 수가 있다. 간단하게는 체적선택기법(3D Volume Localization Technique)을 이용하여 원하는 부위에서 발생하는 자기공명신호의 분광정보를 분석할 수도 있고, 또는 4차원 분광영상법을 이용하여 영상과 분광측정을 동시에 시행할 수도 있다.

(5) 고속영상기법

자기공명영상촬영시간은 개발초기 단계에서는 수십분 정도로 X-선, CT, 초음파스캐너 등의 촬영시간보다 매우 길었으나, 지속적인 기술개발결과 현재에는 1초 이내에 여러 장의 영상을 얻을 수 있는 수준까지 발전하였다. 촬영시간의 단축은 여러 가지 기술개발의 복합적인 산물이지만 그 중에서도 경사자장 시스템의 혁신적인 기술개발과 영상기법개발이 큰 역할을 하였다. 2차원 자기공명영상을 만드는데 걸리는 시간은 일반적인 자기공명영상법은 식(1-29)와 같다.

$$\text{자기공명영상법} = TR \times N_p \times N_{avg} \qquad (1\text{-}29)$$

TR : 반복시간, N_p : 영상부호와 경사자장 스텝수

N_{avg} : 신호 대 잡음비를 개선하기 위해 같은 영상신호를 반복해서 수집하는 반복횟수

그러므로 촬영시간을 줄일 수 있는 가장 간단한 방법은 TR, N_p, N_{avg}를 줄이는 것이다. 하지만 N_{avg}를 1로 하더라도 TR을 줄이면 형상의 대조도가 달라지고 N_p를 줄이면 영상의 해상도가 나빠지기 때문에 이들을 줄이는 데에는 한계가 있다. 이러한 문제를 해결하기 위해 개발된 몇 가지 고속 MRI 기법은 다음과 같다.

① FSE(Fast Spin Echo) : 일반적으로 많이 쓰이는 Multiple Spin Echo Sequence를 고속영상법으로 변환시킨 것이다. 180[°] 고주파 펄스에 의해서 만들어지는 모든 스핀에코 신호 앞에 위상부호와 경사자장을 가하여 공간주파수 영역을 주사하게 되면, 한 TR(반복시간) 동안에 나오는 스핀 에코의 수에 반비례하여 촬영시간이 줄어들게 된다.

② EPI(Echo Planar Imaging) : 핵스핀을 여기하기 위한 고주파 펄스를 단 한 번 가하고 영향을 구성하는데 필요한 공간주파수 정보를 모두 얻는 방법으로 현재 가장 빠른 영상

법이며 촬영시간을 100[msec] 이내로 할 수 있어 뇌기능 영상 고속촬영이 필요한 부분에서 사용된다.

③ SENSE : 고주파 코일을 여러 개 사용해 동시에 MRI 신호를 수집할 수 있다. 이 경우 고주파 코일의 감도분포가 서로 다른 점을 이용해 촬영시간을 줄일 수 있는데 이 방법을 SENSE 기법이라 한다.

④ 고주파 코일을 N개 사용한다면 촬영시간을 N배 줄일 수 있다. 몰론 특수한 영상처리기법을 이용해 영상을 재구성해야 한다.

(6) 기능적 영상법

기능적 영상법(Functional Imaging)은 인체 내 혈액은 산소포화도에 따라 자화율이 약간 변한다. 노벨상 수상자인 J. Pouling은 액체상태 혈액의 자기적인 성질에 관하여 연구하였다. 이 연구 결과에 따르면 산소와 결합한 산화헤모글로빈은 반자성 성질을, 산소를 잃은 환원헤모글로빈은 상자성 성질을 갖는다.

① 자기공명영상으로 촬영하는 일반적인 조직들은 반자성 성질을 갖는데 반자성 조직 주위에 상자성 성질을 갖는 물질이 있으면 자화율의 불균일성에 의해 자장 강도의 불균일성이 된다. 즉 혈액에 존재하는 상자성의 환원헤모글로빈은 반자성 성질을 갖는 주변 조직들과 인접했을 때 자화율 차이에 의하여 자장의 불균일성을 야기한다. 이 자장의 불균일성은 자기공명신호의 크기에 영향을 줄 수 있다.

② 뇌에서 활동을 하는 부분은 활동을 하지 않는 부위에 비해 산소를 더 많이 쓴다. 따라서 그 부위에는 혈액공급량이 일시적으로 증가하며 그 부위의 자성이 일시적으로 바뀐다. 이 자성 변화에 의해 활동 부위의 MRI 신호 크기는 2~4[%] 정도 바뀌게 된다. 뇌가 정해진 순서에 따라 활동하게 하면서, 즉 뇌에 적절한 자극을 주면서 MRI 영상을 계속 얻으면 활동이 없는 부위의 화소값은 일정한 값을 갖지만 활동이 있는 부위는 화소값이 바뀌게 된다.

③ 화소값이 뇌자극 패턴에 따라 변하는 부위를 통계적인 방법으로 찾아 도시하는 것을 기능적 영상이라 한다. 통계적 처리방법으로 SPM(Statistical Parameter Mapping) 방법이 많이 쓰인다.

(7) 영상의 구성

MRI에서 영상구성 기법은 2차원적인 방법이나 3차원적인 방법 등 여러 방법들이 개발되어 있다. 그 중에서 목적 단면을 먼저 선택하고 푸리에 변환법으로 영상을 구성하는 방식이 가장 일반적으로 사용되고 있다.

① 자기공명영상은 기본적으로 수소밀도분포를 영상화하는 것이라 할 수 있다. 수소밀도가 높은 곳에서는 신호가 크게 나오기 때문이다. 자장이 매우 균일하다면 수소원자의 공간적 위치에 상관없이 모든 수소 원자는 같은 공명주파수를 가질 것이다. 일반적으로 고주파 코일 한 개를 사용하며, 고주파의 파장은 사람의 크기보다 길기 때문에 고주파 코일에 수신된 핵자기 공명신호로부터 수소원자의 위치를 구별할 수 없다. 수소원자의 위치를 구별하기 위해서는 수소원자의 공명주파수, 혹은 위상을 위치에 따라 다르게 하는 것이 필요하다. 이를 위해 경사자계코일(Gradient Coil)을 사용한다. 경사자계코일은 X방향, Y방향, Z방향의 세 개가 사용된다.

② 위치에 따라 공명주파수를 바꾸어주는 경사자계를 주파수인코딩 경사자계, 그리고 위상을 바뀌어 주는 것을 위상인코딩 경사자계라고 한다. MRI에서 원하는 단면 내에서만 신호가 나오게 하기 위해 수소원자핵에 고주파를 인가할 때 경사자계를 동시에 인가한다. 이 경사자계를 단면선택 경사자계라 하고, 이때 고주파 펄스의 모양은 주파수 영역에서 사각형 모양이나 가우시안 모양을 갖도록 설계된다. 고주파 펄스의 모양은 싱크(Sinc)함수가 많이 쓰인다.

③ 2차원 단면에서만 MRI 신호가 나오게 하면서 주파수인코딩 경사자계와 위상인코딩 경사자계를 인가하여 MRI 신호를 수집하면 MRI 신호는 수소밀도 분포의 2차원 푸리에 변환이 된다. 그래서 MRI 신호는 K영역(혹은 공간주파수영역)에서 수집한다고 한다. MRI 신호를 2차원 역푸리에 변환을 하면 수소밀도분포를 나타내는 영상을 얻을 수 있다. 단면영상을 얻기 위한 신호는 2차원 신호인데 고주파 코일이 수신하는 신호는 1차원 신호이므로 MRI 신호를 여러 번 받아야 한다. MRI 신호를 받을 때마다 주파수인코딩 경사자계는 같은 모양으로 하지만 위상인코딩 경사자계는 모양이 바뀐다.

④ 어떤 원자핵을 자기공명시키기 위해서는 라머 주파수와 일치하는 고주파를 가하고 또 라머 주파수는 정자장의 세기와 비례하여 변화한다. 만일 정자장(외부자장)의 세기가 인체 전 부분에서 모두 같을 경우에 수소원자핵의 라머 주파수로 수소원자핵을 공명시키면 인체 모든 부분의 수소원자핵이 공명되어 단명상이 얻어지지 않는다. 그러므로 그레이디언트 코일*(Gradient Coil)을 이용하여 외부자장의 세기를 다르게 일정간격으로 기울기를 만들어 자장세기에 따른 라머 주파수에 변화를 준다. 여기서 단면(Z)의 수소원자핵 라머 주파수에 해당하는 공명주파수를 가하면 해당 단면의 수소원자핵만이 공명을 일으키게 된다. 이렇게 일정 방향으로 자장의 기울기(Gradient)를 만들어

---

* 그레이디언트 코일 : 자기공명영상장치에서 원하는 경사자장을 생성시키기 위한 코일이다.

줌으로써 단면상은 선택된다.

⑤ Z방향의 단면이 선택되면 그 단면 내 각 픽셀들의 위상은 모두 같으므로 각 픽셀에서 나오는 신호(MR 신호)는 모두 같게 나온다. 따라서 이의 공간적 분해를 위해 또 다른 그레이디언트 코일을 이용하여 X방향과 Y방향으로 자장의 기울기를 두어 세기를 달리하면 단면(Z)의 각 픽셀에서 나오는 신호는 각각 위상과 주파수가 다르게 된다. 이 신호를 푸리에 변환의 과정으로 처리하면 각 픽셀에서 나오는 신호강도를 분리할 수 있게 되어 공간적으로 나타낼 수 있게 된다.

⑥ 자기공명영상신호의 크기 : 수소밀도에만 관계되는 것이 아니다. 자기공명신호의 크기는 스핀격자 완화시간, 스핀-스핀 완화시간과도 관계가 있다.

⑦ 자기공명영상신호의 크기는 식 (1-30)과 같다.

$$M = M_0(1 - e^{-TR/T1})e^{-TE/T2} \tag{1-30}$$

M_0 : Equilibrium magnetization　　TR : Repetition time
TE : Echo time　　T1 : Spin-lattice relaxation time
T2 : Spin-spin relaxation time

⑧ 자기공명영상의 대조비는 크게 스핀밀도, 스핀격자 완화시간, 스핀-스핀 완화시간에 의해 결정된다.

⑨ 스핀밀도 강조영상 : 스핀밀도 강조영상은 스핀밀도에 비례하는 M_0영상을 얻는 것이다. TR ≫ T1, TE ≪ T2의 조건으로 영상을 얻는다. T1 강조영상은 TR~T1, TE ≪ T2의 조건으로 영상은 식 (1-31)과 같다.

$$M ; \ M_0(1 - e^{-TR/T1}) \tag{1-31}$$

T2 강조영상은 TR ≫ T1, TE~T2의 조건으로 영상은 식 (1-32)와 같다.

$$M ; \ M_0 e^{-TE/T2} \tag{1-32}$$

(8) 영상 파라미터

펄스 연쇄(Pulse Sequence)에 추가하여 여러 파라미터들을 스캔 전에 설정하게 된다. 선택단면의 두께, 단면 사이의 간격, FOV*(Field of View), NEX(Number of Excitation), TR(Repetition Time), TE(Time Echo, Echo Time), 대역폭(Band width), 매트릭스 크기(Matrix Size) 등이 있다. 부가적으로 반전시간, 포화 펄스 등을 선택할 수 있다.

① 단면두께 : 영상의 화질과 해상력에 영향을 준다. 두께가 증가하면 신호 대 잡음비의 증가로 영상 관찰은 수월하나 너무 큰 단면두께는 임상정보 제공에 있어 적당하지 않다.

② NEX(Number of Excitation) : 스핀의 여기 횟수를 의미하는데 각 복셀**(Voxel)로부터 신호를 얻는 횟수이다. 신호 수집을 1회만 하면 잡음에 의해 신호가 변경될 수 있지만, 신호 수집의 횟수가 증가하면 잡음을 최소화할 수 있다. 신호 대 잡음비는 NEX의 제곱근에 비례한다.

③ 매트릭스 크기 : 위상 부호화수를 좌 · 우하는 매트릭스 크기(Matrix Size)의 선택은 검사기간, 신호 대 잡음비 해상력을 결정하는 데 매우 중요하다. 매트릭스의 크기를 고정시키고 시야 Field Of View(FOV)를 크게 하면 픽셀의 크기가 증가되어 해상력은 저하되나 반대로 시야를 작게 하면 해상력은 증가한다.

④ 대역폭(Bandwidth)을 조절하면 : 잡음을 줄이면서 신호 대 잡음비는 증가시킬 수 있다. 넓은 대역폭은 복셀(Voxel)에서 나오는 신호 외에 잡음까지 포함하지만 좁은 대역폭을 사용하면 수신되는 잡음을 줄일 수 있다.

⑤ TR(Repetition Time) : 다음 펄스가 적용되기 전까지 시간의 길이를 의미한다. TR이 길수록 종축 자기화의 회복이 더 많아지게 되기 때문에 다음 펄스가 적용되었을 때 횡축으로 이동이 더욱 커지게 된다.

⑥ 반사시간(Echo time) : RF 펄스가 모이는 시간을 결정한다. 즉 고주파 펄스를 인가하고 난 뒤 핵자기공명신호를 수집하기까지 걸리는 시간이다. 횡축자기화의 붕괴는 RF 펄스가 멈추면서 시작되므로 TE***가 길수록 신호를 만드는 횡축자기화 성분이 Mxy 면에 조금밖에 남지 않게 된다. 때문에 TE(Time Echo, Echo Time)가 짧을수록 신호 대 잡음비는 높아지고 TE가 길수록 신호가 작아져 신호 대 잡음비가 낮아진다.

---

* FOV(Field of View) : 시계(視界), 시찰기기를 통하여 관찰할 수 있는 각도와 영역이다.

** 복셀(Voxel) : 3D 공간의 한 점을 정의한 일단의 그래픽 정보, X-선, 음극선, 자기공명사진(MRI)을 여러 각도에서 보기 위해 복셀로 된 영상을 사용한다.

*** TE(Time Echo, Echo Time) : 스핀 에코(Spin Echo)에서 90[°] 펄스(Pulse)에서 에코 시그널(Echo Signal)까지의 시간이며 조직이 흡수한 에너지를 방출하는 시간이다.

2. MRI 영상 시스템

MRI에 필요한 장비들은 MRI의 원리로부터 생각할 수 있으며, MRI 시스템의 기본구성은 [그림 1-65]와 같다.

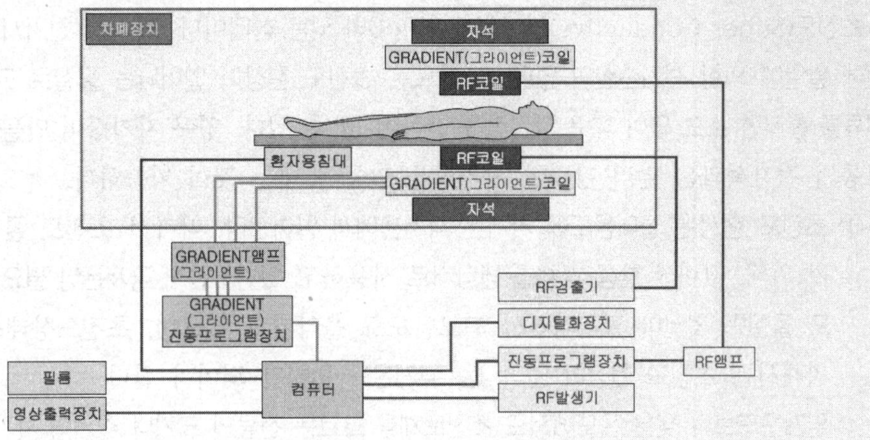

[그림 1-65] MRI 시스템의 기본구성

(1) 정자장장치

정자장 발생장치는 MRI의 시스템의 기본성능을 결정하는 것으로서 높은 자장 균일성과 자장이 시간적으로 안정되고, 누설자장 및 소비전력이 작아야 하는 등의 특성을 요구한다. 정자장 발생에는 영구자석, 상전도 자석, 초전도 자석 방식이 있다. 최근에 가장 많이 사용되고 있는 것은 초전도 자석이다.

1) 영구자석 방식

영구자석은 자성체를 이용해 만든 강자성 물질로 일단 자기 에너지가 주어지면 영구히 자속을 발생하는 자석이다. 일단 만들어지면 자계가 영구적으로 생기므로 따라서 전기를 사용하지 않아 가동운영비가 적게 드는 장점이 있으나 자장강도가 0.3[T](Tesla) 정도로 제한되며 자석의 시간적 안정도가 떨어지는 단점이 있다. 주로 소형병원에서 쓰인다. 자석의 재질로는 희토류 자석이 많이 쓰이고 Sm-Co(사마리움 - 코발트), Nd-Fe-B(네오다이뮴 - 철 - 붕소) 등의 합금이 사용된다.

2) 상전도 자석 방식

코일에 전류를 가하여 자장을 만드는 전자석에 의한 방식이 상전도 자석 방식이다. 코일의 전기저항으로 고자장 형성에 따른 전력소모가 크고 열발생에 따른 냉각 시스템이 필요하다. 전류에 의한 전자석이므로 일정 자장 유지에 따른 안정화 전원이 요구된다. 이러한 이유와 포화자기장* 등으로 상전도 방식은 0.002~0.4[T](Tesla)의 범위 내에서 장치가 만들어지고 있다.

3) 초전도 자석 방식

초전도(Super Conductive)는 전기저항이 0이 되는 상태이다. 따라서 전기저항이 없기 때문에 발열에 의한 전기손실이 없다. 그러므로 초전도 현상이 일어나는 물질로 고리를 만들어 전류를 흘리면 소모 없이 영구 자기장을 만들어 낼 수 있다. 영구 자기장이 만들어지는 만큼 보통의 전자석과는 달리 강력한 자기장을 만들어 내는 것이 가능하다.

① 초전도 현상은 절대온도에 가까운 극저온에서 일어난다. 따라서 초전도 물질을 냉각하기 위해, 값비싼 헬륨 액체를 냉각재로 사용하고 있다. 현재 극저온이 필요 없는 신초전도 물질이 잇달아 발견되면서 최고온도도 올라가고 있으며, 초전도상태를 유지하기 위해서는 초전도 현상이 일어나는 임계온도 이하가 되어야 한다.

② 임계온도보다 낮은 온도에서도 초전도체를 흐르는 전류의 크기나 주위의 자기장의 강도가 어느 한계를 초월하면 초전도 상태가 무너져 보통의 상전도 상태로 옮겨가 버린다. 이 한계치를 임계전류밀도, 임계자기장이라고 한다. 이들 임계조건이 무너지면 초전도체는 초전도성을 상실하고 상전도 상태가 되는데 이 현상을 퀀칭(Quenching)이라 한다.

③ 퀀칭(Quenching)이 발생하면 상전도 상태의 전기저항으로 대량의 열이 발생하고, 초전도체를 용해시키거나 값비싼 냉각재를 증발시키는 손실이 발생하므로 초전도 자석의 설계나 설치에 있어서는 충분한 대책이 강구되어야 한다.

④ MRI용 초전도 코일 재료로는 Nb-Ti(니오븀 - 티타늄) 합금이나 Nb_3Sn(니오븀 주석) 화합물 등이 있다. 액체헬륨 내에 초전도 코일이 들어가고, 그 바깥쪽은 진공상태에 있으며 또 액체질소에 둘러싸여 있는 보온구조이다. 이 저온 용기를 일반적으로 저온유지장치(Cryostat)라 한다. 액체질소가 사용되는 이유는 고가의 액체헬륨이 증발되는 것을 방지하고 냉각상태를 보호하기 위해서다.

⑤ 초전도 자석은 자장이 세고(0.5~3.0[T]), 자장의 공간균일도가 좋으며, 자장의 시간적 안정성이 뛰어나 가장 많이 이용되고 있다. 초전도 자석은 영상을 얻고자 하는 부위에 원하는 자장을 만들어주지만, 초전도 자석 주변에 원하지 않는 누설자장를 함께 형성한다. 이 누설자장은 심박보조장치 등과 같은 의료기구의 오동작을 유발할 수 있기 때문에 누설자장이 적절한 수준으로(일반적 5[Gauss] 이하) 감쇠되는 공간까지를 확보

---

* 포화자기장 : 정점 이상은 강하게 되지 않는 자기장의 한계이다.

해야 하므로 자기공명영상 시스템의 설치공간은 다른 진단영상 시스템에 비해 매우 커야 하는 문제점이 있다.

⑥ 최근에는 이 누설자장을 효과적으로 줄일 수 있는 자장차폐 기술이 개발되어서 공명영상 시스템의 설치공간도 획기적으로 감축되었다. 왜곡이 없는 단층영상을 얻기 위해서는 영상을 촬영하고자 하는 부위에서 정자장이 매우 균일해야 한다. 보통 자기공명영상 시스템에서 쓰는 자석들은 보통 직경 30[cm] 구 안에서 수십[ppm] 이하의 자장균일도를 갖는다.

㉠ 초전도 자석 방식의 장점 : 높은 자장을 발생시킬 수 있어 영상의 고해상도, 짧은 스캔시간, 분광학(Spectroscopy), 현미경검사(Microscopy) 등에 많이 쓰인다.

㉡ 초전도 자석 방식의 단점 : 주기적으로 고가의 액체질소와 액체헬륨을 공급해야 하므로 운영비가 많이 든다.

(2) 고주파 코일

라디오주파수(Radio Frequency : RF) 코일은 자기공명영상에서 원자핵 스핀을 여기하고 여기된 스핀이 평형상태로 회귀하면서 발생하는 고주파의 발신과 생체에서의 MR 신호를 수신하기 위한 코일이다.

따라서 고주파 코일의 감도특성은 자기공명영상의 신호 대 잡음비를 좌우하므로, 잡음이 적은 영상을 얻기 위해서는 고감도의 고주파 코일이 필수적이다. 고주파의 발신과 수신은 시간적으로 엇갈리기 때문에 하나의 코일로 발신과 수신을 겸용하는 방식(Single Type)과 별개로 설치하는 방식(Cross Type)이 있는데 주로 별개로 설치하는 방식이 많이 쓰이고 있다. 최근에는 위상배열형(Pulsed Array) 고주파 코일이 개발되어서 고주파 코일의 감도가 크게 향상되었다.

① MRI에서의 라디오주파수 코일은 크게 홀-볼륨 코일(Whole-Volume Coil)과 서피스 코일(Surface Coil)이 있다. 홀-볼륨 코일은 커다란 검사부위에서 여기된 MR 신호를 받아들이는 것으로 코일 안에 환자가 들어가기 때문에 원통형에 가까운 구조로 되어 있다. 코일의 형태는 솔레노이드형(수직자장방식)과 안장 모양형(Saddle-shaped = 수평자장방식) 코일이 있다.

② 라디오주파수 코일은 정자기장과 직교하는 자장을 만들어야 하므로 정자기장 방향에 따라 선택된다. 표면 코일(Surface Coil)은 일종의 수신 안테나로서 검사하고자 하는 관심부위에 인접해 사용할 수 있게 한 코일이다. 따라서 인체의 작은 단면을 영상화할 수 있으며, 월등한 신호강도를 발생시키므로 분해능을 증가시킬 수 있다.

③ 종류로는 등뼈(Spine), 목(Neck), 가슴(Breast), 하지(Extremity), 눈구멍(Orbit)용 등의 서피스 코일(Surface Coil)과 다용도용이 있다. RF Coil은 [그림 1-66]과 같다.

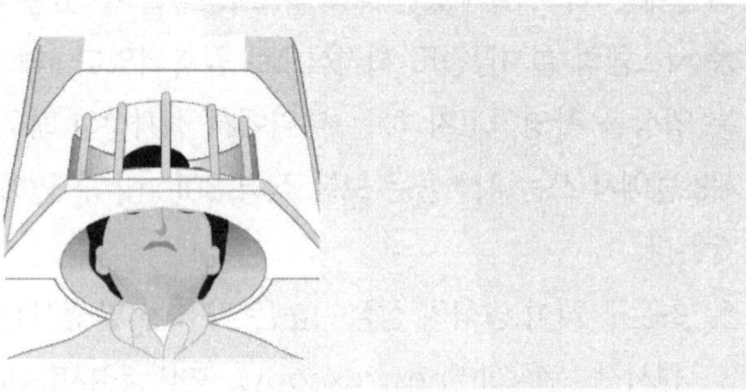

[그림 1-66] RF coil

(3) 심 코일과 그레이디언트 코일

1) 심(Shim) 코일

양질의 자기공명영상을 얻기 위해서는 매우 좋은 자장의 균일도가 요구된다. 정자기장 내부에 놓여 정자기장의 비균질성을 부분적으로 수정하기 위해 낮은 자장을 만들어 내어, 더욱 균일하게 만드는 시밍(Shimming : 틈새를 막는 나무[금속] 조각) 작용을 하기 위한 코일이다. 시밍은 심 코일을 이용한 방법 외에 정자기장 내부나 냉각장치 외부에 철편을 설치하여 이루어질 수도 있다. 시밍 코일은 열개 정도로 구성되는데 각각의 코일에 흐르는 전류의 양을 조절하여 자장의 균일도를 높일 수 있다.

2) 경사자계(Gradient) 코일

정자장은 공간적으로 매우 균일하기 때문에 이상적인 경우를 가정하면 영상하고자 하는 부위 모든 점에서의 자장 강도는 같다고 할 수 있다. 즉 모든 점에서 원자핵 스핀의 에너지 준위차가 같기 때문에 여기된 원자핵이 평형상태로 회귀되면서 유도되는 전자파의 주파수도 모든 점에서 같게 된다.

① 자기공명영상을 구성하기 위해서는 공간적인 정보를 구분하는 방법이 필요한데 이를 위해 경사자계(Gradient) 코일이 쓰인다. 경사자계코일은 정자장 자석 내의 심 코일 내부에 X, Y, Z축을 따라 나란히 설치되어 전류를 흐르게 한다.

② 자장 그레이디언트는 영상을 구성하는 데에 위치를 정해 주며 단면 선택(Slice Selection), 주파수 부호화(Frequency Encoding), 위상 부호화(Phase Encoding)의 기능을 가지고 있다.

③ 그레이디언트 코일은 세 개의 그레이디언트 증폭기(Gradient Amplifier)가 설치되어 작동시켜 주며, 자장 기울기의 크기와 변화율은 컴퓨터의 제어로 정확하게 조절된다.

㊞ X-방향의 경사자계를 만들어 정자장에 더해주게 되면 X-방향으로의 자계강도가 선형적으로 증가하게 되므로, X-방향으로 다른 위치에 놓인 원자핵들은 서로 다른 주파수의 FID신호를 유도하게 된다.

(4) 경사자계코일 구동기

경사자계코일에 펄스형 전류를 인가해주는 장치이다. 경사자계코일에는 보통 수백 [A] 정도의 전류가 인가되므로 경사자계코일 구동기는 고전력 회로로 구성된다. 경사자계코일과 경사자계코일 구동기의 성능을 함축해 나타내는 지표로 경사자장 강도가 쓰이며 단위는 [mT/m]가 주로 쓰인다. 일반적인 MRI 시스템의 경우 경사자장 강도는 30~60[mT/m] 정도이다.

(5) 스펙트로미터

스펙트로미터(Spectrometer)는 MRI를 가동하기 위해 필요한 고주파 펄스, 경자자계 펄스 파형을 합성하고 수신한 자기공명신호를 처리하여 영상을 구성하는 주제어 장치이다.

(6) 콘 솔

콘솔은 촬영 소프트웨어를 돌리고 재구성된 영상을 도시하고 분석하기 위한 장치이다.

09 환자감시 시스템

환자감시 시스템(Patient Monitoring System)은 과거의 진료담당과 별로 독립적인 환자진료에서 벗어나 환자의 증상이나 상태 또한 치료의 시기나 간호의 정도에 따라 의료진이나 시설을 전문화, 중앙집중화하려는 환자진료 시스템이 활용되었다. 현재 환자를 위한 집중치료실의 설치와 치료를 위한 환자감시장치의 개발이 이루어졌다. 이렇게 집중 환자감시 시스템은 주로 중환자를 대상으로 하며 환자의 생명유지를 위한 ECG, SPO_2, CO_2, NIBP, IBP, 체온, 호흡, 심박수 등의 진단정보를 연속 측정함으로써, 위급하게 발생하는 환자상태의 변화를 빨리 발견하여 신속하게 치료하려는 것을 목적으로 한다. 특히 심근경색증과 같은 급격한 경과를 특징으로 하는 중증 심질환 환자를 대상으로 하는 심장병 치료실(Coronary Care Unit : CCU)에서 환자감시 시스템에 의한 치료효과는 대단하다.

1. 집중치료실

심정지, 심근경색증 등의 심질환과 같이 예고 없이 발병하는 질환으로부터 죽음을 면하기 위해서는 응급치료가 필요하다. 이와 같은 치료는 병원 내의 특수한 장치를 비치한 [그림 1-67]과 같은 집중치료실(Intensive Care Unit)에서 이루어진다.

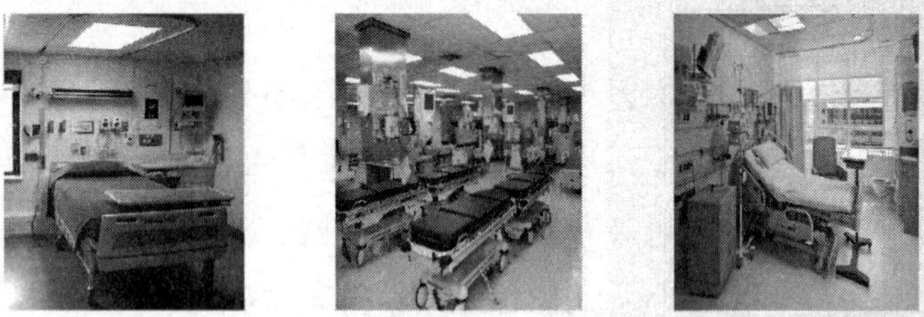

[그림 1-67] ICU(집중 치료실)

ICU에서는 중환자의 상태변화에 신속히 대응하기 위해 지속적인 관찰과 생리상태의 연속감시가 이루어져야 하며, 필요할 때에 응급치료가 빨리 행해져야 한다. 이를 위해서 ICU에는 생체의 여러 가지 현상을 연속 계측할 수 있는 집중 환자감시 시스템뿐만 아니라, 응급치료를 할 수 있는 숙련된 의사, 간호사 등의 의료인력 배치와 응급장치가 설치되어 있어야 한다.

2. 환자감시장치

환자감시는 연속적으로 환자의 질병상태를 파악하여야 하므로, 많은 인력과 비용이 필요하다. 그러므로 병원경영상 합리화가 필요한 분야로서 가장 의공학 기술이 필요한 업무라 할 수 있다. 환자감시장치가 이용되기 시작한 것은 [그림 1-68]과 같은 수술실이나 회복실에서 작은 단위의 소형 감시에서부터였다.

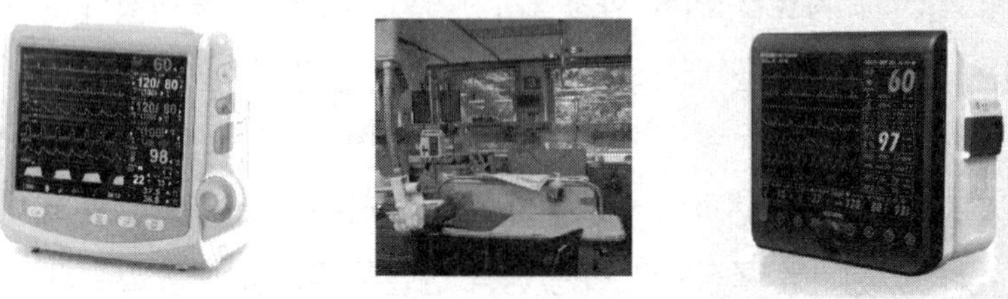

[그림 1-68] 중환자실 및 환자감시장치

이후 치료가 진료 각과의 독립적인 치료에서 중앙집중식*으로 바뀌었고, 전문화하면서 ICU, CCU** 등에서 감시 시스템으로 발전하였으며 컴퓨터와의 결합을 통해 병원 전체의 환자감시 시스템으로 확대되고 있다.

① 일반적으로 병원에서 환자감시가 이루어지는 수술실, 회복실, 집중치료실(Intensive Care Unit), 심장병치료병실(Coronary Care Unit), 호흡기질환 집중치료실(Respiratory Care Unit : RCU), 뇌졸중 집중치료실(Stroke Care Unit : SCU), 미숙아, 신생아실, 분만실, 고압산소실, 방사선치료실 등이 있다.

② 계측에 의해서 지속적으로 수집되는 데이터에는 환자의 신장, 체중 등의 기초 데이터 및 신체검사 데이터, 생리학적 데이터, 투약 · 치료의 데이터, 기왕증***, 약품 등에 대한 알레르기 유무 등이 포함된다.

③ 환자의 데이터를 감시하거나 계측하기 위한 기술적인 과제 : 센서의 소형화, 장시간 안정한 센서, 비침습적인 계측, 복합 센서의 개발, 무선 텔레미터의 도입, 높은 신뢰성과 안전성, 오동작의 방지, 데이터 처리기술의 도입 등을 들 수 있다.

3. 계측되는 생체신호

집중 계측하는 생리신호는 병원 또는 ICU(집중치료실)에서 차이가 난다. 현재 일반적으로 계측되는 항목은 [그림 1-69]와 같이 맥박, 심전도, 호흡, 혈압, 체온, CO_2의 분압 등을 들 수 있다. 생리기능을 계측할 때 주의해야 할 점은 환자의 회복과정에 도움이 되고, 가능한 환자에게 불쾌함을 주지 않아야 한다.

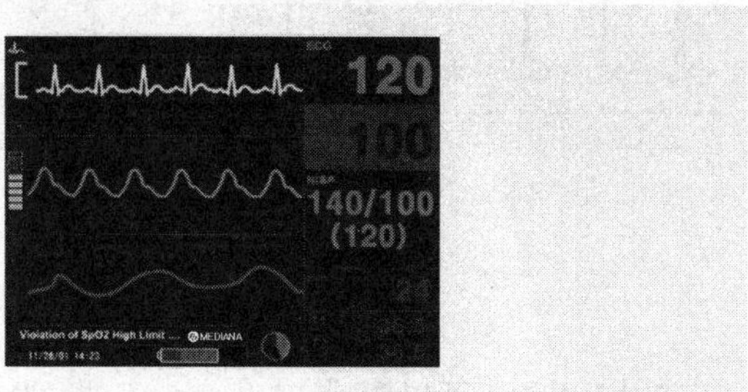

[그림 1-69] 계측되는 신호

* 중앙환자감시장치(Central Monitoring System) : 환자감시장치가 환자당 1대씩 설치되며, 여러 개의 환자감시장치로부터 수집된 정보는 중앙감시센터(Central Station)의 통합모니터로 전송된다. 이런 중앙환자감시장치는 병원의 ICU(집중치료실). OR(수술실), ER(응급실), 회복실 등에서 사용되는 중요기기로서 환자의 생체신호를 감지하며 환자 상태를 확인하는 데 이용된다.

** CCU : Coronary Care Unit의 약어

*** 기왕증 : 환자가 과거에 경험한 질병이다.

생체신호의 생리기능을 측정하면서 집중치료중의 환자감시장치의 측정 가능한 정보는 다음과 같다.

(1) 심전도

집중치료실(Intensive Care Uint)에서 환자 감시되는 주요 생체신호는 [그림 1-70]과 같이 심전도(Electrocardiogram : ECG, EKG)이다.

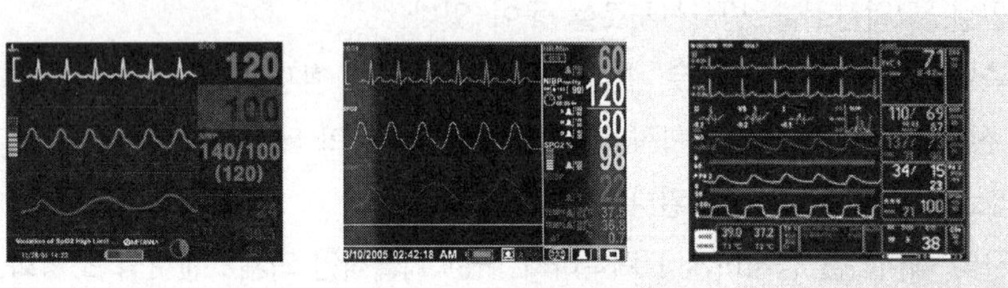

[그림 1-70] 계측되는 신호

① 심전도 : 심장의 수축, 확장에 따른 활동 전위를 표면전극을 통해 연속적인 파형으로 나타냄으로써 현재의 심장상태를 정확히 판단하도록 한다. 통상 ECG와 평균심장박동수(HR)를 동시에 측정하게 되며, 심장박동으로 인한 전기적 파형(심전도)을 분석하여 [그림 1-71]과 같이 부정맥, 협심증, 심근경색(심장마비) 등의 허혈성 심장질환과 심방·심실의 비대, 확장 등을 진단할 수 있다.

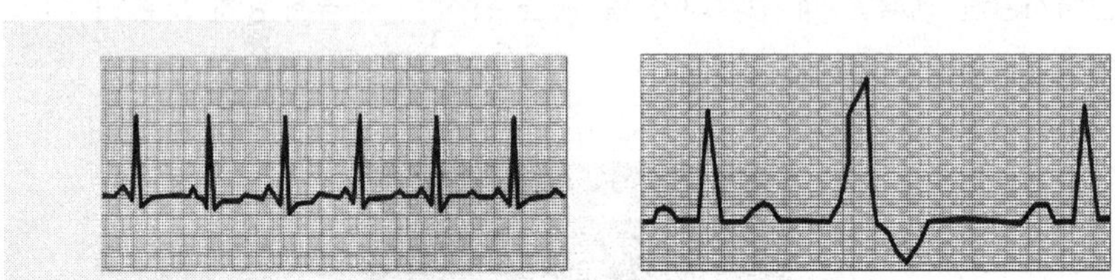

(a) 정상 심전도 사진 (b) 비정상 심전도 사진

[그림 1-71] 심전도 사진

② 임상용 환자감시장치 : 채널수에 따라 1~12개 채널에서 동시측정이 가능하며, 5~10개 리드선을 심장근처 부위와 손목, 발목에 전극으로 연결하여 심전도검사를 하게 된다.

③ 심전도 : 심전도 모니터에 의하여 영상화되어 환자감시를 할 수 있다. 심전도 모니터는 심장기능의 저하를 나타내는 소리의 출력, 또는 심박수의 음의 표시를 나타내기 위한 소리의 출력뿐만 아니라 낮은 임피던스 음원으로부터 ECG(심전도)를 검출할 수 있다.

④ 집중치료 중인 심전도 계측에 사용되는 전극은 장시간 사용에 적합한 것이 필요하다. 또한 전극 페이스터(Paster)는 피부를 자극하지 않고, 환자에게 불쾌감을 주지 않는 것을 사용해야 한다.

(2) 호 흡

중증환자나 대수술 후의 환자 중에는 환자의 호흡(Respiration) 기능도 계측하는 것이 바람직하다.

① 호흡기능 : 환자의 콧구멍에 장착시킨 서미스터 뉴모그래프로 측정할 수 있다. 호흡수로 표시할 뿐만 아니라 설정한 한계치 이하로 호흡수가 떨어지거나 이상으로 증가하거나 또는 서미스터 뉴모그래프에 의한 신호 값이 설정하여 놓은 진폭 이하로 떨어지면 경보를 울린다. 호흡상태를 측정하여 파형으로 브라운관에 나타내고 호흡횟수는 숫자로 표시한다.

② 측정방법 : 호흡의 측정은 ECG(심전도)의 두 전극 사이에 발생되는 임피던스의 변화를 이용하여 측정하는데 환자의 흉곽에 2개의 전극을 부착하고 전극 간의 저항변화를 감지하여 호흡상태를 측정한다. 사람이 호흡을 할 때는 흉곽근육이 수축, 팽창을 반복하는데 이 때문에 흉곽근육의 저항이 변하는 것을 전극을 통해 감지하여 호흡측정에 이용하는 것이다.

(3) 혈 압

ICU에서 계측할 수 있는 생체신호는 혈압이다. 혈압은 동맥 내에서 카테터 삽입법(Catheterization, Vessel Cutdown)에 의해 직접측정하기도 하지만, 비관혈적인 검사인 간접측정법, 자동 커프 측정 등이 사용되고 있다. 그러나 자동 혈압측정 장치는 샘플링법이므로 혈압을 연속 기록할 수 없고, 환자에게 다소 불쾌감을 준다. 따라서 갑작스럽게 환자의 혈압(Blood Pressure)이 내려갔을 때 이 장치에서는 혈압강하를 검사하는 데 시간이 걸린다.

1) 간접측정법

압박대를 상완부에 감고 상완 동맥이 있는 곳에 청진기를 댄 다음 송기구를 통해서 압력을 충분히 높이면 혈류가 정지한다. 압력을 낮추어 가면 혈맥이 흐르기 시작하는 순간부터 혈관음이 들리는데 이때의 혈압을 최고 혈압이라고 하며, 압력을 더욱 낮추어 가면 소리가 점차로 맑고 커지다가 서서히 약해지고 탁음이 되면서 어느 압력에 이르면 들리지 않게 되는데 이때의 혈압을 최저 혈압이라고 한다. 환자감시장치에서는 청진기 대신 압박대의 중앙부에

음파 센서 또는 압력변환기를 두어 혈관음 또는 압력의 변화를 측정한 후 압력단위인 [mmHg]로 환산하여 최고 혈압, 최저 혈압, 그리고 평균 혈압을 모니터상에 디지털로 표시하는 방법과 압력변화를 파형으로 나타내는 방법이 있는데 통상 환자감시장치에서는 이 두 가지를 모두 표시한다.

2) 직접측정법

직접법에 의한 혈압측정에 사용하는 관혈식 모니터는 카테터와 압력 트랜스듀서 및 본체, 기록기, 모니터용 브라운관으로 구성된다. 카테터는 생리식염수로 채워놓고 혈압을 체외로 유도하는 역할을 한다. 압력 트랜스듀서는 전달된 혈압을 전기신호로 변환하며 모니터 본체는 혈압의 전기신호를 증폭하여 펜으로 기록할 수 있고 브라운관에 표시한다.

(4) 체 온

서미스터 프로브에 의하여 측정된다. 체온(Temperature)을 지시하는 측정기에는 체온이 설정치로부터 벗어났을 때 경보를 발하는 장치도 같이 들어 있다.

체온은 거의 일정하며 정상적인 상태에서 약 37[°C]를 유지한다. 따라서 환자상태를 판단하는 중요 인자로서 기본적인 기능임에도 환자감시장치에서는 심전도나 혈압보다는 사용빈도가 적다. 온도 프로브를 환자의 피부, 구강 또는 항문에 넣어 체온을 감지하여 회로를 통해 증폭한 후 숫자로 나타낸다.

(5) 혈중 산소포화농도(SpO_2)

환자의 동맥혈 내의 산소포화도를 비침습적인 방법으로 측정하여 환자의 호흡상태를 판단하는 기능이다. 체내 산소상태를 디지털화하여 판단함으로써 환자의 호흡관리 및 인공적인 산소공급을 위한 판단에 도움을 주게 된다. 동맥혈의 산소포화도는 동맥혈의 헤모글로빈이 산소와의 결합 백분율로서 SaO_2*라고도 하며, 건강한 성인의 수치는 94~100[%]이다.

① 측정방법 : SpO_2 센서는 발광부와 수광부가 있으며 발광부에서는 LED 발광을 통해 적외선과 빨간색 빛을 동시에 방출하게 된다. 방출된 빛은 손가락 사이의 혈관을 통과하여 수광부를 통해 검출되는데 산소와 결합한 헤로글로빈은 적외선을, 그렇지 않은 환원 헤모글로빈은 빨간색 빛을 더 흡수하는 성질을 이용하여 그 빛의 차이를 측정하여 SpO_2의 수치를 산출한다.

---

* SaO_2 : 혈액의 산소포화량은 산소와 포화된 동맥피에 헤모글로빈 분자의 백분율이며, 즉 동맥 속의 헤모글로빈이 산소와 몇 [%] 결합하였는지를 측정하는 것이며 이 수치를 SaO_2라고 한다. 펄스옥시미터로 측정된 SaO_2를 SpO_2라고 한다.

② 통상 SpO_2는 일정시간동안 측정된 값을 계산하여 출력으로 표시하게 되는데, 빠른 측정이 요구되거나 환자의 움직임이 거의 없을 때는 5초 동안 측정 후 계산하여 출력하게 된다. 대부분 환자의 경우 움직임의 영향이 적은 경우는 10초, 환자의 움직임이 심한 경우에는 20초 동안의 측정값을 가지고 계산하여 수치로 출력하게 된다.

(6) 맥 박

심장의 수축에 의해 좌심실에서 대동맥으로 급격하게 밀려 나간 혈액이 동맥벽을 팽창시키며, 팽창된 동맥벽은 그 탄성 때문에 진동하고 그 파동이 동맥계 말초 부위에 차례로 전파되어 맥박(Pulse Rate)으로서 촉지된다. 맥박의 전파속도는 5~9[m/s]이며 말초에 가까워질수록 빨라진다. 그 전파속도가 빨라서 맥박은 심장박동과 거의 동시에 느껴진다. 또한 맥박은 동맥벽의 진동이므로 그 속도는 혈류의 속도(대동맥에서 약 50[cm/s])보다 크다. 체표면 근처를 지나는 동맥에서 촉지하기 쉽다. 맥박수는 1분간의 횟수로 표시하며 보통 심박수와 일치한다. 성인의 경우 분당 60~100회, 유아는 분당 130회 전후, 노인은 분당 50회 이하로 연령이나 성별에 따라 다르다. 또 수면시에는 감소하며, 기초대사나 자율신경 긴장도의 변화에 따라 크게 변동한다. 일반적으로 여자가 남자보다 맥박수가 많다. 성인의 경우, 매분 100회 이상의 맥박을 빈맥이라 하고, 매분 60회 이하의 맥박을 서맥이라 한다. 건강한 사람이라도 운동을 하거나 정신적으로 긴장하면 빈맥을 나타낸다. 체온이 1[℃] 상승하면 분당 8~10 정도 증가하게 된다.

4. 생체신호의 원격측정

생체신호를 측정할 때 피검사자인 환자를 침대에 있게 하고 유선인 전극, 트랜스듀서를 이용하여 생체신호를 측정하는 것이 일반적인 방법이지만 이는 계측장비에 대한 불안감, 활동의 제한 등으로 정확한 생체신호를 얻을 수 없다. 이러한 영향을 최소화하면서 생체신호를 원격 측정(Bio-Telemetry)하는 기술을 생체 텔레머트리라고 한다. 전송매체로서 전파를 사용하는 전파 텔레머트리(Radio Telemetry)는 가장 많이 사용되고 있는 것이며 전송매체로 적외선을 사용한 적외선 텔레머트리, 초음파를 이용하는 초음파 텔레머트리가 있다. 이외에도 홀터 모니터링(Holter Monitoring), 휴대용 계측장치(Ambulatory Monitoring) 등의 기억 텔레머트리(Storage Telemetry), 체내에 이식하여 사용하는 임플란트(Implant) 텔레머트리, 입으로 삼켜 소화기관 내의 검사나 연구에 사용되는 라디오 필(Radio Pill) 등 여러 가지가 연구 개발되고 있다.

5. 심장보조기기

박동형 펌프(Pulsatile Flow Blood Pump)에 속하는 심장보조기기(Cardiac Assist Device : Aortic-Balloon System)는 심장의 기능저하시 기능회복을 돕기 위하여 대퇴동맥(Femoral Artery)이나 말초동맥을 통해 일정한 체적의 풍선(Balloon)을 카데터 끝에 달아 좌쇄골하동맥 아래에 풍선을 삽입시켜 환자의 심장박동에 동기시켜 풍선을 확장하여 심장의 회복을 돕는 장치이다.

(1) 심장보조기기의 원리

심전도신호를 검출하여 심실수축기를 검출한다. 체내에 삽입된 풍선은 심장의 수축기에는 풍선을 수축시켜 공간을 확보하여 좌심실압을 저하시켜 수축을 보조하며, 확장기에는 풍선을 확장시켜 혈액유통을 보조함으로써 좌심실의 기능을 보조하며 심장의 확장기에 추가의 심박출을 제공함은 물론 심장에 혈액을 공급하는 관상동맥으로의 혈류공급을 제공한다. 이산화탄소(CO_2)를 사용하여 풍선이 파괴되었을 때 발생하는 가스 색전증*(Gas Embolism)을 최소화할 수 있다.

IABP(Intra Aortic Ballon Pump)의 심기능 보조 메커니즘을 정리하면 다음과 같다.

① 풍선의 수축과 확장에 의한 심장의 후부하는 감소하며, 심박출량은 증가한다.

---

* 색전증 : 혈류나 림프류에 의해 맥관계(脈管系 : 혈관 및 림프관) 속으로 운반되어 온 여러 부유물이 가는 혈관강(血管腔)의 일부 또는 전부를 막은 상태를 색전증이라 한다.

㉠ 색전증의 원인이 된 물체를 색전(Embolus)이라 하며, 색전 중 가장 많은 것은 혈관 내에서 만들어진 혈전(血栓)이다.

㉡ 색전은 정맥에 의하여 운반되는 경우(정맥성 혈전증)와 동맥에 의하여 운반되는 경우(동맥성 혈전증)가 있다.

㉢ 정맥성 혈전증은 폐에서 자주 발생하는데 반드시 혈류에 따라 일어나는 것은 아니며, 때로는 혈류의 흐름과는 반대 방향으로 색전이 생기는 경우도 있다(역행성 색전증).

㉣ 류머티즘성 심내막염(心內膜炎)이 있을 때 뇌색전(뇌연화)을 일으키는 수가 있는데, 이것은 동맥성 색전증의 예이다. 때로는 정맥에 유래하는 색전이 폐에 걸리지 않고 동맥을 통하여 그 말초에서 색전되는 수가 있다. 이것을 기이한 색전증, 또는 교차성 색전증이라고 한다. 이것은 심장에 난원공개존(卵圓孔開存)이 있기 때문에 색전이 우심방에서 좌심방을 거쳐 동맥혈류로 들어가 일어난다.

㉤ 색전을 형성하는 것으로서 가장 중요한 것은 유리된 혈전이며, 이로 인한 색전증을 혈전성 색전증이라 한다. 그 밖에 가스색전증(잠함병 · 공기색전증) · 지방색전증 · 세포색전증 등이 있다.

ⓐ 혈전성 색전증(Thrombo Embolism) : 혈전의 파편에 의해 색전이 된 것이다.

ⓑ 종양색전증(Tumor Embolism) : 소수의 종양세포가 혈류에 유입돼 여러 장기의 모세혈관에 색전된 것이다.

ⓒ 지방색전증(Fat Embolism) : 골절이나 골수염이 있을 때 지방이 정맥 내 음압에 의해 유입돼 색전된 것이다.

ⓓ 공기색전증(Air Embolism) : 가끔 정맥 주사에서도 발생. 주사기 속의 공기를 완전히 제거하지 않아서 생긴다.

ⓔ 가스색전증(Gas Embolism) : 잠수부 등에서 빈발(잠함병) 높은 기압상태에서는 가스가 혈액 속에 많이 용해되어 있다. 그러한 상태 하에 있던 사람이 갑자기 평압상태(平壓狀態)로 되돌아오면 혈액 속에 녹아 있던 가스가 기포를 만들어서 혈행(血行)을 막기 때문에 일어나는 증세로, 잠수부 등에게 있을 수 있는 직업병의 하나이다.

ⓕ 기타 : 세포 색전증, 기생충 색전증 등이 있다.

② 관상동맥 혈류량이 증가하며 심장의 산소소비량이 감소한다.

(2) 심실보조장치의 정의

심실보조장치(Ventricular Assist Device : VAD)는 심장질환이나 개심수술 후의 심부전 또는 급성 심근장애로 인하여 심장의 심박출량이 부족하여 회복되지 못하는 환자의 심장기능의 회복을 도모하기 위하여 심실로 유입되는 혈류의 일부를 받아서 동맥 쪽으로 우회시켜 박출시켜 줌으로써 심실의 부하를 감소시켜 회복을 돕는 장치이다.

심실보조장치를 환자의 심장기능 중 저하되는 심실을 보조하는 역할에 따라 좌심실 보조장치, 우심실 보조장치, 양심실 보조장치로 나눠진다. 현재 임상에서 이용가능한 장치는 Novacord(LVAD), 하트메이트(Heartmate LVAD), 쏘라텍(Thoratec's LVAD) 등이 사용된다.

(3) 심실보조장치의 원리

직접 심실에 유입관을 설치하거나 심실 유입구인 심방에 설치하고 연속형 펌프나 박동형 펌프를 이용하여 동맥 쪽으로 박출시킨다. 임상에 많이 사용되는 체외순환형은 체외에 구동장치 또는 펌프를 부착시키는 것이고, 체내에 모든 장치를 이식시켜 심실보조장치 장착 후 환자의 퇴원 및 재활이 용이한 체내삽입형 심실보조장치(Implantable VAD : Imp - VAD)가 개발되었다.

최근에는 심실보조장치의 장기간 사용이 가능해지면서 심장이식 후 면역억제, 재사용에 의한 부작용 등에 관한 연구가 활발하고 환자에게 사용된다. 또한 체내형 · 체외형 심실보조장치와의 효과를 비교하여 연속형 펌프로서 원심성 펌프나 축류 펌프 등이 체외형 및 체내삽입형으로 개발되어 사용되고, 체외에서 전기를 공급하여 구동하거나 체내에 이식된 전기모터로 구동하고 일시적 심장기능의 대체 및 영구이식용으로 사용하고 있다.

① 연속형 펌프(Continuous Flow Blood Pump)는 연속류가 생성되어 혈액펌프는 원심형과 축류형의 두 가지로 분류할 수 있다. 축류형 펌프의 임펠러는 통상적으로 매 분당 1만회의 회전속도를 가지고, 원심형 펌프는 축류형 펌프의 1/5~1/3 정도의 회전속도를 가진다.

㉠ 원심형 혈액펌프(Centrifugal Blood Pump)는 최근에 장기간 동안 체내에 이식하여 좌심실 또는 양 심실 보조기능을 가지는 원심형 혈액펌프의 개발이 진행되고 있으며, 초기에는 자석커플링을 이용하여 축에 고정된 임펠러를 회전시키는 방식이 시도되었다. 하지만 임펠러 중심축에 고정된 베어링 내부에 혈액이 누출되거나 마찰에

의한 과도한 발열, 그리고 장기간 사용시 베어링에서 혈전이 고착되는 점 등의 단점이 있다.

㉡ 3세대로 개발된 혈액펌프는 자기부상 방식을 이용하여 접촉부가 완전히 없어진 모델이 개발되고 있는데 이는 기존의 접촉형 베어링 채용에 의해 발생하는 문제가 완전히 해결될 수 있었으며, 최근에는 유체베어링을 이용하여 임펠러의 회전에 의해 동적으로 부상되는 임펠러를 사용하는 혈액펌프가 소개되고 있다.

㉢ 자기부상형과 유체부상형 혈액펌프 두 가지 모두 장기간 체내 이식에 이상적인 모델이라고 할 수 있다.

㉣ 대표적인 원심형 혈액펌프는 Eva Heart, Dura Heart*LVAS, HeartmateⅢ, VentrAssist, LVAS 등이 있다.

10 PET : 양전자단층촬영

양전자단층촬영(Positron Emission Tomography : PET)은 양전자를 방출하는 방사성 의약품을 체내에 주사한 후 인체 내에서 발생하는 방사선의 분포를 영상화하여 암의 발생 및 재발 유무 등을 진단하는 방법이다.

① 체내에서 일어나는 현상을 알아내기 위하여 인체를 구성하는 물질에 양전자를 방출하는 방사성 동위원소를 투여하여 소량의 방사성 의약품으로도 체내에서 일어나는 변화를 감지할 수 있다.

② 체내에 주사된 방사성 의약품은 체외의 카메라를 통하여 인체 내의 포도당 대사 분포를 영상화할 수 있도록 도와준다. 현재 가장 많이 사용되는 방사성 의약품은 포도당 유도체인 FDG(Fluoro-Deoxyglucose)이다.

③ 양전자 방출 방사성 동위원소에서는 직접 감마선이 방출되지 않고 일단 양(+)전하(Positive Charge)를 띤 전자(Electron), 즉 양(+)전자가 방출되어 이 양(+)전자가 매우 짧은 거리를 조직 내에서 비행하는 동안 운동에너지를 상실하여 정지하고 음(-)전하(Negative Charge)를 띤 보통의 전자와 결합한다.
이 과정을 소멸반응**(Annihilation Process)이라고 한다.

---

* LVAD : Left Ventricular Assist Device의 약기로 좌심실 보조장치이다.

** 소멸반응 : 양전자를 방출하는 방사성 동위원소가 표지된 방사성 의약품을 투여하면 양전자 핵종은 주위의 전자와 충돌하여 운동에너지를 잃게 되고 양전자가 정지상태에 가까웠을 때 주위의 전자와 결합·충돌하여 운동에너지를 잃게 되고 전자와 결합하여 소멸하면서 511[keV]의 에너지를 갖는 한 쌍의 감마선으로 변형된다.

④ 소멸반응 과정에서 두 전하를 띤 입자가 질량을 손실하면서 511[keV]의 에너지를 갖는 두 개의 감마선을 180[°] 방향으로 방출하는데, 이때 방출된 한 쌍의 감마선은 대상 생체를 투과하여 생체를 둘러싸고 있는 고리 모양의 감마선 검출기에 측정됨으로써 양전자 방출 핵종의 체내 분포에 대한 공간적 위치 정보를 제공한다. 이를 검출하여 영상을 구성하는 장치가 양전자단층촬영장치이다. 이 촬영영상은 질병과정에서 독특하고도 중요한 기능적인 정보를 제공하여 각종 질병의 조기진단 및 미세한 변화를 찾아낼 수 있는 장점이 있다.

⑤ 사용되는 방사성 의약품은 일반적인 단일광자 방출 방사성 동위원소 표지화합물보다 대개 원자크기가 작고, 화학적 성질이 같은 동위원소를 치환하여 생리적인 물질의 성질이 거의 변하지 않아 생리과정을 조사하는 데 더욱 적합하다.

⑥ PET에 사용되는 방사성 동위원소는 반감기가 짧기 때문에 이를 병원 내에서 만들기 위해 소형의 사이클로트론* 장치가 필요하다. 또한 이 방사성 동위원소를 짧은 시간 안에 추적 약품에 표지할 수 있는 방사성 동위원소 표지화합물 생성장치가 필요하다. [그림 1-72]는 사이클로트론 장치를 나타내었다.

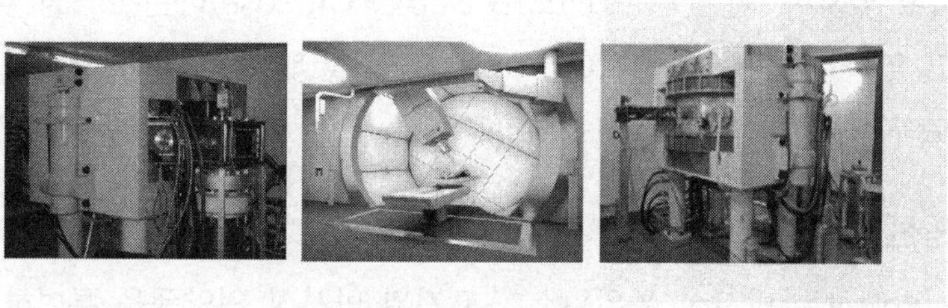

[그림 1-72] 사이클로트론 장치

⑦ 한 쌍의 감마선을 검출하기 위해서는 역시 서로 마주보는 한 쌍의 검출기가 필요하다. 감마선이 방출된 위치는 한 쌍의 검출기를 연결하는 직선상의 어느 곳이 된다. 감마선 센서 배열 중 어느 두 개가 동시에 감마선을 감지하는가를 알아내는 것을 동시발생감지라고 한다. 동시발생을 감지했다면 동시발생감지가 일어난 두 개의 감마선 센서를 잇는 직선상에서 양전자 붕괴가 일어났다. 따라서 양전자 붕괴를 감지하는 경우에는 시준기가 없어도 양전자 붕괴가 일어난 직선의 위치를 파악할 수 있다. 이 부분을 알기 위하여 필요한 장치가 동시회로(Coincidence Circuit)이다. 양전자단층촬영

* 사이클로트론 : 수소원자에서 전자를 제거한 수소이온에 전기 에너지로 약 13백만 전자볼트의 에너지를 실을 수 있도록 한 입자가속장치로서, 이때 가속된 입자는 원자핵에 부딪혀 양성자수를 변화시켜 새로운 물질을 만들어내는 핵반응이 가능하게 하는 이온 가속장치이다.

(Positron Emission Tomography : PET*)은 검출기를 고리상으로 배치하게 된다.

⑧ 각 검출기 쌍에 대하여 하나의 동시회로를 부착하여 동시 또는 더 정확히 일정한 짧은 시간 내에 검출기에 도달한 감마선만을 선택하여 방출 위치를 계산하거나 유효 감마선만을 추출하게 된다. 이렇게 검출된 감마선량을 이용하여 영상을 재구성하는 방법은 SPECT의 경우와 거의 동일하다. 3검출기 방식의 SPECT 시스템을 [그림 1-73]과 같다.

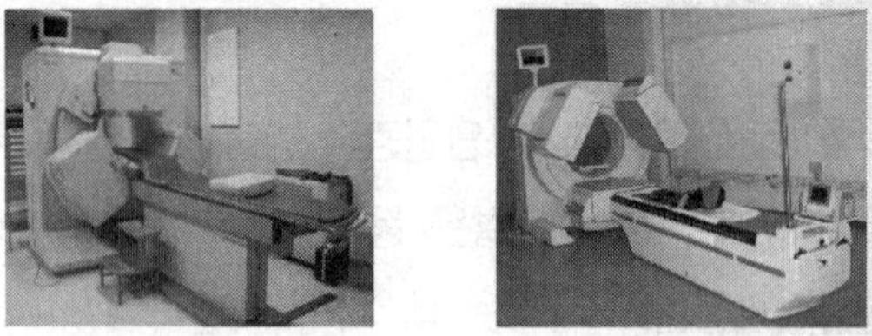

[그림 1-73] 3검출기 방식의 SPECT 시스템

(1) PET(양전자단층촬영)의 임상이용

체내 대사나 생화학적 변화를 추적할 수 있는 새로운 방사성 의약품의 개발과 더불어 날로 발전하고 있으며, 현재 FDG(Fluoro Deoxy Glucose)라는 포도당 추적자를 가장 많이 이용하고 있다. 1980년대 이후에도 양전자단층촬영(PET) 관련 기술이 계속 발전하여 영상 해상도와 영상 질이 향상되고 영상을 얻는 기술이 많이 자동화되고 있다.

1) PET(양전자단층촬영)의 원리

양전자를 방출하는 방사성 동위원소가 표지된 방사성 의약품을 투여하면 양전자 핵종은 주위의 전자와 충돌하여 운동에너지를 잃게 되고, 양전자가 정지상태에 가까웠을 때 주위의 전자와 결합 · 충돌하여 운동에너지를 잃게 되고, 전자와 결합하여 소멸하면서 511[keV]의 에너지를 갖는 한 쌍의 감마선으로 변형된다.

① 양전자가 방출된 핵과 소멸이 일어나는 곳의 거리는 수[mm]이고 감마선은 약 180[°] 방향으로 방출된다. 이때 방출된 한 쌍의 감마선은 대상 생체를 투과하여 생체를 둘러싸고 있는 고리 모양의 감마선 검출기에 측정됨으로써 양전자 방출 핵종의 체내 분포에 대한 공간적 위치정보를 제공한다. 이러한 감마선을 검출하는 PET 검출 시스템이다. [그림 1-74]는 SPECT 영상의 예(두개골, 심장)를 나타낸다.

---

* PET에 사용되는 핵종 : 11C, 13N, 15O, 18F 등이다.

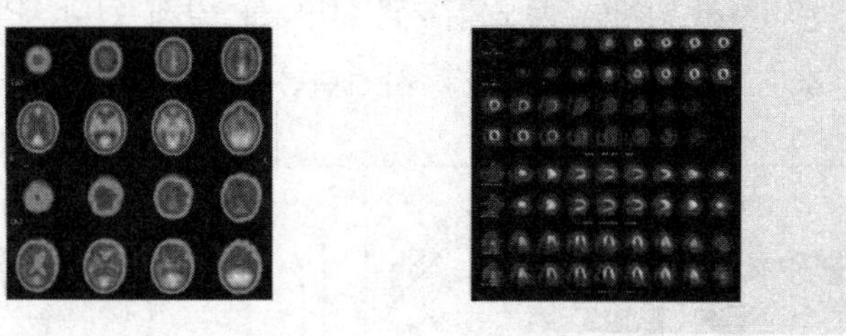

[그림 1-74] SPECT 영상(두개골, 심장)

② SPECT과 비교할 때 PET는 양전자 방출용 방사성 동위원소를 잘 볼 수 있게 하기 위하여 이온 가속장치(Cyclotron)를 함께 설치하여야 한다.

2) SPECT와 비교 시 양전자단층촬영(PET)의 특징

① 생체의 생리학적, 생화학적 상태를 묘출한다.

② 분해능이 우수하고, 반감기가 짧다.

③ 조준기를 사용하지 않아 조준기의 감쇠가 없어지므로 감도가 우수하다.

④ 장치와 함께 Cyclotron이 필요하다.

⑤ 기기의 설치와 운용에 많은 비용과 전문적인 기술을 필요로 한다.

3) 양전자단층촬영(PET)장치의 구성

SPECT에서와 마찬가지로 PET에서도 단층상 구성을 위해 필요한 기기 구성이 있다.

① PET(Positron Emission Tomography)는 구성원리가 SPECT와 유사하나, 양방향으로 방출되는 감마선을 검출해야 하는 점에서 전기적으로 감마선의 입사 방형을 검출할 수 있으므로 조준기를 사용할 필요가 없으며, SPECT(Single-Photon Emission Computed Tomography)의 구성방법과 다소의 차이가 있다.

② 양전자단층촬영(PET) 장치 : 카메라 대향형이나 다결정 검출기의 대향형 등 여러 가지가 있지만 다수의 검출기를 6각형, 8각형, 또는 고리상으로 배열한 것이 많이 사용되고 있다.

③ 양전자방사체에 발생하는 감마선을 검출하는 PET 스캐너 검출 시스템은 수만 개의 섬광체, 광전자증배관, 그리고 동시계수회로 등으로 이루어져 있다. 상용화된 PET 스캐너의 섬광체로는 밀도와 유효원자번호가 크고 511[keV] 감마선에 대한 저지능이 우수한 BGO(Bismuth Germanate Oxide)가 현재 많이 사용되고 있다.

④ 양전자단층촬영(PET) : 서로 보고 있는 상태의 두 개의 검출기에서 동시에 입력신호가 들어왔을 때 출력신호를 내는 동시계수회로가 사용된다. 이에 의해 양쪽 검출기를 맺는 직선상에 양전자 방출 핵종이 존재하는 것을 알 수 있고, 여러 검출기 쌍에 실시하면

위치정보가 얻어져서 방사능 분포의 투영데이터를 얻게 된다. PET 정량성이나 해상력이 우수한 것도 이 때문이다. PET 시스템을 [그림 1-75]와 같다.

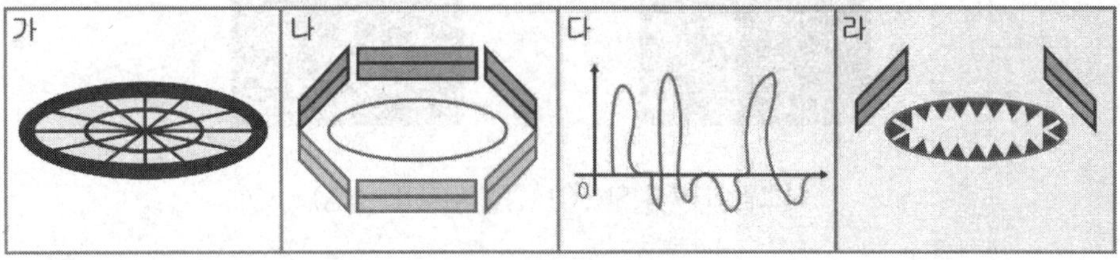

[그림 1-75] PET 시스템

4) 양전자단층촬영(PET)의 특징

상의 재생에 있어서 좋은 점은 여러 가지 있지만 그 외에 생리학적으로 중요한 생체 구성원소를 치환할 수 있는 방사성 핵종은 거의가 양전자방사체라는 것이다. 따라서 인체조직의 구성물질 또는 유사물질의 방사성 동위원소를 이용할 수 있으므로 그 표지 화합물을 사용하여 보다 생리학적 대사과정에 접근할 수 있으며, 기능진단에 필요한 고감도 특성 및 기능정보를 정량적 3차원 영상을 만들 수 있다.

인체 내 기관의 물질대사, 약물반응 등의 신체활동의 연구나 진단 등에서 독자적인 응용분야로 개척되고 있다. 또한 여러 가지 신경전달물질이나 그 유사물질, 수용자 표지에 의한 뇌생리의 영상화, 정량화는 정신병리, 노화 등을 규명하는 데 크게 기여하고 있다.

5) 양전자단층촬영(PET)의 재구성

① 필터 : 배후 방사능과 잡음을 억제하고 〈표 1-18〉은 필터의 종류 및 특징에 대하여 설명 한다.
② 감약을 보정하고, 균일도를 보정하며, 회전중심 보정을 한다.
③ 재구성 후 처리 : 재구성 과정에서 생성된 단층상을 편평화와 영상강조를 목적으로 시행한다.

〈표 1-18〉 필터의 종류 및 특성

고주파 필터	저주파 필터	특성파 대역 필터
고주파 데이터를 통과시키고 저주파 데이터는 제거시킨다.	고주파 데이터는 제거하고 저주파 데이터를 통과시킨다.	특정대역의 데이터만을 통과시키고 그 외의 대역은 제거시킨다.

6) 섬광카메라를 이용한 양전자단층촬영(PET)

양전자단층촬영(PET) 검사에 이용되는 방사성 의약품 중 가장 널리 이용되고 있는 FDG

(Fluoro-2-Deoxy-D-Glucose)가 뇌신경계, 심장질환뿐만 아니라 종양 진단에도 우수한 효과가 있어 널리 보급되어 있는 섬광카메라를 사용하여 FDG 영상을 획득하려는 필요성이 대두되었다. 이러한 필요성은 섬광카메라 - 양전자단층촬영(PET) 겸용 또는 SPECT-PET 겸용 핵의학 영상기기 개발을 유도하고 있다.

11 감마카메라

감마카메라(Scintillator Camera : 섬광카메라) : 형광출력을 감지하는 검출기와 섬광체(Scintillator)와 광증배관(PMT)*으로 구성되어 있으며, 이러한 장치들은 아날로그 방식이 사용된다. 감마카메라는 2차원적 평면상을 구성한다.

① 광증배관은 유입된 광자에 비례하는 전압을 출력한다.

② 광증배관 외에도 신호를 증폭시키는 전 증폭기와 위치결정 회로들이 있다. 이런 장치들로부터 나오는 신호의 디지털 처리는 섬광체(Scintillator)/광증배관(PMT)/위치결정 단계 이후에 이루어진다.

③ 출력전압은 일반적으로 특정 현상의 위치와 펄스의 높이를 나타내며 아날로그 및 디지털 변환기에 의해 디지털화된다. 이후의 신호처리과정은 디지털 방식으로 이루어진다.

〈표 1-19〉 핵의학의 분류

<table>
<tr><td rowspan="9">진단</td><td rowspan="5">(생체 내 검사)
In Vivo검사</td><td rowspan="4">체외
계측</td><td rowspan="2">동태계측**
(Dynamic Study)</td><td>연속 Scintigraphy***</td></tr>
<tr><td>동태기능검사****</td></tr>
<tr><td rowspan="2">정태계측(Static Study)</td><td>Scintigraphy</td></tr>
<tr><td>섭취율</td></tr>
<tr><td>시료
계측</td><td colspan="2">대사율, 배설률, 희석법, 기타</td></tr>
<tr><td rowspan="4">(시험관 내 검사)
In Vitro검사</td><td colspan="3">방사수용체측정(Radioreceptor Assay)</td></tr>
<tr><td colspan="3">면역방사계수측정(Immunoradiometric Assay)</td></tr>
<tr><td colspan="3">방사면역측정(Radioimmun Assay)</td></tr>
<tr><td colspan="3">기타</td></tr>
<tr><td rowspan="2">치료</td><td colspan="4">체내투여</td></tr>
<tr><td colspan="4">체외투여</td></tr>
</table>

* 광증배관(PMT) : 광전자증배관이라고도 하며, 발광으로 이루어진 수백 개의 광자를 107~1010개의 전자로 증폭하여 증배관의 출력단자인 양극(Anode)에 그 전자를 수집하여 이용 가능한 전류로 변환시켜준다.

(1) In Vivo 핵의학 검사

In Vivo(생체 내)법은 방사성 동위원소를 환자의 체내에 투여하여 생리적 추적자로 사용함으로써 체내에서 나오는 방사선을 검출하여 각 기관의 시간에 따른 방사성 동위원소의 체내 분포상태나 변화량, 기능, 형태 등을 해석, 분석하여 화상이나 그래프에 표시하는 검사법이다.

① 섬광카메라(Scintillation Camera), PET(Positron Emission Tomography) 등의 핵의학 기기의 개발로 X-선으로 검사하기 힘들던 인체의 기관을 그 기관에 선택적으로 모이는 방사성 의약품을 사용하여 묘사할 수 있게 하였다. 이러한 장치들은 환자가 방사선에 피폭되는 것을 줄이고 진단기능을 향상시키는 데 기여한다.

② 컴퓨터의 적용으로 고도의 각종 기관 기능의 분석, 진단이 가능하게 되어 in vivo 핵의학은 비관혈적, 정량적 진단법으로 중요하게 이용되고 있다. 방사성 동위원소 화상을 얻는 장치로는 신티스캐너, 감마카메라, 핵의학 데이터 처리장치 등이 쓰인다.

(2) In Vitro 핵의학 검사

In Vitro(시험관 내)법은 1959년 Berson과 Yallow에 의하여 항원과 항체 사이의 특이반응을 이용한 방사선면역 측정법의 개발로 시작되었다. In Vitro 검사는 환자에게서 검체한 시료(혈청 · 오줌 등)에 방사성 동위원소를 첨가하여 시료 속의 미량물질을 정량적으로 측정하는 검사법이다. 이후 항체 이외의 특이결합물질도 이용하게 되면서 여러 가지 방사선 면역 측정법의 변형법들이 개발되었다.

(3) 방사선치료

핵의학에서는 비밀봉 방사성 동위원소의 체내투여에 의한 치료를 중심으로 이루어지고 있다. 체내대사를 이용하여 체내에 투여한 방사성 동위원소가 일정 장기 또는 조직에 집적됨으로써 선택적으로 방사선 조사가 이루어져 질환을 치료하는 것이다. 앞으로 암 친화선 방사성 동위원소 또는 방사성 동위원소 화합물의 개발이 진전되고, 방사성 동위원소 표지항체의 이용 등에 의해 특이질병 등 종양의 조사가 가능하게 되면 방사선치료요법은 악성종양치료에 크게 기여하게 될 것이다.

** 동태계측 : 방사성 동위원소(RI)를 추격자(Tracer)로서 투여하여 이것이 특정장기에 집적하거나 섭취된 후 분비, 배설하는 상태나 혈류동향 등을 체외로부터 계측하여 RI에 대한 농도의 시간적 변화를 구한다.

*** Scintigraphy : 인체 내의 방사성 동위원소의 분포를 신티그램 장치를 사용해서 알아보는 방법으로 신티그램을 통해 체내 기관의 위치, 크기, 형태 등을 조사하는 것. 방사성 물질을 이용한 핵의학 중 하나 섬광계수법, 또는 섬광조영법이라 한다.

**** 동태기능검사 : 혈류조영술(Angiography), 간기능검사(Hepatogram), 신장기능검사(Renogram)가 있다.

(4) 핵의학 장치의 종류

체내측정 장치법과 시료측정 장치법이 있는데 장치의 구분과 주요 사용목적은 〈표 1-20〉과 같다.

〈표 1-20〉 핵의학 장치의 종류

<table>
<tr><th colspan="2">장치의 구분</th><th>주요 사용목적</th></tr>
<tr><td rowspan="3">체내
측정
장치</td><td>지향성 Scintillation Counter*
(섬광계수기) : 동태기능검사장치</td><td>갑상선 섭취율 측정, 동태기능검사 등 1차원적 방사성 동위원소를 분포측정한다.</td></tr>
<tr><td>Scintillation Camera
(섬광카메라) ECT 장치</td><td>2차원적 방사성 동위원소를 분포측정한다.</td></tr>
<tr><td>Human Counter</td><td>전신계측을 한다.</td></tr>
<tr><td rowspan="4">시료
측정
장치</td><td>Well Type Scintillation Counter</td><td>혈액, 뇨, 대변 등의 시료 중 방사능을 측정한다.</td></tr>
<tr><td>Auto Well Type Scintillation Counter
우물형</td><td>방사성 동위원소 등에서 다량의 시료를 자동교환 측정한다.</td></tr>
<tr><td>대시료용 Scintillation Counter</td><td>대량의 대변, 요 및 작은 동물 등을 측정한다.</td></tr>
<tr><td>액체 Scintillation Counter</td><td>저에너지 베타선을 측정한다.</td></tr>
</table>

(5) 섬광검출기

섬광체**(Scintillator)에 방사선이 조사되면 빛을 내는 현상을 이용하여 방사선을 계측해서 시료의 정량적 계측이나 또는 출력 펄스를 파고분석으로 입사된 방사선 에너지를 측정하는 검출기이다. 섬광계수기라고도 한다.

① NaI(T_l) 결정***과 광전자증배관으로 구성된 섬광검출기는 공기, 수분 및 빛으로부터 차단되도록 알루미늄으로 싸여 있으며, 결정의 전면부에 구멍이 있어 계수기 속에서 시료를 향하여 계수하도록 되어 있다.

② 섬광검출기(Scintillation Detector) : 알루미늄 차폐체에 봉합된 소형의 원판형 NaI(T_l) 결정과 광전자증배관, 그리고 외부로부터 있는 구멍과 전기신호 검출을 위한 몇 개의 단자가 있다. 섬광검출기의 구성도는 [그림 1-76]과 같다.

③ 현재 핵의학에서 많이 사용되고 있는 섬광체는 감마(γ)선에 검출효율이 좋은 NaI(T_l) 결정이다. 섬광체에 방사선이 조사되면 흡수 에너지에 비례하여 섬광을 발한다.

---

* 섬광계수기(Scintillation Counter) : 시료로부터 방출되는 방사성 동위원소의 양을 연속적으로 수치화한다.

** 섬광체(Scintillator) : 이온화 입자의 작용에 의하여 섬광을 내는 물질이다.

*** NaI(T_l) 활성 탈륨요오드화 나트륨 섬광체 : 무기섬광체 중 하나로 에너지 범위가 넓은 특징을 가지며 감마선(섬광) 검출기에 가장 많이 이용된다.

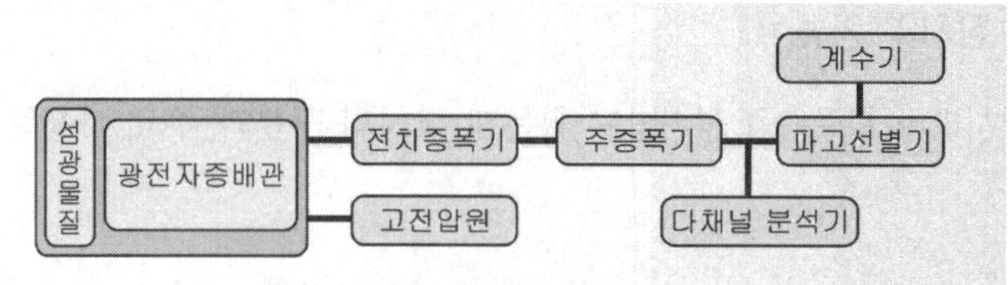

[그림 1-76] 섬광검출기의 구성도

이 섬광은 미약하므로 이것을 광전자증배관의 광전음극*에서 전자로 변환해서 2차 전자방출전극으로 증배**하고 양극에서 수집한다. 이 결과로 증배된 전자수에 비례한 출력으로서 전기적 펄스를 형성한다. 〈표 1-21〉은 검출 시스템의 구성요소의 역할을 나타내었다.

〈표 1-21〉 검출 시스템의 구성요소와 역할

구성요소	역 할
고전압원(HV)	광전자증배관에 고전압을 인가한다.
전치증폭기***(Pre-amp: 전단증폭기)	출력 펄스의 성형한다.
증폭기(Amp)	출력 펄스의 크기별로 분류한다.
다채널분석기(MCA)****	잡음 또는 자연방사선을 선별한다.
파고선별기(Discriminator)	출력 펄스를 계수한다.
계수기(Counter)	출력 펄스를 증폭 및 성형한다.

(6) 섬광카메라

섬광카메라(Scintillation Camera) 또는 감마카메라는 발명자의 이름을 빌어 앵거 카메라(Anger Camera)라 하기도 한다. 이 장치는 1958년 미국의 Donner 연구소에서 H. Anger에 의해 최초로 고안되었다. 섬광카메라는 인체 내에서 체외로 방출되는 감마선을 감지하기 위해 스캔 부위 전체를 동시에 촬영할 수 있도록 다수의 섬광검출기를 2차원적으로 배열한 형태를 가진다. 감마카메라는 섬광검출기가 2차원적으로 배열되어 있기 때문에 2차원

* 광전음극 : 감광층, 입사하는 빛을 될 수 있는 한 많은 전자로 변환시키며 섬광체가 방출하는 전자의 에너지는 약 3[eV] 정도이다.

** 전자증배기(Dynode) : 여기전자를 만들려면 적어도 2~3[eV] 정도의 Energy Band Gap에 동등한 에너지가 필요하므로 1단당 관전압 200~300[V]를 인가하여 4~6배 정도로 증폭한다.

*** 전치증폭기 : 보통 검출기 뒤에 위치하여 PMT의 양극에 집속된 에너지의 손실이나 왜곡을 감소시켜 증폭기에 전달한다.

**** 다채널분석기(Multichannel Analyzer) : 파고분석기는 단일채널분석기(SCA)와 다채널분석기(MCA)로 나뉘는데, 이는 증폭기로 출력된 펄스(Pulse) 중 일정 범위 내의 펄스만 측정하여 산란된 방사선이나 불필요한 에너지의 전압 등의 간섭을 막는다.

영상을 얻기 위한 기계적인 주사(Scanning)동작이 필요하지 않아 고속의 촬영이 가능하다. 따라서 인체 장기의 동적인 검사에도 사용할 수 있다. 즉 일정 시간 또는 일정 계수 농도를 정하여 일시에 스캔상을 얻을 수 있다(그림 1-77).

1) 감마카메라의 기본적인 구성

① 조준기, ② NaI 결정과 광전자증배관, ③ 파고분석기*와 마이크로프로세서, ④ 영상기록장치와 영상표시장치, ⑤ 전시 스캔보조장치, ⑥ 컴퓨터 시스템 등이다.

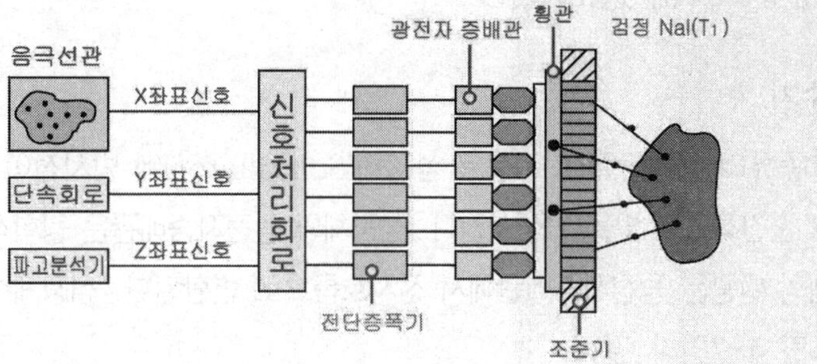

[그림 1-77] 섬광카메라 구성

2) 섬광카메라의 단결정[NaI(T1)]

감마선은 에너지가 매우 높아 감마선을 전기적인 신호로 직접 변환하기가 어렵다. 그래서 일반적으로 감마선을 감지하기 위해 섬광결정체를 사용한다. NaI(T1) 결정의 목적은 γ 광자를 중단하여 그것의 에너지를 가시광선으로 바꾸는 것이다. 감마선을 감지하는 결정은 탈륨이 미량 섞인 NaI(T1) 결정은 원판모양이며 직경이 약 10~25[inch](50[cm]) 정도이며 두께는 1/4 내지 1[inch] 정도이다(그림 1-78).

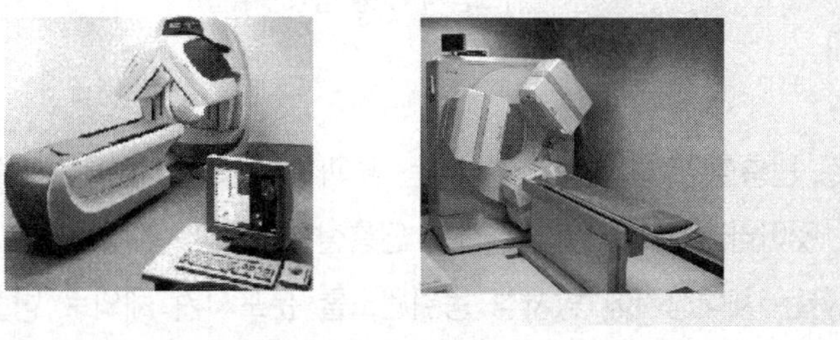

[그림 1-78] 섬광카메라

* 파고분석기 : 우리가 원하는 에너지에 해당하는 광자만을 계수할 수 있도록 하는 것으로 선원정으로부터 검출기로 직접 방사되는 주광자들은 산란된 광자나 배후광자들로부터 구별되어야 한다. 파고분석기는 파의 진폭을 이용해서 바로 이런 역할을 수행한다.

3) 조준기

방사성 동위원소에서 방출되는 감마선은 무작위한 방향으로 나아간다. 따라서 인체 외부에 설치된 감마선 센서로 검출한 감마선이 어느 방향에서 나왔는지를 판별하는 것이 불가능하다. 감마선 센서로 검출한 감마선이 어느 방향에서 나왔는지를 알아야만 영상이 가능해진다. 조준기(Collimator)는 일종의 필터로서 스캔부위에서 방출되는 감마선을 기하학적으로 제한하여 필요한 부위에서 방출되는 감마선만이 NaI(Tl)과 반응하도록 한 기구이다. 이는 검사목적과 방사성 동위원소의 에너지에 따라 선택한다. NaI(T_1) 섬광체 위에는 다수의 광전자증배관이 광학적으로 배치되어 있다.

4) 섬광계수기

여러 가지 종류의 형광물질로 구성된 섬광체(Scintillator)에 방사선이 조사되면 흡수 에너지에 비례하여 순간적으로 빛을 발생시킨다. 섬광체와 광전자증배관은 광학적으로 결합되어 있기 때문에 섬광체의 발광은 광전자증배관에서 전자흐름으로 변환된다. 섬광계수법(Scintillator)을 사진으로 [그림 1-79]와 같다.

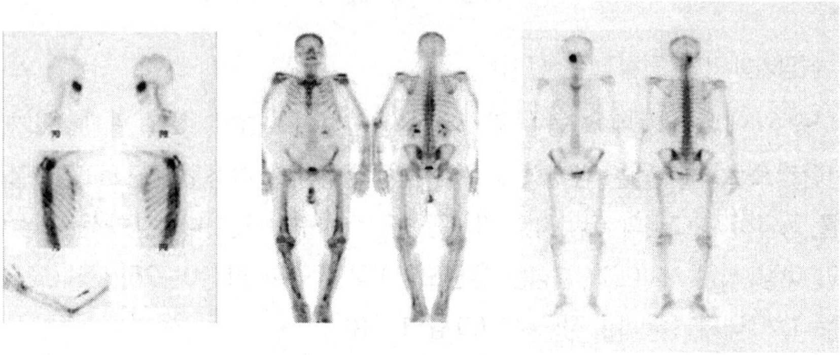

[그림 1-79] 섬광계수법

5) ECT

X-선 조사로 단층촬영이 되는 X-선 CT는 투과 X-선에 의한 흡수계수를 투영데이터로 체외에서 검사하는 것이라 한다면 방출 전산화 단층촬영장치라 하는 ECT(Emission Computed Tomography)는 체내장기에 방사성 동위원소를 분포시켜 체외로 방출되는 감마선 측정 후 컴퓨터단층촬영방법이다(그림 1-80).

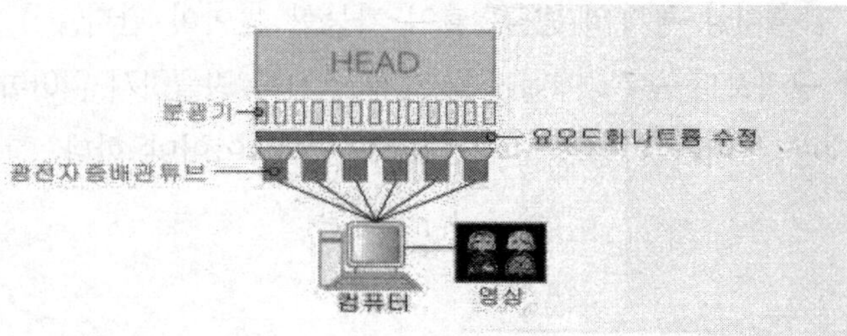

[그림 1-80] 컴퓨터 단층촬영법

6) SPECT

체표면을 따라 회전각도에 대하여 일정 시간 동안의 투영계수를 얻는다. 보통의 섬광카메라에 의한 스캔상 획득방법과 동일하나 방사능의 양적 분포를 획득하여 영상의 탐지능력을 높이고 주입된 방사성의 약품의 생리학적 기능을 운동역학적인 변화로 아우러진 공간적 데이터를 여과하며 영상에 포함된 잡음은 제거한다. 단층촬영에 사용되는 섬광카메라는 회전을 위한 기계적 구동장치와 섬광검출기의 배영방법에 따라 다르게 구성된다.

① SPECT(Single-photon Emission Computed Tomography) 장치는 감마카메라와 구조는 매우 흡사하다. 다만 360[°] 회전하면서 투영데이터 결합을 얻어야 하기 때문에 감마카메라 헤드를 회전시킬 수 있는 기계장치가 있다.

② SPECT는 여러 개의 검출기를 이용하거나 대향형 검출기로서 스캐닝하여 단층상을 얻는 방법 또는 섬광카메라에 평행다중 구멍조준기*를 부착하고 체축 주위를 회전하면서 투영데이터를 수집하여 단층상을 만드는 방법 등이 있다.

③ NaI(Tl) 결정과 광전자증배관으로 구성된 섬광검출기는 공기, 수분 및 빛으로부터 차단되도록 알루미늄 차폐체(Protector)에 봉합된 소형의 원판형 NaI(Tl) 결정과 광전자증배관, 그리고 외부로 나 있는 구멍과 전기신호 검출을 위한 몇 개의 단자(Port)가 있다.

④ 다검출기형 SPECT 카메라는 특히 높은 해상력과 3차원 동시 데이터 수집으로 수평면, 시상면, 관상면 3방향 단층상의 연속성과 분해능의 방향성을 확보할 수 있는 특징 때문에 주목을 받고 있다. 최소 스캔 시간이 10초로 대단히 짧으며 고속 동태계측도 가능하다.

7) SPECT 진단에 이용되는 핵종이 갖추어야 할 조건

① 감마선 방출 핵종은 피폭이 경감되어야 한다.

② 검출광자는 단색이며 또한 그 에너지는 200[keV] 이하의 범위이어야 한다.

---

* 평행다중 구멍조준기 : 조준기의 구멍들을 서로 평행하게 배열한 것이다.

③ 1붕괴당 검출대상 광자의 방출확률이 가능한 높아야 한다.
④ 검출대상 광자보다 높은 에너지를 가진 광자를 방출하지 않아야 한다.
⑤ 인체에 대량 투여가 가능한 반감기가 짧은 핵종이어야 한다.

12 체열진단기기

가시광선보다 파장이 긴 전자기파를 적외선이라 하는데 자연계에 존재하는 모든 물체는 적외선을 방사한다. 적외선은 사람에게는 9~10[μm] 파장대의 원적외선을 방사하고 400~700[℃]로 가열된 물체에는 3~5[μm] 파장대의 적외선을 방사한다. 방사적외선 파장은 온도에 따라 다르다.

1. 적외선 체열촬영

적외선 전신 체열촬영기는 인체에서 자연적으로 방출되는 적외선을 감지하여 통증부위나 질병부위를 컬러 영상으로 나타나는 진단 의료기기이다.

적외선 체열촬영은 통증이나 질병에 의해 유발되는 피부의 온도조절기능 변화를 검사하는 방법으로 기존의 X-선, CT나 MRI의 해부학적인 진단방사선법과는 전혀 다른 신체의 생리적인 변화를 검사하는 새로운 방법이다. 통증을 객관화시킬 수 있는 검사로서 기존의 검사로는 불가능한 자율신경계의 질환을 진단할 수 있다. 체온의 변화는 질병의 상태를 간접적으로 표현한 것으로 전자공학의 발달로 환자의 신체에 접촉이 없이 0.1[°]까지 정확하게 인체에서 발산되는 전 영역의 온도를 측정할 수 있게 되어 있다. 이를 기초로 동통을 객관화하여 영상화해 주는 의료기기로 환자도 느낄 수 없는 통증을 나타낼 수 있으며 인체에 무해한 적외선을 이용한다.

(1) 적외선 센서의 종류

적외선센서는 적외선의 0.78[μm]에서 1,000[μm]까지의 빛을 감지하는 센서이다. 동작원리에 따라 양자형과 열형으로 구분된다.

① 양자형 : 적외선 중에서도 3[μm] 이상의 긴 파장을 검출하는 것으로 동작원리에 따라 광도전형과 광기전력형으로 나누어진다. 바이어스된 반도체의 접합면에서의 에너지 흡수 차이에 따라 이동되는 전하량을 이용한 광전도효과나 광기전력효과에 의한 전압 또는 전류변화를 이용하는 방식이다. 감도가 높으며 수 [μs] 정도로 응답속도가 빠르고

파장에 따른 감도 변화가 크며, 작동 중 열의 발생으로 냉각이 필요한 특성이 있다.

② 열형 : 적외선이 열로 바뀌어 열에 의한 저항변화에 따라 전류나 기전력의 형태로 적외선을 감지하는 방식이다. 주로 상온에서 동작하며 파장에 따른 감도변화가 낮으며 수십[ms]정도로 응답속도가 느린 특성을 보인다.

(2) 적외선 센서의 원리

① 초전효과 : 감지소자의 표면 온도가 변화하면 온도변화량만큼 극성의 크기가 변화한다. 즉 온도변화에 따라 전하가 서로 평형인 안정상태에서 전기적 평형상태가 무너지게 되고 이는 [그림 1-81]처럼 결합할 상대가 없는 전하가 발생한다.

② 초전계수는 온도변화에 따른 발생전하의 비율은 식 (1-33)과 같다.

$$\lambda(\text{초전계수}) = \frac{\Delta Q(\text{발생전하})}{\Delta T(\text{온도변화})} \qquad (1\text{-}33)$$

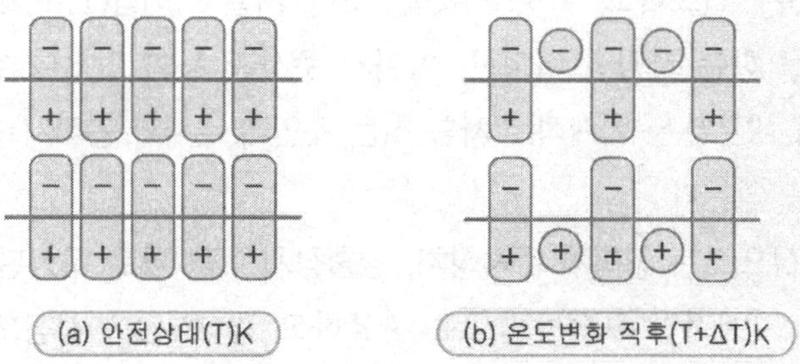

[그림 1-81] 초전형 센서 원리

(3) 체열진단기의 재료와 구성

① 적외선 센서 : 동작원리에 따라 양자형과 열형으로 나누어진다. 양자형에는 포토 트랜지스터(Photo TR)나 포토 다이오드(Photo Diode) 또는 CDS 셀 등이 있고, 열형에는 서모파일이나 초전형 적외선 센서가 있는데 최근에는 인체를 감지하여 활성화시키는 초전형 센서를 주로 쓴다.

② 초전형 센서 : 초전효과를 이용하고 재료로는 PZT*, 강유전체 세라믹, 혹은 탄탈산리튬($LiTaO_3$) 등의 단결정, PVDF 등의 유기재료가 초전효과를 보이는 물질이다.

③ 구성요소 : 어떤 물체의 온도범위에 따른 파장 부근의 적외선만을 통과시키기 위한 광

* PZT : Plumbum, Zirconate, Titanate의 원소이다.

필터, 통과된 적외선의 방사에너지를 흡수하여 발열하도록 하는 흑체, 열을 전기 에너지로 변환하는 센서, 센서에서 출력되는 미소전압을 증폭하기 위한 증폭기(FET)로 구성된다.

④ 센서와 증폭회로 : 센서는 외부로부터 자기장에 의해 잡음이 쉽게 유도되고 또한 피사체의 온도가 낮을 경우 출력전압이 매우 낮아 이를 증폭하여 낮은 출력임피던스를 유지해야만 한다. 따라서 센서와 동일한 기판에 증폭회로를 내장한다.

2. 체열진단기의 원리 및 구성

흑체의 온도가 결정되면 그것에 대응한 파장특성을 가진 에너지를 방사하는 것은 프랑크 법칙으로 주어지고 있다. 따라서 피측정물의 온도를 예측할 수 있고 방사 에너지의 이용률이 결정되면 검출기에서 필요한 파장 감도대역이 결정된다. 피부의 방사율은 상온에서 대체로 0.99이므로 흑체로 보아도 큰 오차가 생기지 않는다.

① 적외선 검출기를 사용해서 체표의 온도분포를 구하기 위해서는 주사기구(Scanning Mechanism)가 필요하고 이것을 갖춘 것이 서멀 카메라(Thermal Camera)이다. 전기적 주사를 하는 적외선 비디콘, 이미지 주사관 등이 있으나 현재 서멀 카메라라고 하는 것의 대부분은 기계적 주사를 하는 것인데 주사와 동기시켜 브라운관, 필링 위에 열분포상을 얻는다.

② 기본적인 구성으로는 광학계 주사장치, 검출장치, 표시부로 구성된다.

㉠ 주사장치 : 기계적인 구성방법으로 사용하고 광학계는 반사경으로 구성된다.

㉡ 검출기 : 강도가 높은 인듐안티몬 검출기를 사용한다.

㉢ 표시부 : 브라운관으로 하고 이것을 폴라로이드 카메라로 촬영해서 기록으로 남기거나 컬러프린트한다.

③ 선상의 온도분포를 표시하는 방법으로 5가지가 있다.

㉠ 단순히 X-Y측으로 표시하는 방법이 있다.

㉡ 이를 평면으로 확장해서 표시하는 방법이 있다.

㉢ 휘도변조상으로 표시하는 방법이 있다.

㉣ 등온선 분포상 방법이 있다.

㉤ 컬러로 온도분포를 촬영할 수 있다.

④ 일반적으로 상온 부근의 방사 온도계측은 기술적으로 어려운 영역으로 특히 체온분포의 측정은 고성능이 요구된다.

3. 체열진단기의 촬영목적

정상적인 인체의 피부온도는 항상 좌·우 대칭적인 양상을 보인다는 미국의학협회(AMA)의 가이드 라인에 따른 것이다. 통증, 염증 등으로 발생되는 미세한 체온 변화가 피부에 전도되어 나타남으로써 이를 적외선 촬영을 바탕으로 가공과 처리과정을 통하여 색깔로 표시하는 영상을 사용함으로써 발열 위치와 질병의 유무를 쉽게 찾을 수 있도록 진단할 수 있는 기기이다.

4. 체열진단기의 촬영장치

① 적외선 열화상 카메라(Thermal Camera : IR)는 피사체에서 방사되는 적외선을 광학필터로 측정하고자 하는 범위의 파장대만을 통과시키고, 렌즈로 집광 후 이미지 센서에 조사하여 영상을 얻는다. 초기 적외선 카메라는 피사체를 고정하여 고정된 영상을 확보하고 종축과 횡축으로 분할한 픽셀을 한 개의 센서에 주사하여 적외선 정보를 얻어 이미지를 재구성하는 방식이 사용되었다. 근래에는 반도체 제조기술의 발달로 적외선 센서들 간의 특성이 균일하게 개발되었다. 센서의 바이어스(BIOS)를 변화시키는 전자초퍼방식과 기계적인 셔터로 피사체의 영상을 단속하여 이미지 센서에 조사되는 적외선 영상을 강제적인 온도변화가 일어나도록 하는 방식이나, 이미지 센서에 가해지는 바이어스(BIOS)를 조절하여 촬영하고자 하는 피사체의 측정온도 범위를 설정하여 원하는 적외선 영상을 얻는다.

② Image Grabber는 IR Camera로 부터의 영상신호를 필터링과 이득조정을 통해 화상을 최적화하여 라인 스캔데이터를 만들거나 동일한 온도 값을 갖는 각 픽셀들을 배열하여 패턴 인식처리 후, 등고선 맵핑(Mapping)방식으로 이미지 프로세서가 가능하도록 메모리에 저장한다.

③ Image Processor는 Image Grabber에서 1차 처리된 신호를 이미지 파일 포메이션에 의해 각기 대응하는 정의된 색깔로 처리하여 화면과 파일로 저장한다.

④ 중앙처리장치(CPU) : 이미지 프로세서에 의해 처리된 이미지 파일을 외부기억장치(HDD)에 저장하고 영상장치(CRT, LCD)에 표시하며 프린터와 네트워크에 전송할 수 있도록 한다.

5. 체열진단기 설치환경 조건

① 습도 30~60[%] 정도이며, 온도 23~25[℃] 정도이어야 한다.
② 화학물질, 가스, 염분 등이 없어야 한다.
③ 태양광선을 차단하는 적절한 커튼이 설치되어야 한다.
④ 먼지가 없어야 하며 카펫설치를 금지하여야 한다.
⑤ 공기의 흐름이 적고 난방기, 에어컨, 공조기 등의 공기가 직접 유입되지 않아야 한다.
⑥ 파장이 비교적 짧은 형광등과 같은 조명기구를 설치한다.
⑦ 수평이 맞고 진동이 없어야 하며, 상용전원 접지를 설치한다.
⑧ 발열하는 전열기, 전기제품, 가습기와 전자파를 발생하는 제품을 격리한다.

13 재택진단기기

1. 원격진단기

컴퓨터와 정보통신의 발달로 의학계의 변화 중 하나는 원격진단 시스템(Telemedicine System)이다. 이는 원격지 또는 재택 환자와 병의원의 의료진 사이 실시간으로 화상대화를 하면서 사진과 청진을 하거나 생체신호를 일정기간 동안 수집한 자료들을 일괄 송신하고 환자의 임상자료를 토대로 진단과 치료 등의 기초적인 의료행위를 할 수 있는 시스템이다.

(1) 구성요소

① 영상화면, 대화용 카메라, 마이크, 스피커 : 의사와 재택환자 사이에 화상과 음성으로 진료를 할 수 있게 하는 것이다.
② 진단용 확대 카메라 : 원격제어로 환자 신체의 특정부위를 줌(Zooming)하여 확대 후 사진 촬영을 한다.
③ 전자청진기 : 환자의 생체에서 발생하는 심음, 혈류음, 호흡기류음 등을 청진한다.
④ 심전도 : 싱글채널 ECG를 내장하여 심장의 상태와 맥동수를 진단하며 12채널 ECG를 연결하기도 하며, 근래에는 수 [mW]급의 아주 작은 출력의 무선기와 초소형 기억장치를 내장한 Mobile ECG의 상용화로 환자의 심전도 상태를 24시간 기록하고, 이상증후가 발생하면 재택진단기에 송신하여 원거리에 위치한 의료진에게 실시간으로 심전도 데이터를 보내거나 수집된 자료를 일괄 송신하는 장치가 있다.

(2) 통 신

원격 진단기기는 RS232C 계열의 직렬통신과 유무선 인터넷과 같은 초고속 정보통신 수단을 활용하며, 양방향 화상통신을 기본으로 하기에 데이터의 전송속도가 빨라야 한다.

2. 전정기능 진단기

내의의 전정기관과 안구운동은 직립보행과 자세조절, 멀미, 신체회전에 의한 착각, 평행감각 등에 중요한 역할을 한다. 전정기관을 자극하면 안구가 회전하거나 진동하는 현상을 안구운동(안진도, 전정안구반사)이며, 이는 물체의 영상을 망막에 일정하게 조정하여 시력을 유지하며 자세조절을 한다.

전정안구 반사운동을 유발시키는 자극으로는 정현적회전의 물리자극, 일정한 온도의 물을 주입하는 열자극이 있다.

전정기관의 질병유무를 진단시 보행할 때 자세평형을 유지하는데 어려움을 겪는 환자, 선박이나 자동차 등을 이용할 때 멀미하는 환자, 항공기 조종사의 적격여부, 이명증 환자의 진단 등에 정전안구운동을 측정하여 진단자료로 사용한다.

(1) 안구운동의 발생

임상에서 정량적인 전정기능을 진단하기 위한 자극은 등가속이 아닌 각가속 회전자극을 줌으로써 발생하는 안구운동과 동기시켜 분석하기 용이한 정현적 회전자극을 시행한다. 회전자극에는 피검자를 의자에 앉게 하고 의자를 회전시키는 직접자극과 피검자를 고정된 의자에 앉히고 둘레에 격자무늬의 드럼을 회전시키는 간접자극 방식이 있다. 회전자극에서는 전정기관이 자극을 받기 위해서는 회전속도가 가속도로 회전방향을 바꾸어주어야 한다.

① 정현적인 회전자극에 대해 서상과 속상의 안구운동이 발생된다.
② 서상은 물체에 시선을 고정한다.
③ 속상은 새로운 물체에 시선을 고정하기 위한 빠른 안구운동이다.

즉 좌·우로 안구를 움직여 시선을 고정하려는 기능이 상실된 환자의 안구운동에서는 이런 증상이 없다.

(2) 진단기의 구성

회전자극에 의한 전정기능 진단기는 크게 회전자극을 발생시키는 Rotatory Chair Unit와 안구운동을 검출하고 신호의 가공과 회전자극 신호를 동기시켜 처리하여 출력하는 컴퓨터로 구성되어 있다.

① 증폭기 : 기본회로는 1[MΩ] 이상의 입력 임피던스 변환기를 채용하고 약 1,000배의 증폭도로 －120[dB]의 CMRR(Common-Mode Rejection Ratio) 생체용 차동증폭기이다. 좌 · 우 안구에 대칭으로 부착하는 전극은 기본적으로 EEG 전극과 동일한 성질을 갖고 좁은 면적을 유지하여야 주변의 조직으로부터 유입되는 EMG와 같은 잡음을 효과적으로 제거할 수 있다.

② 시상수변환과 저역통과필터(Low-Pass Filter : LPF) : 생체로부터 취득되는 ENG는 신전도와는 구별되므로 주파수 대역은 0~20[Hz] 대역만을 필요로 한다. 따라서 아날로그 전자회로만으로 구성된 시스템에서는 전원에서 유입되는 잡음이나 주변 생체조직으로부터 섞이는 잡음을 제거하기 위해서 시상수변환과 저역통과필터가 필요하고, 디지털 신호처리 DSP시스템에서는 IIR또는 FIR 필터로 제거한다.

③ 기준보정 Calibration : 안구운동에 의한 안전위는 약 1[mV]로 증폭기의 이득을 조정하는 함수발생기이다.

④ 자극동기신호 : 전정기관에 가해지는 자극에 대해 발생되는 안구운동과의 관계를 해석하기 위한 신호를 발생, 검출한다. 열자극일 경우 적정한 온도로 가열된 물이나 공기를 주입하는 장치에서 주입되는 시점에 펄스를 발생시키고 회전자극일 경우 회전속도를 검출한다.

⑤ ADC1과 ADC2 : 안구운동의 안전위와 동기자극신호를 디지털로 변환한다. 샘플링 시간과 변환폭은 시상수 변환과 디지털 필터의 성능에 영향을 미치므로 시간은 빠를수록, 변환폭은 클수록 정확한 해석이 가능하다.

⑥ 회전자극기의 구성 : 회전자극기는 피검자를 앉힐 의자와 회전동력을 발생하는 서보모터와 서보장치, 정현적 신호를 발생시키는 회전신호발생기, 의자의 회전상태를 계측할 센서로 구성된다.

⑦ 회전자극 함수발생 : 회전자극은 전정기관의 반규관을 구성하는 전반규관, 후반규관, 외측반규관 내부의 내임파액에 주어진 각가속에 의해 안구운동이 발생하므로 피검자를 의자에 앉히고 $S = A\sin\omega t$의 정현파자극을 주어야 한다.

⑧ 회전센서 : 아날로그 방식에서는 멀티턴(Multiturn) 또는 360[°]회전하는 포텐셔미터(Potentio Meter)에 기준전압을 인가하여 전압을 검출함으로써 회전하는 의자의 각도를 검출하여 폴로그랩(Polygraph)에 출력한다. 디지털방식에서는 인크리멘탈 인코더(Incremental Encorder)를 사용하는 경우에는 별도의 업－다운 카운터(Up-Down Counter)가 필요하며, 앱솔루트 인코더(Absolute Encorder)를 채용한 경우에는 인코더 버퍼(Encorder Buffer) 값을 샘플링하면 인코더의 분해능에 의해 정도가 결정된다.

14 임상검사기기

환자로부터 채취한 시료를 검사하는 것으로 일반검사, 임상회학검사, 혈액검사, 혈청검사, 세균 미생물검사, 병리검사가 있다.

임상검사들은 임상적으로 각종 특정한 물질이 포함된 양이나 비율이 질병을 진단하는 중요한 척도이다. 특히 혈액검사는 적혈구, 백혈구, 혈소판의 개수와 특성과 생리기능과 가스 분석 등이 있다. 분석법으로는 광량측정(광량계)과 색분해에 의한 색검사(비색계)가 있다.

1. 분광광도법

임상검사에서 널리 사용되는 검사방법은 수월성, 정확성, 정밀성, 자동화가 쉽고 기술의 안정성과 신뢰도가 있다. 사용되는 광선으로는 자외선(200~400[nm]), 가시광선(400~700[nm]), 근적외선(700~800[nm])으로 임상물질들이 서로 다른 파장의 전자기적인 에너지를 선택적으로 흡수하거나 방출하는 특성을 이용한 검사법이다. 광원에서 발생하는 빛은 특정한 파장대만을 통과시키는 파장선택기를 통과하여 시료를 담은 큐벳(Cuvette)을 통과한다. 이때 특정파장의 광선이 시료에 흡수되거나 방출되어 광선이 센서에 도달하게 된다. 센서는 입사된 광선의 에너지량에 비례하는 전기신호가 발생하면 적절한 증폭과 처리과정을 거친 후 표시한다. 즉 특정물질의 에너지 흡수정도를 측정하여 농도를 알아내는 것이다. 시료 중 혈청, 소변, 척수 등에 함유된 물질들은 에너지 흡수성질이 매우 낮아 시약을 첨가하여 흡수성을 높게 하여 처리한다.

(1) 광도계

① 전원장치 : 텅스텐 필라멘트 전구나 백색광 LED를 광원으로 사용하며, 전구의 밝기는 $P=I^2R$이고, 저항의 온도효과에 의해 전구의 저항은 온도에 의해 변화하므로 전류가 일정하면 일정한 광량을 유지한다. 수소, 중수소, 제논 등의 가스방전관을 사용하는 시스템에서는 방전전압에 의해 밝기가 결정되므로 정전압이어야 한다.

② 광원 : 텅스텐 필라멘트 전구는 360[nm]~800[nm]영역에서 사용된다.
200~360[nm]영역은 수소, 중수소방전관이 사용되지만 연속 스펙트럼이 발생하고 적외선이 포함되어 있다. 자외선 영역을 증가시키기 위해 전원전압이나 전류를 증가시키면 전구의 특성이 열화되어 검사에 오차가 발생하므로 사용시간을 준수해야 한다.

③ 파장선택기 : 시료에 입사시킬 특정한 파장을 선택하기 위한 것으로 프리즘을 활용한 단색광기와 유리필터와 간섭필터로 구별되는 필터가 있다.

㉠ 단색광기 : 프리즘*이나 회절격자**를 이용하며 대역폭이 아주 좁고 특정파장을 선택할 수 있다.

㉡ 유리필터 : 색유리를 통과시킴으로써 색유리파장보다 긴 파장대역을 흡수하고 짧은 파장대역을 통과시킨다. 투과율은 특정파장의 광선이 필터를 통과하는 비율로 규격의 표시는 △△△[nm]로 에너지가 최대로 통과되는 파장을 표시한다. 1차 저역파장을 통과시키고 2차 고역파장을 통과시켜 특정대역에서 피크파장을 갖는 광선을 얻지만 투과율이 낮다는 단점이 있으나 정확도가 요구될 때 많이 사용한다.

㉢ 간섭필터 : 연속적으로 반사하게 하여 대역폭 외곽의 파장은 위상이 서로 달라져서 상쇄되도록 하는 간섭효과로 특정대역의 광선만이 동일위상이 되도록 한다. 특성은 상쇄되는 과정에서 발생하는 고조파 에너지는 별도의 차단유리필터로 제거해야 한다. 최대 투과율은 40~60[%]로 340~900[nm]의 파장에 적당하며 피크파장을 중심으로 ±50[nm]대역을 벗어나면 투과율은 급격히 감소한다. 다른 유전체를 여러 겹으로 하는 다중 간섭필터를 사용하면 4[nm]까지와 90[%] 정도의 투과율도 가능하다. 고가이며 50~100[nm]대의 고조파가 있는 것이 단점이다.

④ 큐벳 : 분석할 시료를 담는 용기로 검사의 정확도에 영향을 주므로 스펙트럼을 변형하여서는 안된다.

⑤ 시료 : 흡수체의 일정 두께는 입사에너지의 일정비율을 흡수한다는 Bouguer 법칙에 따라 시료에 포함되어 있는 특정물질의 빛은 식 (1-34)와 같이 선택적으로 흡수한다.

$$P = P_0 10^{-aLC} \tag{1-34}$$

P : 큐벳을 통과하여 나오는 빛의 세기, P_0 : 큐벳 표면에 입사되는 빛의 세기
a : 시료흡수율, L : 시료를 통과하는 경로의 길이, C:흡수체의 농도

⑥ 센서 : 광량을 측정하는 소자로 광전관이나 반도체 센서가 사용된다.

⑦ 증폭기 : 전류나 전압의 형태로 검출된 신호를 증폭하고 가공한다.

---

* 프리즘 : 스펙트럼광을 굴절시켜 파장대별로 분광하는 프리즘을 활용해서 특정파장만을 얻는 방식으로 220~950[nm] 영역에서 사용되고 유리나 수정을 사용한다. 수정은 350[nm] 이하 파장에서 사용한다. 특정파장을 선택하는 것은 프리즘을 회전하여 선택하고 마지막에 슬릿을 이동시켜 빛을 통과시킴으로써 이루어진다.

** 회절격자 : 빛이 모서리 부분에서 회절하는 현상을 이용한 것으로 유리나 금속 표면에 평행선을 조밀하게 새긴 격자를 만들어서 제작한다.
㉠ 회절하는 정도는 파장에 따라 다르므로 각각의 격자선에서 분리되어 스펙트럼을 형성한다.
㉡ 각 파면의 진행에 따라 보강간섭과 상쇄간섭에 의해 특정 파장광선을 선택할 수 있다.
㉢ 복제가 용이하며 200~800[nm]대역에서 많이 사용한다.

⑧ 표시기 : 아날로그형은 계기판을 구동하지만 디지털형에서는 ADC로 변환하여 마이크로프로세서로 처리하여 표시하고 저장한다.

(2) 염광광도계

시료를 적절한 방법으로 연소시킬 때 발생하는 화염이나 불꽃을 파장선택기에 입사시킨다. 화염이나 불꽃은 원자가 여기되었다가 다시 기저상태로 되돌아갈 때 특정파장의 에너지를 방출하는 원자 에너지 방출의 원리이다. 특정파장으로 방출되는 에너지의 양은 해당원자의 농도에 비례하며 순수금속의 농도만을 측정할 수 있다. 용액 소비율, 미립증기발생률, 불꽃의 특성 등을 보상하기 위하여 리튬과 같은 표준시료를 내장하여 보정한다.

에너지 흡수형 염광광도계는 Hollow Cathode Lamp에서 발생하는 광선을 회전판으로 단속시켜서 시료를 태워서 발생하는 화염을 통과시켜 파장선택기로 입사시키는 것이 다르다. Hollow Cathode Lamp에서 발생하는 빛을 펄스 형태로 하면 회전판이 불필요하다.

① 소작분무기 : 시료를 액체 미립증기로 변화하여 분사하고 LPG나 LNG를 압축공기와 함께 섞어서 연료로 사용한다.

② 원자 에너지 방출 : 불꽃의 세기는 원자의 기저상태에 있는 전자들 중 약 1[%] 정도를 기저상태에서 여기상태로 천이시킨 후 다시 기저상태로 되돌아올 때에 빛을 발생하므로 Na^{+}(나트륨), K^{+}(칼륨), Li^{+}(리튬) 등의 검사로 제한된다.

③ 원자에너지 흡수 : 칼슘, 납, 구리, 아연, 철, 마그네슘 등의 여러 원소에서 상당히 정확도가 있다. 광원으로 사용하는 Hollow Cathode Lamp는 검사하고자 하는 시료와 같은 금속으로 표면처리 된 필라멘트를 사용하여 필라멘트가 가열될 때 원자들이 Cathode를 이탈하여 기체원자상태로 공간이 채워진다. 이 원자들이 전자와 이온 충돌하여 여기상태가 되었다가 다시 기저상태로 돌아올 때 특정 파장의 빛이 발생한다. 발생한 이 빛이 시료를 태워 발생한 화염을 통과할 때 흡수되는 에너지의 양은 시료의 원자의 수에 비례한다.

2. 자동 임상분석기

자동화학분석기와 유사하며 기본원리는 분광광도법을 사용하며 컴퓨터에 의해 시료관리, 시약의 관리와 투여, 보정과 시스템의 준비, 자가진단, 유지 등이 자동으로 이루어지며 시료의 투입, 시약첨가와 희석, 예열, 혼합, 반응시간 대기, 시료분석과 결과자료의 출력과 저장 및 통신이 이루어진다.

3. 소변분석기

소변은 혈액이 조직을 순환하면서 발생된 신진대사의 노폐물과 수분을 신장에서 여과시켜 체외로 배출하는 것이다. 신장, 요관, 요도, 즉 요의 배설경로에 기능적 이상이 있으면 노폐물이 배설되지 않는다든지 요의 구성성분의 변화를 초래하는데, 이와 같은 경우 요의 성분이나 성상의 이상 유무를 검사해 신체의 질병을 진단하는 검사가 소변검사이다.

4. 자동 혈구계산기

혈구는 적혈구, 백혈구, 혈소판이며 자동혈구 계산기는 혈액 속의 혈구수를 계수하는 측정기기이다.

5. 혈액가스분석기

혈액 내에 산소와 이산화탄소 포화도를 측정하여 체내에 나타나는 산성증 및 알칼리증을 진단하는 검사기기이다. 또한 혈액의 나트륨, 칼륨, 염소 이온 및 중탄산이온 등의 전해질을 분석하여 체액상태를 분석하는 장비이다.

6. 원심분리기

원심력의 작용에 의해 성분이나 비중이 다른 물질을 분리, 정제, 농축하는 원심분리를 이용하여 액체 속의 고체 입자를 분리하는 분리기계이다.

15 기타 진단기기

1. 정맥압의 측정

정맥의 혈압을 측정하는 것은 우측 심장이나 모세혈관의 기능을 진단하는 데 도움을 주며 모세혈관 내의 압력은 소정맥의 혈압보다 높지만 모세혈관 압력을 추정할 수 있게 해주는 역할을 한다. 또한 흉곽 내의 정맥압은 우심실의 이완기 혈류 유입압력을 결정하는 중요 요소이다.

① 중심정맥압 : 우심방이나 중심정맥에서 측정하는 것으로 피검자의 호흡에 따라 대기압을 중심으로 상하로 움직이게 되며 흉곽의 정맥압은 대기압보다 조금 높고 정맥압의

측정에서 기준점은 우심방으로 한다.

② 외과나 내과 환자 등에게 발생된 쇼크, 심장기능 이상, 과소혈증이나 과다혈증 상태 또는 순환장애 등의 경우에 사용되고 있는 치료방법이 적당한가를 판단하기 위해 보통 중심정맥압을 계속해서 감시한다.

③ 중심정맥압 : 심근의 기능에 대한 중요한 지표로 사용된다.

2. 청력계

청력계(Audiometer)는 청각기능을 측정하는 기기로 청력상실의 정도와 난청의 형태를 검사하는 데 사용되며, 청각의 예민한 정도를 측정하는 청각검사와 듣는 능력의 정도를 측정하여 난청의 원인이 되는 병소를 진단하는 청력검사로 2가지가 있다.

청력검사는 가청범위 내의 저 · 중 · 고 · 음 영역에서의 청력상실의 정도와 회화음역에서 언어청취의 지장 정도를 측정함으로써 직업에 대한 적성 여부와 치료를 위한 참고자료로 사용된다. 음의 세기는 데시벨 [dB]로 표기하며 정상인은 0[dB], 경증환자는 41~55[dB], 60[dB] 이상은 난청, 70[dB]이상은 듣지 못하는 농아자로 진단한다.

(1) 청력검사를 위한 음원

청력검사를 위한 음원*으로는 음색적인 특징이 없고 음의 크기도 일정한 단일 주파수의 정현파가 필요한데 이런 음을 순음이라 하며 소리굽쇠를 두드렸을 때 나는 소리가 이러한 순음에 가까워서 많이 사용하였으나, 최근 전자기술의 발달로 전자회로에 의하여 순음에 가까운 음을 발생시키며 다양한 부가기능을 갖춘 기기들이 많이 개발되고 있다.

(2) 청력검사의 종류

청력검사의 목적은 올바른 청능훈련을 하기 위한 것이다. 따라서 올바른 청력검사가 중요하고, 청력검사시 절차에 의해 정확한 측정과 진단을 해야 하며, 그 결과를 청능훈련에 적용해야 한다.

(3) 청력검사의 목적

① 피검인의 청취수준을 결정하여 청능훈련을 계획함에 있어서 출발점 행동을 찾는 진단의 목적이다.

---

* 음원 : 전자회로에 의해 가청주파수의 자극음을 발생시키는 Audio Generator가 있으며 파형의 형태는 순음으로 정현파가 사용되며 주파수 변조(Frequency Modulation)를 사용하기도 한다.

② 피검인에게 적합한 보청기를 선택하기 위한 목적이다.

진단용 청력검사는 골도검사로 외이나 중이에 전달장애가 있는 전음난청과 내이신경에 장애가 있는 감음난청으로 구별하며, 방향감각이나 평행감각 검사는 뇌손상으로 청각전도나 중추신경장애가 발생한 중추성 난청을 진단한다.

(4) 청력검사방법

기도검사로 청력에 장애가 발견되면 골도검사를 실시하여 외이도, 고막, 이소골 등에 병소가 있는지 또는 내이, 청신경, 중추신경계의 장애인지를 진단하게 된다.

피검자의 귀에 헤드셋을 착용하고 주파수와 음의 세기를 바꾸어가면서 소리를 들려줄 때, 피검자가 소리를 인지하면 검사자에게 신호를 보내서 판단하는 방법이다.

① 검사실 : 피검자가 안정을 취할 수 있는 환경을 조성해야 하며, 검사를 실시하는 방은 방음과 흡음시설이 되어 있어야 한다.

② 검사영역 : 가청 주파수 대역인 20[Hz]~20[kHz]의 모든 대역을 검사하는 것이 아니라 음성주파수 대역에서 125[Hz], 250[Hz], 500[Hz], 1[kHz], 1.5[kHz], 2[kHz], 3[kHz], 4[kHz], 6[kHz], 8[kHz]와 −10[dB]~90[dB] 사이를 5[dB]나 10[dB] 간격으로 선택한다.

③ 자극음의 종류 : 연속음, 단락음, 주파수 변조음 등이 있으며 단락음은 2.5[Pulse/sec]로 200[ms] 동안 자극음의 발생과 중지를 반복한다. 연속음은 설정된 주파수와 진폭으로 계속 발생하며 주파수 변조자극음은 설정된 주파수에서 5[%] 이내로 변조음을 발생한다.

㉠ 단속음을 발생시킬 때에 릴레이와 같은 기계적인 접점을 사용하면 자극음을 단속하는 경계에서 잡음이 발생하여 진단결과에 영향을 줄 수 있으므로 정현파 신호를 제로 크로싱(Zero Crossing)하여 변환하거나 완만하게 상승과 하강하는 등의 대책이 필요하다.

㉡ 자극음과 음의 세기와의 관계는 〈표 1-22〉와 같으며 수동인 경우에는 검사자가 선택하지만 자동진단기에서는 각 주파수에 대한 음의 세기를 자동으로 변환한다.

〈표 1-22〉 주파수와 음압관계

주파수	음 압
125[Hz]	-10[dB]~50[dB]
250[Hz]	-10[dB]~70[dB]
500[Hz]~6[kHz]	-10[dB]~90[dB]
8[kHz]	-10[dB]~70[dB]

㉢ 검사시 피검사와 검사자가 격리된 방에서 창문을 통하여 마주보며 검사를 진행한다.

㉣ 자극음 발생기로부터 입력되는 신호를 헤드셋을 직접 구동하거나 진촉의 크기로 임의 세기를 설정한다. 경우에 따라서 전력 증폭기의 출력에 Attenuator을 삽입하여 헤드셋에 흐르는 구동전류를 제어하여 음의 세기를 조절한다.

1) 버튼과 표시기

피검사자가 헤드셋에서 들리는 자극음을 인식하여 좌·우버튼을 사용해서 누르면 표시기에 나타나고 검사자가 이를 기록하고 표시기는 전구나 LED를 이용한다.

2) 뇌파기

유아나 어린이, 지체부자유자와 같이 의사표시에 어려움이 있는 피검자를 위한 진단방법으로 수면상태에서 전극을 두정에 부착하여 얻은 뇌파를 활용하여 검사한다. 하지만 뇌파신호에 대한 분석과 해석의 난해함으로 평균 덧셈법*으로 인식여부를 판단하게 된다.

3) 기록계

검사를 위한 자극음의 주파수와 음압, 자극음의 형태와 피검자로부터 얻어지는 신호를 그래프로 기록하는 방법으로 Polygraph로 출력하거나 컴퓨터에 의해 신호를 분석하여 그래프와 함께 화면에 표시하고 파일형태로 저장한다.

4) 청력검사의 종류

목적과 대상, 난이도에 따라서 음차 검사, 유소아 청력검사, 순음청력검사, 어음청력검사, 장애부위 검사로 나눠진다.

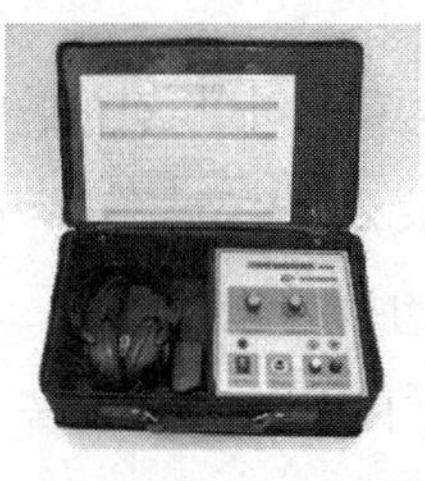
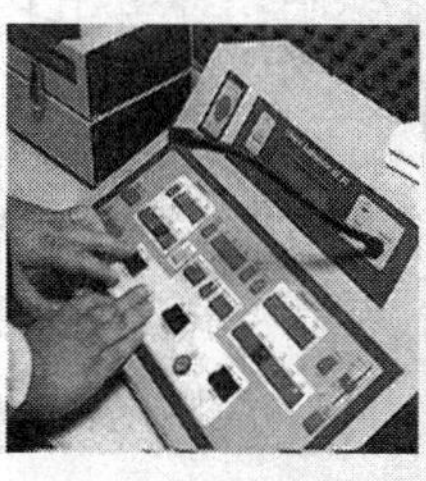

[그림 1-82] 청력계

* 평균 덧셈법 : 신호의 크기를 여러 번 덧셈하여 잡음과 같은 불규칙파와 함께 존재하는 원래의 신호를 추출하는 방법이다.

① 음차검사

㉠ 시바바흐 검사(Schwabach Test) : 피검자의 골도 청력을 검사자와 비교하기 위한 검사이다.

㉡ 린네 검사(Rinne Test) : 기도의 청력과 골도의 청력을 비교하기 위한 검사이다.

㉢ 빙 검사(Bing Test) : 인위적인 폐색효과에 의하여 전음성 난청인지 감음성 난청인지를 진단하기 위한 검사이다.

㉣ 베버 검사(Weber Test) : 편측성 난청이 있거나 양쪽의 청력손실도가 다를 때 청력 손실의 형태가 감음성인가 전음성인가를 진단한다. 또한 양측성일 때는 어느 쪽의 청력 손실이 심한가를 구별하는 검사이다.

② 유소아 청력검사(유희 청력검사법) : 유소아들에게는 청력검사를 통해서 청력 그 자체를 측정하기가 어렵다. 검사자가 측정할 수 있는 것은 청각적 자극에 대해서 반응하는 어린이의 행위이다. 유소아의 경우 청력을 결정할 때 어린이의 반응을 가지고 청력을 추론해 나간다. 어린이 나이가 좀 있거나 성인의 경우에는 반응하는 방법이 큰 문제가 되지 않지만, 어떻게 반응할지 모르는 유소아의 경우에는 반응의 정도와 형태가 진단에 결정적인 영향을 미친다. 유소아들은 음자극에 대해서 자의적 반응을 보이기도 하고, 비자의적인 신체 동작을 하기도 하며, 조금의 변화만 있어도 울어 버리기도 한다. 또한 자신이 흥미있는 것에는 너무 집착을 하기도 하며, 그렇지 않을 경우에는 전혀 반응을 보이지 않는다. 이것 때문에 유소아들의 청력검사[(Play Audiometer : PA) = 유희 청력검사법]는 어렵다.

㉠ 이음향방사검사법(Otoacoustic Emissions : OAEs) : 내이에 존재하는 청각유모세포에서 발생하는 신호를 중이와 외이를 통해 측정하는 검사로서 소리감지기능에 매우 중요한 청각유모세포의 이상 유무를 확인할 수 있으며, 난청의 조기진단 및 유소아 청력검사에도 활용된다.

㉡ 신생아 청력검사 : 아동의 반사 반응을 대개 이용하여 검사한다.

㉢ 방향정위검사 AOR(Auro-Orienting Reflex) : 음자극을 주면 소리가 나는 쪽으로 몸을 돌리는 방향정위 반사기전을 이용한 검사이다.

ⓐ 눈꺼풀 반사검사 APR(Auro-Palpebral Reflex) : 방울을 유아의 귀 가까이 대고 손바닥을 가볍게 치면 정상아동의 경우 눈 주위의 근육이 수축한다. 출생일부터 7일 사이에 실시한다.

ⓑ 모로 반사검사(Auro-Moro Reflex) : 음자극을 줄 때 모로 반사, 즉 팔과 발을 벌리고 손가락을 펴다가 마치 무엇을 껴안듯이 몸 쪽으로 팔과 다리를 움직이는

반사를 이용한 검사이다.

ⓒ 방향정위검사(Auro-Orienting Reflex : 경악반응 검사) : 반응 외에도 음자극을 갑작스럽게 주면 심장고동이 빨라지거나, 움직이던 활동을 정지하거나, 호흡 속도가 변화하거나, 눈썹이 움직인다거나, 얼굴을 찌푸리는 행동으로 아동의 청력을 검사한다.

㉣ 유아의 청력검사

ⓐ 유아의 청력검사의 종류

- 음성에 의한 청력검사 : 청능훈련의 효과 예후에 대한 진단, 보청기 적합여부, 언어습득 가능성을 예측할 때 사용할 수 있다.
  다양한 음성을 사용해서 검사 할 수 있는 것이 장점이다.
- 악기에 의한 청력검사 : 유아의 주위에 있는 음을 가진 물체는 어떤 것이든지 자극음으로 사용할 수 있다. 가능하면 물건이 가지고 있는 주파수와 일정한 충격에서의 강도를 확인해두면 도움이 된다.

  ㉑ 팀파니 100～200[Hz], 심벌즈 1[kHz], 큰 북 500[Hz], 호루라기 2[kHz]

- 음장상황에서의 청력검사(Sound Field Test) : 음장검사는 음장상황에서 확성기를 활용하여 검사하는 방법이다. 동물의 소리나 유아들의 울음을 녹음해서 자극으로 사용하는 것도 반응을 유도하는데 상당히 효과가 있다. 때로는 휘파람, 벨, 북소리나 음성 등을 특정 주파수를 제시하기 위해 사용 하지만 정확한 결과를 제시해 주는 것은 아니다.

ⓑ 청력검사기계에 의한 검사 : 유소아 청력검사는 음자극에 대한 아동의 반응을 중심으로 검사를 하므로 검사의 신뢰도가 의문시되므로 다음의 검사들은 과학의 발달로 인해 객관적인 도구를 이용하는 검사 방법이므로 검사의 객관성 및 신뢰도가 비교적 높다.

- 뇌간유발반응 청력검사(Brainstem Evoked Response Audiometry : BERA) 청성유발전위 중 가장 진보된 검사로써 음 자극 후 10[msec] 이내에 와우에서 중추신경에 이르기까지에서 발생하는 전위를 컴퓨터로 계산하여 그래프로 볼 수 있게 측정하는 검사이다.
- 뇌파검사(Electro-EncephaloGrapy) : 상당히 객관도가 높은 검사로서 청각자극에 대한 뇌활동을 기록하는 장치이다.
- 전기와우 청력검사(Electrocochleography) : 고막을 통하여 침형전극을 갑각에 또는 구형 전극을 정원 창와에 부착시켜 음자극에 따른 와우 활동전압의

전기적 반응을 기록하는 검사이다.

- 전기와우 청력검사 ECGO(Electrocochleography : 청력장애의 정도와 병소부위의 진단)에 관한 정보를 얻을 수 있다. 고막을 통하여 전극을 갑각(Promontary)에 부착시켜 음자극에 따른 와우의 전기적 반응을 기록할 수 있게 됨으로써 청력장애의 정도, 와우의 이상 유무를 관찰할 수 있으나 특수 장비가 필요하다는 단점이 있다.

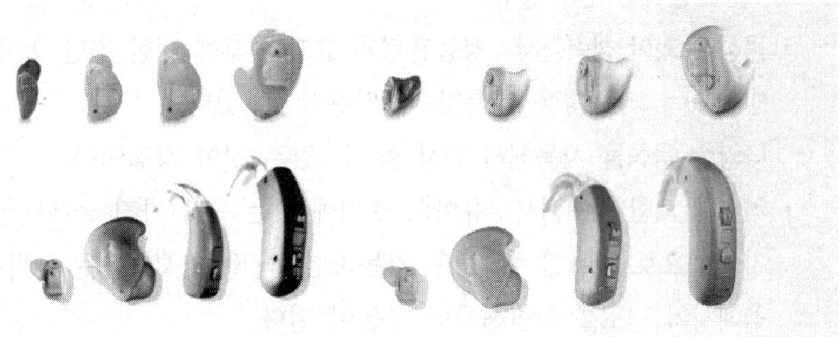

[그림 1-83] 귓속형 보청기

- 심리 전류검사(Psycho Galvanic Skin Response : PGSR) : 상당히 널리 사용되어 온 유아용 청력검사로 대개 1세 이상의 유아에게 유용한 검사이다.
  - 심리 전류검사법 : 조건화 원리를 이용한 것으로 무조건 자극에 약한 유도전기와 음을 짝지어 음을 조건화시킨다. 약한 전기를 수반한 음을 몇 회 계속하면 음 자극에 의해서 땀이 분비되는 현상을 얻을 수 있다. 곧 소리만 들려도 쇼크를 예상하여 땀이 나오고 그 반응을 자동적으로 그래프화하도록 장치한 것이 심리 전류검사이다.

③ 순음 청력검사 : 기도전도 검사와 골전도 검사가 있으며 인간이 들을 수 있는 범위 중에서 말소리가 들리는 범위를 옥타브마다 한 개의 주파수의 순음을 들려주면서 어느 정도씩 청력이 손실되었는지를 측정하는 검사이다. 순음 청력검사(Pure-tone Audiometry)로 난청도, 난청곡선, 난청의 병변부위를 알 수 있다.

㉠ 순음청력검사의 종류

ⓐ 기도전도 청력검사 : 가장 일반적으로 유아의 청력을 결정하는 검사이다. 이 검사를 통하여 보청기의 착용 및 조절을 하는 기초검사라고 할 수 있다. 상승법과 하강법의 두 가지의 검사 방법이 있다.

- 상승법 : 1[kHz]에서 시작하여 고주파수로 가서 검사를 하고 다시 1[kHz]를

검사하고 낮은 주파수로 내려가는 방법으로 상승법은 피검자의 예상 역치 이하에서 점차 강도를 높여 역치를 찾아낸다. 검사음의 강도는 5[dB]씩 상승하고 검사음을 제시하는 시간은 각 단계별로 1~2[s]가 적당하다.

- 하강법 : 1[kHz]에서 검사를 하고 난 뒤에 낮은 주파수를 검사하고 다시 고 주파수를 검사하는 방법이다. 검사하는 주파수의 범위는 125[Hz], 250[Hz], 500[Hz], 1[kHz], 2[kHz], 4[kHz], 8[kHz]이다.
  - 하강법은 피검자의 역치 이상에서 음의 강도를 5[dB]씩 낮추어 역치를 찾아낸다. 1[kHz]의 경우에는 두 번 이상 측정하여 검사치가 같을 때는 측정치를 인정하지만, 다를 때는 반복적으로 검사를 하여 검사횟수의 과반수에서 같은 측정치가 나올 때까지 검사를 실시한다.
  - 역치를 찾을 때 반응이 없으면 10[dB]씩 올리고 내려서 반응이 있으면 다시 5[dB]씩 올리거나 내리는 방법을 사용한다. 간단한 청력검사를 할 경우에는 500[Hz], 1[kHz], 2[kHz]만을 측정한다. 각 주파수의 최소가청역치를 측정할 때 상승법과 하강법이 있지만 임의로 선택해도 문제가 되지 않는다.

ⓑ 골도 청력검사 : 개골이 움직이는 동안 관성의 작용에 의해 이소골은 등골이 난원창에 전진 후퇴 운동을 하도록 뒤로 물러난다. 그리고 난원창의 진동은 내이에 전달되어 기도전도 자극처럼 전기적 자극을 일으킨다. 이 내이 자극의 유형을 관성 골도 전도(Inertial Bone Conduction)라 한다.

④ 어음청력검사 : 어음검사는 말소리를 어느 정도 크게 하면 들리는지를 측정하는 어음청취역치와 말소리 구별능력이 어느 정도인지를 측정하는 어음명료도 검사를 구하는 것으로써, 보청기의 효과를 예측하고 의사소통능력을 알기 위한 검사이다.

어음에 대한 청취 및 이해능력을 측정하기 위하여 자극음으로 어음을 사용할 필요가 있다. 어음청력검사 결과는 실제 말을 듣고 이해할 수 있는 능력의 준거가 되므로 보청기 선택과 적응을 비롯한 청능훈련 계획에 중요한 정보를 제공한다.

어음청력검사의 종류는 다음과 같다.

㉠ 어음역치검사

ⓐ 어음탐지역치(Speech Detection Threshold) : 피검자가 말을 확인하는 최저 수준의 음의 강도로 정의한다. 때때로 어음감지역치(Speech Awaresness Threshold)라고 한다. 말을 이해하는 수준이 아니고 말을 탐지하는 경우이다.

ⓑ 어음청취역치(Speech Reception Threshold) : 피검자가 말을 이해하는 최저 수준의 청력수준이다. 개개의 피검자가 50[%]를 이해할 수 있는 음의 강도를 어

음청취역치라 한다. 어음청취역치도 어음탐지역치를 구할 때와 마찬가지로 계속적인 이야기나 독립단어를 사용하여 측정한다. 재미없는 이야기를 검사 자극으로 사용하기도 하나 대부분이 강강격 단어를 사용한다. 이 강강격 단어는 2음절로 구성된 단어이다. 이 단어를 말할 때는 VU미터기에 피크가 제로로 되어야 한다.

㉡ 어음명료도 검사 : 청각장애아가 청력평가에서 자신들이 말하는 내용을 검사자가 이해하지 못한다. 청각장애 아동의 말은 크기가 커지면 명료도는 떨어진다. 그러나 전음성 장애를 가진 청각장애 아동은 소리의 크기를 크게 할 때 변별능력이 개선된다. 청각장애아동의 변별능력을 양적으로 결정함에 있어서 검사자는 다음과 같은 도움을 줄 수 있다.

ⓐ 변별능력은 변별의 곤란 정도를 결정한다.

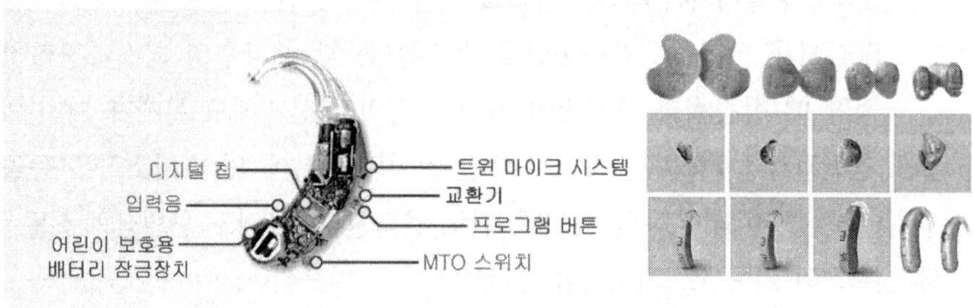

[그림 1-84] 귓속형 보청기 구조

ⓑ 병리적 부위를 진단하는 데 도움을 준다.

ⓒ 보청기의 필요성과 적절한 선택을 결정하는데 돕는다.

ⓓ 재활의 진전을 돕는다.

⑤ 장애부위검사

㉠ 임피던스검사 : 중이의 상태를 간접적으로 측정하는 검사법이며, 고실도(Tympanogram) 검사를 통하여 고막이 정상인지, 변형되었는지, 찢어졌는지를 알 수 있으며, 청각반사검사와 청각반사피로검사를 통하여 청력 손실의 범위, 안면 신경마비, 청신경종양 등에 관한 정보도 얻는다.

㉡ 보충현상검사 : 물리적인 음의 크기가 증가하면 느끼는 소리의 크기도 커진다는 느낌을 측정하는 검사이다.

㉢ 유발반응검사법 : 흔히 시행되는 청성유발전위는 음자극 후 청각중추로에서 일어나는 일련의 전기적 변화를 피부전극을 사용하여 생체 밖에서 측정하는 방법이다.

㉣ 양이 교대성 음 크기의 평형검사(Alternate Binaural Loudness Balance Test : ABLB) 청능사들이 보충현상을 직접적으로 검사하는 가장 일반적인 방법이다.

㉤ ABLB(Alternate Binaural Loudness Balance Test) 검사를 사용하기 위해서는 검사받는 주파수에서 한쪽 귀는 정상 청력을 지녀야 한다. 그래서 나쁜 쪽 귀의 청력이 좋은 쪽 귀의 청력보다 적어도 25[dB] 정도 떨어져야 검사를 할 수 있다.

㉥ 청력검사 결과의 오류 유형과 원인은 〈표 1-23〉과 같다.

〈표 1-23〉 청력검사와 오류원인

유 형	원 인
검사자에 의한 청력측정 오류	우리 말소리와 유아의 심리적 특성에 관한 전문지식의 결여이다. 검사자는 목소리의 맑음 즉 명료도에 따라 청력을 예견하여 오류를 범하고, 경험에 의존하여 표정, 손짓, 행동 관찰에 의해 청력을 예견하여 오류를 범하는 경우이다.
피검자에 의한 청력측정 오류	아직 음에 반응하는 법을 숙지하지 못하여 검사에 효과적으로 반응하지 못하는 경우도 있고, 질병을 앓고 있어서 일시적으로 청력이 다르게 들리는 경우도 있으며, 거짓 반응을 할 때도 있다.
기계특성과 한계에 의한 오류	청력측정 주파수 대역이 특정주파수만 가능하거나 측정가능수치가 제한되어 있는 경우도 있고, 검사기기의 수명이 오래된 것도 있으며, 기적으로 교정(Calibration)을 해주지 못한 원인도 있다.
피검자의 음의 예민도에 의한 청력측정의 오류	음에는 피검자가 큰소리에만 정확하게 반응을 하고 약한 소리에는 음을 반응하지 않다가 보청기 착용 후 점차음의 예민도가 길러져서 작고 약한 소리에도 반응을 하게 되어 결국에는 청력이 좋게 나타나는 경우이다. 이런 경우에는 피검자의 잔존 청력이 각 훈련을 통해 음의 인지능력이 점차 향상된다.

3. 청력장치의 구성

① 주파수 발진부 : 측정에 필요한 순음의 주파수를 얻기 위한 회로이며 2개의 채널로 구성된다.

㉠ 채널 1 : 일반적인 순음의 주파수인 125, 250, 500, 1000, …, 8000[Hz]를 발생시키는 발진기, 주파수 선택 스위치 등으로 구성된다.

㉡ 채널 2 : 500, 1000, …, 8000[Hz]를 발생시키는 발진기와 마스킹(차폐) 효과를 얻기 위하여 잡음을 발생시키는 회로로서 두 개의 필터 회로가 보조기능으로 사용된다.

② 회화회로부 : 회화회로는 회화음 검사를 하는 데 필요한 회로로서 Mic, Tape, Phono, Aux의 4개의 입력단자와 입력선택 스위치 및 전치증폭기로 구성된다. 출력증폭기와 감쇠기는 주파수 발진부의 채널 1과 공용으로 사용한다.

③ 출력증폭기 : 발진된 주파수를 파형의 변화 없이 트랜스듀서에서 충분한 출력을 낼 수 있도록 전력증폭을 하기 위한 것이며, 채널 1과 채널 2에 각각 하나씩 있다.

④ 감쇠기 : 출력증폭기에서 증폭된 음이 원하는 레벨이 되도록 감쇠시켜 트랜스듀서에 전달하는 목적으로 사용된다. 이것은 채널 1과 채널 2에 각각 하나씩 있으며 발진된 파형의 진폭이 찌그러짐 없이 감쇠되어야 한다.

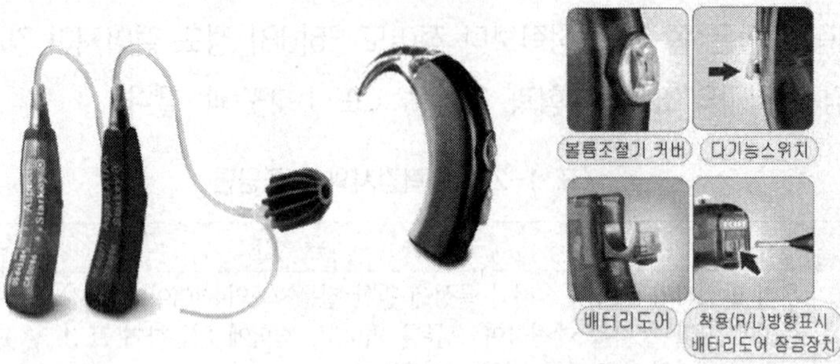

[그림 1-85] 외장형 보청기 구조

진단기기 연습문제

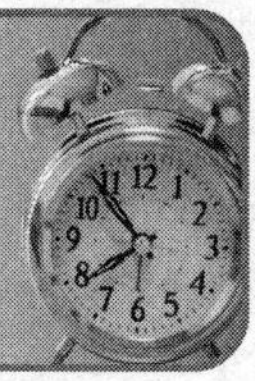

〈1〉 EXG(ECG, EMG, EEC)

01 다음 중 ECG 등 심장과 같은 움직이는 장기의 움직임을 관찰하기 위해 사용되는 모드는?

① B-모드 ② M-모드 ③ A-모드 ④ C-모드

해설 ECG : 심전도를 검사하고, 심장과 같은 움직이는 장기의 운동상태를 탐지하고, 심장을 표시하는 데 M-모드를 이용한다.

㉠ A-모드 : 모니터상에 Y축(종축)에 반사파(Echo)의 세기를, X축(시간축)상에 초음파 발사시간을 표시하는 방법이다. 심장학, 안과학 그리고 뇌과학에서 사용되며, CT, MRI의 등장으로 현재는 별로 이용되고 있지 않다.

㉡ B-모드 : 초음파 에코(Echo)의 세기를 휘도 변조하여 단층영상을 얻는 방법이다. 가장 일반적인 초음파 진단법으로 우리가 보통 초음파 검사라고 하면 B-모드이며, 에코그램(Echogram)이라고도 한다.

㉢ M-모드 : 심장판막 움직임의 기록 등 심장진단에 주로 이용되며, 초음파심전계(UCG : Ultrasound Cardiogram)라고 한다.

02 다음 중 생체신호의 종류와 주파수범위, 전압진폭의 범위가 아닌 것은?

① ENG(Elecctroneuropgram) : 100[Hz]~1[kHz], 5[mV]~10[mV]
② EMG(Eelectromyogram) : 500[Hz]~10[kHz], 1[mV]~10[mV]
③ EEG(Electroencepalogram) : 0.5[Hz]~100[Hz], 1[mV]~10[mV]
④ ECG(Electrocardiogram) : 0.05[Hz]~100[Hz], 1[V]~10[V]

해설 ECG(Electrocardiogram) : 심전도로 주파수 범위는 0.05~100[Hz]이며, 신호전압의 범위는 1~10[mV]이다. EEG : 뇌전도이며, EMG : 근전도이다.

03 다음 그림의 생체신호파형은?

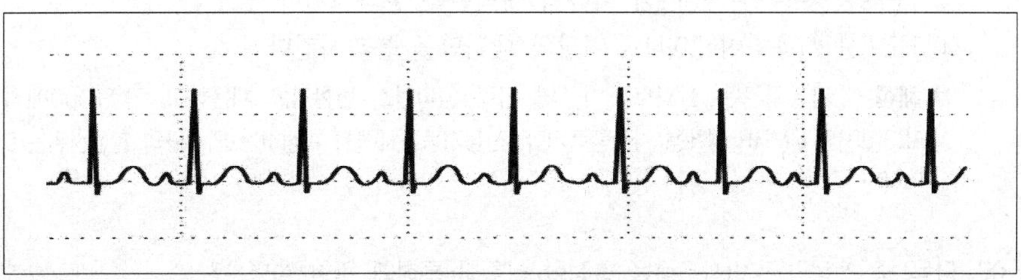

① 심전도(ECG) ② 뇌파(EEG) ③ 근전도(EMG) ④ 망막전도(ERG)

해설 심전도 : 생체신호파형이다.

정답 〈1〉 01.② 02.④ 03.①

04 다음 중 심장박동에 따라 생기는 심근세포의 활동전위를 시간적 변동에 의한 곡선으로 기록, 표시하는 장치는?

① 홀터 심전계 ② 인공심장 ③ 심전도분석기 ④ 심전계

해설 ㉠ 홀터 심전계 : 인체에서 자연적으로 방출되지만 눈에 보이지 않는 적외선을 감지하여 통증부위나 질병부위의 미세한 체온변화를 컴퓨터가 천연색 영상으로 나타내 신체의 이상을 진단하는 방법이다.

㉡ 인공심장 : 심장의 펌프기능을 일시적 또는 영구적으로 대행하는 인공장기이다.

㉢ 심전도분석기 : 심장에서 획득한 생체신호를 디지털 신호로 변환한 후 정형화된 데이터에 대입하여 빈맥, 서맥, 방실폐쇄 등 심장질환을 분석할 수 있는 장비이다.

05 다음 중 전정안구 반사운동을 검출한 신호에 포함할 수 있는 신호는?

① EEG ② ECG ③ EMG ④ EOG

해설 ㉠ 뇌전도(EEG) : 뇌파를 기록한 도면. 사람의 뇌세포는 독특한 모양의 규칙적인 전기충격을 일으키는 것을 뇌파라 한다. 1929년 독일의 정신과 의사인 한스 베르거가 처음으로 머리에 외상을 입은 환자의 두개골 피하에 2개의 백금 전극을 넣어 뇌파를 기록하는 것을 뇌전도라 한다. 뇌파는 환자에게 고통을 주지 않고도 검사가 가능하며, 뇌의 이상 부위나 성질 등을 정확하게 알 수 있다.

㉡ 심전도(ECG) : 심장의 수축에 따른 활동전류를 곡선으로 기록한 심장전기도의 약칭으로, ECG 또는 EKG로 약기한다. 심근의 흥분은 정맥동(靜脈洞)에서 일어나 심방·심실 방향으로 나아가므로 이 흥분을 임의의 두 점에서 전류계(심전계)에 유도하면 심장의 활동전류가 그래프로 묘사된다. 이와 같이 해서 얻은 것이 심전도이며 심장질환의 진단에 매우 중요하다.

㉢ 근전도(EMG) : 근육의 활동전위를 기록한 곡선. 실용적으로는 인체의 피부 표면에 전극을 부착하여 전위를 인도하는 표면도출법과 침상전극을 근육에 꽂아넣고 근육 내의 한 지점에 생긴 활동전위를 이끌어내어 운동단위의 활동을 검출하는 바늘전극법이 있다. 바늘전극법에 의하면 근육의 활동전위가 매회 분리되어 기록되고, 그것이 매초 몇 회에서 20~30회까지 근육활동의 정도에 따라 빈도를 달리하는 것이 밝혀졌다.

㉣ 안전도(EOG) : 전기안구법은 망막의 정지전위를 측정하는 기술이다. 그 결과로 생기는 신호는 안전도라고 한다. 그 주된 응용방법들은 안과진단과 눈알 동작기록에 사용된다. 망전도와는 달리 전기안구법은 개인의 시각적 자극들에 대한 반응을 나타내지 않는다.

06 다음 중 전정안구 반사운동의 신호만을 얻기 위한 방법은?

① LPF와 HPF를 중첩 사용하여 20[Hz] 대역만을 통과시키는 Q notch 필터를 사용한다.

② LPF와 HPF를 중첩 사용하여 10~200[Hz] 대역만을 통과시킨다.

③ LPF를 사용하여 20[Hz] 이하의 대역만을 통과시킨다.

④ HDF를 사용하여 20[Hz] 이상의 대역만을 통과시킨다.

해설 기본회로는 1[MΩ] 이상의 입력 임피던스 변환기를 채용하고 약 1000배의 증폭도와 -120[dB]의 CMRR 생체용 차동증폭기다. 전정기능검사에서 측정하는 외직근의 활성전위는 0~20[Hz] 사이이다.

07 다음 중 전정안구 반사운동을 측정한 신호의 특성에 관한 설명은?

① 0~200[Hz] 사이로 최대 0.1[mV]이다. ② 0~20[Hz] 사이로 최대 1[mV]이다.

③ 10~200[Hz] 사이로 최대 1[mV]이다. ④ 10~200[Hz] 사이로 최대 0.1[mV]이다.

정답 04.④ 05.④ 06.④ 07.②

해설 기본회로는 1[MΩ] 이상의 입력 임피던스 변환기를 채용하고 약 1000배의 증폭도와 -120[dB]의 CMRR 생체용 차동증폭기이다. 전정기능검사에서 측정하는 외직근의 활성전위는 0~20[Hz] 사이이다.

08 다음 중 전정안구 반사운동을 검출하는 증폭기에서 접지전극을 구성하는 회로의 설명은?

① 전원 접지와 가장 가까운 곳의 접지를 사용한다.
② 전원 출력을 직렬로 연결한 중점에 Voltage Flow Amp의 출력을 사용한다.
③ 차동증폭기 입력과 가장 가까운 곳의 접지를 사용한다.
④ 전치증폭기들의 출력을 직렬로 연결한 중점에는 Voltage Flow Amp의 출력을 사용한다.

해설 좌 · 우 안구에 대칭으로 부착하는 전극은 기본적으로 EEG 전극과 동일한 성질을 갖고 좁은 면적을 유지하여야 주변의 조직으로부터 유입되는 EMG와 같은 잡음을 효과적으로 제거할 수 있다.

09 다음 중 체내에 일정한 교류전류를 흘린 후 임피던스를 측정하여 체내의 수분, 단백질, 지방성분 등을 분석하는 것은?

① 근전도계(EMG) ② 체성분 분석기 ③ 투석기 ④ 체액분석기

해설 ㉠ 근전도계 : 근육의 활동전위를 기록하는 것이다.
㉡ 투석기 : 반투막을 써서 콜로이드나 고분자 용액을 정제하는 일이다. 콜로이드 입자나 고분자 물질은 막속에 남고, 저분자의 전해질이나 불순물질은 막 밖으로 나가게 할 때 쓰이는 기구이다
㉢ 체액분석기 : 채액이란 혈액 · 림프액 · 조직액 등 체내의 액체로서 체액분석기는 체액의 산염기, 체액의 전기전도도, 산화스트레스, 세포막 투과성 검사, 인슐린 저항성 측정, 비타민C 부족 등을 측정하는 기구이다.

10 다음 그림에서 전정안구 반사운동을 검출하기 위한 최적의 전극 부착위치는?

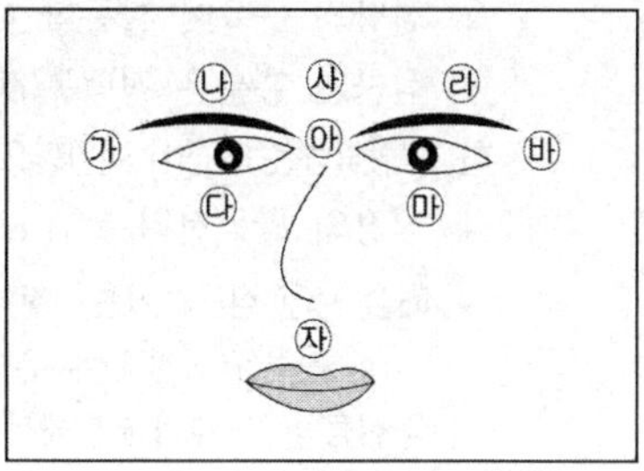

① ㉮, ㉯, ㉵ ② ㉯, ㉳, ㉵
③ ㉰, ㉱, ㉳ ④ ㉮, ㉳, ㉴

해설 ㉠ 내직근, 외직근(㉴, ㉵) : 전정기능검사에서 측정하는 안구운동을 일으킨다.
㉡ 전극 부착위치 : ㉮와 ㉳로 한다.

11 다음 중 전정안구 반사운동을 측정하기 위한 전극의 설명은?

① 침전극을 사용하여 면적을 극소화한다.
② ECG 전극을 사용하여 신뢰도를 높인다.
③ 전극의 면적을 넓게 할수록 이득은 커진다.
④ AgCl 전극의 면적을 좁게 하여 사용한다.

12 다음 중 심전도 분석기의 설명이 아닌 것은?

① 생체신호를 빛의 신호로 변환한 후 정형화된 데이터에 대입한다.
② 빈맥, 서맥, 방실폐쇄 등 심장질환을 분석할 수 있는 장비이다.

정답 08.④ 09.② 10.④ 11.④

③ 인체신호를 검출하여 디지털 신호로 변환한 후 분석하는 의료기기이다.
④ 중추신경계 및 자율신경계의 상태, 부정맥 등을 진단할 수 있는 종합적인 신호처리 의료기기이다.

해설 ㉠ 심전도 분석기 : 심장에서 획득한 생체신호를 디지털 신호로 변환한 후 정형화된 데이터에 대입하여 빈맥, 서맥, 방실폐쇄 등 심장질환을 분석할 수 있는 장비이다. 인체신호를 검출하여 디지털 신호로 변환한 후 분석하는 의료기기이다.
㉡ 생체신호 분석진단기 : 중추신경계 및 자율신경계의 상태, 부정맥 등을 진단할 수 있는 종합적인 신호처리 의료기기이다.

13 다음 중 심전도 측정방법에 대한 설명이 아닌 것은?
① 전극의 부착 부분을 사전에 깨끗이 한다.
② 일회용 전극은 재사용하지 않는다.
③ 측정시 움직이지 않는다.
④ 전극의 전해질을 충분히 건조시키고 사용한다.

해설 ㉠ 소아의 경우 움직임이 심할 경우 artifact(인공음영)의 원인이 되는 것에 유의한다.
㉡ 전극을 부착할 부위에는 인공음영이 생길 우려가 있으므로 젤을 바른다.
㉢ 팔시계, 목걸이 등의 금속은 인공음영의 원인이 될 수 있으므로 정확히 늑골을 천지해 유도하는지 확인한다.
㉣ 누전에 유의한다.
※ 누전 : 절연이 불완전하여 전류의 일부가 전선 밖으로 새어 나가는 증상, 또는 그 전류(누설전류)를 의미한다.

14 다음 중 ECG에 대한 설명이 아닌 것은?
① 심장의 근육이 활동할 때는 전기적 흥분이 일어나게 되며, 활동전위가 발생하게 된다.
② 심근의 흥분은 정맥동(靜脈洞)에서 발생하여 심방 · 심실 방향으로 전도된다.
③ 심장박동은 심근이 이완함으로써 이루어지며, 심장박동시 마다 미약한 전기신호가 발생된다.
④ 심장의 활동전위는 1[mV] 이하의 작은 전위차이다.

해설 ㉠ 심근의 흥분 : 정맥동에서 일어나 심방 · 심실 방향으로 나아가므로 이 흥분을 임의의 두 점에서 전류계(심전계)에 유도하면 심장의 활동전류가 그래프로 묘사된다.
㉡ 심장의 기저부가 흥분해서 첨부에 대하여 전기적으로 음성이 될 때 전류계의 지침(바늘)이 위쪽으로 향하게 곡선을 그릴 경우, 등전위선에서 돌출하는 곳을 W.에인트호번의 명명에 따라 P, Q, R, S, T, U파라고 한다.
㉢ 심장박동 : 심근이 수축하므로 이루어지며 심장박동시 마다 미약한 전기신호가 발생이 된다.
㉣ 심전도 : 심장의 수축에 따른 활동전류 및 활동전위차를 파상 곡선으로 기록한 도면, 보통 심전계를 사용하여 몇 개의 심전 곡선으로 나타내며, 심장질환의 진단에 매우 중요하다. ≒전기심동도
㉤ 심장의 활동전위 : 1[mV] 이하의 작은 전위차를 가지므로 매우 예민한 전류계를 필요로 한다. 이 예민한 전류의 흐름을 기록하기 위하여 기계장치를 사용하게 되는데, 초창기에는 2~3[μ]의 석영 또는 백금선을 이용하여 이것이 강한 자장 속에 배열해서 여기에 활동전류를 흘리게 되면 Fleming의 왼손법칙에 의해 편향운동을 하게 하는 Einthoven의 현선전류계(Saitengalvanometer)라는 것을 사용, 편향운동을 하는 회전축에 거울을 붙이고 이에 광선을 비쳐 확대하여 투사 촬영하는 방법을 사용했다.

정답 12.① 13.④ 14.③

15 다음 중 심전도 측정시 공통성분 원인에 의한 잡음을 줄이기 위해 궤한원리를 이용한 적용방식은?

① 자기유지회로　　② 오른다리구동회로
③ 비반전증폭기　　④ 반전증폭기

해설 심전도 측정시 신호에 근 잡음과 전원잡음 등의 잡음이 섞이는 경우가 많다. 이러한 잡음들은 심전도 신호의 주요 주파수 성분에 비하여 상대적으로 고주파 성분이지만 전체적으로 보면 주파수 스펙트럼이 중첩된다. 이것은 공통성분 원인에 의해 발생하는데 오른쪽다리구동회로를 사용하여 이에 궤환원리를 적용시키면 잡음(Noise)를 제거 또는 감소시킬 수 있다.

16 다음 중 정상 심전도 파형으로 바르지 않은 것은?

① U wave : 퍼킨지 섬유의 재분극　　② T wave : 심방의 재분극
③ P wave : 심방의 탈분극　　④ QRS complex : 심실의 탈분극

해설 ㉠ U wave : T파 다음에 나타나는 파형으로 심실의 아주 느리게 재분극되는 섬유에 의해 나타나는 것이다.
㉡ T wave : 심실의 재분극을 나타내며 상향파를 나타내고, 둥글며 약간 비대칭이다. 높이는 5[mm]이고 시간은 0.1～0.25[sec] 정도이다.
㉢ P wave : 심방의 탈분극을 표시한 것이며, 작고 둥글고 lead Ⅱ에서 상향파를 나타내고 높이는 0.5[mm]～0.25[m] 시간은 0.1[sec] 이하이다.
㉣ QRS complex : 심실의 탈분극을 표시한 것이다. QRS군의 폭은 첫 편향의 시작점으로부터 마지막 편향(Jpoint)까지 끝을 측정한다. R파의 높이는 기저선에서부터 R파의 꼭대기까지 측정한다. 시간은 0.1초 이하이다. 1개의 P파에 1개에 QRS군이 정상이다.

17 다음 중 심전도 모니터의 출력에서 발진현상이 관측된 원인은?

① 오른다리구동회로 이득의 증가　　② 전치증폭기 이득의 증가
③ 전치증폭기 대역폭의 감소　　④ CMRP의 감소

해설 ㉠ 오른다리구동회로 이득의 증가로 인해 심전도 모니터의 출력에 발진현상을 일으킬 수 있다.
㉡ 심전계의 구성 : 심장의 활동전류를 묘사하는 장치로 심전계는 네덜란드의 생리학자 W. 에인트호번이 1911년 해저전신용의 현선전류계를 개량한 것을 사용해 처음으로 활동전류를 묘사하여 심전도학의 기초를 확립했다. 그 후 권선전류계 등도 이용되었지만, 초기의 것은 전류계로 직접 기록한 것으로서 이것을 전류심전계라고 총칭하고 있다. 그러나 장치가 크고 불편한 점이 많기 때문에, 그 후에 기술의 진보에 따라 전위차의 변화를 증폭진공관에 의하여 증폭시켜 간접적으로 오실로그래프에 그리게 하는 전압심전계가 많이 쓰이게 되었다. 음극선 오실로그래프를 이용한 브라운관 심전계와 동시에 두 방향에서 벡터의 변화를 브라운관에 의하여 형광판에 곡으로 그리게 하는 벡터 심전계 등이 있다. 또 왕진용인 소형의 것도 있다.

18 다음 중 생체전위 증폭기의 기본 조건이 아닌 것은?

① 출력 임피던스는 부하 임피던스보다는 높아야 한다.
② 대역폭을 제한함으로써 최적의 신호 대 잡음비를 얻는다.
③ CMRR을 가져야 한다.
④ 입력 임피던스가 10[MΩ] 이상이어야 한다.

해설 생체전위는 크기가 아주 작으므로 입력 임피던스가 충분히 큰 증폭기를 사용해야 한다.

정답 15.② 16.② 17.① 18.①

19 다음 중 심전계의 구성이 아닌 것은?

① 윌슨 회로 ② 왼다리구동회로 ③ 분리회로 ④ 오른다리구동회로

해설 심전계의 구성 : 윌슨 회로, 분리회로, 오른다리구동회로로 구성되어 있다.

20 다음 설명에 해당하는 기기는?

> 인체에서 자연적으로 방출되지만 눈에 보이지 않는 적외선을 감지하여 통증부위나 질병부위의 미세한 체온변화를 컴퓨터가 천연색 영상으로 나타내 줌으로써 신체의 이상을 진단하는 기기이며, 통증이 전혀 없고 적외선을 이용한다.

① 심전도 분석기 ② 생체신호 분석진단기
③ 홀터 심전계 ④ 스트레스 진단기

해설 홀터 심전계(Holter Electrocardiograph) : 인체에서 자연적으로 방출되지만 눈에 보이지 않는 적외선을 감지하여 통증부위나 질병부위의 미세한 체온변화를 컴퓨터가 천연색 영상으로 나타내줌으로써 신체의 이상을 진단하는 기기이다. 통증이 전혀 없으며 적외선을 이용한다.

21 다음 중 심전계의 구성이 아닌 것은?

① 신호표시부 ② 입력전극부 ③ A/D 컨버터 ④ 레벨검출기

해설 입력부, 주장치부, 출력부 등으로 구성된다.

㉠ 입력부 : 피검자의 몸에 전극을 부착하여 기기와 연결하기 위한 부분이다.
㉡ 주장치부 : 심전도를 측정하기 위한 조작을 하는 부분이다.
㉢ 출력부 : 측정된 심전도를 기록 또는 확인하기 위한 부분으로 프린터 페이퍼(Printer Paper)에 기록하거나 모니터(Monitor)로 확인할 수 있는 부분이다.

22 다음 중 유발전위장치의 구성요소가 아닌 것은?

① 가산평균장치 ② SQUID ③ 펄스 광자극장치 ④ 음자극장치

해설 유발전위장치 : 가산평균장치, 음자극장치, 펄스 광자극장치 등이 있다.

23 다음 중 전형적인 심전계의 구성이 아닌 것은?

① 보호회로(Protection Circuit) ② 교정증폭기(Calibration Amplifier)
③ 리드 선택기(Lead Selector) ④ 전치증폭기(Preamplifier)

해설 ㉠ 심전계의 표준형 : 1유도(誘導)씩 기록하는 채널 직기식인데 요즘에는 3유도를 동시에 기록하는 다채널 심전계도 늘고 있다. 유도라는 것은 전위차를 계측하는 2점의 조합을 말하며 표준적으로는 12조로 정해져 있다.

㉡ 심전계의 구성 : 고입력 저항의 차동형 전치증폭기, 차동형 주증폭기, 안정화전원 등으로 되어 있다. 여기에 유도전극의 조합을 선택하는 셀렉터 스위치와 1[mA]의 교정용 전원이 부속되어 있다. 또한 **보호회로**(Protection Circuit)와 **리드 선택기**(Lead Selector), **전치증폭기**(Preamplifier) 등이 주요소자로 구성되어 있다.

정답 19.② 20.③ 21.④ 22.② 23.②

24 다음 중 심전계의 설계와 응용에 있어서 고려해야 할 사항이 아닌 것은?

① 주파수 왜곡 ② 포화왜곡 및 차단왜곡
③ 접지 루프 ④ 접지선의 개폐

해설 심전계의 구성 : 고입력 저항의 차동형 전치증폭기, 차동형 주증폭기, 안정화 전원 등으로 되어 있으며, 여기에 유도전극의 조합을 선택하는 셀렉터 스위치와 1[mA]의 교정용 전원이 부속되어 있다. 심전계의 설계 및 응용에 앞서 주의해야 할 것들은 주파수의 왜곡과 포화 및 차단왜곡, 접지 루프(Ground Loops)의 고정상태에 유의해야 한다.

25 다음 중 심전계의 증폭단에 대한 설명이 아닌 것은?

① 입력 임피던스가 높아야 한다. ② 전력전원과 전기적으로 분리시켜야 한다.
③ 오른다리구동회로는 사용하지 않는다. ④ 고압방전에 대한 보호회로가 반드시 필요하다.

해설 심전계의 증폭단 : ㉠ 입력 임피던스가 높아야 한다.
㉡ 오른다리구동회로를 사용하여 전력전원과 전기적으로 분리시켜야 한다.
㉢ 고압방전에 대한 보호회로가 반드시 필요하다.

26 다음 중 생체전위 신호처리기가 아닌 것은?

① 근전도적분기(EMG Intergratons) ② 심박 타코미터(Cardiotachometer)
③ 음량계(Sound Meter) ④ 태아심전도

해설 생체전위 신호처리기 : 심박 타코미터(Cardiotachometer), 음량계(Sound Meter), 태아심전도 등이 있다.

27 다음 중 환자와 신호처리기 사이를 무선으로 연결하는 무선원격측정기술을 이용하여 생체전위 및 그밖의 신호를 처리하는 방법은?

① 심장측정법 ② 송수신측정법
③ 무선원격측정법(Radio Telemetry) ④ 원격기록법

해설 ㉠ 심장측정법 : 심장의 일반적 진단 및 병변유무의 판단을 위한 측정방법이다.
㉡ 무선원격측정법 : 환자의 신호처리기 사이를 무선으로 연결하는 무선원격측정기술을 이용하여 생체전위 및 그밖의 신호를 처리한다.
㉢ 송수신측정법 : 환자감시 시스템의 송수신장치의 원활한 작동유무를 위해 송신과 수신의 측정을 한다.
㉣ 원격기록법 : 선로 또는 전파를 이용해서 멀리 떨어진 환자의 상태를 기록장치에 기록하는 원격제어를 가르킨다.

28 다음 중 뇌파상의 변화 요인이 아닌 것은?

① 신체의 물리적 변화 ② 의식상태의 변화
③ 뇌내 병적 과정 혹은 질환 ④ 개인 및 연령 차이

해설 뇌파상의 변화요인 : 지각자극, 의식상태의 변화, 정신활동, 신체의 생화학적 변화, 뇌내 병적 과정 혹은 질환 상태, 개인차, 연령 등이 있다.

정답 24.④ 25.③ 26.① 27.③ 28.①

29 다음 중 뇌파도(EEG)에서 감지되는 낮은 주파수영역에서의 신호로 꿈을 꾸지 않는 숙면과정에서 전형적으로 나타나는 신호로 주로 정상인의 깊은 수면시나 신생아의 경우에 두드러지게 나타나는 파는?

① 세타파(θ파) ② 알파파(α파) ③ 델타파(δ파) ④ 베타파(β파)

해설 뇌파 : ㉠ 델타파(δ파) : (0.2~3.99 [Hz])의 낮은 주파수영역이다.

㉡ 세타파(θ파) : (4~7.99[Hz]) 사이의 주파수영역의 신호이다.

ⓐ 세타파는 가벼운 수면과정이나 강한 환경자극에 의해 반응한다.

ⓑ 정서적 안정 또는 수면으로 이어지는 과정에서 주로 나타나는 신호로 성인보다는 어린이에게서 더 많은 분포를 한다.

㉢ 알파파(α파) : (8~12.99[Hz]) 사이의 주파수영역의 신호이다.

ⓐ 알파파는 가벼운 이완 내지는 이완된 각성과 관련이 있다.

ⓑ 긴장이완과 같은 편안한 상태에서 주로 나타나며, 안정되고 편안한 상태일수록 진폭이 증가하게 된다.

ⓒ 일반적으로 규칙적이고 연속적인 파동의 형태로 나타나며, 두정부와 후두부에서 가장 크게 기록되고 전두부에 가장 작게 나타나는 특성이 있다.

㉣ 베타파(β파) : (13~29.99[Hz]) 사이의 주파수영역의 신호이다.

ⓐ 베타파는 모든 사람들의 대략 8[%]의 경우에 정상적인 뇌파변동으로 나타난다.

ⓑ 특정한 항정신성 약제 효과의 결과로 생길 수도 있으며 또는 REM-수면상태에서 나타난다.

30 다음 중 기록계를 컴퓨터로 하고 뇌파기를 사용할 때에 장점이 아닌 것은?

① 병소의 위치가 자동으로 분석된다.

② 자극부터 인식까지의 응답시간 측정이 용이하다.

③ 검사자의 임의성이 제거된다.

④ 검사결과를 정량적으로 분석이 용이하여 정확한 진단결과를 얻는다.

해설 뇌파기 : 뇌전도를 그려내는 장치이다. 뇌파를 기록하기 위해서는 머리에 접착하는 전극과 뇌파계, 그리고 그 양쪽을 여러 가지 방법으로 조합하여 연결시키기 위한 전극상자가 필요하다.

㉠ 뇌파계 : 입력부분 · 증폭부분 · 기록부분의 3가지 부분으로 이루어져 있다.

ⓐ 입력부분 : 두피에 붙이는 여러 개의 전극을 임의로 조합할 수 있는 선택기로 되어 있다.

ⓑ 증폭부분 : 들어온 미약한 뇌파를 증폭시켜서 다음 기록부분이 작동할 수 있는 충분한 전력으로 강화하는 역할을 하며, 뇌파의 주파수 범위 안에서 되도록 균일한 감도를 나타내도록 설계되어 있다.

ⓒ 기록부분 : 잉크로 기록되는 오실로그래프나 열펜식 등의 직기방식과 브라운관 오실로그래프와 같은 사진방식이 있다.

㉡ 임상용 뇌파계 : 잉크기록방식이다. 수술실 등에서 뇌파를 관찰하기 위하여서는 브라운관 방식을 쓰는 일이 많다. 그리고 보통은 광음자극장치가 부착되어 있다.

31 다음 중 CCU의 환자감시장치에서 주로 측정되는 생체신호가 아닌 것은?

① 혈압 ② 호흡 ③ 근전도 ④ 심전도

해설 CCU(Coronary Care Unit) : 관상동맥질환을 집중적으로 치료하는 시설. 심장병 환자, 특히 심근경색환자의 부정맥을 조기에 발견하고 처리하는데 집중적으로 이용한다.

㉠ 혈압 : 혈액이 혈관 속을 흐르고 있을 때 혈관벽에 미치는 압력이다. 혈관의 이름에 따라 동맥혈압 · 모세관혈압 · 정맥혈압 등으로 구별되는데, 보통 혈압이라 하면 동맥혈압이다.

정답 29.③ 30.① 31.③

ⓐ 동맥혈압은 심장박동에 의하여 변동한다.

ⓑ 심실이 수축하여 혈액이 동맥 속으로 밀려나갔을 때의 혈압을 수축기혈압이라 한다.

ⓒ 심실이 확장하여 혈액이 밀려나가지 않을 때에도 동맥벽에 탄력이 있어 혈액을 압박하고 있으므로 혈압이 0이 되지는 않는다. 이때의 혈압을 확장기혈압이라고 하며, 수축기혈압과 확장기혈압과의 차이를 맥압이라고 한다.

㉡ 호흡 : 산소를 들이마시고 이산화탄소를 내보내는 가스교환을 통하여 생물들이 유기물을 분해하여 생활에 필요한 에너지를 만드는 작용이다. 호흡은 외호흡과 내호흡으로 구분한다.

㉢ 근전도 : 근육의 활동전위를 기록한 곡선이다. 인체의 피부 표면에 전극을 부착하여 전위를 인도하는 표면도출법과 침상전극을 근육에 꽂아 넣고 근육 내의 한 지점에 생긴 활동전위를 이끌어 내어 운동단위의 활동을 검출하는 바늘전극법이 있다. 바늘전극법에 의하면 근육의 활동전위가 매회 분리되어 기록되고, 그것이 매초 몇 회에서 20~30회까지 근육활동의 정도에 따라 빈도가 달라진다.

㉣ 심전도 : 심장의 수축에 따른 활동전류를 곡선으로 기록한 심장전기도의 약칭으로, ECG 또는 EKG로 약기한다. 심근의 흥분은 정맥동에서 일어나 심방 · 심실방향으로 나아가므로 이 흥분을 임의의 두 점에서 전류계(심전계)에 유도하면 심장의 활동전류가 그래프로 묘사된다.

32 다음 중 심전계를 가지고 다니는 것으로서 24시간 또는 48시간 연속 측정이 가능한 기기는?

① 홀터모니터 ② 전압형 심전계
③ 12ch Portable 심전계 ④ 전류형 심전계

해설 ㉠ 환자의 몸에 지닌 상태에서 긴 시간 동안 심장의 상태를 계속해서 측정하는 기구를 홀터모니터(Holter Monitor)라 한다.

㉡ 홀터모니터 검사 : 심전도를 24시간 또는 48시간 연속적으로 기록하는 것으로, 작은 카세트 라디오 같은 것을 직접 휴대하여 일상적인 생활이 가능토록 하면서 심전도의 변화를 관찰하는 검사기록법이다.

33 다음 설명에 해당하는 태아심박수 검출방법은?

> 복벽상에 전극을 장착하여 복벽으로부터 태아전도를 얻는 것으로 통상 태아 R파가 10~50이고, 이 태아심전도에 모체 R파 100~300 정도의 모체심전도를 중첩하여 심전도를 얻는다.

① 태아의 심음 트랜스듀서에 의한 방법 ② 경질유도 태아심전도법
③ 초음파 트랜스듀서에 의한 방법 ④ 복벽유도 태아심전도법

해설 복벽유도 태아심전도법 : 다른 방법보다 모체의 구속감이 작다는 장점이 있으나 태아의 R파가 매우 작고 분만 진행에 따라 진통 발작시에 모체 근전도의 영향으로 태아심전도의 검출이 불가능할 때가 있다.

㉠ 태아의 심음 트랜스듀서에 의한 방법 : 모체의 복벽 위에 태아의 심음이 가장 잘 들리는 곳에 트랜스듀서를 장착하여 태아 심음을 검출하고 심음신호를 증폭처리하여 태아 심박수를 계수하는 방법이다.

㉡ 초음파 트랜스듀서에 의한 방법 : 모체 복벽 위에 장착한 트랜스듀서로부터 처음 발생하여 태아의 심박동을 기계적인 움직임으로 변환한 도플러 효과를 이용하여 변조된 음파를 전기신호로 변환하고 이것을 증폭처리해 태아 심박동수를 얻는 것이다.

㉢ 경질유도 태아심전도법 : 파수 후의 태아 선단부 한쪽에 전극, 모체의 산도 내의 일부에 다른 전극을 장착하여 태아심전도를 얻기 때문에 진통 발작중에도 잡음이 강하고 안정되며 정확한 순시 심박수를 측정할 수 있다.

정답 32.① 33.④

34 다음 중 aVR, aVL, aVF 등으로 표기되는 생체신호와 측정방법이 맞게 짝지어진 것은?

① 안전도, 표준사지유도 ② 심전도, 증폭사지유도
③ 심전도, 흉부유도 ④ 안전도, 흉부유도

해설 심전도(ECG) 부위별 유도법 : ㉠ 표준유도 : Ⅰ, Ⅱ, Ⅲ

㉡ 사지유도 : aVR, aVL, aVF

㉢ 흉부유도 : V_1, V_2, V_3, V_4, V_5, V_6

ⓐ V_1 : 제4늑간의 흉골우연이다. ⓑ V_2 : 제4늑간의 흉골좌연이다.

ⓒ V_3 : V_2와 V_4의 중간부위이다. ⓓ V_4 : 제5늑간과 좌측 쇄골 중앙선이 만나는 부위이다.

ⓔ V_5 : V_4와 수평되는 전액와선 부위이다. ⓕ V_6 V_4와 수평되는 중액와선 부위이다.

㉣ 증폭사지유도: aVR, aVL, aVF, Right, Left, Foot

35 다음 중 1개의 전극은 두피 위에, 다른 전극은 귓바퀴에 붙여 2개 전극 사이에 전압차의 발생을 이용하여 측정하는 것은?

① 심전도 ② 뇌전도 ③ 근전도 ④ 생체 임피던스

해설 ㉠ 뇌전도(EEG) : 뇌파를 기록한 도면. 사람의 뇌세포는 독특한 모양의 규칙적인 전기충격을 일으키는데, 이것을 뇌파라 한다.

ⓐ 1929년 독일의 정신과 의사인 한스 베르거가 처음으로 머리에 외상을 입은 환자의 두개골 피하에 2개의 백금 전극을 넣어 뇌파를 기록하고 이를 뇌전도라 하였다.

ⓑ 뇌파는 환자에게 고통을 주지 않고도 검사가 가능하며, 뇌의 이상 부위나 성질 등을 정확하게 알 수 있다는 점에서 많이 활용되고 있다.

㉡ 심전도(ECG) : 심장의 수축에 따른 활동전류를 곡선으로 기록한 것

ⓐ 심장전기도의 약칭 : ECG 또는 EKG로 약기한다.

ⓑ 심근의 흥분 : 정맥동에서 일어나 심방 · 심실 방향으로 나아가므로 이 흥분을 임의의 두 점에서 전류계(심전계)에 유도하면 심장의 활동전류가 그래프로 묘사된다. 이와 같이 해서 얻은 것이 심전도이며 심장질환의 진단에 매우 중요하다.

㉢ 근전도(EMG) : 근육의 활동전위(活動電位)를 기록한 곡선

ⓐ 인체의 피부 표면에 전극을 부착하여 전위를 인도하는 표면도출법과 침상전극(針狀電極)을 근육에 꽂아넣고 근육 내의 한 지점에 생긴 활동전위를 이끌어내어 운동단위의 활동을 검출하는 바늘전극법이 있다.

ⓑ 바늘전극법에 의하면 근육의 활동전위가 매회 분리되어 기록되고, 그것이 매초 몇 회에서 20~30회까지 근육활동의 정도에 따라 빈도를 달리하는 것이 밝혀졌다.

정답 34.② 35.②

〈2〉 심박출량계

01 다음 중 심박출량 측정법이 아닌 것은?

① 온도희석법　② 광혈량법　③ 지시약 희석법　④ Fick's법

해설 심박출량 측정법

① 온도희석법 : 저온이나 고온의 액체(식염수)를 지시물질로 주입하여 서미스터 등으로 검출하는 방법이다.
② 임피던스 희석법 : 혈액과 전기저항률이 다른 액체를 주입하여 전기저항의 변화를 측정하는 방법이다.
③ 지시약 희석법 : 색소를 주입하여 유량을 측정하는 방식으로 지시물질을 주입하고, 주입위치에서 혈류방향으로 떨어진 위치에서 지시물질의 시간에 대한 농도변화를 측정하여 유량을 측정하는 방법이다.
④ Fick's법 : 단위시간당 산소소비량과 동·정맥혈의 산소농도를 이용하여 심박출량을 구하는 방법이다.
⑤ RI 희석법 : 색소 대신 방사선 동위원소를 지시물질로 주입하는 방법이다.

02 다음 중 혈류량 측정에 있어서 Fick(픽) 방법은?

① 농도변화를 유지하기 위해서 단위시간당 일정량의 지시물질을 연속해서 삽입해야 한다.
② 지시물질은 열이나 염료를 사용한다.
③ 심박출량에 대한 카테터의 영향이 작아서 별도의 보정을 해야 한다.
④ 환자의 동맥을 통하여 주입된 산소는 독성에 유의해야 한다.

해설 Fick 방법 : 지시물질이 산소이기 때문에 혈액이 전신의 말초혈관을 순환하면서 부분적으로 제거되어 독성이 없다.

㉠ 산소소모량 커브의 기울기를 얻기 위해서는 심박출량이 몇 분 동안은 일정하여야 하며 카테터의 심박출량에 대한 영향은 무시할 수 있을 정도로 작다.
㉡ 측정된 공간에서의 유량을 계속해서 추출하고 보충하게 되면 정해진 농도변화를 유지하기 위해서 단위시간당 일정량의 지시물질을 연속해서 삽입해야 하는 것으로 Fick 방법이 널리 사용되고 있다.

03 다음 중 Fick의 방법을 이용한 심박출량은? (단, 폐활량계 산소소비량 500[ml/min], 동맥의 산소함유량 0.25[ml/min], 정맥의 산소함유량 0.20[ml/min]이다.)

① 5[liter/min]　② 10[liter/min]　③ 18[liter/min]　④ 41[liters/min]

해설 $F = \dfrac{dM/dt}{\text{폐동맥의 산소농도} - \text{폐정맥의 산소농도}} = \dfrac{dm/dt}{Ca - Cv} = \dfrac{0.5[l/\text{min}]}{(0.25[l/l] - 0.20[l/l])} = 10[l/\text{min}]$

04 다음 중 급속 주입지시희석법에서 얻어지는 평균혈류량 F의 식은? (단, m : 지시액의 질량, $c(t)$: 농도곡선의 함수, t_1 : 지시물질의 첫번째 순환에 의한 모든 효과가 사라지는 시간)

① $F = \dfrac{m}{\int_0^{t_1} c(t)dt}$　② $F = \int_0^{t_1} mc(t)dt$　③ $F = c(t)\dfrac{dm}{dt}$　④ $F = m\dfrac{dc(t)}{dt}$

해설 지시물질을 빠르게 관으로 주입하고 좀 떨어진 곳에서 지시물질에 대한 농도변화를 측정하는 방법 $m = \dfrac{m}{\int_0^t F_i c(t)dt}$ 여기서 m : 지시약의 질량, F_i : 순간혈류량, $c(t)$: 농도 $F = \dfrac{m}{\int_o^{t_1} c(t)dt}$ 식

정답 〈2〉 01.② 02.① 03.② 04.①

에서 분모의 적분값은 지시약 희석곡선의 적분값이며, t_1은 지시물질의 첫번째 순환에 의한 모든 효과가 사라지는 시간이다.

05 다음 중 염료희석용 염료에 대한 설명은?

① 30분 내에 염료가 신장에서 50[%] 필터링된다.
② 카테터를 통해 대부분 주입되지 않는다.
③ 등장식염수로 희석시킨 액체이다.
④ 인도시아닌 그린(Indocyanine Green)은 하지 않는다.

해설 ㉠ 염료희석법

ⓐ 임상적으로 심박출량(Cardiac Outpout)을 측정하는 데 많이 사용하는 방법 : 색깔이 있는 인도시아닌 그린(Indocyanine Green 또는 Card Green)을 이용한다.

ⓑ 지시물질이 되기 위한 조건 : 비활성, 무해, 측정 가능, 경제적, 혈관 내로 주입 가능하여야 한다. Indocyanine Green의 최대 흡수파장은 805[Nm]이다.

ⓒ 염료 : 등장식염수로 희석시킨 액체로서 카테터를 통해 대개 폐동맥으로 주입된다. 염료의 50[%]는 체내의 신장에서 10분 내에 걸러지므로 반복시행이 가능하다.

㉡ 열희석법(Thermodilution Method) : 심박출량을 측정하는 방법으로 많이 쓰이고 있으며 지시물질로써 찬 식염수를 사용한다. 이 방법에서는 4개의 관이 있는 특수한 카테터를 쇄골정맥을 통해 우심방, 우심실을 거쳐 폐동맥까지 밀어 넣는다.

ⓐ 첫번째 관을 통해 주사기로 기체를 주입하면 카테터 끝에 있는 도넛같이 생긴 작은 풍선이 부풀게 된다.

ⓑ 두번째 관은 우심방에 위치해 있는 두번째의 관을 통해 찬 식염수를 주입한다. 주입된 찬 식염수는 우심실의 혈액과 혼합되고 혈액의 온도강하가 폐동맥에 위치한 카테터 끝부분에 있는 서미스터에 의해 측정된다.

ⓒ 세번째 관은 서미스트 와이어가 들어가 있다.

ⓓ 네번째 관은 혈액샘플을 추출하는 데 사용된다.

㉢ 열희석법 : 심장에 24시간 도자를 설치하고 여러 번에 걸쳐 심박출량을 측정할 수 있다. 이는 염료희석법이 반복시행에 곤란한 점에 비해 장점이 될 뿐만 아니라 동맥혈관을 뚫을 필요가 없다.

㉣ 열희석법에 의해 얻어지는 혈류량 $F=\dfrac{Q}{\rho_b C_b \int_0^{\Lambda} \Delta T_b(t)dt}$ [m′/s]

여기서, Q : 주입물질 열량 [$\int$], ρ_c' : 혈액밀도[kg/m'], c_0 : 혈액비열[J/(Kg · K)],

t_1 : 지시물질의 첫번째 순환에 의한 모든 효과가 사라지는 시간,

$\Delta T_b(t)$: 혈액의 온도변화분

㉤ 열희석법에서 오차를 유발하는 요인

ⓐ 주입장소와 샘플링 장소 간의 시간이 짧아 충분히 혼합이 안될 수 있다.

ⓑ 혈액과 심장벽 사이에 열교환이 있을 수 있다.

ⓒ 주입 전, 도중, 후에 카테터의 도관벽을 통한 열교환이 있을 수 있다.

정답 05.③

06 다음 중 심박출량의 연속측정으로 가능한 방법은?

① Fick's법 ② RI 희석법 ③ 온도희석법 ④ 임피던스법

해설 ㉠ Fick의 방법, 열희석법, 염료희석법 등은 연속적인 측정이 불가능하고, ECG를 이용해서는 심박출량을 측정할 수 없다.

㉡ 임피던스법 : 혈액과 전기저항률이 서로 다른 액체를 주입한 후에 전기저항의 흐름과 움직임의 변화를 측정하고 관찰하는 방법으로 심박출량의 연속측정이 가능하도록 한 방법이다.

㉢ 심박출량 : 사람의 심장, 즉 심실에서 1분 동안 박출하는 혈액의 양이다.

07 다음 심박출량 측정법 중 지시물질로 찬 식염수를 주입하는 방법은?

① Fick's법 ② 지시약 희석법 ③ 온도희석법 ④ RI 희석법

해설 심박출량 측정법

㉠ Fick's법 : 단위시간당 산소소비량과 동 · 정맥혈의 산소농도를 이용하여 심박출량을 구하는 방법이다.

㉡ 지시약 희석법 : 색소를 주입하여 유량을 측정하는 방식으로 지시물질을 주입하고 주입위치에서 혈류 방향으로 떨어진 위치에서 지시물질의 시간에 대한 농도변화를 측정하여 유량을 측정하는 방법이다.

㉢ 온도희석법 : 저온이나 고온의 액체(식염수)를 지시물질로 주입하여 서미스터 등으로 검출하는 방법이다.

㉣ RI 희석법 : 색소 대신 방사선 동위원소를 지시물질로 주입하는 방법이다.

㉤ 임피던스 희석법 : 혈액과 전기저항률이 다른 액체를 주입하여 전기저항의 변화를 측정하는 방법으로 심박출량의 연속 측정이 가능하다.

08 다음 중 Cardiac Output(심박출량)을 측정시 염료회석법에 사용되는 지시물질의 조건이 아닌 것은?

① 혈관 내로 주입 ② 무색 무취 ③ 무독성 ④ 측정 가능

해설 지시물질로 사용되기 위한 조건 : ㉠ 비활성 ㉡ 무해 ㉢ 측정 가능 ㉣ 경제적 ㉤ 혈관 내로 주입

09 다음 중 심음(Phonocardiogram)에 관한 설명이 아닌 것은?

① 심음은 심장 근처의 가슴벽에 청진기를 대거나 또는 귀를 직접 가슴에 대면 들을 수 있다.
② 심장의 에너지(심음)라는 전기적 현상을 기계적 에너지로 바꾸어 그래프화 한다.
③ 심음은 심장판막의 열림과 닫힘, 혈액의 흐름, 심장벽의 진동으로 나타난다.
④ 심음을 듣고 진단함으로써 심장의 상태를 파악할 수 있어서 질병의 진단에 이용하고 있다.

해설 심음 : 심장의 소리에너지라는 기계적 현상을 심음계를 이용하여 전기적 에너지로 바꾸어 그래프화 한다.

10 다음 중 심음의 발생원리에 대한 설명이 아닌 것은?

① 첫번째 심음 : 심실의 수축기에 빠른 혈액이동 때문이며, 심실과 하행 대동맥 사이에 있는 혈액의 진동 및 대동맥 판막이나 폐동맥 판막 근처에서 혈액의 난류에 의한 진동 때문이다.
② 두번째 심음 : 대동맥과 폐동맥 내의 혈류가 감속되고 나가서 그 방향이 바뀔 때 및 반월판이 닫히면서 생기는 저주파 진동에 기인한다.
③ 세번째 심음 : 심방으로부터 심실로의 빠른 혈류유압이 갑자기 중지되면서 생기는데 근육벽이 이완하면서 생기는 진동과도 관계있다.

정답 06.④ 07.③ 08.② 09.②

④ 네번째 심음 : 심실음으로서 T파의 종료점과 일치하며 보통의 청진기로도 명료하게 청취가 가능하다.

해설 심음의 4가지 메커니즘 : 심음발생의 기전을 심전도 및 혈압파형과 동기시켜 알아둘 필요가 있다. 특히 R파형 직후 대동맥 판막이 열리는 지점과 Dicrotic Notch(다이크로틱 노치)가 생기는 부분 및 3개의 심음이 발생하는 부분에 대한 이해가 있어야 한다.

㉠ 청진기술 ⓐ 흉곽의 청진위치 4곳을 알아야 한다. 청진기를 힘주어 가슴에 대었을 때와 느슨하게 대었을 때의 차이점 및 귀에 느슨하게 꽂을 때의 주파수 특성상의 영향이 있다.

ⓑ 심음의 주파수 대역 : 0.1~2000[Hz] 정도로서 기록시 라이트빔, 잉크젯 방식 등 속도가 빠른 것이 바람직하다. ⓒ 청진기의 음향 증폭작용 : 1/4 파장의 정재파 현상에 의한다.

㉡ 네번째 심음은 청진기로 들을 수 없고, 심음계에만 잡힌다.

11 다음 설명 중 두번째 심음의 발생원인은?

① 심전도상의 S파형과 일치한다.

② 심방이 수축하여 혈액을 심실로 밀어내면서 생긴다.

③ 대동맥과 폐동맥내의 혈류가 감속되고, 나아가서 그 방향이 바뀔 때 및 반월관이 닫힐 때 생긴다.

④ 심방으로부터 심실로 빠른 혈류유입이 갑자기 중지되면서 생긴다.

해설 ㉠ 첫번째 심음 : 심실의 수축기에 빠른 혈액이동 때문이며, 심실과 하행 대동맥 사이에 있는 혈액의 진동 및 대동맥 판막이나 폐동맥 판막 근처에서 혈액의 난류에 의한 진동 때문이다.

㉡ 두번째 심음 : 대동맥과 폐동맥 내의 혈류가 계속 감속되고 나가서 그 방향이 바뀔 때 및 반월판이 닫히면서 생기는 저주파 진동에 기인한다.

㉢ 세번째 심음 : 심방으로부터 심실로의 빠른 혈류유압이 갑자기 중지되면서 생기는데 근육벽이 이완하면서 생기는 진동과도 관계있다.

㉣ 네번째 심음 : 심음은 청진기로 들을 수 없고, 심음계에만 잡힌다. P파 끝이나 Q파 시작 전 심방수축의 정점에서 소리가 기록된다.

12 다음 중 심음도검사시에 박출 전 시간(Pre-Ejection Period)에 대한 설명이 아닌 것은?

① 심전도의 Q파 점에서부터 경동맥 맥박파의 상승이 시작되는 점까지의 구간이다.

② PEP는 심박출의 전구간에서 박출량을 간단히 대변할 수 있는 파라미터로서 심전도와 중심 경동맥압 과의 상관관계에서 정해진다.

③ PEP는 심박출의 전구간에서 박출량을 간단히 대변할 수 있는 파라미터로서 심전도와 중심 정맥압과 상관관계에서 정해진다.

④ PEP가 짧다는 것은 심근기능이 좋다는 것을 의미하고 PEP가 길수록 심근기능은 좋지 않다.

해설 심음도검사(Phonocardiography)

㉠ 심음도 : 심음이나 심잡음을 기록하는 것으로서 이것들을 측정함으로써 소리에 대한 주관적 해석으로 야기되는 문제를 막을 수가 있으며, 기계적 · 전기적 현상과 연관지어 해석이 가능하다. 심음도 기록과 동시에 기록되는 심장 관련되는 신호들로는 심전도, 심청박동도(Qpex Cardiogram), 경정맥압 펄스 및 경동맥압 펄스 등이 있다.

㉡ 박출 전 시간(PEP : Pre-Ejection Period) : 심전도 Q파로부터 경동맥 맥박의 상승이 시작되는 점까지의 구간(=Q파에서 두번째 심음까지의 구간)으로부터 박출기간을 뺀 값이다.

정답 10.④ 11.③ 12.③

13 다음 중 심장에서 1분간 방출되는 혈액의 양을 측정하기 위한 방법이 아닌 것은?

① Fick법 ② 심전도 ③ 임피던스지오그래피법 ④ 열희석법

해설 ㉠ Fick법 : 측정된 공간에서의 유량을 계속해서 추출하고 보충하게 되면 정해진 농도변화를 유지하기 위해서 단위시간당 일정량의 지시물질을 연속해서 삽입해야 하는 심박출량 측정방법 중의 하나이다.

㉡ 열희석법 : 찬 식염수를 지시물질로 주입하는 심박출량 측정방법이다.

14 다음 중 열희석법에 대한 설명이 아닌 것은?

① 주입장소와 샘플링 장소 간의 거리가 짧아 충분한 혼합이 안 될 수도 있다.
② 동시에 염료 희석법을 시행하며 부작용이 일어날 수도 있다.
③ 혈액과 심장벽 사이에 열교환이 있을 수 있다.
④ 임상에서 시행하는 심박출량 측정방법으로 찬 식염수를 지시물질로 사용하는 방법이다.

해설 ㉠ 열희석법의 문제점들을 교정하기 위해 동시에 염료희석법을 시행하여 교정계수를 적용하면 오차를 줄일 수 있다.

㉡ 열희석법 : 임상에서 심박출량 측정방법으로 찬 식염수를 지시물질로 주입하는 열희석법이 각광을 받고 있다. 카테터는 심장에 대개 24시간 설치해 둘 수 있으므로 심박출량 측정을 여러 번 할 수 있으나, 염료희석법에서는 그렇게 할 수 없다. 또한 열희석법에서는 동맥혈관을 뚫을 필요가 없다.

15 다음 중 열희석법을 이용한 심박출량 측정에 있어서 오차를 유발하는 문제점이 아닌 것은?

① 주입장소와 샘플링 장소 간의 거리가 짧아 충분한 혼합이 안될 수 있다.
② 주입은 충분한 시간을 갖고 매우 천천히 시행한다.
③ 주입 전, 도중, 후에 카테터의 도관벽을 통한 열교환이 있을 수 있다.
④ 혈액과 심장벽 사이에 열교환이 있을 수 있다.

해설 열희석법을 시행함에 있어 오차를 유발하는 문제점

㉠ 주입장소와 샘플링 장소 간의 거리가 짧아 충분한 혼합이 안될 수 있다.
㉡ 혈액과 심장벽 사이에 열교환이 있을 수 있다.
㉢ 주입 전, 도중, 후에 카테터의 도관벽을 통한 열교환이 있을 수 있다.

16 다음 중 열희석법에 의한 심박출량의 측정에서 주입용액의 온도는 몇 [°]인가?

① -10[°] ② 36.5[°] ③ 10[°] ④ 0[°]

해설 ㉠ 4개의 관이 있는 카테터를 쇄골정맥을 통해 우심방, 우심실을 통해 폐동맥에까지 밀어넣고 그 중 한 개의 관을 통해 주사기로 기체를 주입하면 카테터 끝에 있는 도넛같이 생긴 작은 풍선이 부풀게 된다.

㉡ 우심방에 위치해 있는 두번째 관을 통해 0[°]의 찬 식염수를 주입한다. 주입된 찬 식염수는 우심실에서 혈액과 혼합이 되고 혈액의 온도강하가 폐동맥에 위치한 카테터 끝부분에 있는 서미스터에 의해 측정된다.

㉢ 서미스터 와이어가 들어 있다.

㉣ 혈액샘플을 추출하는 데 이용된다.

정답 13.④ 14.② 15.② 16.④

17 다음 중 열희석법에 쓰이는 도관(카테터)의 끝에 있는 풍선은 어떤 용도인가?

① 혈관의 팽창시키기 위함 ② 일시적으로 혈로를 차단하기 위함
③ 도관을 대동맥에 위치시키기 위함 ④ 도관을 폐동맥에 위치시키기 위함

해설 4개의 관이 있는 카테터를 쇄골정맥을 통해 우심방, 우심실을 통해 폐동맥에까지 밀어 넣고 그 중 한 개의 관을 통해 주사기로 기체를 주입하면 카테터 끝에 있는 도넛같이 생긴 작은 풍선이 부풀게 된다. 이때 풍선은 도관을 폐동맥에 위치시키기 위한 용도로 사용된다.

18 다음 중 심박출량을 측정하기 위한 방법이 아닌 것은?

① 스핀 에코법 ② 온도희석법 ③ 지시약 희석법 ④ 임피던스 희석법

해설 심박출량 측정법

㉠ 온도희석법 : 저온이나 고온의 액체(식염수)를 지시물질로 주입하여 서미스터 등으로 검출하는 방법이다.

㉡ 임피던스 희석법 : 혈액과 전기저항률이 다른 액체를 주입하여 전기저항의 변화를 측정하는 방법이다.

㉢ 지시약 희석법 : 색소를 주입하여 유량을 측정하는 방식으로 지시물질을 주입하고 주입위치에서 혈류 방향으로 떨어진 위치에서 지시물질의 시간에 대한 농도변화를 측정하여 유량을 측정하는 방법이다.

19 다음 중 전자유량계의 오차요인이 아닌 것은?

① 횡단면의 자속밀도가 균일하다.
② 혈관벽의 외부에 잇는 유체가 유량신호를 분류시킨다.
③ 측방향의 자속밀도 불균일로 축방향으로 순환전류가 흐른다.
④ 혈류의 고속지역과 저속지역에 따른 유도기전력의 차이가 나서 이들 전위차에 의해 순환전류가 발생한다

해설 전자유량계의 오차요인 : ㉠ 혈관벽의 외부에 잇는 유체가 유량신호를 분류시킨다.

㉡ 측방향의 자속밀도 불균일로 축방향으로 순환전류가 흐른다.

㉢ 혈류의 고속지역과 저속지역에 따른 유도기전력의 차이가 나서 이들 전위차에 의해 순환전류가 발생한다.

㉣ 혈관벽의 혈액에 대한 전도율은 혈액에 대한 혈구의 헤마토크릿에 따라 변화하므로 혈관벽의 분류효과가 혈액에 따라 차이가 난다.

20 다음 중 좌심실에서 대동맥으로 방출하는 혈액량은?

① 심박출량 ② 혈중산소포화량 ③ 심실출량 ④ 동맥출량

해설 좌심실에 있는 혈액 : 좌심실과 대동맥 사이에 있는 대동맥판을 통해 대동맥으로 흘러들어 온다.

㉠ 좌심실이 수축하면 좌심실 내압이 증가하고 이 압력에 의해 대동맥판이 열리게 되며 혈액은 대동맥으로 강하게 뿜어져 나간다.

㉡ 좌심실에서 대동맥으로 박출하는 혈액량을 심박출량이라고 하며, 심박출량은 동맥을 통해 각 장기로 나누어 공급된다.

21 다음 중 심장이 1분 동안에 박출하는 혈액의 양을 표현하는 방법이 아닌 것은?

① 심박출량 ② 분시박출량 ③ 심장박동량 ④ 심박분시용량

정답 17.④ 18.① 19.① 20.① 21.③

해설 ㉠ 심박출량, 분시박출량, 심박분시용량 : 심장이 1분 동안 박출하는, 즉 뿜어내는 혈액의 양을 나타내는 방법이다.

㉡ 심장박동량 : 심장이 혈액순환을 유지하기 위한 심장의 주기적인 수축과 확장의 양을 나타내는 방법이다.

㉢ 심장의 파동 : 동방결절에서 우심방 전체로 퍼진 뒤 좌심방으로 퍼져 나가는데, 이로써 심방수축이 일어나게 되고 이완되어 있는 심실로 혈액이 들어가게 된다.

22 다음 중 몸무게 70[kg]의 건강한 성인의 심박출량은 대략 몸무게 1[kg]당 1회 박출되는 양은 몇 [mL]인가?

① 40[mL] ② 50[mL] ③ 60[mL] ④ 70[mL]

해설 심장박출량 : 성인으로 성장하면서 심장 용적의 증가와 함께 증대되는데, 통상 1[kg]당 70[mL]가 박출된다.

23 다음 중 도자 내부의 유체저항을 표현한 식이 아닌 것은? (단, $\varDelta P$: 도자의 한 절편에 걸리는 압력차 [Pa], F : 유량률[m^3]/[sec], μ : 평균속도, A : 단면적[m^2], η : 유체점성도, γ : 도자반경)

① $R_C = \dfrac{\varDelta P}{F}$ ② $R_C = \dfrac{\varDelta P}{\mu A}$ ③ $R_C = \dfrac{8\eta L}{\pi\gamma^4}$ ④ $R_C = \dfrac{\varDelta P}{dF/dt}$

24 연속주입 지시 dor 희석법을 통해 심장을 조사하려 한다. ⓐ 폐활량 산소소비량 : 250[ml/min], ⓑ 동맥의 산소함유량 : 0.20[ml/ml], ⓒ 정맥의 산소함유량 : 0.1[ml/ml]와 같은 수치가 주어졌을 때, 다음 중 Fick(픽)의 방법에 의거한 심박출량은?

① 1 ② 1.5 ③ 2.5 ④ 3

해설 $F = \dfrac{dm/dt}{Ca - Cv} = \dfrac{0.25[ls/\text{min}]}{(0.20[ls/l]) - (0.1[ls/l])} = 2.5[ls/\text{min}]$

㉠ 질량수소의 법칙 : $F = dv/dt = (dm/dt)/\varDelta C$
(F : flow, V : 부피, mo : 지시물질의 양, $\varDelta C$: 농도변화량)

㉡ Fick(픽)의 방법 : 지시물질이 산소이다. $F = \dfrac{dm/dt}{Ca - Cv}$ (F : 심박출량(liters/min), C_a : 동맥의 산소농도(liters/liter), C_v : 정맥의 산소농도(liters/liter), dm/dt : 산소소비량, dor

25 다음 중 심음들과 심박동 주기 내의 전기적인 현상이나 기계적인 현상들과의 관계를 나타내는 설명이 아닌 것은?

① 첫번째 심음 : 심실의 수축기에 일어나는 혈액의 이동과 관련되어 있다.
② 두번째 심음 : 심실의 이완기에 발생하는데 심전도상의 T파의 종료점과 일치한다.
③ 세번째 심음 : 심방에서 심실로 유입되면 혈류가 갑자기 중지되면서 생기는데, 심실의 근육벽이 이완하며 생기는 진동과도 관계가 있다.
④ 네번째 심음 : 청진기로 쉽게 찾을 수 있다.

해설 ④번 : "네번째 심음은 청진기로 찾을 수 없다."가 올바른 문장이다.

정답 22.④ 23.④ 24.③ 25.④

〈3〉 혈류량측정기

01 전자유량계는 패러데이의 법칙에 의해 혈류속도를 측정한다. 이 때의 식을 옳게 나타낸 것은 어느것인가?

① $E=\frac{B}{dv}\times 10^{-8}[\mathrm{V}]$ ② $E=\frac{Bd}{v}\times 10^{-8}[\mathrm{V}]$

③ $E=\frac{B}{d}v\times 10^{-8}[\mathrm{V}]$ ④ $E=Bdv\times 10^{-8}[\mathrm{V}]$

해설 패러데이의 법칙에 의해 기전력 E와 혈류속도 v는 다음과 같은 비례관계가 성립한다.
$E=Bdv\times 10^{-8}$ (d : 전극간거리, B : 자속밀도, v : 혈류유속)

02 다음 중 교류 전자유량계에 비해 직류 전자유량계가 갖는 오차요인이 아닌 것은?

① 전극의 금속-용액 간의 전압이 유량에 의한 신호전압과 직렬로 구성되어 있어서 분리가 곤란하다.

② 직류자장의 균일도가 교류자장보다 떨어지며, 전력소비가 훨씬 많아 비경제적이다.

③ 심전도 파형의 주파수대역이 신호전압과 유사하고, 심장 근처에서의 심전도 파형이 훨씬 크기 때문에 간섭을 일으킬 수 있다.

④ 0~30[Hz] 주파수대역에서는 증폭기의 잡음이 크기 때문에 신호 대 잡음비가 떨어진다.

해설 ㉠ 전자유량계의 오차요인 5가지
ⓐ 혈류의 고속지역과 저속지역에 따른 유도기전력의 차이가 나서 이들 전위차에 의해 순환전류가 발생한다.
ⓑ 혈관벽의 혈액에 대한 전도율은 혈액에 대한 혈구의 헤마토크릿에 따라 변화하므로 혈관벽의 분류효과가 혈액에 따라 차이가 난다.
ⓒ 혈관벽의 외부에 있는 유체가 유량신호를 분류시킨다.
ⓓ 횡단면의 자속밀도가 불균일하다.
ⓔ 측방향의 자속밀도는 불균일로 축방향으로 순환전류가 흐른다.
㉡ 직류유량계와 교류유량계의 차이점 및 직류유량계의 오차요인 3가지
ⓐ 전극의 금속-용액 간의 전압이 유량에 의한 신호전압과 직렬로 구성되어 있어서 분리가 곤란하다.
ⓑ 심전도 파형의 주파수대역이 신호전압과 유사하고 심장 근처에서의 심전도 파형이 훨씬 크기 때문에 간섭을 일으킬 수 있다.
ⓒ 0~30[Hz] 주파수대역에서는 증폭기의 잡음이 크기 때문에 신호 대 잡음비가 떨어진다.
㉢ 교류유량계 : 약 400[Hz]의 교류를 사용하여 직류유량계가 가진 단점을 해결할 수 있다.

03 도플러 플로미터에서 얻어지는 혈류에 의한 도플러 신호는 한 개의 주파수로만 구성되어 있지 않고 여러 가지 다양한 주파수 성분의 복합체로 되어 있는데, 다음 중 이에 대한 이유가 아닌 것은?

① 혈관 내의 위치에 따라 서로 다른 혈구들의 속도이다.

② 빔의 진행축과 평행이 아닌 음향 에너지와 측대파 에너지는 서로 다른 도플러 주파수를 야기시킨다.

③ 난류에 의한 혈구의 난동과 지역에 따른 상이한 속도로 도플러 주파수가 다르게 된다.

④ 혈구는 상당히 긴 시간 동안 초음파 빔과 작용하여 파동이 평활되기 때문이다.

정답 〈3〉 01.④ 02.② 03.④

해설 도플러 신호 : 한 개의 주파수로만 구성되어 있지 않고 여러 가지의 주파수로 구성되는데 이유는 다음과 같다.

㉠ 혈구들의 속도가 혈관 내의 위치에 따라 서로 다르기 때문에 도플러 주파수도 달라지게 된다.
㉡ 혈구는 짧은 시간 동안 초음파 빔-교차 용적 내에 머무르기 때문에 한 개의 혈구로부터 수신된 신호는 시간-게이트(Time-Gate : 타임게이트) 함수에 의해 곱하여진 주파수로 어떤 범위의 주파수 대역을 갖는다.
㉢ 빔의 진행축과 평행이 아닌 음향 에너지와 측대파의 에너지는 서로 다른 도플러 주파수를 야기시킨다.
㉣ 난류에 의한 혈구의 난동과 지역에 따른 상이한 속도로 도플러 주파수가 다르게 된다.

04 펄스 도플러 시스템이 있다. 음속이 1.5 × 10^3[m/sec]이고 진단하고자 하는 최대 거리가 5[cm]라면 펄스 반복률은 다음 중 얼마 이하인가?

① 10[kHz] ② 15[kHz] ③ 20[kHz] ④ 25[kHz]

해설 $f_r < \frac{c}{2R_m}$, $\frac{c}{2R_m} = \frac{1.5 \times 10^3[\text{m/sec}]}{2 \times 5 \times 10^{-2}[\text{m}]} = 15[\text{kHz}]$, $f_r < 15[\text{kHz}]$

㉠ 펄스 도플러 유량계 : 연속파 유량계로는 유량의 윤곽에 대한 정보를 얻을 수 있으므로 레이더와 같은 방식으로 동작하는 유량계가 개발되었다.
ⓐ 송신기의 짧은 시간 동안 신호를 가하면 발신파는 한 개의 블록 단위로 진행하며, 체내에서 돌아나오는 반사파는 일정한 시간 후에 수신되므로 송신기는 수신기로도 이동될 수 있다.
ⓑ 송신과 수신 사이의 지연시간은 거리에 비례하므로 혈관 단면의 반사에 대한 완전한 정보를 얻을 수 있다.
ⓒ 한 개의 펄스를 발사하고 난 후 다음 번 펄스를 발사하기 전까지 현재 되돌아오는 반사파에 대한 분석을 마쳐야 하므로, 펄스 발사를 반복하는 반복률은 펄스의 도달거리와 음속을 고려해서 정해야 한다.

㉡ 펄스 반복률 f_r의 조건 : $f_r < \frac{c}{2R_m}$: 거리의 불확실성을 피하기 위해서 다음 번 펄스를 송신하기 전에 현재 펄스를 분석해야 하는 조건
R_m : 최대유효거리, f_r : 펄스 반복률, c : 음속

05 초음파 펄스 도플러 혈류계에 최대 혈류속도를 v_m, 혈류와 프로브의 각도 θ, 측정 최대 유효거리 $R_{\max}$, 프로브의 반송파 주파수 f_A, 그리고 음속을 c라고 할 때 다음 중 이들 사이의 관계식은?

① $v_m(\cos\theta)R_{\max} < \frac{c^2}{8f_0}$ ② $R_{\max} < \frac{c^2}{8f_0}v_m(\cos\theta)$

③ $R_{\max}v_m(\cos)\theta > \frac{c^2}{8f_0}$ ④ $\frac{c^2}{8f_0R_{\max}} > v_m(\cos\theta)$

해설 펄스 반복률 f_r의 조건 : $f_r > 2f_d$: 샘플링 이론 충족조건 도플러 주파수 산출공식인 $f_d = \frac{2f_0 v_m \cos\theta}{c}$를 결합하면, $v_m(\cos\theta)R_{\max} < \frac{c^2}{8f_0}$가 된다.

06 다음 중 전자유랑계(Electromagnetic)의 원리은?

① 플레밍(Fleming)의 법칙 ② 패러데이(Faraday)의 법칙
③ 렌츠(Lentz)의 법칙 ④ 비오-사바르(Biot-Savar)의 법칙

해설 전자기 유량계(Electromagnetic Flowmeter)의 기본원리 : 자기장 내에서 전도성 물질이 이동하면 유도기전력이 발생한다는 패러데이(Faraday)의 유도법칙을 이용한 것이다. 혈류와 직각방향으로 자장 B를 주면 혈류는 전기전도성이 있으므로 패러데이의 법칙에 의해서 각각의 직각방향인 기전력 E가 발생한다.

07 다음 중 심음계에 사용되는 트랜스듀서는?

① 가변용량형 트랜스듀서 ② 가변유도성 트랜스듀서
③ 다이내믹 마이크로폰 ④ 선형가변 차동형 변압기

해설 심음도를 기록하는데는 마이크로폰을 사용한다. 이것은 소리를 전기신호로 변환시키는 트랜스듀서이다.
㉠ 음을 콘덴서에 전달하는 콘덴서형 마이크로폰이 사용된다.
㉡ 자석과 가동 코일로 이루어지는 다이내믹 마이크로폰이 사용되고 있다.

08 다음 중 도플러 효과를 이용하여 혈류량을 측정하는 기기는?

① Fick 방법 ② 초음파 유량계 ③ 열희석법 ④ 전자기 유량계

해설 혈관에 초음파를 투사하면 혈관에 흐르는 혈구로부터 반사된 초음파는 도플러 효과에 의하여 주파수 편이가 생긴다. 만일 일정한 속도로 운동하고 있는 혈류에 초음파를 투영시킬 때 주파수가 일정하게 변하면 변화된 주파수 양은 혈류의 속도에 비례한다. 따라서 변화된 주파수를 측정하면 혈류의 속도를 구할 수 있는데, 이것이 도플러 혈류계의 원리이다.

09 다음 중 혈관 속의 적혈구에 적외선의 흡수량을 측정하여 정맥기능을 진단하는 방법으로 정맥 재충전 시간을 재는 것은?

① 전자기 유량계 ② 초음파 감지법 ③ 광혈류 측정기 ④ 전기임피던스 유량계

해설 ㉠ 전자기 유량계 : 자기장 내에서 전도성 물질이 이동하면 유도기전력이 발생한다는 패러데이의 유도법칙을 이용한다.
㉡ 초음파 감지법 : 일정한 속도로 운동하고 있는 혈류에 초음파를 투영시킬 때 주파수가 일정하게 변하면 변화된 주파수 양은 혈류의 속도에 비례한다. 때문에 변화된 주파수를 측정하면 혈류의 속도를 구할 수 있고 이것이 도플러 혈류계의 원리이다.
㉢ 광혈류 측정기 : 적혈구에 적외선의 흡수량을 측정하여 정맥기능을 진단하는 방법으로 정맥 재충전 시간을 재는 것이다. 하지정맥류를 앓고 있는 사람은 정상보다 시간이 짧아지게 되며, 심부정맥 혈행에 장애가 있는 사람은 종아리 근육의 운동에도 적외선 흡수가 감소되지 않아 심부정맥 혈전증이나 만성 정맥부전과 같은 병을 진단한다. 즉 비정상적인 피의 역류의 장소가 표재성 정맥인지 심부정맥인지 감별진단할 수 있고, 또한 심부정맥 혈전증 유무도 검사할 수 있다.

정답 06.② 07.③ 08.② 09.③

〈4〉 초음파진단기

01 다음 중 가청 주파수 영역으로 해당되는 것은?

① 10~1만[Hz] ② 10~2만[Hz] ③ 20~2만[Hz] ④ 20~1만[Hz]

해설 ㉠ 인간이 들을 수 있는 주파수 범위 : 사람마다 차이가 있지만 대략 20[Hz]에서 20,000[Hz] 정도이다.

㉡ 사람의 귀로 가장 잘 느끼는 주파수 영역 : 1,000[Hz]에서 3,000[Hz]이다.

㉢ 사람은 돌고래나 박쥐가 나는 초음파를 들을 수 없으며, 반대로 너무 주파수가 낮은 음도 듣지 못한다. 일상생활에서 음악을 통해 듣는 소리는 10[kHz] 이하이거나 10[kHz]를 벗어나지 않는다.

02 다음 중 음향변수가 아닌 것은?

① 입자운동 ② 속도 ③ 음압 ④ 온도

해설 파의 특별한 형태의 소리라 한다.

㉠ 음향변수 : 음파를 전파하는 데 있어 양적인 변화를 가지고 있다.

㉡ 음향변수 : 밀도(Density), 음압(Pressure), 입자운동(Particle Motion) 및 온도(Temperature) 등이 있다.

㉢ 음파 : 음향변수의 전파진동이다.

03 다음 중 초음파 진동재료가 아닌 것은?

① 황산바륨 ② PZT ③ 황산리튬 ④ 수정

해설 초음파 압전재료(진동재료) : 수정(Crystal), 티탄산바륨($BaTiO_3$), 황산리튬(Li_2SO_4), 지르콘 티탄산 납계, 세라믹 등이 있다.

㉠ 현재는 PZT 같은 인공 세라믹이 많이 사용되고 있지만, PVF_2(Poly Vinylidene Difluoride)막 등의 압전 유기재료도 이용되고 있다.

㉡ PZT : 진동자 재료의 하나이다. 전기 음향 변환 효율이 높고 성능이 좋은 재료이기 때문에 널리 사용되고 있다.

㉢ PZT(미국의 Graphite사 상품명)이라고도 한다. 소재 성분의 혼합비 등에 따라 여러 가지 종류가 있다.

04 초음파 영상 촬영의 B-모드 방식에서 선형 주사의 주사선 수를 128개, 관찰하려는 깊이가 20[cm], 음속이 1540[m/s]이라면 1초에 얻을 수 있는 화면의 수(Frame rate)는 약 얼마인가?

① 5[Frame/sec] ② 15[Frame/sec] ③ 30[Frame/sec] ④ 60[Frame/sec]

해설 $FR = \frac{V}{2zn} = \frac{1540}{2 \times 0.2 \times 128} = \frac{1540}{51.2} = 30.0781$ 약 30[Frame/sec] 20[cm]는 미터로 환산하면 0.2[M]이므로 대입하면 위식과 같이 된다.

05 다음 중 어떤 물체가 음원에서 멀어지면 되돌아오는 음의 주파수는 낮아지고, 반대로 가까워지면 반사되는 음주파수는 입사음보다 높아지는 현상은?

① 도플러 효과 ② 매질 ③ 전파속도 ④ 파장

해설 ㉠ 매질 : 물리적 작용을 한 곳에서 다른 곳으로 전하는 물질이다.

㉡ 전파속도 : 전자기파의 파동이 퍼져나가는 속도이다.

정답 〈4〉 01.③ 02.② 03.① 04.③ 05.①

㉢ 파장 : 시간의 흐름이 정지된 상태에서 반복되는 모양을 주기적으로 보이는 파동을 관찰했을 때 마루와 마루 사이의 거리, 혹은 골과 골 사이의 거리를 파동에서의 파장이라고 한다.

06 다음 중 매질 내부에 초음파를 입사하여 얻은 에코(Echo)로부터 단면의 영상자료를 얻는 표시법은?

① M-모드 ② B-모드 ③ A-모드 ④ TM-모드

해설 B-모드 : 초음파 에코의 세기를 휘도 변조하여 단층영상을 얻는 방법이다. 가장 일반적인 초음파 진단법으로 우리가 보통 초음파 검사라고 하면 B-모드를 일컬으며, 에코그램(Echogram)이라고도 한다.

07 다음 중 초음파 영상기법 중 시간에 의한 1차원적인 움직임을 보기 위한 모드는?

① C-모드 ② A-모드 ③ M-모드 ④ B-모드

해설 M-모드 : 정 대상이 되는 피검체가 움직이고 있는 경우는 프로브의 위치를 고정시켜도 시시각각 다른 A-모드 파형이 검출된다. 이것을 시간과 더불어 천천히 가로방향으로 스캔하고, 휘도 변조하여 모니터상에 세로방향으로 표시하면, 시간에 따른 장기의 움직임을 영상화할 수 있다.

08 다음 중 종축에 반사파의 세기를, 시간축상에 초음파 발사시간을 영상화하는 초음파 진단방식은?

① Doppler 모드 ② B-모드 ③ C-모드 ④ A-모드

해설 A-모드 : 모니터상에 Y축(종축)에 반사파(Echo)의 세기를, X축(시간축)상에 초음파 발사시간을 표시하는 방법이다. 심장학, 안과학 그리고 뇌과학에서 사용되며 CT, MRI의 등장으로 현재는 별로 이용되고 있지 않다.

09 다음 중 M-모드를 사용하여 심장진단에 주로 사용되는 것은?

① 초음파 심전계 ② 선상형 ③ 부채상형 ④ 복합형

해설 M-모드 : 심장판막 움직임의 기록 등 심장진단에 주로 이용되며, 이를 초음파심전계(UCG : Ultrasound Cardiogram)라고도 한다.

10 다음 중 스캐닝한 화상을 구성하는 방법(스캔방법)에 따른 초음파 영상기법 주사방식이 아닌 것은?

① 리니어 스캔(Linear Scan) ② 섹터 스캔(Sector Scan)
③ 삼각 스캔(Triangle Scan) ④ 컴파운드 스캔(Compound Scan)

해설 전자식 스캔법 : 스캐닝한 화상을 구성하는 방법(스캔 방법)에 따라 다음의 주사방식이 많이 사용되고 있다.

㉠ 리니어 스캔(Linear Scan : 선형 주사) ㉡ 섹터 스캔(Sector Scan : 섹터 주사)
㉢ 컴파운드 스캔(Compound Scan : 복합 주사)

11 다음 중 강자성체가 그 길이의 방향으로 자화할 때 자장강도에 따라 자성체의 길이가 축소하고 자화를 소멸시키면 처음의 길이로 돌아오는 현상은?

① 자왜효과 ② 압전효과 ③ 도플러 현상 ④ 음향 광학적 효과

해설 ㉠ 자왜효과 : 강자성체를 자화할 때 그 자성체에 탄성적 변형이 생기는 현상으로 자기 변형으로 자기 일그러짐이라고도 한다. 자성체를 결정축과의 관계에 따라 어떤 방향으로 자화하는데 필요한

정답 06.② 07.③ 08.④ 09.① 10.③ 11.①

이방성 에너지로 인한 자성체 내의 내부충격 때문에 생긴다.

㉡ 압전효과 : 어떤 종류의 결정 조각을 전극에 끼워서 이 결정 조각에 압력이나 비트는 힘을 가하면 전극 사이에 전압이 발생한다. 이것을 압전효과라 하며 이런 효과를 내는 결정을 압전 결정이라고 한다.

㉢ 도플러 현상 : 파동을 발생시키는 파원과 관측자 사이에 거리가 좁아 질 때에는 파동의 주파수가 더 높게, 멀어 질 때에는 파동의 주파수가 더 낮게 관측되는 현상

12 다음 중 초음파의 전파속도에 영향을 미치는 요소가 아닌 것은?

① 주파수 ② 매체의 경도 ③ 빛의 세기 ④ 매체의 밀도

해설 음파가 매체를 통과하는 속도 : 전파속도라 한다.

㉠ 전파속도 : 음향변수가 이동할 때의 독특한 값으로 파장과 주파수의 곱과 같다.

㉡ 전파속도[m/s] = 파장[m] × 주파수[Hz]

㉢ 전파속도 : 매체의 밀도(Density)와 경도(Stiffness)에 따라 결정된다. 일반적으로 밀도에 반비례하고 경도에 비례한다.

13 다음 B-모드 기법 중에서 스캐닝하는 방법이 아닌 것은?

① 리니어(Liner) ② 섹터(Sector) ③ Ucg ④ 컴파운드(Compound)

해설 ㉠ B-모드 기법 중에서 스캐닝하는 방법 : 리니어, 섹터, 컴파운드 스캔 방식이 있다.

㉡ UCG : M-모드 기법에서 사용한다.

14 초음파 의료기기의 사용중 결석의 탐사와 위치결정 그리고 분쇄상태를 확인할 때는 X-선을 이용하는 방식과 초음파를 이용하는 방식이 있다. 다음 중 초음파를 사용하는 기기의 특성이 아닌 것은?

① X-선 투과성 결석도 발견할 수 있다. ② 방사선 노출위험이 없다.
③ 뼈와 겹치는 부분의 결석 분쇄도 가능하다. ④ 가격이 저렴하다.

해설 ㉠ 초음파를 사용하는 기기

ⓐ 장점 : 방사선 노출위험이 없고 X-선 투과성 결석도 발견할 수 있으며 가격이 저렴하다.

ⓑ 단점 : 영상해상력이 X-선 영상정보보다 낮고, 시술 중 또는 시술 후에 정확한 결과 판정이 불확실하며 뼈와 겹치는 부분의 결석 분쇄를 할 수 없다.

㉡ 초음파 방식 : X-선 장치에 비해 해상력이 떨어지고 뼈부분에 결석이 있을 경우 식별이 불가능한 단점이 있으나, 5[mm] 이하의 작은 결석의 위치측정이 뛰어나다.

15 다음 설명에서 의료용 초음파 진단장치의 장점에 해당되는 것을 모두 고르시오.

ⓐ 혈액의 이동을 실시간으로 볼 수 없다.	ⓑ 인체에 전혀 해를 끼치지 않는다.
ⓒ 짧은 시간 내에 진단이 가능하다.	ⓓ 인체 내부기관을 실시간으로 볼 수 있다.

① ⓐ ② ⓐ, ⓑ ③ ⓑ, ⓒ, ⓓ ④ ⓐ, ⓑ, ⓒ, ⓓ

해설 초음파 진단장치의 장점 : 인체에 전혀 해가 없고, 단층촬영기처럼 인체내부를 표시할 뿐 아니라 인체내부의 움직이는 인체기관과 혈액의 이동을 실시간으로 볼 수 있고, 짧은 시간 내에 진단이 가능하며 가격이 저렴하다.

정답 12.③ 13.③ 14.③ 15.③

16 다음 중 초음파 영상기기의 진단용 초음파기기의 성질은?

① 회절 ② 반사 ③ 투과 ④ 굴절

해설 초음파 영상기기를 이용하여 진단시 생체조직에서 반사된 초음파를 수신하는 방법으로 진단을 내리게 된다. 반사되어 온 초음파를 에코(Echo, 반사)라 한다.

㉠ 반사되어 송신된 초음파를 초음파 장치에서 증폭, 검파하여 모니터에 영상화한다.

㉡ 초음파 프로브에서 송신된 초음파는 생체 내부로 송신되고 음향 임피던스가 서로 진동자에 의해 에코 신호로 수신한다.

㉢ 초음파 프로브에 수신되는 에코 신호는 약하며, 따라서 이 신호는 수신증폭기에 유도되어 검파 증폭된다.

㉣ 반사된 초음파 신호에 의한 반사위치는 처리된 신호로부터 초음파 프로브의 진동자 위치신호, 펄스 반사의 타이밍(Timing) 신호를 기준값으로 찾는다.

㉤ 수신 처리된 결과는 표시장치 모니터에서 생체 단층면상에 대응하는 위치에 대한 반사파 에코 신호의 강도로 표시한다.

17 다음 중에서 음향변수에 속하는 것은?

① 음압 ② 주기 ③ 전달속도 ④ 주파수

해설 음향변수 : 음압(Pressure), 밀도(Density), 온도(Temperature) 및 입자운동(Particle Motion) 등이 있다.

18 초음파 트랜스듀서 내에서의 음속이 2000[m/s]인 경우, 두께가 1[mm]인 트랜스듀서의 공명주파수는?

① 10[MHz] ② 5[MHz] ③ 2[MHz] ④ 1[MHz]

해설 파장 $= \frac{\text{음속}}{\text{주파수}}$, 두께 $= \frac{\text{파장}}{2}$, 파장의 길이 $= \frac{\text{공기 중의 소리속도}}{\text{주파수}} = \frac{2 \times 10^6}{\text{주파수}}$ 이때 단위는 [mHz]이므로 [MHz]로 고치면 × 1,000,000해주어야 한다. ∴ 2 × 10^6이므로 파장은 2가 된다. 두께는 $\frac{\text{파장}}{2}$, 파장이 2이므로 $\frac{2 \times 10^6}{\text{주파수}}$ ∴ 주파수는 $\frac{2 \times 10^6}{2} = 10^6$[m/s]이다. 구하는 것이 [MHz]이므로 단위를 통일시키려면 ×10^6하면 된다.

19 다음 중 음파의 전달속도가 빠른 순으로 옳은 것은?

① 고체 > 액체 >기체 ② 액체 > 고체 > 기체

③ 기체 > 액체 > 고체 ④ 액체 > 기체 >고체

해설 음파의 전달속도 : 매질에 의해 정해지기 때문에, 기체<액체<고체 순으로 빠르다.

㉠ 음파가 반드시 주기적인 것은 아니지만 우리가 관심을 가지는 음파들은 주기적이어서 일정한 진동수와 파장을 갖는다.

㉡ 밀도와 같은 관성요소가 일정할 때 매질의 탄성이 크면 음속은 빨라진다.

㉢ 정상조건인 기체 내에서의 음속은 진동수와 무관하지만 압력에 대한 진동수의 비가 충분히 증가하면 음속도 증가한다.

㉣ 액체의 경우 액체의 압축률이 온도에 따라 복잡하게 변하기 때문에 온도에 따른 음속의 변화를 간단한 수식으로 표현하기는 매우 어렵다.

정답 16.② 17.① 18.④ 19.①

20 다음 중 ( ) 안에 들어갈 적당한 것은?

감약계수는 음파가 전파할 때 단위 ( )에 비례해서 감쇠한다.

① 넓이, 길이, 시간 ② 시간, 강도, 넓이 ③ 길이, 강도, 두께 ④ 무게, 시간, 두께

해설 감약계수 : 음파가 전달될 때 길이, 강도, 두께에 비례해서 감쇠한다.

21 다음 중 높은 진동수의 전기를 일정 물질에 가하면 그 물질이 전류의 극성에 따라 팽창과 수축이 일어나며 교류전압의 주파수에 비례하여 반복 발생하게 하는 효과는?

① 도플러 효과 ② 압전효과 ③ 산란효과 ④ 광전효과

해설 압전효과 : 결정에 압력을 가했을 때 전압이 발생되고, 반대로 이들 물질에 전압이 가해지면 체적변화를 일으키는 현상이다.

22 다음 중 저주파 전기자극을 이용한 지압을 통해 근육의 수축과 이완을 반복하는 재활 물리치료기기는?

① 운동치료기 ② 저주파 치료기 ③ 신경근 치료기 ④ 레이저 치료기기

해설 저주파 전기자극을 이용한 지압을 통해 근육의 수축과 이완을 반복하는 재활 물리치료기기는 저주파 치료기, 저주파 물리치료기가 있다.

㉠ 운동치료기 : 재활훈련 운동을 통한 기능장애 개선 치료기이다.

㉡ 신경근 치료기 : 전류를 이용하여 피부의 감각신경을 자극하여 다양한 원인으로 초래되는 통증을 치료하는 방법이다.

㉢ 레이저 치료기기 : 출혈이 없는 수술이 가능하므로 병변을 정확하게 없앨 수 있고, 구강·후두 등 기능 보존이 필요한 미세수술이 가능하며, 수술 후 염증이 가벼워 통증이 적고 흉터가 적으며 입원기간이 짧거나 필요하지 않을 수도 있다.

23 다음 중 압전효과에 대한 설명이 아닌 것은?

① 압전효과는 전기적 에너지를 역학적 에너지로 변환시킨다.

② 역학적 에너지(초음파)를 전기적 에너지로 변환시킨다.

③ 강자성체가 그 길이의 방향으로 자화할 때 자장강도에 따라 자성체의 길이가 축소하고 자화를 소멸시키면 처음의 길이로 돌아오는 현상을 자왜효과라 한다.

④ 강자성체의 단면적이 변화하는 것을 자왜효과라 한다.

해설 압전효과 : 전기적 에너지를 역학적 에너지로, 역학적 에너지(초음파)를 전기적 에너지로 변환시키는 것이다.

㉠ 압전효과를 보이는 결정에 압력을 가했을 때 전력이 발생되고, 반대로 이들 물질에 전압이 가해지면 체적변화를 일으킨다.

㉡ 의학적으로 사용되는 대부분의 초음파의 발생소자는 압전효과를 이용하여 음향의 송신과 수신 모두가 동작하는 것이다.

㉢ 자왜효과 : 초음파의 발생에는 압전효과와 더불어 자왜효과도 이용되는데 강자성체가 그 길이의 방향으로 자화할 때 자장강도에 따라 자성체의 길이가 축소하고 자화를 소멸시키면 처음의 길이로 돌아오는 현상이다.

정답 20.③ 21.② 22.② 23.④

24 다음 중 음향 임피던스를 계산할 때 어느 것을 알아야 하는가?

① 임피던스, 감쇠　　② 감쇠, 밀도, 전달속도
③ 밀도, 전달속도　　④ 전달속도, 전달시간

해설 음향 임피던스 : 매질이 가지는 음파의 저항을 뜻하며, 매질의 음속과 밀도와는 다음과 같은 관계성으로 이루어진다. $Z = \rho C$이며, 단위 : [kg/m^2 · sec]이며, [Rayls]로도 나타낸다.

25 다음 중 음향 임피던스를 나타내는 단위는?

① [Rayls]　② [dB]　③ [eV]　④ [Ci]

해설 ㉠ [Rayls](음향 임피던스 단위) : 음파가 전파될 때 그 파면에 평행인 면에서의 음압을 그 면을 통과하는 파동의 부피 속도로 나눈 양이다.
㉡ [dB](데시벨) : 소리의 상대적인 크기를 나타내는 단위로 소리의 세기의 비를 상용로그 취해준 값에 10을 곱한 값이다.
㉢ [eV](전자볼트) : 전기를 띤 입자가 전위차를 통과하여 움직일 때 일을 하게 된다. 이때의 에너지 단위를 [eV]로 쓰며, 전하량 곱하기 전위차의 에너지 차원을 갖는다.
㉣ [Ci] (방사능의 단위) : 방사능의 단위로 기호는 [Ci]. 1[Ci]는 매초 3.7×10^{10}개의 원자핵이 붕괴하는 방사성 물질의 양이다. 기호는 [Ci]이다. 초당 붕괴수가 3.7×10^{10}일 때의 방사능을 1[Ci]로 한다.

26 다음 중 발신기로부터의 펄스는 어느 것에 의하여 가해지는 것은?

① 발신기　② 탐촉자　③ 표시 시스템　④ 수신기

해설 초음파 펄스법 : 진동자(탐촉자)에서 초음파를 발신하여 펄스와 펄스 사이의 휴지기간 내에 생체로부터의 반사된 초음파를 탐촉자로 차례로 수신하는 방법이다.

27 다음 그림은 초음파에서 B-모드 장치의 블록도를 나타낸 것이다. 괄호 안에 알맞은 용어는?

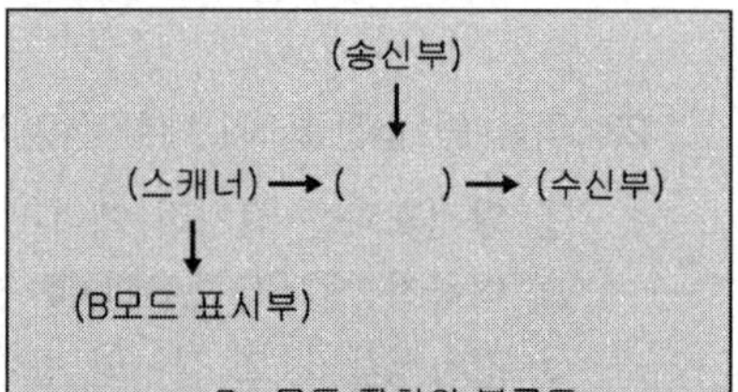

B- 모드 장치의 블록도

① 프로브부　② 스윕부
③ 전원부　④ 표시부

해설 초음파 빔의 방향이나 위치를 연속적으로 이동시키면서 반사파를 유출하여 단층면상에서 빔이 향하고 있는 방향으로 모니터 상의 점을 스캐닝하여 배열하고, A-모드로 얻어진 반사강도로 그 휘도(Brightness)를 제어하면 단층면 상의 반사강도의 공간적인 확산이 영상자료화된다. 에코(Echo)의 거리(반사시간)를 Y(종)축에, 탐촉자(Prove)의 위치를 오실로스코프의 X(횡)축에 입력하고 에코의 세기를 높이(Z)축에 입력하여 브라운관상에 프로브의 빔이 투사되는 면과 이동선에 따른 단면상을 만들어 내는 것이다.

28 다음 중 초음파 영상기기의 수신부의 기능이 아닌 것은?

① 전치증폭 및 증폭　② 시간 이득보상　③ 진동자　④ 압 축

해설 초음파의 수신 : 진동소자(탐촉소자)를 이용하여 받고 있다.
㉠ 진동소자에 초음파를 인가하면 진동소자는 이에 상응하는 미세한 전기현상을 발생시키는데 이것을 증폭하면 전기신호로서 검출할 수 있다.

정답 24.④ 25.① 26.② 27.① 28.③

㉡ 수신부 : 전치증폭 및 증폭과 시간의 이득보상, 압축의 기능을 가지고 하고 있다.
㉢ 펄스를 발생하여 송신하는 곳은 송신부(탐촉자, 진동자)의 기능이다.

29 다음 중 Gain(이득)과 감쇠의 비에 로그를 취한 뒤 붙이는 단위는?

① [cm] ② [dB] ③ [cm/dB] ④ [dB/cm]

해설 단위길이당 음의 감쇠단위 : [dB/cm]로 표시한다.

30 다음 중 초음파 트랜스듀서(Transducer : 탐촉자, 진동자)의 구성요소가 아닌 것은?

① 매칭층 ② 다이오드 ③ 댐핑 물질 ④ 탐촉소자

해설 초음파의 탐촉자 : 매칭층(결합층), 댐핑 물질(흡입층), 탐촉소자(진동소자), 고주파 어스와 동조 코일 등으로 구성된다.

31 다음 중 현재의 초음파 진단기 중 리니어 스위치 어레이(Linear Switch Array)가 주로 채택하고 있는 초음파 기기는?

① 컴파운드 스캐너(Compound Scanner) ② 리니어 스캐너(Linear Scanner)
③ 섹터 스캐너(Sector Scanner) ④ 아크 스캐너(Arc Scanner)

해설 B-모드 기법 중 리니어 스위치 어레이를 주로 사용하는 스캐너는 리니어 스캐너기이다.

32 다음 중 수신기의 기능이 아닌 것은?

① 증폭 ② 보상 ③ 펄스 발생 ④ 압축

해설 펄스를 발생하여 송신하는 곳은 송신기(탐촉자, 진동자)의 기능이다.

33 다음 중 초음파 영상물 중 증강(Enhancement)은 어느 것에 의해 발생되는가?

① 강한 반사체 ② 전달속도의 오차 ③ 약한 반사체 ④ 굴절하는 반사체

해설 초음파가 인체 내의 조직을 통과할 때 그 조직이 액체로 차 있는 경우 반사가 거의 없어(약한 반사체) 초음파 영상이 거의 맺히지 않지만 액체가 없는 조직으로 투과할 때는 반사가 일어나서 영상이 만들어진다.

34 다음 중 측방향 분해능에서 반사체를 표시할 수 있는 최소의 값은?

① 공간 펄스 길이 ② 음속 직경의 1/2 ③ 음속 직경의 2배 ④ 음속 직경

해설 분해능 : 영상표시장치에서 상세하게 표시할 수 있는 능력으로서 발생된 반사파를 분리하기 위하여 두 반사파 사이의 최소한의 간격이다. $[mm] = \frac{\text{공간 펄스 길이}}{2}$ 거리분해능

35 다음 중 초음파 탐촉자(Probe)의 음파발생기전으로 알맞은 것은?

① 도플러 효과 ② 압전효과 ③ 음향 전기적 효과 ④ 음향 광학적 효과

해설 ㉠ 초음파 탐촉자 : 초음파 진동자가 효과적으로 동작할 수 있게 만들어져야 한다.
ⓐ 초음파 펄스를 효과적으로 송신할 수 있도록 진동자 앞면에는 결합층이 설치되어 있다.

정답 29.④ 30.② 31.② 32.③ 33.③ 34.② 35.②

ⓑ 이 결합층은 잡음을 줄이고, 인공산물이 감소된다.
ⓒ 압전결정체 뒤쪽엔 후면 흡음층이 있어서 전기적 자극을 준 후 압전결정체의 공명에 의해서 후방으로부터 방사되는 초음파를 흡수한다.
ⓓ 초음파 진동자의 양단에는 접지전극과 내측 전극이 있어 외부전선 케이블과 연결된다.
ⓔ 이 진동자는 탐촉자의 표면 부근에 있으며 안으로는 인공 세라믹으로 구성되어 있다.

㉡ 압전효과(Piezoelectric Effect) : 초음파를 발생시키는 탐촉소자는 전기적 에너지를 음파로 전화시키고 반사음을 받아 다시 전기적 에너지로 전환시키는 역할을 하는 탐촉소자이다.
㉢ 도플러 효과(Doppler Effect) : 움직이고 있는 피검체에 음파를 보내면 반사된 음파의 주파수는 그 물체의 속도에 비례하여 변화한다. 이때 물체가 음원에 반사음 주파수는 멀어질 때는 낮아지고, 물체가 가까워지는 방향으로 운동하면 입사음보다 높아진다.
㉢ 음향의 전기적 · 광학적 효과는 음파발생기전과는 관계가 없다.

36 초음파 영상기기의 탐촉자(Probe)의 두께는 파장의 몇 배인가?

① 1/8배 ② 1/4배 ③ 1/2배 ④ 1배

해설 초음파 영상기기의 탐촉자의 두께 : 파장의 1/4배이다.

37 다음 중 음원에 따라 결정되지 않는 것은?

① 주기 ② 파장 ③ 진폭 ④ 강도

해설 정음원 : 주파수, 주기, 진폭, 강도에 의해 결정된다.

38 다음 중 주파수의 단위는?

① [C] ② [Hz] ③ [W/cm^2] ④ [m/sec]

해설 ㉠ [C] : 음파의 속도단위 ㉡ [W/cm^2] : 강도의 단위 ㉢ [m/sec] : 전파속도의 단위

39 다음 중 전파속도를 구하는 식은?

① 전파속도 = 파장 × 주파수
② 전파속도 = 주파수 × 밀도
③ 전파속도 = 주파수 × 밀도
④ 전파속도 = 밀도 × 임피던스

해설 전파속도 = 파장 × 주파수이다.

40 다음 중 연부조직에서의 음향 임피던스의 평균값은?

① 0.63×10^3[cgs Rayls]
② 0.63×10^5[cgs Rayls]
③ 1.63×10^3[cgs Rayls]
④ 1.63×10^5[cgs Rayls]

해설 연부조직의 음향 임피던스의 평균값 : 1.63×10^5[cgs Rayls]이다.

41 다음 물질 중 음향 임피던스가 제일 작은 것은?

① 지방 ② 알루미늄 ③ 공기 ④ 물(20[℃])

해설 ㉠ 공기 : 0.0004, ㉡ 지방 : 1.38, ㉢ 물 : 1.48, ㉣ 알루미늄 : 18.0[Rayls] 순이다.

정답 36.② 37.② 38.② 39.① 40.④ 41.③

42 다음 설명의 ( ) 안에 알맞은 것은?

> 초음파를 발생시키는 진동소자는 전기적 에너지를 음파로 변환시키고 (ⓐ), 반사음을 받아 다시 전기적 에너지로 전환시키는 (ⓑ) 역할을 동시에 수행할 수 있다.

① 수신 - 송신 ② 송신 - 압전효과 ③ 압전효과 - 수신 ④ 송신 - 수신

43 다음 중 초음파의 압전물질은 최근 인공 세라믹으로 대체되어 이용되는 것은?

① PZT ② 로셀염 ③ 수정 ④ 티탄산바륨

해설 압전효과가 나타나는 물질을 압전물질이라 하며, 대표적인 압전물질은 수정, 로셀염, 티탄산바륨 등이 있으나 최근에는 PZT와 같은 인공 세라믹으로 대체되어 이용되고 있다.
㉠ Pzt : 아연, 지르코늄, 티탄의 복합물인 납(Lead)과 지르코늄(Piezoelectric Effect)이다.
㉡ 지르코늄(Zirconium) 티탄(Titanate)의 합금인 초전도체로써 압전효과가 좋다.

44 다음 중 탐촉자의 종류가 아닌 것은?

① Sector Scan형 프로브 ② Doppler 검사용 프로브
③ 원형 프로브 ④ Convex형 프로브

해설 탐촉자(Probe) ㉠ 초음파 탐사기를 사용할 때 피검자 몸에 접촉시켜 초음파를 송수신하는 것이다.
㉡ 오실로스코프나 전자전압계 등의 입력단자에 접촉하여 피접촉점에 접촉하는 데 사용하는 것이다.

45 다음 중 초음파가 조직을 통과할 때 탐촉자로부터 가까운 부근에서는 강도가 강하나 탐촉자로부터 멀어질 수록 강도가 약해지므로 초음파에서는 근거리에서의 에코를 억제하고 원거리에서의 에코를 상승시키는 회로는?

① Dynamic Rang ② TGC ③ Master Clock ④ Pulser

해설 TGC(STC=Sensitivity Time Compensation) : 초음파가 조직을 통과할 때 탐촉자로부터 가까운 부근에서는 강도가 강하나 탐촉자로부터 멀어질수록 강도가 약해지므로 초음파에서는 근거리에서의 에코를 억제하고 원거리에서의 에코를 상승시키는 회로이다. Master Clock, Dynamic Rang, Pulser

46 다음 중 진단용 초음파 장치의 기본적인 구성요소가 아닌 것은?

① 고압발생장치 ② Pulser
③ Transducer ④ Display System

해설 고압발생장치 : X-선 장치의 구성이다.
탐촉자(Transducer), 영상처리장치(Display System)

47 다음 중 초음파 영상기록방법에 해당되지 않는 것은?

① M-모드 ② A-모드 ③ Doppler 모드 ④ D-모드

해설 초음파 영상기록방법 : ㉠ A-모드 : 안과학, 뇌과학 등에서 사용한다.
㉡ B-모드 : 전체적인 영상을 관측할 수 있다.
㉢ M-모드 : 심장과 같이 움직이는 장기의 운동상태를 표시한다.
㉣ 도플러 모드 : 혈류의 속도 및 방향을 측정, B-모드 및 M-모드와 함께 사용한다.

정답 42.④ 43.① 44.③ 45.② 46.① 47.④

48 다음 중 운동장기의 운동파형을 관찰하기 위해 사용되는 초음파 동작모드는?

① M-mode ② B-mode ③ A-mode ④ C-mode

해설 ㉠ A-mode : 브라운관의 Y축에 초음파 발사시간을 표시하고 시간(거리, Y)축상에 반사파(Echo)의 세기를 앰플리튜드(진폭)의 파형 높이로 표시하는 방법이다. 이 방법은 심장학, 안과학 그리고 뇌과학에서 사용되며, CT, MRI의 등장으로 현재는 별로 이용되고 있지 않다.

㉡ B-mode : 브라운관의 거리축상에 초음파 에코의 세기를 밝기(휘도)를 변조하여 표시하는 방법으로, 보통 초음파 검사라고 한다.

㉢ M-mode : 심장판막 움직임의 상태와 운동하는 범위 등의 시간적인 변화를 기록한 것으로서 화면으로 출력하여 심장진단에 사용되고 있으며 울트라사운드 카디오그램(UCG : Ultrasound Cardiogram)라 한다.

49 다음 중 초음파 영상의 Artifact에 속하지 않는 것은?

① Reverberation(잔향) ② Enhancement(음의 증강)
③ 다중흡수 ④ 분해능

해설 초음파 영상의 Artifact에는 잔향, Shadowing은 음의 증강, 다중반사, 굴절과 사이드로비, 다중반사경로, 분해능 등이 있다.

50 다음 중 가청음역 이상의 높은 주파수를 갖는 소리는?

① 초음파 ② 저주파 ③ 가청음 ④ 불가청음

해설 인간이 들을 수 있는 소리를 기준으로 하여 사람이 들을 수 없는 20[Hz] 미만의 음파를 저주파라 부르며, 가청음역 이상의 높은 주파수를 갖는 소리를 초음파라고 한다.

51 다음 중 ( ) 안에 들어가는 것은?

매질 내를 전파하는 음파의 속도는 매질과 ( )의 특성에 따라 결정된다.

① 주파수 ② 주기 ③ 음원 ④ 강도

해설 주파수, 진폭, 주기, 강도 : 음원에 따라 결정되며, 매질 내를 전파하는 음파의 속도는 매질과 음원의 특징에 따라 결정된다.

52 다음 중 음원에 따라 결정되지 않는 것은?

① 주파수 ② 진폭 ③ 주기 ④ 밀도

해설 음원에 따라 결정되는 것 : 주파수, 진폭, 주기, 강도이다.

53 다음 중 소리가 매질을 통과하는 사이에 흡수나 산란이 일어나 소리가 줄어드는 현상은?

① 소리의 지향성 ② 속도 ③ 감쇠 ④ 음향 임피던스

해설 감쇠 : 파동이나 입자가 물질을 통과하는 사이에 흡수나 산란이 일어나 에너지나 입자의 수가 줄어드는 현상을 가리킨다. 이 현상을 일으키는 원인의 종류에 따라 쿨롱 감쇠 또는 마찰감쇠, 점성감쇠 또는 유체감쇠 그리고 구조감쇠 등으로 나눌 수 있다.

정답 48.① 49.③ 50.① 51.③ 52.④ 53.③

54 다음 표에서 ( ) 안에 알맞은 것은?

인체조직에 대한 감쇠계수	
매질	감쇠계수(1MHz)
근육	1.2
간	0.5
혈액	( )
물	0.0002

① 0.18 ② 0.17 ③ 0.16 ④ 0.15

해설 감쇠 : 연부조직 내에서 주파수에 비례하므로 1[MHz] 주파수로서 감쇠계수가 주어진다면 2[MHz]는 2배 5[MHz]에서는 5배가 된다.

55 다음 중 음향 임피던스가 다를 때 음파의 진행방향이 변하는 것은?

① 회전 ② 굴절 ③ 투과 ④ 반사

해설 두 매질의 음속이 다른 경우, 즉 음향 임피던스가 다를 때 음파의 진행방향이 변하면서 굴절이 생긴다.

56 다음 중 초음파 진동소자, 즉 트랜스듀서가 쓰이는 것은?

① 탐촉자 ② 수신기 ③ 탐촉소자 ④ 발신기

해설 초음파를 발생시키기 위해서는 초음파 진동소자, 즉 트랜스듀서가 쓰이며 이를 탐촉소자라 한다.

57 다음 중 초음파 트랜스듀서로 사용되는 재료는?

① 초전체 ② 광도전체 ③ 섬광체 ④ 자성체

해설 ㉠ 초전체 : 전기신호를 입력신호(음향신호)로 음향신호를 전기신호로 변환하는 성질을 가지고 있으며 초음파 트랜스듀서로 사용되는 재료이다.

㉡ 광도전체 : 어두운 곳에서는 절연체에 가깝고 빛이 닿을 때만 도전성을 갖는 물질로 빛의 검출기나 계전기 등으로 계측하여 제어에 사용된다. 섬광체 이온화 입자의 작용에 의하여 섬광을 내는 물질로 유기 및 무기결정, 유기액체, 합성세제, 희유기체 따위를 이용한다. 섬광 셈관의 머리부분으로 쓴다.

㉢ 섬광체 : 이온화 입자의 작용에 의하여 섬광을 내는 물질로 유기 및 무기 결정, 유기액체, 합성세제, 희유기체 따위를 이용한다. 섬광 셈관의 머리부분으로 쓴다.

㉣ 자성체 : 자성을 지닌 물질, 즉 자기장 안에서 자화하는 물질이다.

ⓐ 강자성체 : 원자의 자기 모멘트가 정렬되어 있어 자성이 강한 자성체이다.

ⓑ 상자성체 : 원자의 열진동으로 인해 자화가 무질서하게 일어난 자성체이다.

ⓒ 반자성체 : 외부 자기장과 반대 방향으로 자화가 일어나는 자성체이다.

정답 54.① 55.② 56.③ 57.①

58 초음파 트랜스듀서에는 임피던스 정합층이 있는데 트랜스듀서의 음향 임피던스가 9이고, 피부의 음향 임피던스가 4라고 한다. 그렇다면 임피던스 정합층의 음향 임피던스는?

① 4 ② 6 ③ 9 ④ 12

해설 정합층의 임피던스 : 양 옆에 있는 두 물질의 음향 임피던스의 기하 평균이다.

59 다음 중 초음파 트랜스듀서 내에서의 음속이 4000[m/s]인 경우에 두께가 1[mm]인 트랜스듀서의 공명주파수는?

① 1[MHz] ② 2[MHz] ③ 5[MHz] ④ 10[MHz]

해설 트랜스듀서의 공명 : 트랜스듀서 두께가 음파 파장의 1/2일 때 일어난다.

60 다음 중 초음파 진단방식 중 파형 높이로 표시하는 방법으로 구분되는 모드는?

① A-모드 ② B-모드 ③ C-모드 ④ D-모드

해설 A-모드 : 브라운관의 Y축에 초음파 발사시간을 표시하고 시간축상에 반사파의 세기를 앰플리튜드의 파형 높이로 표시하는 방법이다.

61 다음 중 매질 내부에 초음파를 가하여 반사파로부터 단면 영상을 얻는 모드는?

① TM-mode ② B-mode ③ A-mode ④ Doppler mode

해설 ㉠ A-mode : 브라운관의 Y축에 초음파 발사시간을 표시하고 시간(거리, Y)축상에 반사파(Echo)의 세기를 앰플리튜드(진폭)의 파형 높이로 표시하는 방법이고, 이 방법은 심장학, 안과학 그리고 뇌과학에서 사용되며, CT, MRI의 등장으로 현재는 별로 이용되고 있지 않다.

㉡ B-mode : 브라운관의 거리축상에 초음파 에코의 세기를 밝기(휘도)로 변조하여 표시하는 방법으로, 보통 초음파 검사라고 한다.

㉢ Doppler mode : 매질 내부에 초음파를 가하여 반사파로부터 단면 영상을 얻는 모드이다.

㉣ 도플러 모드 : 도플러 모드를 이용하여 혈류속도 및 방향을 측정할 수 있는 검사로 펄스파와 연속파를 이용한다. 스펙트럼 방식이라고도 하며 혈관검사에 사용된다.

62 다음 중 안과학, 뇌과학 등에서 많이 사용되는 모드는?

① A-mode ② B-mode ③ C-mode ④ TM-mode

해설 A-mode : 브라운관의 Y축에 초음파 발사시간을 표시하고 시간(거리, Y)축상에 반사파(Echo)의 세기를 앰플리튜드(진폭)의 파형 높이로 표시하는 방법이고, 이 방법은 심장학, 안과학 그리고 뇌과학에서 사용되며, CT, MRI의 등장으로 현재는 별로 이용되고 있지 않다.

63 다음 중 초음파 영상방식 중 단면 영상을 보여주는 방식은?

① TM-mode ② M-mode ③ A-mode ④ B-mode

해설 M-mode : 심장판막 움직임의 상태와 운동하는 범위 등의 시간적인 변화를 기록한 것. 화면으로 출력하여 심장 진단에 사용되고 있으며 울트라사운드 카디오그램(UCG : Ultrasound Cardiogram)한다.

정답 58.② 59.② 60.① 61.① 62.① 63.②

64 다음 중 뇌혈류 측정기의 도플러 측정 모드가 아닌 것은?

① 연속파 ② 색도플러 ③ 삼중도플러 ④ 펄스파

해설 ㉠ 초음파 도플러법 : 펄스 도플러법과 연속파형 도플러법이 있고, 또 혈관 내에서의 혈류속도를 2차원 영상으로 확장하여 색으로 표시하는 CFM(Color Flow Mapping)이 있다.

㉡ 뇌혈류 측정기의 도플러 측정 모드 : 연속파, 펄스파, 이중 도플러, 색도플러, 강화 도플러 등이 있다.

65 다음 중 근거리 음장을 구하는 식은?

① 탐촉자의 반경^2 / 초음파의 파장 ② 탐촉자의 반경 × 주파수/음속

③ 탐촉자의 반경^2 × 음속 / 주파수 ④ 초음파의 파장 / 탐촉자의 반경^2

해설 근거리 음장 = 탐촉자의 반경^2 / 초음파의 파장 = 탐촉자의 반경^2 × 주파수/음속

66 다음 초음파 진동소자의 종류 중 압전효과의 동작원리를 가지며 변환효율이 50~60[%]이고 주파수 범위가 0.3~2[MHz]인 것은?

① 황산리튬(Li_2SO_4) ② 티탄산바륨(BaT) ③ PZT ④ 수정

해설 PZT : 세라믹 소재 중 하나로 초전도체, 납(Lead), 지르코늄(Zirconium), 티탄(Titanate)의 합금이다.

동작 원리	진동자 재료	변환효율[%]	주파수 범위[MHz]
압전 효과	티탄산바륨($BaTiO_3$)	40	1~15
	황산리튬(Li_2SO_4)	50~60	0.3~2
	수정	10~20	0.5~20

67 결석의 위치를 측정하는 방식으로 초음파를 이용하는 방식과 X-선을 이용하는 방식이 있는데, 다음 중 X-선 이용방식의 장점이 아닌 것은?

① 초음파 방식에 비해 양질의 영상정보를 얻을 수 있다.

② 시술중 부서진 정도나 시술 후의 평가를 정확히 할 수 있다.

③ 연속 투시에 의해 실시간으로 파악할 수 있다.

④ 어떠한 특수성분의 결석, 담석은 초음파로는 진단이 불가능하지만 X-선 영상에서는 확인할 수 있다.

해설 결석의 위치측정 : 결석의 탐사와 위치결정 그리고 분쇄상태를 확인할 때는 X-선을 이용하는 방식과 초음파를 사용하는 방식을 사용한다.

㉠ 초음파 방식 : X-선 방식에 비해 영상정보의 질은 떨어지나 비전리 방사선을 사용하기 때문에 안전성이 높다.

ⓐ 장점 : 어떠한 특수성분의 결석, 담석은 X-선 영상으로는 진단이 불가능하지만 초음파 영상으로 확인할 수 있다.

㉡ X-선 방식 : 2방향에서 X-선을 조사하여 X-선 화면으로 결석상황을 확인하는 것으로 신결석뿐만 아니라 작은 요관결석도 장소에 상관없이 위치측정을 할 수 있어 정확한 조준이 가능하다.

ⓐ 장점 : 연속투시에 의해 실시간으로 파악할 수 있고 시술중 결석의 부서진 정도나 시술 후의 평가를 정확히 할 수 있다.

정답 64.③ 65.① 66.① 67.④

68 다음 중 음파의 매질 통과할 시 음파의 진폭의 감쇠와 관계가 아닌 것은?

① 음의 흡수 ② 음의 산란 ③ 음의 투과 ④ 음의 반사

해설 음향이 어떤 매질을 통과할 때는 매질에 의해서 일부가 흡수되므로 음파가 진행함에 따라서 강도가 점차 약해진다.

㉠ 음파가 유한한 크기를 갖는 장애물에 충돌하면 음향 에너지의 일부는 반사되고 일부는 장애물을 투과하며 일부는 장애물을 우회(迂廻)하는데, 이를 회절이라 한다.

㉡ 이 경우 장애물에 의해서 음파가 산란되었다고 표현한다. 이때 산란되는 모양은 입사파의 파장과 장애물의 크기와 깊은 관계가 있다.

69 다음 중 음의 매질 내 흡수에 영향을 미치는 요인이 아닌 것은?

① 음의 주파수 ② 매질의 완화시간 ③ 매질의 점도 ④ 매질의 두께

해설 매질의 질에 따라 소리의 흡수정도는 달라진다.

㉠ 매질의 음파 흡수에 영향을 주는 성분에는 주파수, 매질의 점성, 매질의 완화시간이 있다.

㉡ 점성이 높은 고무나 솜 같은 매질은 소리의 흡수가 크다.

㉢ 흡수는 주파수에도 크게 의존한다.

㉣ 소리의 주파수가 클수록 흡수정도도 그만큼 커진다.

70 다음 중 음파의 감쇠가 가장 작은 물질은?

① 공기 ② 뼈 ③ 지방 ④ 근육

해설 음파의 감쇠가 큰 순 : 뼈 - 근육 - 간 - 혈액 - 지방 - 공기 - 물이다.

71 다음 중 음파의 전파속도가 가장 빠른 물질은?

① 두개골 ② 공기 ③ 지방 ④ 물

해설 매질에 따른 음파의 전파속도

매 질	음속[m/sec]	매 질	음속[m/sec]
근육	330	지방	1,450
안구	1,620	연부조직	1,540
물	1,480	PZT	3,791
폴리에틸렌[20℃]	1,900	간	1,549
아크릴	2,730	혈액	1,570
철	5,180	공기	1,590
알루미늄	6,260	두개골	4,080
신장	1,565	폐	600

72 다음 중 초음파에서 근거리 음장(Near Field)에 대한 설명은?

① 음속이 발생원에 평행하게 진행하는 부분 ② 음속이 발생원으로부터 점차 확장되는 부분
③ 음속이 발생원으로부터 점점 집속되는 부분 ④ 음속이 발생원으로부터 사라지는 부분

해설 초음파 영상 : 근거리 음장에서 만들어지고 근거리 음장은 음속이 발생원에 평행하게 진행하는 부분이다.

정답 68.③ 69.④ 70.① 71.① 72.①

㉠ 근거리 음장이 길수록 영상이 좋다. ㉡ 근거리 음장이 짧으면 심부 장기를 나타내지 못한다.
㉢ 근거리 음장에서 분해능이 우수하며 진단영상도 이 음장영역의 반사름에 의해 기록된다.
㉣ 근거리 음장을 길게 하려면 파장을 짧게 하거나 탐촉자 직경을 크게 하며, 원거리 음장의 확산각도를 줄이려면 파장을 짧게 해야 한다.

73 다음 중 탐촉자의 구조를 설명하는 용어가 아닌 것은?

① 결합층 ② 영상처리장치 ③ 진동자 ④ 초음파 절연층

해설 초음파 탐촉자 : 초음파 진동자가 효과적으로 동작할 수 있게 만들어져야 한다.
㉠ 초음파 펄스를 효과적으로 송신할 수 있도록 진동자 앞면에는 결합층(Maching Layers)이 설치되어 있다.
㉡ 이 결합층은 잡음을 줄이고, **인공산물**(Artifact)이 감소된다.
㉢ **진동자** 뒤쪽엔 후면 **흡음층**(Backing Material=Damping Layer)이 있어서 전기적 자극을 준 후 진동자의 공명에 의해서 후방으로부터 방사되는 초음파를 흡수한다.
㉣ 초음파 절연층 또한 탐촉자의 구조에 속해 있다.

74 다음 중 일반적으로 임상에 이용하는 초음파의 주파수영역은?

① 100~500[MHz] ② 1~10[kHz] ③ 1~100[MHz] ④ 500~1,000[MHz]

해설 진단용 초음파, 즉 임상용 초음파 : 가청영역(20~2만[Hz])보다 주파수대가 훨씬 높은 음파(1~100[MHz])를 이용하지만 대부분 3.5~5[MHz]의 주파수를 발신하는 초음파 트랜스듀서가 이용되고 있다.
㉠ 음파가 조직을 통과하는 속도와 반사율의 차이를 영상으로 얻는다.
㉡ MRI와 초음파 장비는 인체 위해 요인이 없거나 미미해 임신부에게도 사용되고 있다.

75 초음파 음역의 음파는 빛음과 비슷한 성질을 가지고 있는데, 다음 중 비슷하지 않은 성질은?

① 반사 ② 왜곡 ③ 감약 ④ 직진

해설 음파와 빛음 : 직진과 반사, 감약의 성질을 공통으로 가지고 있다.

76 다음 중 초음파 영상진단기에 대한 설명이 아닌 것은?

① 뱃속의 태아를 실시간 검사할 수 있다.
② 원거리 영상은 저화질의 화면으로 관찰하기 힘들다.
③ 미세한 조직간의 변화를 관찰할 수 있다.
④ 근거리 영상은 고화질의 화면으로 관찰할 수 있다.

해설 초음파 영상진단기 : 뱃속의 태아를 실시간 검사할 수 있는 기계로서 태아의 이상 유무는 물론 건강상태, 심장소리 등을 모니터를 통해 관찰할 수 있는데 디지털 초음파로 미세한 조직 간의 변화를 관찰할 수 있으며 근거리, 원거리 영상까지 고화질의 화면으로 관찰할 수 있도록 설계된 기기이다.

77 다음 중 초음파 도플러 신호를 이용하는 태아 모니터의 주된 측정은?

① 자궁의 움직임 ② 태아의 호흡운동 ③ 태아 심장의 움직임 ④ 자궁의 전체 크기

해설 태아감시장치(Fetal Monitor) : 태아의 심음 심박수, 자궁의 수축도, 태아의 움직임 등을 측정하여 태아의 건강을 평가하는 의료기기로 방수전극을 사용하여 수중분만에도 이용할 수 있다.

정답 73.② 74.③ 75.② 76.② 77.③

78 다음 중 초음파 진단기의 특징이 아닌 것은?

① 뼈나 공기를 함유한 부위의 표출이 어렵다.
② 인체에 대한 영향이 없다.
③ 인체의 연조직을 묘출하는데 뛰어나다.
④ 결과를 필름에 영상화한다.

해설 초음파 : 방사선과 같이 인체에 대한 영향은 없고 인체의 연조직을 표출하는 데는 뛰어나지만, 뼈나 공기를 함유한 부위의 표출은 어렵다는 단점이 있으나 결과를 필름이 아닌 모니터화한다.

79 다음 중 혈류속도를 측정하는 초음파 모드는?

① A-mode ② Doppler-mode ③ TM-mode ④ B-mode

해설 초음파 영상기록방법 : 속도가 있는 혈류에서 반사되는 음파는 주파수 천이(Doppler Shift)가 일어난다. 이러한 현상을 이용해 혈관 내 혈류의 속도를 측정하는 방식이 Doppler 방식이다. A-mode, B-mode, M-mode 또는 TM-mode, Doppler-mode가 있다.

㉠ Doppler-Mode : 속도가 있는 혈류에서 음파는 주파수 천이(Dopper Shift)가 일어난다. 이러한 현상을 이용해 혈관 내 혈류의 속도를 측정하는 방식이 Doppler 방식이다. 혈류의 속도 및 방향을 측정하는 모드로 B-mode 및 M-mode와 함께 사용한다.
㉡ A-mode : 종축에 반사파의 세기, 시간축상에 초음파 발사시간을 영상화하는 방법으로 안과학, 뇌과학에서 사용된다.
㉢ TM-mode : 시간에 의한 1차원적인 움직임을 보기 위한 모드로 ECK 등 심장과 같은 움직이는 장기의 운동상태를 관찰하기 위해 사용되는 모드이다.
㉣ B-mode : 매질 내부에 초음파를 입사하여 얻은 에코(Echo)로부터 단면의 영상자료를 얻는 표시법이다.

80 다음 중 초음파 트랜스듀서 내에서의 음속이 4000[m/s]인 경우 두께가 2[mm]인 트랜스듀서의 공명주파수는?

① 10[MHz] ② 5[MHz] ③ 2[MHz] ④ 1[MHz]

해설 파장 = $\frac{음속}{주파수}$, 두께 = $\frac{파장}{2}$, 파장의 길이 = $\frac{공기\ 중의\ 소리속도}{주파수}$ $= 4 \times 10^6$/주파수이다.

이때 단위는 [MHz]이므로 [MHz]로 고치면 × 1000000해주어야 한다. ∴ 4×10^6이므로 파장이 4가 된다. 두께는 파장/2 파장은 4이므로 4는 4×10^6/주파수 그러므로 주파수는 $4 \times 10^6/4$ ∴ 10^6 [m/s]이다. 구하는 것이 [MHz]이므로 단위를 통일시키려면 × 10^6하면 / [MHz]가 된다.

81 다음 초음파 기기의 모드 중 인체 내부의 단면을 영상으로 보여주는 방식으로 직선의 초음파빔을 이용해 2차원 영상을 얻기 위해서 초음파 빔을 2차원적으로 주사해야 하는 방식은?

① A-mode ② B-mode ③ C-mode ④ M-mode

해설 ㉠ A-mode : 종축에 반사파의 세기, 시간축상에 초음파 발사시간을 영상화하는 방법으로 안과학, 뇌과학에서 사용된다.
㉡ M-mode 또는 TM-mode : 시간에 의한 1차원적인 움직임을 보기 위한 모드로 ECK 등 심장과 같은 움직이는 장기의 운동상태를 관찰하기 위해 사용되는 모드이다.
※ 초음파 영상기록방법에 C-mode는 없다.

정답 78.④ 79.② 80.④ 81.②

82 다음 중 초음파 진단기기의 설명이 아닌 것은?

① 안구, 복부, 자궁 등을 진단하는 데 쓰인다. ② 20[Hz]~2[MHz] 대역이 쓰인다.
③ 0.5[Hz]~5[Hz]대역이 사용된다. ④ 초음파의 발생은 압전효과를 이용한다.

해설 ㉠ 초음파 장비 : 초음파를 이용하여 안구, 복부, 자궁, 심장 등을 진단하는 데 쓰는 장비이다. 주파수는 음파 20[Hz]~2[MHz]보다 높은 0.5[Hz]~5[Hz]가 쓰인다.
㉡ 초음파의 발생 : 압전효과, 역압전효과를 이용한다.

83 다음 중 인체에서 방출되는 적외선을 감지하여 컬러 영상화함으로써 통증부위나 질병부위를 진단하는 장비의 의료기기는?

① 열화상장비(Thermography) ② C-ARM
③ 초음파장비 ④ X-ray

해설 ㉠ C-ARM : X-선 촬영장치로서, X-선 촬영을 반복하는 대신 직접 투시화면을 보면서 뼈의 상태를 확인 후 수술하는 장비이다.
㉡ 초음파 장비 : 초음파를 이용하여 안구, 복부, 자궁, 심장 등을 진단하는데 쓰는 장비이다.

84 다음 중 전자파를 이용하지 않는 의학영상 시스템은?

① MRI ② X-선 CT ③ Ultrasound Scanner ④ PET

해설 ㉠ MRI(자기공명영상법) : 자력에 의하여 발생하는 자기장을 이용하여 생체의 임의의 단층상을 얻을 수 있는 첨단의학기계, 또는 그 기계로 만든 영상법이다. MRI는 X-ray처럼 이온화 방사선이 아니므로 인체에 무해하고, 3-D 영사화가 가능하며 컴퓨터단층촬영(CT)에 비해 대조도와 해상도가 더 뛰어나다.
㉡ X-선 CT : CT는 인체의 한 단면 주위를 돌면서 가느다란 X-선을 투사하고 X-선이 인체를 통과하면서 감소되는 양을 측정한다.
㉢ Ultrasound Scanner : 초음파로 영상을 전달하는 시스템이다.
㉣ PET(양전자방출단층) : 방사성의약품(FDG)을 혈관에 주사한 후 전신에 흡수되어 방출되는 양전자를 이용하여 전신을 촬영한다.

85 다음 중 직경이 5[mm]인 초음파 프로브를 1.5[MHz]의 신호로 구동시켰을 때 근거리 영역(Near Field)의 길이와 발산각은? (단, 초음파의 속도는 1500[m/sec]로 한다).

① 4.25, 11.90 ② 5.25, 12,90 ③ 6.25, 13.90 ④ 7.25, 14.90

해설 ㉠ 근거리 영역 $d_{nf} = \dfrac{D^2}{4\lambda} = \dfrac{(5\times10^{-3})^2}{4\times10^{-3}[\mathrm{m}]} = \dfrac{25\times10^{-6}[\mathrm{m}^2]}{4\times10^{-3}[\mathrm{m}]} = 6.25\times10^{-3}[\mathrm{m}] = 6.25[\mathrm{mm}]$

㉡ 발산각 $\sin\phi = \dfrac{1.2\lambda}{D} = \dfrac{1.2\times1\times10^{-3}}{5\times10^{-3}} = 0.24,\ \phi = \sin^{-1}(0.24)13.9[^\circ]$, 근거리 영역(near field)

86 다음 중 생체계측장치가 아닌 것은?

① 심전계 ② 근전계 ③ 초음파 진단장치 ④ 혈압계

해설 생체계측장치 : 심전계, 뇌파계, 근전계, 혈압계이다.

정답 82.② 83.① 84.③ 85.③ 86.③

87 다음 중 초음파가 매질 1에서 매질 2로 두 매질 사이의 경계면을 수직으로 입사할 때 경계면을 투과하는 음파 강도는? (단, 매질 1에서의 음향 임피던스는 1[Rayl], 매질 2에서의 음향 임피던스는 2[Rayl]이다.)

① 약 29[%] ② 약 49[%] ③ 약 69[%] ④ 약 89[%]

해설 $R=\left(\frac{Z_2-Z_1}{Z_2+Z_1}\right)^2 \times 100$ Z_2, Z_1는 경계면에 인접한 두 매질의 음향 임피던스, R은 반사되는 음파의 강도이다. 100[%] - R=투과하는 음파의 강도 $\left(\frac{2-1}{2+1}\right)^2 \times 100 = \frac{1}{9} \times 100 = 11.111....$[%], 100[%] - R=100[%] - 11[%] = 89[%]

88 다음 중 초음파 치료기기에서 이용되는 주파수의 범위는?

① 100]~200[Hz] ② 1000~2000[Hz] ③ 0.5]~5[Hz] ④ 100[MHz] 이상

해설 ㉠ 초음파 장비 : 초음파를 이용하여 안구, 복부, 자궁, 심장 등을 진단하는 데 쓰는 장비이다.
㉡ 주파수 : 음파 20[Hz]~2[MHz]보다 높은 0.5[Hz]~5[Hz]가 쓰인다.
㉢ 초음파의 발생 : 압전효과, 역압전효과를 이용한다.

〈5〉 방사선 진단기기

01 다음 중 방사선을 방출할 수 있는 능력은?

① 룩스 ② 반감기 ③ 방사능 ④ 전자파

해설 방사성동위원소를 일정한 농도 이상으로 함유한 물질을 방사성 물질이라 하며 방사성 물질 또는 방사성동위원소의 양은 방사능으로 나타낸다. 방사능의 표준단위 : 베크렐(Bq : Becquerel)이다.

02 방사선은 전리방사선과 비전리방사선으로 나눌 수 있는데, 다음 중 전리방사선에 속하지 않는 것은?

① 가시광선 ② 알파선 ③ 양성자선 ④ 중성자선

해설 ㉠ 전리방사선 : 전자파와 고속입자선으로 나눌 수 있는데 전자파에는 감마선, X-선 등이 있고 고속입자선에는 알파선, 베타선, 양성자선, 중성자선 등이 있다.
㉡ 비전리방사선 : 물질 내에 이온을 만들지는 못하나 에너지를 전달하는 방사선으로 일상생활에서 많이 사용한다. 적외선, 자외선, 마이크로웨이브, 중파, 단파, 가시광선 등이 있다.
㉢ 적외선+자외선 = 가시광선

03 다음 중 알파선, 베타선, 감마선 중 종이 한 장으로 투과저지가 가능한 것은?

① 알파선 ② 베타선 ③ 감마선 ④ 셋 다 불가능

해설 ㉠ 알파선 : 헬륨원자핵의 흐름으로 종이 한 장으로 투과저지가 가능하다.
㉡ 베타선 : 전자의 흐름으로 얇은 금속판으로 투과저지가 가능하다.
㉢ 감마선 : 파장이 짧은 전자파로 두꺼운 콘크리트로 투과저지가 가능하다.

정답 87.④ 88.③ 〈5〉 01.③ 02.① 03.①

04 다음 중 규정상 방사선 관계종사자의 유효선량의 연간한도는?

① 50[mSv] 이하　② 100[mSv] 이하　③ 150[mSv] 이하　④ 200[mSv] 이하

해설 방사선 관련종사자 : 5년에 100[mSv]이하의 선량을 받게 되어 있다.
㉠ [mSv]는 방사선의 유효선량 단위이다.
㉡ 방사선이 우리 몸에 미치는 선량이다.
㉢ 1년에 50[mSv] 이상 받게 된다면 그 일을 계속할 수 없게 규정되어 있다. 하지만 이 선량을 넘는 경우는 거의 없다.
㉣ 방사선 노출이 굉장히 심한 핵의학과의 경우에도 그 종사자들이 1년에 20[mSv]를 초과하는 경우는 없다.
㉤ 유효선량 : 방사선이 인체에 조사가 되었을 경우 인체의 각 장기마다 방사선에 의한 피해정도가 다르다. 즉 방사선이 인체에 조사가 되었을 경우 체내의 여러 장기나 조직들이 동일한 선량을 피폭 받았을 경우 조직 및 장기에 따라 발현하는 증상과 위험도가 서로 다르다. 그래서 이를 반영하기위해 도입된 개념이다.

05 다음 중 진단용 방사선의 안전관리책임자의 직무가 아닌 것은?

① 진단용 방사선발생장치 고장수리
② 진단영상정보 관련 설비의 안전관리
③ 진단용 방사선 안전관리업무의 계획, 평가
④ 방사선 관계종사자의 교육훈련의 실기

해설 안전관리책임자의 직무 : ㉠ 진단용 방사선 안전관리업무의 계획, 평가 및 점검
㉡ 소속 방사선 관계종사자에 대한 자체교육훈련의 실시
㉢ 진단영상정보 관련 설비의 안전관리
㉣ 환자 및 방사선 관계종사자에 대한 방사선 피해로부터 방어조치
㉤ 피폭선량계의 파손 및 분식사실의 측정기관에 통보
㉥ 방사선 관계종사자의 피폭선량 측정에 영향을 미치는 소속 변동사실의 측정기관에 통보
㉦ 진단용 방사선발생장치 등에 관한 서류의 작성 · 비치 및 보존에 관한 사항

06 다음 중 X-선 이미지와 관련이 없는 것은?

① 촬영실 조명등의 종류　② 격자와 선속조절기
③ 관전압[kVp]　④ 관전류[mA]

해설 ㉠ X-선 이미지 : 관전압, 격자와 선속조절기, 관전류와 관계가 있다.
㉡ 관전압[kVp] : x-선관의 양극측에 가해져서 선속의 강도나 투과력, 성질을 결정짓는 인자이다. 대조도에 관여하며 공기를 함유한 조직, 밀도가 높은 조직의 조사조건 설정에 사용된다.
㉢ 관전류[mA] : 선속의 양, 초점의 크기를 결정짓는 인자이다. 영상에 선예도, 관용도를 결정지으며 초점 즉, 관전류가 작을수록 선예도는 향상될 수 있지만 상대적으로 시간이 길어져 움직임에 의한 영상의 질적 저하를 동반할 수 있다.

07 다음 중 X-선 발생장치는 3가지로 분류되는데 이에 속하지 않는 것은?

① 인버터식　② 마일러식　③ 콘덴서식　④ 변압기식

해설 X-선 발생장치 : 고전압회로 방식에 의해 인버터식, 콘덴서식, 변압기식 등 3가지로 구분된다.

정답 04.① 05.① 06.① 07.②

08 다음 중 X-선 발생장치의 구성이 아닌 것은?

① 고전압회로에 전압제어소자를 이용하여 완전직류를 얻는 정전압형 X-선 장치
② 발생시킨 전자에 운동에너지를 부여하기 위한 고전압 발생장치부
③ X-선의 질, 양을 임의로 선택하고 조절하는 제어장치부
④ X-선을 발생시키는 부분인 X-선관

해설 의료용 X-선 장치 ㉠ X-선관 장치 및 부속기구(기동조리개, 기타)
㉡ 의료용 X-선 고전압장치(고전압 발생장치, X-선 장치)
㉢ 진단용 일체형 X-선 발생장치, X-선 발생기(고전압변압기, X-선관 등이 동일 용기에 수납 구성된 것) 받침대는 X-선 장치에 있어서 부수기재일 뿐이다.
㉣ X-선을 발생시키는 부분인 X-선관, 발생시킨 전자에 운동에너지를 부여하기 위한 고전압 발생장치부, X-선의 질, 양을 임의로 선택하고 조절하는 제어장치부이다.

09 다음 중 변압기식 X-선 장치에서 관전압을 변화시키는 것은?

① X-선관 전압조정기 ② 타이머 ③ 고압변압기 ④ X-선관 전류조정기

해설 단권변압기의 탭을 조정하여 고전압변압기의 1차 전원을 조정한다.

10 다음 중 X-선관에서 촬영대상체까지의 거리가 50[cm]일 때 X-선 영상의 확대율을 4배로 하려면 X-선관에서 X-선 감지면(Detector)까지의 거리는?

① 50[cm] ② 100[cm] ③ 150[cm] ④ 200[cm]

해설 $m = \frac{d}{z}$ m : 확대율, d : X-선관으로부터 X-선 디텍터까지의 거리, Z : X-선관으로부터 촬영대상까지의 거리식에서 $D = M \times Z$이므로 Z=50M=4식에 대입하면 D : 50 × 4 = 200[cm]

11 다음 방정식 중 X-ray 광자의 등가질량 계산에 사용되는 식은?

① $E=hv$ ② $m=hc/\lambda$ ③ $m=\lambda v$ ④ $m=E/c^2$

해설 X-ray 광자의 증가질량 계산 : 아인슈타인의 $E=mc^2$에서부터 유도된다.

12 다음 중 기존 필름 방식 X-선의 단점을 보완하고 디지털화 하여 영상을 모니터로 직접 볼 수 있는 장치는?

① X-ray ② DR(Digital Radiography)
③ 치료 X-ray ④ 치과용 X-ray

해설 DR(Digital Radiography) : 기존 필름 방식 X-선의 단점을 보완하고 디지털화하여 영상을 모니터로 직접 볼 수 있는 장치이다. 최근 영상진단분야에 컴퓨터 기술의 도입으로 대부분 디지털화되어 있다.

13 다음 중 DR 시스템의 방식이 아닌 것은?

① 필름 디지타이저 방식 ② 펄스 모드 DR
③ 평판형 검출기를 이용한 DR ④ CR(Computed Radiography)

해설 DR의 방식 : ㉠ 필름 디지타이저 방식, ㉡ CR, ㉢ Drum형 셀레늄 검출기를 이용한 DR, ㉣ 평판형 검출기를 이용한 DR이 있다.

정답 08.① 09.① 10.④ 11.④ 12.② 13.②

14 다음 방사성 의약품 중 반감기(Half Life)가 가장 짧은 핵종은?

① Co^{60} ② I^{131} ③ Tc^{99} ④ F^{18}

해설 ㉠ Co^{60}(코발트 60)의 반감기 : 5.2년

㉡ I^{131}(요오드 131)의 반감기 : 8일

㉢ Tc^{99}(테크니슘 99)의 반감기 : 6시간

㉣ F^{18}(플루오르 18)의 반감기 : 16분~18분

※ 짧은 반감기를 갖는 동위원소인 Tc^{-99}[m]은 핵의학에서 진단에 널리 쓰인다. Tc^{-99}는 감마선을 발생시키지 않는 베타 입자원으로 사용된다. 과테크네튬산 이온(TcO_4^-)은 강철의 전기부식 억제제로 사용되기도 한다. 의료용 동위원소 테크니슘$^{-99}$[m]의 반감기는 6시간이다.

15 다음 중 X-선관의 설계에 있어서 가장 고려해야 할 사항은?

① 모양 ② 무게 ③ 열 ④ 크기

해설 X-선관 : 고전압, 고전류에 의한 열이 많이 발생한다. 따라서 열 발생을 가장 먼저 고려해야 한다. 고장의 가장 큰 원인도 역시 온도과잉이다.

16 다음 중 X-선 관전압을 나타내는 단위는?

① [MA] ② [kVp] ③ [V] ④ [kV]

해설 ㉠ [kVp] : 관전압 ㉡ [V] : 전압(전위, 전위차)

17 다음 중 진단용 X-선관과 가장 유사한 것은?

① 음극 ② 2극진공관 ③ 양극 ④ 필라멘트

해설 음극에 필라멘트를, 양극에 금속판인 플레이트를 연결하여 만든 진공관을 2극 진공관이라 한다. 이는 전압을 가하면 양극이 정상 전위일 때에만 음극에서 열전자가 방출되어 전류가 흐른다. 교류를 직류로 바꾸는 정류기나 검파기로 쓰이며, 진단용 X-선과 매우 유사한 구조와 기능을 가지고 있다.

18 다음 중 X-선관의 집속장치에 대한 설명이 아닌 것은?

① Target 위로 전하를 모아주는 역할을 한다.

② 양극쪽에 붙어 있다.

③ 역전압을 방지하기 위해 부착되었다.

④ (+)전압이 인가된다.

해설 X-선관의 집속장치 : 역전압의 방지를 위해 (+)전압이 인가되어 양극쪽에 부착되어 있다.

19 다음 중 X-선관 X-ray Tube의 구조물에 포함되지 않는 것은?

① Detecter ② 음극 ③ 회전자 ④ 필라멘트

해설 텅스텐 필라멘트로 된 음극을 가열하여 열전자를 방출시킨다.

㉠ 엑스선관의 양극에 수만 볼트[V] 이상의 고전압을 걸면 전자류는 고속으로 양극을 향해 운동하여 텅스텐, 몰리브덴으로 만든 대항극에 충돌했을 때 자신이 지니고 있던 에너지를 엑스선으로 방출한다.

정답 14.④ 15.③ 16.② 17.② 18.① 19.③

㉡ X-ray Tube 내에 음극은 필라멘트를 포함하고 있으며 이 곳에서 전자를 생산한다.

㉢ 이 전자는 고전압 전위를 횡단하면서 전자기(Electro Magnetic) 에너지 형태의 X-선이 방사되고 유리로 된 창을 통해 X-선이 밖으로 나오게 된다.

㉣ X-선의 파장은 전압과 시간에 따른 전류의 양에 의해 결정이 된다.

20 다음 중 X-선의 발생조건이 아닌 것은?

① 자유전자의 공급 ② 음극의 크기 ③ 고진공도 유지 ④ 전자의 가속도

해설 X-선을 발생시키기 위해서는 자유전자의 공급(전자의 발생)과 전자에 고속도의 운동에너지(전자의 가속도)를 부여할 수 있는 에너지원, 그리고 전자가 충돌하여 X-선을 발생할 저지물이 필요하다. 아울러 전자의 진행이 용이하게 높은 진공도를 유지(고진공도 유지)시켜 주어야 한다.

21 다음 중 X-선관 중 타깃 구성물질의 조건이 아닌 것은?

① 열전도가 높아야 한다. ② 원자번호가 높아야 한다.
③ 용융점이 낮아야 한다. ④ 증기압이 낮아야 한다.

해설 ㉠ X-선관 중 타깃(Target)을 구성하는 물질 : 높은 용융점과 고열전도, 낮은 증기압이 필요하고 원자번호가 높아야 한다.

㉡ 용융점 : 고체가 액체로 녹는 점. 일반적으로 온도가 상승하면 액체로 되는데 고체가 액체로 되는 지점을 용융점이라고 한다.

22 다음 중 X-선관의 정격 중 열수용률의 조건은?

① 순간전류 × 관전압 × 시간 ② 관전류 × 관전압
③ 관전류 × 관전압 × 시간 ④ 관전류 × 순간전압 × 시간

해설 열수용율의 공식＝순간전류 × 관전압 × 시간이다.

23 다음 중 X-선관의 Target의 초점 중 X-선 강도가 음극에서 양극 쪽으로 갈수록 줄어들어 Heel 모양의 형태가 발생하는 효과는?

① 실초점(Actual Focal Spot) ② 열수용률
③ 실효초점(Effective Focal Spot) ④ Heel Effect

해설 ㉠ 실초첨(Actual Focal Spot) : 전자가 저지극에 충돌하는 실제 면적이다. 실초점이 크면 내열력은 증가하지만 영상의 해상능력은 감소한다.

㉡ **실효초점**(Effective Focal Spot) : 실초점의 크기를 X-선이 나오는 방향에서 관측할 경우 축소되어 작게 보이는데 이때의 초점이 실효초점이다.

㉢ Heel Effect(경사효과) : X-선 강도가 음극에서 양극쪽으로 갈수록 줄어들어 Heel 모양의 형태가 발생하는 효과이다. X-선관의 표적(Target)면이 X-선 축에서 10° ~30°° 사이 각도를 가질때 얻을 수 있는 방사선 강도의 효과. 표적이 20° 의 각도를 가질 때 방사선의 강도는 최대의 효과를 얻을 수 있다. X-선관의 표적(Target)면이 X-선 축에서 10~30° 사이의 각도를 가질 때 얻을 수 있는 방사선 강도의 효과, 표적이 20° 각도를 가질 때 방사선의 강도는 최대의 효과를 얻을 수 있다.

㉣ 열수용률 : X-선관에서 흐르는 순간전류와 관전압, 일어나는 사건이 함께 복합적으로 곱해지면서 발생하는 열의 수용률이다.

정답 20.② 21.③ 22.① 23.④

24 다음 중 X-선 광자가 원자의 최내각 전자와 상호작용을 하여 최내각 전자를 원자 밖으로 방출시키고 X-선 광자의 에너지가 완전히 소실되는 현상은?

① 컴프턴 산란　② 회절
③ 광전효과　④ 쌍생성(Pair Production)

해설 ㉠ 컴프턴 산란 : 광전효과에서 빛의 파동설로는 설명되지 못한 새로운 성질이 있음을 알게 되었다. 또 다른 빛의 입자성인 컴프턴 효과에 대한 설명이다. 컴프턴은 X-선을 이용하여 물체에 의해 산란되는 복사선을 연구하였는데, 실험도중 파라핀 조각에 의해 산란된 X-선의 파장이 입사광의 파장보다 길어진다는 사실을 발견하였다. 이러한 현상을 컴프턴 효과라고 한다.
㉡ 회절 : 파동이 장애물 뒤쪽으로 돌아들어가는 현상으로 입자가 아닌 파동에서만 나타나는 성질이다. 입자의 진행경로에 틈이 있는 장애물이 있으면 입자는 그 틈을 지나 직선으로 진행한다.
㉢ 광전효과 : 아인슈타인이 빛의 입자성을 이용하여 설명한 현상으로 금속 등의 물질에 일정한 진동수 이상의 빛을 비추었을 때 물질의 표면에서 전자가 튀어나오는 현상이다. 튀어나온 전자의 상태에 따라 광이온화, 내부 광전효과, 광기전력 효과로 나뉜다.
㉣ 쌍생성(입자쌍생성 · 쌍창생) : 소립자와 그 반입자의 쌍이 동시에 생성되는 현상이다. 이 현상이 일어날 때에는 아인슈타인의 관계식에 따른 에너지가 필요하다.

25 다음 중 X-선 광자를 가시광선 광자로 변환하는 물질은?

① 유전체　② 섬광체　③ 초전체　④ 자성체

해설 ㉠ 섬광체 : 이온화 입자의 작용에 의하여 섬광을 내는 물질로 유기 및 무기결정, 유기액체, 합성세제, 희유기체 따위를 이용한다. 섬광 셈관의 머리부분으로 쓴다.
㉡ 자성체 : 자성을 지닌 물질. 즉 자기장 안에서 자화하는 물질이다. 강자성체는 원자의 자기 모멘트가 정렬되어 있어 자성이 강한 자성체이고, 상자성체는 원자의 열진동으로 인해 자화가 무질서하게 일어난 자성체이다. 반자성체는 외부자기장과 반대방향으로 자화가 일어나는 자성체이다.
㉢ 초전체 :전기신호를 입력신호(음향신호)로, 그리고 음향신호를 전기신호로 변환하는 성질을 가지고 있다.
㉣ 유전체 : 정전기장을 가할 때 전기편극은 생기지만 직류전류는 생기지 않게 하는 물질이다. 이는 자기장 속에 놓인 유전체 내부에서 무극성분자나 유극성분자 모두 전기쌍극자 모멘트를 형성하여 주위의 자기장을 일정량 상쇄시키기 때문이다.

26 다음 중 X-선관에 인가하는 전압이 100[kVp]일 때 이 X-선관에서 나오게 되는 광자의 최대 에너지는?

① 200[keV]　② 150[keV]　③ 100[keV]　④ 50[keV]

해설 X-선관에서 나오는 광자의 에너지는 다양한데 최대 에너지는 X-선관에 인가된 전압을 넘을 수 없다.
㉠ X-선관 : 보통 X-선관이라고 하는 일종의 진공방전관을 사용해서 고전압 하에서 가속한 전자를 타깃이라는 금속판에 충돌시켜 발생시킨다.
㉡ X-선의 전자 : 중성자의 에너지를 나타내는데 사용하는 1,000전자 볼트와 동일한 에너지의 단위이다.
㉢ [keV] : 킬로전자볼트(Kilo electron Volt) : X-선의 전자, 중성자의 에너지를 나타내는 데 사용하는 1,000[ev]와 동일한 에너지의 단위이다.
ⓐ 파장이 0.01[nm]에서 10[nm]사이인 전자기파가 X-선의 범주에 속한다.
ⓑ 그 경계는 뚜렷하지 않다.
ⓒ 파장이 짧은 쪽은 감마선과 겹치고 파장이 긴 쪽은 자외선과 겹친다.
ⓓ X-선의 본질은 빛을 비롯해서 라디오파, 감마선 등과 함께 파장이 각기 다른 전자기파에 속한다.

정답 24.③ 25.② 26.③

27 다음 중 X-선 영상의 공간해상도에 가장 큰 영향을 주는 요소는?

① X-선관의 전압 ② X-선관의 창재질 ③ X-선관의 초점크기 ④ X-선관의 전류

해설 X-선의 초점이 크면 X-선 영상에 반음영이 크게 생겨 해상도가 떨어진다.

28 다음 중 산란 효과를 보완해서 X-선 영상의 해상도를 높이기 위해 사용되는 구조물은?

① 필터 ② 증감지 ③ 그리드 ④ 셔터

해설 그리드 : 박막의 납판을 일정한 간격으로 배열한 구조이다. 이 납판은 산란 X-선을 흡수하는 역할을 한다.

29 다음 중 X-선 영상의 공간해상도를 나타내는 단위는?

① [dBm] ② [dB] ③ [lp/cm] ④ [Ci]

해설 [lp] / [cm] = [pair] / [cm]

30 다음 중 방사선 단위가 아닌 것은?

① 방사능 : Bequeral[Bq] ② 흡수선량 : Gray[Gy]
③ 조사선량 : Kerma[K] ④ 흡수선량 : [rad]

해설 조사선량의 단위 : [C/kg]과 [R]이 있다.

31 다음 중 X-선의 발생에 대한 내용이 아닌 것은?

① 원자가 원자핵 가까이를 통과하면 제동방사가 일어난다.
② 특정 X-선의 에너지는 입사전자의 에너지에 의해 결정되고 타깃의 질량에는 관계가 없다
③ 타깃에 입사하는 에너지가 100[keV]일 때 발생하는 X-선의 최대 에너지는 100[keV]이다.
④ 입사전자의 에너지가 높아지면 관전류가 일정해도 발생하는 X-선의 양이 많아진다.

해설 양극에서 발생되는 X-선의 총에너지 : 가속전압의 제곱, 전류, 타깃(Target)의 원자번호에 비례한다.

32 다음 중 의료용 X-선 장치에 대한 내용이 아닌 것은?

① X-선관에 흐르는 양극전위를 평균치 밀리암페어([mA])로 표시한다.
② 최대 정격 관전류는 X-선 발생장치가 사용되는 관전류의 최대값이다.
③ 잉여 X-선은 이용선추 중의 유효 영상면에 입사하는 부분이다.
④ 이용선추는 진단 또는 치료에 쓰기 위한 것이다.

해설 잉여 X-선 : 이용선추 중 유효 영상면에 입사하고 남는 부분이다.

33 다음 중 X-선의 음극에서 방출된 전자가 부딪히는 양극 부분을 무엇인가?

① 증감지 ② 반사판 ③ 표적 ④ 증배관

해설 고전압을 가하여 고속으로 텅스텐 양극인 표적(Target)에 충돌시켜 X-선을 발생한다.
X-선의 총 에너지 : 타깃의 질량에 비례한다.

정답 27.③ 28.③ 29.③ 30.③ 31.② 32.③ 33.③

34 다음 중 알맞지 않은 것은?

> $f = kVz$은 X-선 발생효율을 나타내는 식이다.

① z는 원자번호를 나타낸다. ② V는 [kVp]를 의미한다.
③ V는 1차측 전압이다. ④ 전자의 운동에너지에 따라 증가한다.

해설 K의 값 : 대략 1.1×10^9 정도이다.

35 다음 중 X-선관 관체의 조건이 아닌 것은?

① 전기절연내력이 클 것 ② 내부를 진공으로 보전할 것
③ X-선의 흡수가 클 것 ④ 화학적 · 기계적 내성이 좋을 것

해설 X-선관 관체 : 보통 유리로 되어 있으나, 고전압이 가해지고 온도도 높아지기 때문에 규산을 주성분으로 하고 붕소규산 경질유리를 사용한다. 용기 내부는 $10^7 \sim 10^8$ [mmHg]의 고진공도로 유지되어 있어 절연의 효과와 필라멘트에서 생성된 열전자의 원활한 움직임에 관할한다.

36 다음은 X-선의 작용에 대한 설명이다. (   ) 안에 알맞은 것은?

> X-선은 물질 속을 통과할 때 각각의 특성상 어느 것은 흡수되고, 산란되며 또 (   )을 일으키지 않고 통과하는 형태로 산란과 흡수를 반복하면서 강도가 줄어든다. 산란과 흡수 에는 전자쌍 생성, 광전효과, 간접성 산란, 컴퓨터 산란 등이 있다.

① 상호작용 ② 상호반작용 ③ 전자기파 ④ 고전압하

37 다음 중 양극에서 발생하는 X-선의 총에너지 $I = kV^2iZ$에 대한 설명이 아닌 것은?

① 가속전압과 원자번호의 곱에 비례한다. ② k값은 약 1.1×10^{-9} 정도이다.
③ V는 가속전압을 의미한다. ④ 전자의 운동에너지에 따라 감소한다.

해설 전자의 운동에너지의 따라 증가한다. k : 상수(1.1×10^{-6}), V : 가속전압(X-선 관전압) i : 전류, Z : 지지물의 원자번호이다.

38 다음 중 X-선 발생장치에서 관전류를 조절하는 것은?

① kVp ② 가속전압 ③ 타깃의 재질 ④ 필라멘트 전류

해설 X-선 : 진공($10^{-6} \sim 10^{-8}$[Torr])관 내에 있는 가열된 음극(필라멘트)에서 방출되는 열전자가 음극과 양극(W, Fe, Cu, Mo, Co) 사이에 걸린 높은 전압(30~100[kV])에 의해 가속되어 양극(Target)에 충돌하여 X-선이 발생된다.

㉠ 전하를 가진 물체가 갑자기 감속될 때 발생되는 전자기파로 제동복사(Bremsstrahlung)라 한다.
㉡ 이와 같은 원리로 발생하는 X-선의 에너지는 가속전압에 의해 가속된 전자의 운동에너지에 해당하여 높은 가속전압일수록 짧은 파장의 X-선이 발생되며 그 파장은 다음과 같다.
㉢ $\lambda = \frac{hc}{eV} = \frac{12,396}{V[V]}$ [Å] X-선 발생장치. 필라멘트에서 발생된 열전자는 양극(Anode)에 걸어준 (+) 고전압에 의하여 가속되어 금속 표적에 부딪힌다.
㉣ 갑자기 제동된 전자는 운동에너지에 해당하는 X-선을 발생한다.
㉤ X-선은 표적에서 방사상으로 발생되나 베릴륨(Beryllium) 창외로 가는 것은 차폐된다.

정답 34.③ 35.③ 36.① 37.④ 38.④

ⓑ 포화치에 도달한 상태에서는 필라멘트에서 방출된 전자가 모두 양극으로 충돌된 경우이며 이 포화치는 필라멘트로부터 방출전자수 혹은 필라멘트의 온도에 의하여 결정된다.

39 다음 중 연속 X-선 발생에 대한 설명이 아닌 것은?

① X-선의 방출효율은 Target의 원자번호에 비례한다.
② 최단파장은 관전압의 최대값에 비례한다.
③ Target에서 모든 방향으로 X-선이 방출된다.
④ X-선의 강도는 관전류에 비례한다.

해설 연속 X-선(Continuous X-rays) : 전자가 target에 충돌하면서, 전자가 가지고 있던 운동에너지 일부가 X-선 광양자로 변화하면서 생기는 제동방사(Bremsstrahlung)이며, 이는 앞의 최단파장보다 긴 파장쪽으로 분포하게 된다.

㉠ 연속 X-선(Continuous X-rays)의 Untensity 분포를 보면 그 최대 Intensity는 최단파장의 1.5배 부근에서 나타난다.

㉡ 연속 X-선(Continuous X-rays)의 Intensity는 열전자의 가속전압에 따라 비례하며 그 외에 전류, Target 원소의 원자번호에 따라서도 비례한다.

㉢ X-선의 발생효율도 같은 가속전압에 따라 비례하므로, 연속 X-선의 Intensity는 iV^2Z에 비례한다.

40 다음 중 X-선관 양극에 축적되는 열량 단위 [HU](Heat Unit)의 물리량 공식은?

① [HU]=[kVp]·[mA]/[sec]·[K]
② [HU]=[kVp]
③ [HU]=[kVp]·[sec]·[K]/[mA]
④ [HU]=[kVp]·[mA]·[sec]

해설 [HU]=[kVp]·[sec]·[K]/[mA]

41 다음 중 X-선관의 타깃(Target) 물질로 텅스텐이 이용되는 원인이 아닌 것은?

① 열전도율이 좋다. ② 원자번호가 크다. ③ 증기압이 높다. ④ 전기전도율이 좋다.

해설 X-선을 발생시키기 위해서는 자유전자의 공급과 전자에 고속도의 운동에너지를 부여(공급)할 수 있는 에너지원, 그리고 전자가 충돌하여 X-선 충돌하면 X-선을 발생할 저지물이 필요하다.

㉠ 텅스텐을 사용하게 되면 상당히 튼튼히 얇게 만들 수 있고, 용융점이 높으며 (3370[℃]), 기화하려는 경향이 적어 수명이 길다.

㉡ 전기전도율과 열전도율이 좋으며 원자번호가 크다는 장점이 있다.

42 피폭 가능준위로서 방사선장 내의 공기체적 내에 생성되는 이온쌍의 전하량의 크기로 방사선의 통과에 의하여 발생한 전하량을 기준으로 하는 개념으로 단위는 R을 사용한다. 방사선과 관련된 단위 내용은?

① 등가선량 ② 흡수선량 ③ 조사선량 ④ 방사능

해설 ㉠ 등가선량 : 어떤 장소를 통과하는 단위면적당의 방사선 입자수를 말하는 것으로 입자 플루엔스율이라고 하는 경우는 단위시간당 입자 플루엔스를 나타낸 것이다.

㉡ 흡수선량 : 어떤 장소에서 어떤 물질 중에 흡수된 방사선 에너지양이다.

㉢ 방사능 : 방사성동위원소를 일정한 농도 이상으로 함유한 물질을 방사성물질이라 하며 방사성물질 또는 방사성동위원소의 양은 방사능으로 나타낸다.

정답 39.② 40.③ 41.③ 42.③

43 다음 설명에 해당하는 것은?

> 어떤 장소를 통과하는 단위면적당의 방사선 입자수를 말하는 것으로 입자 플루엔스율이라고 하는 경우 단위시간당 입자 플루엔스를 나타낸 것이다.

① 등가선량 ② 흡수선량 ③ 조사선량 ④ 방사능

해설 ㉠ 흡수선량 : 어떤 장소에서 어떤 물질 중에 흡수된 방사선 에너지양을 말하는 것으로 다시 말해 방사선이 방출되는 곳에서의 에너지 양이다.
㉡ 조사선량 : 피폭 가능준위로서, 방사선장 내의 공기체적 내에 생성되는 이온쌍의 전하량의 크기로 방사선의 통과에 의하여 발생하는 전하량을 기준으로 하는 개념으로 단위는 R을 사용한다.
㉢ 방사능 : 방사선을 방출할 수 있는 능력을 말하는 것으로 일정 농도 이상으로 방사성동위원소를 함유한 물질이다.

44 다음 설명은 변압기식 X-선 장치의 구성요소 중 무엇에 대한 설명인가?

> 전원전압, 관전압을 조정하고 X-선관 필라멘트 가열회로 등 보조회로의 전원으로 사용한다.

① 전원전압조정기 ② 타이머 ③ 전자개폐기 ④ X-선관 전압조정기

해설 ㉠ 타이머 : 설정한 시간에 대한 X-선 조사신호를 발생하도록 임의의 기간을 선택한다.
㉡ 전자개폐기 : 타이머로부터의 신호에 의하여 주회로의 개폐가 행해진다.
㉢ X-선관 전압조정기 : 단권변압기의 탭을 조정하여 고전압변압기의 1차 전압을 조정함으로써 관전압을 변화시킨다.

45 다음 중 증감지의 성질이 아닌 것은?

① X-선 흡수가 클 것 ② X-선 자극에 의한 열화가 클 것
③ 발광 응답속도가 빠를 것 ④ 발광 스펙트럼이 필름의 분광감도와 일치할 것

해설 증감지 : X-선 필름에 대해 증폭기 역할을 하며 피폭선량의 경감, X-선 장치의 부하를 작게 한다. 증감지의 가장 큰 일차적인 목적은 가능한 한 방사선에 대한 노출시간을 최대한 짧게 줄이는 것이다.
※ 잔광이 적어야 하고 X-선 자극에 대한 발광 에너지가 높아야 한다.

46 다음 중 방사성 변환 중 중성자가 양성자보다 상대적으로 많은 우라늄, 토륨, 라듐과 같은 무거운 원소에서 주로 발생하는 변환은?

① 알파붕괴 ② 베타붕괴 ③ 전자포획 ④ 감마천이

해설 알파입자 : 2가(+)의 전하를 띠고 아주 무거우므로 공기 및 물질과 쉽게 반응하여 많은 전리를 일으킨다. 따라서 알파입자가 물질 내에서 도달할 수 있는 거리는 공기 중에서 수[cm]에 불과하며 종이로도 차폐가 가능하다.

47 다음 중 독일의 뢴트겐이 발견한 것으로서 형광작용, 사진작용이 있고 불투명한 물질을 투과하는 성질을 이용한 의료영상장비는?

① PACS(영상저장전송 시스템)

정답 43.① 44.① 45.② 46.②

② CT 촬영장치(Computed Tomography)
③ X-선 촬영장치
④ 자기공명단층촬영장치(MRI : Magnetic Resonance Image)

해설 ㉠ MRI : 인체의 각 세포에 포함된 수소원자핵, 즉 양성자의 자기성을 이용한 것이다.
㉡ CT : 피사체에 서로 다른 각도에서 X-선을 조사한 후 각 조직의 투영 데이터를 검출기로 수집하고 컴퓨터를 이용하여 연산처리함으로써 영상을 재구성하는 촬영장치로서 단순한 X-선 영상만으로는 불가능했던 인체의 단층상을 촬영함으로써 영상진단의 질을 높이는데 기여했다.

48 다음 중 방사선에 대한 설명이 아닌 것은?

① 방사선은 물질을 투과할 수 있는 힘을 가진 광선과 같은 것으로 그 종류로는 크게 알파선, 베타선, 감마선이 있다.
② 방사선을 구분하여 입자 방사선과 전자파 방사선, 간접원리 방사선과 직접원리 방사선, 자연방사선과 인공방사선 등으로 나눌 수 있다.
③ 방사선의 위험도는 방사선의 영향을 측정할 수 있는 단위인 밀리시버트에 의해서 평가된다.
④ 일반적으로 인공방사선이 자연방사선보다 위험하다.

해설 일반적으로 인공방사선은 자연방사선보다 더 위험하다고 믿고 있지만 이는 사실이 아니다. 엑스선 촬영을 한번 함으로써 0.1밀리시버트에 노출되었다면 자연방사선이 아주 높은 중국의 광동지역에 사는 것보다 방사선의 영향을 적게 받는다.
※ 방사선이라 하면 대부분 전리방사선만 이다. 또한 방사선의 양은 방사능과 같이 발생원의 강도를 나타내는 것이 아니다.

49 다음 중 방사선 진단기기가 아닌 것은?

① 전산화단층촬영장치 ② 혈관 조영 촬영장치
③ 레이저 치료기 ④ 자기공명단층촬영장치

해설 ㉠ 방사선 진단기기 : X-선 촬영장치, 혈관 조영 촬영장치, 전산화단층촬영장치(CT), 자기공명단층촬영장치(MRI)
㉡ 전산화단층촬영술(CT : Computer Tomography) : 컴퓨터단층촬영이라고도 하며 X-선과 컴퓨터를 결합함으로써 체내의 모든 부분을 관찰할 수 있는 진단장치이다.
㉢ 자기공명영상장치(MRI : Magnetic Resonance Imaging) : 핵자기공명(NMR : Nuclear Magnetic Resonance)이라는 물리학적 원리를 영상화한 기술이다.
㉣ 혈관 조영 촬영장치 : 조영제를 혈관 내에 주입해 그의 불투성에 의해 혈관을 X-선 촬영으로 보는 것이다.

50 다음 중 전자파 방사선의 에너지와 파장과의 관계(Duane-Hunt's Law)에 해당하는 것은?

① $E=\dfrac{12.4}{T}$ ② $C=TV$ ③ $F=\dfrac{kQ_1Q_2}{r^2}$ ④ $E=\dfrac{1}{2}mv^2$

해설 Duane-Hunt's Law : 연속 X-선은 고속 전자가 원자핵 근처를 통과할 때 핵의 강한 쿨롱력을 받아 그 속도가 감소된 결과 발생하는 전자기파이다.
㉠ $T_{\min}=\dfrac{12.4}{E}$ 이란 식으로 나타낼 수 있고, 이 식으로 보아 최단파장은 관전압의 파고치에 의하여

정답 47.③ 48.④ 49.③ 50.①

결정되며 최단파장과 과전압 파고치를 곱한 값이 항상 12.4인 숫자가 되어야 한다. 이것을 Duane-Hunt's Law라 한다.

㉡ 일반적으로 음극선 가운데서 전자가 최대치로 가속되는 것은 아주 드문 현상이다.

㉢ 최단파장 근처의 X-선은 극히 소수이고 파장이 증가함에 따라서 차츰 증가하여 최단파장의 약 1.3~1.5배 정도 부근에서 제일 많은 X-선이 발생하게 된다. 여기서 E=관전압 파고치, [T_{min}]= 최단파장이다.

51 다음 중 방사선의 파형 중 하나의 Cycle을 만드는 데 주어진 시간으로 주파수에 반비례하는 것은?

① 종파(Longitudinl Wave) ② 파장(Wave Length)
③ 주기(Period) ④ 파수(Wave Number)

해설 파형이 1초 동안의 파장이 나타나는 개수를 주파수라 하며, 주기는 그 역수로 한 파장을 만드는 데 걸리는 시간이다.

52 다음의 설명 중 잘못된 것은?

① 원자번호가 같고 질량수가 다른 원소를 동위원소라고 한다.
② 방사능이란 방사선을 방출할 수 있는 능력을 말하는 것으로 일정 농도 이상으로 방사성동위원소를 함유한 물질이다.
③ 방사능이 줄어들다가 방사능이 처음의 절반으로 줄어드는 데 걸리는 시간을 반감기라고 한다.
④ 반감기에는 온도, 압력 등과 같은 외부의 영향을 받는다.

해설 방사성 물질의 방사성 원자들은 시간이 지남에 따라 방사선을 방출하면서 안정한 원자로 변환되므로 그 물질의 방사능은 점차 줄어들게 된다. 계속해서 방사능이 줄어들다가 방사능이 처음의 절반으로 줄어드는 데 걸리는 시간을 반감기라고 하며, 반감기는 방사선 동위원소에 대하여 고유한 것으로서 온도, 압력 등과 같은 외부의 영향을 받지 않는다.

53 다음 중 X-선 진단장치에 대한 설명이 아닌 것은?

① X-선은 물질 속을 통과할 때 각각의 특성상 어느 것은 흡수되고 산란되며 또 상호작용을 일으키지 않고 통과하는 형태로 산란과 흡수를 반복하면서 강도가 줄어든다.
② 진단 영역에서 사용하는 저에너지 X-선에서는 컴퓨터 산란, 간접 산란, 광전효과가 대부분이다.
③ X-선 영상은 연부조직에서의 검출에서도 정확도가 높다.
④ X-선 발생장치란 X-선관에 전력을 공급해 X-선으로 변환시키는 것이다.

해설 X-선 영상 : 단단한 조직에 유발하는 병의 검출에서는 정확도가 높다고 볼 수 있겠지만 연부조직에서는 효율성이 떨어진다.

㉠ X-선이 인체를 투과할 때는 뼈, 근육, 조직 등 구성 원자에 따라 각기 다른 흡수나 산란이 일어나게 된다.

㉡ 이로 인한 X-선 감약을 필름이나 검출기로 측정하여 X-선 영상을 얻게 된다.

54 다음 중 방사선에서 방사성동위원소에 대한 설명이 아닌 것은?

① 원자번호가 같고 질량수가 다른 원소를 동위원소라 한다.

정답 51.③ 52.④ 53.③

② 방사성 붕괴를 하는 동위원소를 방사성동위원소라 한다.
③ 방사선을 방출할 수 있는 능력을 말하는 것으로 일정 농도 이상으로 방사성동위원소를 함유한 물질이다.
④ 동위원소는 안정 동위원소와 불안정 동위원소의 두 가지로 분류한다.

해설 방사능 : 방사선을 방출할 수 있는 능력을 말하는 것으로 일정 농도 이상으로 방사성동위원소를 함유한 물질이다.

55 다음 중 방사선에 관한 단위 중 틀린 것은?

① 조사선량 : 단위 [C]/[kg], 공기 1[kg] 중에 1[C]의 이온을 만드는 감마선의 양이다.
② 입자 플루엔스 : 단위 [eV], 전자가 1[V]의 전압으로 가속되어 얻게 되는 운동에너지이다.
③ 등가선량 : 단위 [Gy], 흡수선량 [Gy] × 방사선 가중치이다.
④ 방사능 : 단위 [Bq], 1초간에 1개의 변화이다.

해설 ㉠ 입자 플루엔스 : 단위 [cm^2] · [sec] 정의는 단위면적당의 방사능 입자통과수이다.
㉡ 방사선의 에너지 : 단위 [eV], 전자가 1[V]의 전압으로 가속되어 얻게 되는 운동에너지이다.

56 다음 중 방사선과 방사성동위원소의 이용방법별 분류가 아닌 것은?

① 물리적 트레이서 : 누설탐사, 용광로의 손실량 측정, 표사 및 하천의 이동조사, 순환상황 조사, 유속유량조사, 공정해석
② 진단 : X-선 투시, X-조영 검사, X-촬영, X-CT
③ 분석 : 어떤 현상이나 과정에서 대상으로 하는 물질의 거동을 추적할 목적으로 첨가되는 물질이다.
④ 치료 : 암치료, 갑상선 항진증 치료

해설 ㉠ 분석 : 형광 X-분석, 유황분석
㉡ 트레이서(일명 추적자) : 어떤 현상이나 과정에서 대상으로 하는 물질의 거동을 추적할 목적으로 첨가되는 물질이다.

57 다음 중 CR의 장점이 아닌 것은?

① 자료의 X-선 세기에 따른 직진성이 필름에 비해 100배 이상 넓은 특징이 있다.
② 환자에 조사하는 방사선 양을 줄일 수 있다.
③ 디지털 영상을 처리함에 있어 IP 방식의 CR법은 종래의 X-선 촬영장치를 그대로 적용할 수 있다.
④ 가격이 싸고 저장형광체(Storage Phosphor)의 수명이 상대적으로 길다.

해설 CR(Computed Radiography) : 환자에 조사하는 방사선 양을 줄일 수 있으나 방사선 양을 줄일 경우 노이즈가 늘어나기 때문에 영상의 질이 낮아진다. 이것은 가돌리늄과 같은 희토류 형광체에 비해 Barium Fluorohalide나 Barium Fluorobromided의 K-Absorption Edge가 주원인으로 발생하고, 카세트에 납의 차폐물질을 사용하지 않아 발생하는 후방산란선이 증가함에 기인한다. 또 다른 단점은 가격이 비싸고 저장형광체의 수명이 상대적으로 짧다.

정답 54.③ 55.② 56.③ 57.④

58 다음 중 CR의 직접방식에 대한 설명이 아닌 것은?

① X-선에 대한 a-Se의 에너지 변환특성은 진단용 X-선 범위에서 희토류계의 형광물이다.
② 입사한 X-선 에너지가 a-Se의 내부에서 전자 - 홀쌍으로 변환되며, 전자는 최고 전극으로 흡수되고 홀은 하층부 TFT로 흡수된다.
③ TFT 매트릭스는 이 전하를 축전기에 축적하였다가 각 픽셀에 대한 스캔 신호가 왔을 때 이 전하를 실어 보내는 역할을 한다.
④ X-선이 섬광체에 부딪히면 X-선량에 비례하여 가시광선이 발생된다. 가시광선은 광검출기에 의해 전기신호로 바뀌고 디지털화된다.

해설 CR의 간접방식 : ㉠ X-선이 섬광체에 부딪히면 X-선량에 비례하여 가시광선이 발생된다.
㉡ 가시광선은 광검출기에 의해 전기신호로 바뀌고 디지털화된다.

59 다음 중 단면 영상을 촬영하는 Tomography 시스템이 아닌 것은?

① DR ② MRI ③ SPECT ④ PET

해설 ㉠ MRI(자기공명영상법) : 자력에 의하여 발생하는 자기장을 이용하여 생체의 임의의 단층상을 얻을 수 있는 첨단의학기계, 또는 그 기계로 만든 영상법. MRI는 X-ray처럼 이온화 방사선이 아니므로 인체에 무해하고, 3-D 영상화가 가능하며 컴퓨터단층촬영(CT)에 비해 대조도와 해상도가 더 뛰어나다.
㉡ SPECT(단일양립자방출 전산 단층촬영) : 여러 개의 검출기를 이용하거나 대향형 검출기로서 스캐닝하여 단층상을 얻는 방법 또는 섬광카메라에 평행다공형 조준기를 부착하고 체축 주위를 회전하면서 투영 데이터를 수집하여 단축상을 만드는 방법 등이 있다.
㉢ DR : 인체를 투과한 X-선의 강약에 따른 정보를 전기신호로 변환시킨 후, 아날로그 - 디지털 변환과정을 거쳐 픽셀(Pixel)의 그레이 스케일 값을 얻는다. 획득한 초기상태의 자료를 컴퓨터 영상처리과정을 거쳐 불균일성이나 노이즈를 제거하고 아날로그 신호로 변환하며 영상화한다.
㉣ PET(양전자방출단층) : 방사성의약품을 혈관에 주사한 후 전신에 흡수되어 방출되는 양전자를 이용하여 전신을 촬영한다. 이때 주사되는 방사성의 약품은 포도당과 같은 우리 몸의 기초 신진대사에 이용되는 물질이므로 대사과정에 이상이 있는 암이나 염증부위, 조직의 괴사부위 등을 알 수 있는 검사이다.

60 다음 중 감마선을 이용해 영상을 얻는 장치는?

① MRI ② SPECT ③ DR ④ X선 CT

해설 ㉠ SPECT(단일양립자방출 전산단층촬영) : 여러 개의 검출기를 이용하거나 대향형 검출기로서 스캐닝하여 단층상을 얻는 방법 또는 섬광카메라에 평행다공형 조준기를 부착하고 체축 주위를 회전하면서 투영 데이터를 수집하여 단축상을 만드는 방법 등이 있다.
㉡ X-선 CT : CT는 인체의 한 단면 주위를 돌면서 가느다란 X-선을 투사하고 X-선이 인체를 통과하면서 감소되는 양을 측정한다. X-선이 투과된 부위의 X-선량을 컴퓨터로 분석하여 내부 장기의 밀도를 결정하고, 이를 통하여 내부의 자세한 단면을 재구성해서 영상으로 나타난다.

61 다음 중 DSA(디지털 감산, 혈관조형술)에 대한 설명이 아닌 것은?

① 환자에 대한 위험부담이 적다.
② 실시간으로 혈류의 정량측정이 가능하다.
③ 영상저장은 가능하나 PACS와 연계가 불가능하다.

정답 58.④ 59.① 60.②

④ DSA의 Subtraction법이란 사진영상에서 원하지 않은 음영을 삭제하기 위한 방법으로 진단적으로 필요한 부분을 쉽게 관찰할 수 있다.

해설

DSA의 장점	DSA의 단점
환자에 대한 위험 부담이 적다.	공간해상도가 좋지 않다.
실시간으로 혈류의 정량측정 가능하고 영상의 후처리가 가능하다.	Artifact(박동성)가 발생하기 쉽다.
소량의 조영제 사용 - 화상정보가 좋다.	혈관이 중복되어 잘 보이지 않는다.
영상저장기능, PACS와 연계가능하다.	I.I의 입력 시야가 좁다(현재 16″까지 가능).
시술시간 감소 - 피폭선량 감소한다.	사용 조영제의 양이 많다(최근 - 적다).
로드매핑 기법에 의해 선택적 혈관조영과 중재적 시술이 용이하다.	기능적 진단 해석이 미완성이다.

62 다음 중 DSA의 서브트랙션 기법 중에서 템포랄 서브트랙션 기법에 해당하지 않는 모드는?

① 펄스 모드 ② 연속 모드
③ 케이 - 에지 서브트랙션 ④ 시간차 모드

해설 ㉠ 템포랄 서브트랙션

ⓐ 펄스모드 : 검사목적에 따라 펄스폭을 선택하는 모드이다.
ⓑ 시리얼모드 : 일정한 펄스에 따라 마스크상과 형관상을 획득하여 감산하는 것이다.
ⓒ 연속 모드 : 연속하여 X-선을 조사하는 방법이다.
ⓓ 시간차 모드 : 연속해서 X-선을 조사하고 동시 또는 조금 먼저 조영제를 주입하여, 최초의 다음의 영상을 감산하는 식으로 이것을 되풀이 한다.

㉡ 에너지 서브트랙션

ⓐ 케이 - 에지 서브트랙션 : 조영제의 흡수단을 이용한 것이다.
ⓑ 논 케이 - 에지 서브트랙션 : 고에너지와 저에너지를 이용하여 촬영을 하면 양자의 콘트라스트는 변화한다. 이 투과율의 감산을 이용 제거한다.
ⓒ 하이브리트 서브트랙션 : 템포랄 서브트렉션과 에너지 서브트렉션을 조합한 방법이다.

63 다음 중 체내 측정장치가 아닌 것은?

① 신틸레이션 카운터 ② 신틸레이션 카메라 ③ 휴먼 카운터 ④ 감마 카운터

해설 ㉠ 신틸레이션 카운터 : 방사선이 충돌하면 형광을 발하는 물질을 써서 방사선 입자를 검출하는 장치로 신틸레이션 계수관이라고도 부른다. 방사선이 형광물질에 닿으면 원자 속의 전자를 튕겨낸다. 거기에 다른 전자가 떨어져서 그 때 형광을 발한다. 이 빛을 신틸레이션이라 하는데, 그것을 광전자 증배관에서 증폭하여 전기신호로 바꾸어서 측정한다. 형광물질로서는 요오드화나트륨, 나프탈렌, 안트라센 등의 결정이라든가, 플라스틱 등이 쓰인다.

㉡ 신틸레이션 카메라 : 감마카메라 또는 앵거카메라라고도 한다. 진단을 목적으로 체내에 투여된 방사성핵종 또는 그 화합물이 방출하는 감마선을 피검체(被檢體)에 고정시킨 검출기로 측정하여 체내 분포나 장기 내 분포를 기록하여 화상정보를 제공하는 장치이다

㉢ 감마카운터 : 계측용 시료의 감마선 소스를 라벨(Label)하여 감마 소스의 시료 중 감마선의 복사정도를 계측하는 장비로 장비 자체에서 복사정도를 조사하는 것이 아니고 외부(체외)에서 시료에 의한 복사정도를 계측하는 장비이다.

정답 61.③ 62.③ 63.④

64 다음 중 증감지 사용상의 주의점이 아닌 것은?

① X-선 장치의 부하를 크게 한다. ② X-선 필름에 대해 증폭기 역할
③ 피폭선량 경감 ④ 먼지나 이물에 주의

해설 X-선 장치의 부하를 작게 한다. ㉠ X-선 흡수가 커야 한다.
㉡ X-선 자극에 의한 열화가 적어야 한다. ㉢ 발광응답속도가 빨라야 한다.
㉣ 잔광이 적어야 한다. ㉤ 빛, 열, 습기에 대해서 내구성이 있어야 한다.
㉥ 발광 스펙트럼이 필름의 분광감도와 일치해야 한다.

65 X-선에 의해 전자 - 홀쌍을 생성시키는 물질(비정형 셀레늄 물질)을 사용하여 직접 전기신호를 얻는 방식을 직접방식이라 한다. 다음 중 직접방식의 장점이 아닌 것은?

① 비정형 셀레늄의 반은 회복특성으로 인해 촬영과 촬영 사이에 일정한 시간간격이 필요하다.
② 해상도가 뛰어나다.
③ 적은 X-선 조사량으로도 우수한 영상을 얻을 수 있다.
④ 에너지 변환효율이 우수하다.

해설 ①번 : 직접방식의 단점이다.

66 다음 중 전자의 운동에너지가 X-선으로 바뀔 때 X-선 발생효율은 몇 [%]인가?

① 85[%] 이상 ② 5[%] 이하 ③ 10[%] 이상 ④ 50[%] 이상

해설 X-선(X-rays) : 진공 중에서 고전압에 의하여 가속된 초고속의 전자(Electron)를 만들어 음극(Target)에 충돌 시키면 발생한다.
㉠ 전자의 운동에너지의 대부분은 열로 변환되며, X-선(X-rays)의 에너지로 변환되는 비율은 다음 식과 같이 일반적으로 0.1[%] 정도로 아주 작다.
㉡ $e = 1.1 \times 10^{-9} Z V$($e$: X-선 발생효율, Z : Target 원소의 원자번호, V : 전자(Electron)의 가속 전압) X-선관(X-ray Tube)에서 얻을 수 있는 최대 X-선량은 Target(타깃) 원소의 용융점과 열전도도에 의해 좌 · 우된다.
㉢ 일반적으로 Target은 Cr, Fe, Co, Cu, Mo, Ag, W 등이 있으며, Cu가 가장 많이 사용된다.
㉣ Target에서 발생된 열은 냉각수에 의하여 냉각시켜야 한다.

67 다음 중 방사능 단위는?

① [HU] ② [Ohm] ③ [Ci] ④ [Rayl]

해설 ㉠ [Ci](큐리) : 방사성 핵종이 방사성 붕괴를 하여 방사선을 방출하는 성질을 방사능이라 한다.
ⓐ 다른 뜻으로는 핵종이 방사성 붕괴를 할 때 붕괴의 정도를 나타내는 붕괴율, 즉 방사성 물질의 양을 나타내는 것으로 방사선을 방출하는 세기를 의미하기도 한다.
ⓑ 방사능을 나타내는 표준 단위는 베크렐[Bq]로서, 1[Bq]은 그 물질 내에서 매초 한개의 원자핵이 붕괴 또는 변환되는 것을 뜻한다.
㉡ [HU] : 음향 임피던스, [ohm] : 전기저항, [Rayl] : CT-번호

정답 64.① 65.① 66.② 67.③

68 다음 중 반전기법을 컴퓨터에 의해 디지털화하는 방법으로 조영제(염료) 주입 전의 화상과 조영화상과의 감산처리에 의해 조영제가 채워진 정맥 또는 동맥혈관을 검출하는 방법을 사용하는 의료기기는?

① MRI ② CT ③ DSA ④ DR

해설 DSA(Digital Subtraction Angiography) 혹은 디지털 감산 혈관조영술

DSA의 장점	DSA의 단점
환자에 대한 위험부담이 적다. IVDSA인 경우 외래에서도 검사가 가능하다.	공간해상도가 좋지 않다(512 × 512). (최근 1024 × 1024, 1024 × 2048, 2048 × 2048)
실시간으로 혈류의 정량측정이 가능하다. 영상의 후처리가 가능하다.	Artifact(박동성, Motion, Gas 등 허상)가 발생하기 쉽다.
시술시간 감소 - 피폭선량이 감소한다.	혈관이 중복되어 잘 보이지 않는다.
영상저장 가능, PACS와 연계가 가능하다.	I.I(Imaging Intensifier)의 입력 시야가 좁다(현재 16"까지 가능).
소량의 조영제 사용 - 화상정보가 좋다.	사용 조영제의 양이 많다(최근 System - 적다).
로드매핑(Road Mapping) 기법에 의해 선택적 혈관조영과 중재적 시술이 용이하다.	기능적 진단 해석이 미완성이다.

69 다음 중 DAS Subtraction 기법 중 현재 이용되고 있는 대부분의 서브트랙션 방식은?

① Energy Subtraction ② Temporal Subtraction
③ Hybrid Subtraction ④ Electric Subtraction

해설 Temporal Subtraction : 시간차가 있는 2매의 영상 사이에서 감산하는 것으로 조영제가 도달하기 전과 후를 감산하여 혈관상의 대조도를 잘 묘출시키게 한다.

70 다음 중 디지털 X-선 촬영장치에 대한 특징이 아닌 것은?

① 마이크로프로세서 제어에 의한 고주파 인버터 방식의 고전압 발생장치를 사용하여 X-선의 맥동률이 적다.
② 2[K] × 2[K] CCD Detector(디텍터)를 적용하여 10초의 빠른 시간 내에 우수한 품질의 디지털 영상을 얻을 수 있다.
③ 수술중 병변의 유무, 크기, 위치 등을 손쉽게 투시, 촬영할 수 있는 외과수술용 시스템이다.
④ 자기진단 기능을 가지고 있다.

해설 이동형 C-arm X-선 촬영장치 : 수술중 병변의 유무, 크기, 위치 등을 손쉽게 투시, 촬영할 수 있는 외과수술용 이동형 C-arm X-선 촬영장치이다. 투시 버튼을 이용하여 투시검사를 시작하고 모니터 영상을 보면서 촬영하고자 하는 부위를 관찰하고, 촬영부위의 촬영이 가능하다.

71 다음 중 X-선 촬영장치로서 골절 및 탈구를 치료할 경우에 계속해서 X-선 촬영을 반복하는 대신, 직접 투시화면을 통하여 뼈의 상태를 보면서 수술 및 조작을 가능하게 하는 장비는?

① CR ② C-ARM ③ DITI ④ DSA

해설 ㉠ CR : 기존의 필름-증감지 촬영법 대신에 휘진성 형광체인 영상판에 X-ray를 조사하여 축척된 잔상에 레이저빔을 주사하여 영상신호를 획득하는 디지털 방사선 촬영법의 한 종류이다.
㉡ 컴퓨터 적외선 열영상 진단기(DIDT) : 컴퓨터 적외선 열영상 진단기로서 인체에서 자연적으로 방출

정답 68.③ 69.② 70.③ 71.②

되는 적외선을 감지, 통증부위나 질병부위의 미세한 체온변화를 컴퓨터가 천연색 영상으로 나타냄으로써 신체의 이상을 진단하는 최신 방법이다.

㉢ DSA : 반전기법을 컴퓨터에 의해 디지털화하는 방법으로 조영제 주입 전의 화상과 조영화상과의 감산처리에 의해 조영제가 채워진 정맥 또는 동맥혈관을 검출하는 방법이다.

72 다음 중 치과전용 X-ray의 방사선에 대한 설명이 아닌 것은?

① 방사선원과 피사체 간의 거리는 가능한 가까워야 한다.
② 방사선 노출량을 감소시키기 위해 고감광도의 필름을 사용해야 한다.
③ 방사선원은 가능한 작아야 한다.
④ 방사선 조사자는 환자의 피부면에서 직경이 7[cm]를 초과해서는 안된다.

해설 치과전용 X-ray

㉠ 환자의 방사선 노출선량을 감소시키기 위해서 고감광도의 필름을 사용하여야 한다.
㉡ 방사선 조사자는 환자의 피부면에서 직경이 7[cm]를 초과해서는 안된다.
㉢ 방사선원은 가능한 작아야 하고, 방사선원과 피사체간의 거리는 가능한 멀어야한다. 그리고 피사체와 필름간의 거리는 가능한 짧아야 한다.
㉣ 피사체와 필름은 가능한 한 수평이 되어야 하며, 중심선은 피사체와 필름에 대해 가능한 한 수직으로 조사되어야 하는데 이때 필름을 구강 내에 적절하게 위치시키기 위한 필름 유지기구가 필요하다.

73 다음 중 골밀도측정기의 설명은?

① 단광자 골밀도측정기는 고관절부위를 주로 측정한다.
② 방사선 노출이 적다.
③ 정확도와 정밀도가 떨어지는 단점이 있다.
④ 양광자 골밀도 측정기는 시간이 적게 걸린다.

해설 골밀도측정기 : 단광자, 양광자 골밀도측정기가 있다.

㉠ 단광자 : 말단 골격을 주로 측정하며 방사선 노출이 적고 정확도와 정밀도가 높다. 발달 원위 전완의 측정이 가능하며 주질골의 많은 부위도 측정할 수 있다.
㉡ 양광자 : 요추와 고관절부위를 주로 측정하며 전신 골량 및 연부 체조직의 측정이 가능하다.
㉢ 측정시간이 많이 걸리는 단점이 있으나 방사선 노출이 적고 정밀도와 정확도가 매우 좋다.

74 다음 중 디지털 X-선 촬영장치의 특징이 아닌 것은?

① 모든 제어부의 자동설정을 지원한다.
② 자기진단 기능을 가지고 있다.
③ 4초의 빠른 시간 내에 영상을 얻을 수 있다.
④ 저주파 인버터 방식의 저전압 발생장치를 사용한다.

해설 마이크로프로세서 제어에 의한 고주파 인버터 방식의 고전압 발생장치를 사용하여 X-선의 맥동률이 적고, 재현성과 직진성이 우수하다. 디지털 플랫 패널 디텍터를 적용하여 4초의 빠른 시간 내에 우수한 품질의 디지털 영상을 얻을 수 있으며, PACS와의 연동을 통해 Worklist상의 촬영정보를 이용하여 모든 제어부의 자동설정을 지원하고, 자기진단 기능을 가지고 있는 장치이다.

정답 72.① 73.② 74.④

75 다음 중 이동형 C-arm X-선 촬영장치의 특징이 아닌 것은?

① 외과 수술용 이동형 C-arm X-선이다.
② 모든 종류의 수술환자 등에 용이하게 사용한다.
③ 자가진단 기능이 있다.
④ 조작자와 환자의 피폭선량이 대폭 증가한다.

해설 수술중 병변의 유무, 크기, 위치 등을 손쉽게 투시, 촬영할 수 있는 외곽 수술용 이동형 C-arm X-선 시스템이고, 고주파 인버터 방식을 채택하여 고효율의 X-선 출력으로 촬영조건이 우수하고 조작자와 환자의 피폭선량을 대폭 감소시키며 수술환자외에도 정형외과, 화상환자, 응급환자 등에게 용이하게 사용가능하다.

76 다음 중 DR(Digital Rodiography : 디지털 라디오그래피)의 설명이 아닌 것은?

① 음전압에 가까운 X-선을 발생 ② 환자의 피폭선량이 적다.
③ 모듈이 소형이다. ④ 고주파 X-선 발생

해설 인버터 타입의 고주파 X-선 발생장치이며 이 X-선 발생장치는 맥동률이 적어 정전압에 가까운 X-선을 발생, X-선 효율이 높고, 환자의 피폭선량이 적다. 모듈이 소형, 경량으로 좁은 공간에 설치하며 이동검진시 전원저장 유닛의 장착으로 전원문제가 해결되어 일반 가정전원으로 사용할 수도 있다.

77 다음 중 방사선치료의 특징이 아닌 것은?

① 방사선을 조사한 직후 열을 가하면 자기수복작용이 증가된다.
② 종양의 온열치료법이 주된 원리이다.
③ 전자장이나 초음파로 환부에 열을 가하는 장치가 만들어져 있다.
④ 대량의 방출에너지가 정확하게 종양에 조사되어 종양의 세포에 손상을 주어야 한다.

해설 방사선을 조사한 직후 열을 가하면 자기수복작용이 저해된다.

78 다음 중 방사선에 관한 설명이 아닌 것은?

① 방사선이라 하면 대부분 전리방사선만을 말하는 것이다.
② 방사선의 위험도는 밀리시버트에 의해서 평가된다.
③ 방사선의 양은 방사능과 같이 발생원의 강도를 나타내는 것이 아니다.
④ 일반적으로 인공방사선은 자연방사선보다 더 해롭다.

해설 일반적으로 인공방사선은 자연방사선보다 더 위험하다고 믿고 있지만 이는 사실이 아니다. 엑스선 촬영을 한 번 함으로써 0.1밀리시버트에 노출되었다면 자연방사선이 아주 높은 중국의 광동지역에 사는 것보다 방사선의 영향을 적게 받았다고 할 수 있다.

79 다음 중 X-선에 관한 설명이 아닌 것은?

① X-선은 물질 속을 통과할 때 산란과 흡수를 반복하면서 강도가 줄어든다.
② X-선 영상은 연부조직에서 유발하는 병의 검출에 정확도가 높다.
③ X-선 영상을 얻기 위해서는 X-선 감약을 필름이나 검출기로 측정한다.
④ 진단 영역에서 사용하는 저에너지 X-선에서는 컴퓨터 산란, 간접성 산란, 광전효과가 대부

정답 75.④ 76.① 77.① 78.④ 79.②

분이다.

해설 X-선 영상 : 단단한 조직에 유발하는 병의 검출에서는 정확도가 높다고 볼 수 있겠지만 연부 조직에서는 효율성이 떨어진다.

80 다음 중 휘진성 형광체인 영상판에 X-ray를 조사하여 축적된 잔상에 레이저빔을 주사하여 영상신호를 획득하는 디지털 방사선 촬영법은?

① CR　② DR　③ IP　④ DSA

해설 기존의 필름-증감지 이상의 효율성을 갖고 있으며, 기존의 X-ray 촬영장치와 촬영기술을 사용할 수 있어 일반촬영이나 투시조영촬영에서 많이 대체되고 있다.

81 다음 중 CR의 특징이 아닌 것은?

① 넓은 활동성 있는 영역을 가지고 있다.
② 항상 일정한 화질의 영상을 얻을 수 있다.
③ 선명도가 떨어진다.
④ 모니터로 영상을 볼 경우 윈도우 위스/레벨을 조절하며 볼 수 있다.

해설 CR : 자료의 X-선 세기에 따른 직진성이 필름에 비해 100배 이상 넓은 특징이 있다. 이렇게 넓은 활동성 있는 영역을 가지고 있기 때문에, 항상 일정한 화질의 영상을 얻을 수 있어 재촬영률을 1/10 이하로 줄일 수 있다. 특히 이동촬영에서 선명도가 뚜렷하다. 또한 모니터로 영상을 볼 경우 CT에서와 같이 윈도우 위스/레벨을 조절하며 볼 수 있다.

82 다음 중 CR과 DR의 비교 중 틀린 내용은?

① CR에서는 IP를 사용하고 DR에서는 평판형 검출기를 사용한다.
② CR에서는 X-선 촬영 후 IP를 판독기에 넣어야 디지털 영상으로 볼 수 있으나 DR에서는 이런 과정 없이 볼 수 있다.
③ 평판형 검출기가 있어야만 촬영이 가능한 DR에 비해 CR은 경제성이 높다.
④ DR은 IP만 있으면 촬영이 가능하나, CR은 IP가 없어도 촬영이 가능하고 판독기는 몇 개의 촬영이 공유된다.

해설 복잡해 보이는 IP를 판독기에 넣는 과정이 오히려 CR의 장점이 될 수도 있다. CR의 경우에는 IP와 X-선 발생장치만 있으면 촬영이 가능하고 판독기는 몇 개의 촬영이 공유된다.

83 다음 중 방사선치료의 장점이 아닌 것은?

① 전신마취, 입원 등이 필요 없으므로 외래치료가 가능하다.
② 병소주위 정상조직의 기능 및 형태가 보존된다.
③ 치료시간이 짧다.
④ 수술하기 어려운 위치에 대해서도 치료가 가능하다.

해설 ③ : 방사선치료는 치료시간이 길다는 단점이 있다.

㉠ 방사선치료의 장점
ⓐ 병소주위 정상조직의 기능 및 형태가 보존된다.
ⓑ 수술하기 어려운 위치에 대해서도 치료가 가능하다.

정답 80.① 81.③ 82.④ 83.③

ⓒ 방사선 감수성이 큰 병변에 대해서는 수술요법 보다 넓은 영역에 걸쳐서 치료할 수 있다.
ⓓ 전신마취, 입원 등이 필요없으므로 외래치료가 가능하다.
ⓔ 전반적으로 분할해서 조사하므로 전신적 영향이 적다.
ⓕ 수술보다 환자의 전신상태에 고애를 덜 받는다.

㉡ 방사선치료의 단점
ⓐ 치료시간이 길다.
ⓑ 대상이 되는 병소의 크기뿐만 아니라 병리조직 소견, 세포주기, 세포의 상태에 따라 치료효과가 달라지므로 국소치유율의 확실성은 수술에 비해 낮다.

84 다음 중 방사선이 생체에 작용할 때 거치는 단계의 순서는?

① 물리화학적 과정 → 물리적 과정 → 생물학적 과정
② 물리적 과정 → 물리화학적 과정 → 생물학적 과정
③ 생물학적 과정 → 물리화학적 과정 → 물리적 과정
④ 물리화학적 과정 → 생물학적 과정 → 물리적 과정

해설 방사선이 생체에 작용할 때는 대략 3단계 : 물리적 과정 → 물리화학적 과정 → 생물학적 과정을 거치게 된다.
㉠ 물리적 과정 : 방사선의 에너지가 인체에 투여되어 흡수되는 과정이다.
㉡ 물리화학적 과정 : 흡수된 에너지가 생화학반응을 진행시키는 과정이다.
㉢ 생물학적 과정 : 생화학반응이 인체에 영향을 주어 그 결과가 생물계에 변화하는 과정이다.

85 다음 중 방사선을 투여 조사할 때 발생하는 간접작용에 의한 변화효과에 대한 설명은?

① 산소효과 : 방사선 작용이 산소가 있으면 효과가 떨어진다.
② 희석효과 : 농도가 낮은 편이 방사선에 의한 용질분자의 변화 비율이 커진다.
③ 온도효과 : 온도가 높으면 방사선 효과가 적어진다.
④ 화학적 방어효과 : 황화합물 등의 방사선 보호물질과 같은 유리기 제거되는 방사선 효과를 향상시킨다.

해설 간접작용에 의한 변화 효과
㉠ 희석효과 : 농도가 낮은 편이 방사선에 의한 용질분자의 변화 비율이 커진다.
㉡ 화학적 방어효과 : 황화합물 등의 방사선 보호물질과 같은 유리기 제거되는 방사선 효과를 감소시킨다.
㉢ 산소효과 : 방사선 작용이 산소가 있으면 효과가 증대한다.
㉣ 온도효과 : 온도가 낮으면 방사선 효과가 적어진다.
㉤ 보호효과 : 물분해 생성물이나 방사선에 의한 유리기 및 활성종과 반응하기 쉬운 물질을 가하면 방사선 분해의 2차 작용을 줄이는 효과이다.

86 다음 중 디지털 영상 중에서 시스템의 공간주파수를 표현하는 방법은?

① MTF ② Subtraction ③ HIS ④ NSP

해설 디지털 영상의 시스템의 공간주파수를 표현하는 방법을 MTF(Modulation TransferFunction)이라 한다. 뺄셈(Subtraction)

정답 84.② 85.② 86.①

87 다음 중 필름 디지타이저의 종류가 아닌 것은?

① 레이저 디지타이저 ② 드럼 스캐너
③ 선형 다이오드 어레이 ④ 포토다이오드

해설 ㉠ 필름 디지타이저 : 획득된 아날로그 영상을 디지털 형태로 변환시켜주는 장치이다.
㉡ 종류 : 선형감지 및 구역 감지 디지타이저 · 레이저 디지타이저 · 드럼스캐너 · 비디오카메라 디지타이저 · 선형 다이오드 어레이 카메라 · 차지 커플드 디바이스 센서 · 스캐닝마이크로 - 덴시토미티스
㉢ 포토다이오드 : PN 접합 또는 정류성을 나타내는 금속과 반도체와의 접촉의 역방향 전류가 빛의 조사에 의한 광 기전력효과로 증가하는 것을 이용한 광전변환장치이다.
※ 종류 : 비디오카메라 디지타이저, 선형 다이오드 어레이 카메라, 스캐닝 마이크로 덴시토미터스

88 방사선은 파동형태의 방사선과 입자형태의 방사선으로 분류될 수 있다. 다음 중 파동형태의 방사선은?

① 알파선 ② 중성자선 ③ 베타선 ④ 감마선

해설 방사선 : 전자파나 입자가 에너지를 가지고 공간을 진행하는 상태이다.
㉠ 전자파는 에너지만 있고 질량이 없으며 입자는 에너지와 질량을 모두 가지는 특징이 있다.
㉡ 방사선을 그 본질에 따라 구분하면 입자파와 전자파로 나뉜다.
ⓐ 입자파에는 중성자선, 알파선, 베타선, 양성자선 등이 있다.
ⓑ 전자파는 광자와 같은 의미로 쓰일 수 있고 X-선, 감마선 등이 여기에 속한다.
㉢ 방사선은 그 전리능력에 따라 물질을 이온화시킬 수 있는 전리방사선과 비전리방사선으로 나눌 수 있다.
ⓐ 전리방사 : 직접전리 방사선(입자파 방사선), 간접전리전기파(방사선)
ⓑ 비전리방사선 : 물질(공기)을 정리시킬만한 능력이 없는(에너지가 낮은) 방사선으로 가시광선, 적외선, 우선파, 자외선 등이 있다.

89 다음은 디지털 영상처리의 개념에 관한 표이다. ( ) 안에 알맞은 말은?

항 목	정 의
영상획득	카메라나 스캐너와 같은 도구를 이용하여 전자적으로 영상을 얻는 것
( )	영상의 특징을 유출해내는 단계
영상조작	획득한 영상을 적절한 알고리즘의 적용을 통하여 이미지를 조작하는 단계
영상분석	영상조작에 의하여 수정된 영상의 특징들을 찾아내고 분석하는 단계

① 영상인식 ② 영상확인 ③ 영상보유 ④ 영상적용

해설 ㉠ 영상획득 : 카메라나 스캐너와 같은 도구를 이용하여 전자적으로 영상을 얻는 것이다.
㉡ 영상인식 : 영상의 특징을 유출해내는 단계이다.
㉢ 영상조작 : 획득한 영상을 적절한 알고리즘의 적용을 통하여 이미지를 조작하는 단계이다.
㉣ 영상분석 : 영상조작에 의하여 수정된 영상의 특징들을 찾아내고 분석하는 단계이다.
㉤ 영상적용 분야 : 의료진단 시스템, Machine Vision, 공장자동화, 위성 분야 등이다.

정답 87.④ 88.④ 89.①

90 다음 설명과 같은 특성을 갖는 장비는?

전자 양성자와 같은 전기를 띤 입자를 높은 에너지로 가속하는 장치로서, 입자는 직선을 따라 운동하면서 주파수가 일정한 교류전기 마당으로 여러 번 되풀이하여 가속된다.

① 수액펌프 ② 환자감시장치 ③ MRI ④ 선형가속장치

해설 ㉠ 선형가속장치 : 전자, 양성자와 같은 전기를 띤 입자를 높은 에너지로 가속하는 장치이다. 입자는 직선을 따라 운동하면서 주파수가 일정한 교류전기 마당으로 여러 번 되풀이하여 가속된다. 엑스선 발생장치로 의료용, 공업용으로 사용된다. 일반적으로 X-선 에너지의 범위는 4～15[MV] 전자선은 6～20[MeV]이다.

㉡ 수액펌프 : 환자에게 정해진 수액량을 일정하게 주입시켜 주는 기기이다.

㉢ MRI(자기공명영상법) : 자력에 의하여 발생하는 자기장을 이용하여 생체의 임의의 단층상을 얻을 수 있는 첨단의학기계, 또는 그 기계로 만든 영상법이다. MRI는 X-ray처럼 이온화 방사선이 아니므로 인체에 무해하고, 3-D 영상화가 가능하며 컴퓨터단층촬영(CT)에 비해 대조도와 해상도가 좋다.

㉣ 환자감시장치 : 12.1인치 컬러 TFT LCD 스크린으로 4개의 파형과 함께 8개의 바이탈 사인(Vital Sigh : 생명 징후)을 나타낼 수 있으며 내부 배터리의 장착으로 외부전원이 끊어진 상태에서도 약 2시간 동안 작동하며, 부가적으로 프린터를 설치, 환자상태의 변화를 프린터할 수 있다. 중앙 모니터링 시스템이 가능하여 여러 환자의 상태를 한 대의 컴퓨터 모니터로 종합적으로 나타낼 수 있다. [M-6000]

91 다음 중 핵의학 장치 중 시료측정 장치에 대한 설명이 아닌 것은?

① 혈액, 뇨, 대변 등의 시료 중 방사능 측정

② 2차원적 방사성동위원소 분포측정

③ 대량의 대변, 요, 및 작은 동물 등의 측정

④ 저에너지 베타선 측정

해설 체내측정 장치 : ㉠ 갑상선 섭취율 측정, ㉡ 동태기능검사 등(1차원적 방사성 위원소 분포측정), ㉢ 2차원적 방사성동위원소 분포측정, ㉣ 전신계측

92 다음 중 일반 촬영용 테이블에 대한 설명이 아닌 것은?

① 광범위한 움직임으로 다양한 촬영이 가능한 촬영용 테이블이다.

② 4방향 테이블은 전후, 좌우 방향의 이동이 가능하며 마크네트 방식을 사용한다.

③ 투시중 목적하는 부위를 포착촬영이 가능하고, 필름 사이즈 선택의 다양성과 유동성이 있다.

④ 6방향 테이블은 전후, 좌우, 상하 이동이 가능하며 마크네트 방식을 사용한다.

해설 촬영용 테이블 : 광범위한 움직임으로 다양한 촬영이 가능한 테이블이며 4방향 테이블은 전후, 좌우 방향의 이동이 가능하며 6방향 테이블은 전후, 좌우, 상하 이동이 가능하다. 모두 마그네트 Lock 방식을 사용하며 Ts-10B : 버키 장치가 부착된 고정 테이블이라고 할 수 있다.

※ TS-10B : 버키 장치가 부착된 고정 테이블(일반 촬영용 테이블) 광범위하게 움직이므로 다양한 촬영이 가능한 투시 / 촬영용 테이블이다(RF용 테이블)

정답 90.④ 91.② 92.③

93 다음 중 사진영상에서 원하지 않는 음영을 삭제하기 위한 방법은?

① Subtraction법 ② 디지털 감산 혈관조영술
③ 단층촬영법 ④ 방사선 촬영법

해설 Subtraction법 : 사진영상에서 원하지 않는 음영을 삭제하기 위한 방법으로 진단적으로 필요한 부분을 쉽게 관찰할 수 있게 한다.

94 다음 중 관전압이 80[kVp], 관전류가 40[mA], 노출시간이 10초인 경우 X-선관 양극에 축적되는 열용량(Heat Unit)은?

① 32,000[kVp · mA · sec] ② 320[kVp · mA/sec]
③ 20[kVp · sec/mA] ④ 5[kVp · mA · sec]

해설 [HU] = [kVp] · [sec] · [K]/[mA]이므로, 80[kVp] × 40[mA] × 10[sec] = 32,000[kVp · mA · sec]

95 다음 중 X-선을 가시광선으로 변환해 주는 형광 물질이 발라져 있는 X-선 감지장치는?

① 영상증배관 ② X-선 증감지 ③ 고체평판디텍터 ④ 그리드

해설 ㉠ 그리드 : 음극에서 양극으로 흐르는 전자빔을 제어하는 구실을 하며, 그리드의 기능에 따라 제어 그리드, 차폐 그리드, 억제 그리드 등이 있다.
㉡ 영상증배관(Image Intensifier)을 사용하여 물체를 통과한 X-ray에 의한 영상을 관찰할 수 있다.

96 다음 중 X-선관의 양극에서 발생되는 X-선 총에너지에 대한 설명은?

① 관전류에 반비례한다. ② 음극의 원자번호에 비례한다.
③ 가속전압(관전압)의 제곱에 비례한다. ④ Al 필터의 두께에 반비례한다.

해설 X-선 : 보통 X-선관이라고 하는 일종의 진공방전관을 써서 고전압하에서 가속한 전자를 양극인 표적이라는 금속판에 충돌시켜 발생시킨다. 이렇게 전자의 운동이 제동되면서 전자의 운동에너지가 X-선 에너지로 변환하면서 발생되는 X-선을 제동방사선이라고 한다. 이 때 음극선의 양극에서 발생되는 X-선 총에너지는 다음과 같다. $I = KV^2 iZ$

97 다음 중 핵자기공명(NMR) 현상이 없는 원소는?

① 수소(H) ② 탄소(C) ③ 인(P) ④ 산소(O)

해설 현재 MRI에서는 생체조직에 가장 많이 포함되어 있고, 영상화에 있어서 감도가 높기 때문에 수소원자핵이 주로 이용되고 있다. 수소나 탄소 등과 같이 총 스핀양자수가 0이 아닌 경우에는 자화율을 가지며, 바로 이 성질에서 핵자기공명현상이 비롯된다.

정답 93.① 94.① 95.② 96.③ 97.④

〈6〉 혈압계

01 다음 중 인체의 횡단면을 컴퓨터가 수학적 연산방식을 이용하여 영상을 재구성시켜 인체조직을 상세하고 명료하게 나타낼 수 있을 뿐만 아니라, 임의로 선택된 단면의 정보를 분석적으로 확인할 수 있게 해주어 일반 X-선 영상으로 찾기 힘든 병변을 정확히 진단할 수 있는 의료기기는?

① MRI ② DSA ③ CT ④ ECT

해설 CT(Computed Tomograpy) 혹은 컴퓨터단층촬영 : 예전의 X-선 영상으로는 불가능했던 인체의 단층상을 선명한 대조도 분해능으로 나타냄으로써 영상진단의 질을 증가시켰다.

02 다음 중 혈압의 직접측정법에 대한 설명이 아닌 것은?

① 혈관 내로 카테터를 삽입한다.
② 혈압을 실시간으로 계측한다.
③ 말단(팔) 부위에 압박주머니를 부착한 후 압력 증가한다.
④ 카테터에 스트레인게이지 타입의 압력 센서를 연결하여 혈압파형을 계측한다.

해설 혈압의 측정

㉠ 직접측정법 ⓐ 혈관내로 Fluid-filled Catheter 삽입
ⓑ Catheter에 Strain-gauge Type의 압력 센서를 연결하여 혈압파형계측
ⓒ 혈압을 실시간적으로 계측 가능
ⓓ 간혹 초소형 혈관 내 압력 센서를 직접 삽입하여 혈압측정 : 동특성 우수

㉡ 간접측정(Sphygmomanometry)
ⓐ 말단(팔) 부위에 압박주머니(Cuff)를 부착한 후 압력증가
ⓑ Cuff 내압(P_C)이 수축기 압력(P_S)보다 높으면 동맥폐쇄, 혈액순환중지
ⓒ 서서히 Pc를 내리며 말단표면에서 청진, 동시에 Pc 관찰
ⓓ $P_C = P_S$에 이르면 혈액흐름이 시작되고 와류에 의한 소리(Korotkoff Sound) 발생 → P_S 확인
ⓔ $P_C = P_D$(이완기압력)에 이르면 와류가 사라져 소리소멸 → P_D 확인

03 다음 중 혈압의 간접측정 중 최저혈압을 측정할 수 없는 측정법은?

① 청전법 ② 오실로메트릭 ③ 촉진법 ④ 자동혈압계

해설 촉진법 : 요골동맥의 맥을 촉진하면서 맥이 끊길 때까지 일단 커프압을 높인다. 그리고 나서 커프압을 천천히 떨어뜨리다 끊겼던 맥이 출현한 점에서 수은주 높이를 읽어 최고혈압으로 정하는 방법이다. 이 방법으로는 최저혈압을 측정할 수 없다.

04 다음 중 압전 센서의 활용용도가 아닌 것은?

① 혈류측정 ② 혈압측정 ③ 심음측정 ④ 체온측정

해설 압전물질(Piezoelectric Material) :

㉠ 전압에 노출된다면 압축되고, 압전물질이 압축되면 전압을 방생한다. 따라서 압력을 측정하는 센서로 사용된다.
㉡ 체온측정에는 온도변화에 따라 전기저항이 크게 변화하는 반도체 감온소자인 서미스터를 사용한다.

정답 〈6〉 01.③ 02.③ 03.③ 04.④

05 다음 중 혈압의 직접측정에 사용되는 도구로 적합하지 않은 것은?

① 커프 ② 압력 센서 ③ 증폭기 ④ 도관(카테터)

해설 ㉠ 직접법에 의한 혈압측정에 사용하는 관혈식 모니터 : 카테터와 압력 트랜스듀서(압력 센서) 및 본체, 기록기, 모니터용 브라운관으로 구성된다.

㉡ 카테터 : 생리식염수로 채워놓고 혈압을 체외로 유도하는 역할을 한다.

㉢ 압력 트랜스듀서 : 전달된 혈압을 전기신호로 변환하며 모니터 본체는 혈압의 전기신호를 증폭하여 펜으로 기록할 수 있고 브라운관에 표시하도록 한다.

06 다음 중 수축기혈압이 150[mmHg]이고 이완기혈압이 90[mmHg]로 추정되는 환자의 혈압을 Oscillometic측정법으로 측정할 때 압박대(Cuff)의 바람직한 초기 압력값은?

① 180[mmHg] ② 115[mmHg] ③ 120[mmHg] ④ 150[mmHg]

해설 ㉠ 압박대(Cuff) : 수축기혈압보다 30～40[mmHg] 이상 가압해야 한다.

㉡ 오실로메트릭 측정방법 : 동맥혈관에 혈액의 흐름이 없어질 때까지 커프에 공기를 가압한 후 서서히 압력을 낮추면 압박된 혈관 내로 생긴 공간속으로 혈액이 흐르기 시작하면서 맥박이 뛰며 진동이 발생하게 되는데, 커프의 압력을 더 줄이면 혈관은 더욱 넓어지며 흐르는 혈액량은 더 많아지고 진동도 더 커지게 된다. 이후 최대의 진동폭을 기록하며 커프의 압력이 더욱 낮아지면서 결국은 진동이 없어지게 되는데 이러한 심동의 박동과 동기한 혈관벽의 운동을 반영하는 커프압의 작은 진동을 측정하는 방식을 오실로메트릭 방식이라고 한다. 이 오실로메트릭 방식은 다음과 같은 공식을 지니며 일반적으로 커프압력은 150[mmHg]를 사용한다.

$$\text{평균동맥압 [mmHg]} = \text{최저혈압} + \frac{\text{최고혈압} - \text{최저혈압}}{3}$$

07 다음 중 직접 혈압측정장치에 사용되는 센서 소자가 아닌 것은?

① 선형적 가변차동변압기소자 ② 반도체소자
③ 스트레인게이지 ④ 부도체소자

해설 혈압의 직접측정 : 혈관 안에 카테터를 입관하여 혈압을 측정하는 방법이다.

㉠ 카테터의 바깥쪽에 수은주를 바로 연결하면 즉시 읽을 수 있지만, 이것은 측정 시스템의 관성이 커서 혈압파형에 왜곡을 만들 수 있다.

㉡ 여러 종류의 트랜스듀서가 개발되어 사용되고 있다.

㉢ 주로 사용되는 압전기 트랜스듀서는 가변정전용량, 선형가변차동변압기, 광전기, 스트레인게이지, 그리고 반도체 소자 등이 있다.

㉣ 혈압의 직접측정에 사용되는 트랜스듀서 : 스트레인게이지, 선형가변차동변압기, 가변유도용량, 가변정전용량, 광전기, 압전기, 반도체소자 등이 있다.

08 다음 중 혈압의 간접측정법이 아닌 것은?

① 압력 토노미터 ② 청진법 ③ 오실로메트릭 방식 ④ 도자이용방법

해설 도자를 이용하는 방법 : 혈압의 직접측정이다.

09 다음 중 혈압을 직접측정하기 위해 혈관 내에 삽입하는 것은?

① 커프 ② 청진법 ③ 카테터 ④ 촉진법

해설 혈압을 직접측정하기 위해 혈관 내에 카테터를 삽입하여 혈압을 측정한다.

정답 05.① 06.① 07.④ 08.④ 09.③

10 다음 중 혈압의 직접측정에 이용되는 도구가 아닌 것은?

① 도관 ② 증폭기 ③ 커프 ④ 압력 센서

해설 혈압측정 : 혈관의 이름에 따라 동맥혈압 · 모세관혈압 · 정맥혈압 등으로 구별되는데, 보통 혈압이라고 하면 동맥혈압이다.

㉠ 동맥혈압 : 심장박동에 의하여 변동한다. 심실이 수축하여 혈액이 동맥 속으로 밀려나갔을 때의 혈압을 수축기혈압이라 한다.

ⓐ 심실이 확장하여 혈액이 밀려나가지 않을 때에도 동맥벽에 탄력이 있어 혈액을 압박하고 있으므로 혈압이 0이 되지는 않는다.

ⓑ 혈압을 확장기혈압이라고 하며, 수축기혈압과 확장기혈압과의 차이를 맥압(脈壓)이라고 한다.

ⓒ 심장으로부터 밀려나가는 혈액량이 증가하거나 동맥혈관의 탄성이 낮아지면 맥압이 증가한다.

㉡ 일반인의 정상적인 수축기혈압은 120[mmHg], 확장기혈압은 80[mmHg]이며, 평균동맥압은 100[mmHg], 맥압은 40[mmHg] 정도이나 사람에 따라 다소 차이가 나기도 한다. 식사 후에는 약 6~8[mmHg] 상승하며, 자세나 운동상태 등에 따라 변화한다.

㉢ 나이가 많은 사람이나 동맥경화증이 있는 사람은 혈관의 벽에 탄력성이 떨어져 혈류의 저항이 커지므로 정상인에 비하여 맥압이 두 배 이상 높은 경우가 많다.

〈7〉 컴퓨터단층촬영(CT) 시스템

01 다음 중 CT 번호에 관한 설명이 아닌 것은?

① 물의 CT 번호는 0이다. ② Bone의 CT 번호는 500이다.
③ 선형적 감쇠상수와 CT 번호는 비례한다. ④ 공기의 CT 번호는 -500이다.

해설 하나의 화소(Pixel)의 상대적 선감약계수를 측정한 후 계수값에 물(0)을 기준으로 인체 중 가장 단단한 뼈를 +1, 공기를 -1로 한 후 전체 흡수계수를 확대(확대상수 500)해서 새로운 수를 부여한 것을 CT 번호 또는 Hounsfield Unit 또는 Hounsfield Number라고 하며 CRT상에 그레이 컬러의 농담으로 나타난다.

02 다음 중 CT Scanner에서 검출기로 사용되지 않는 것은?

① 반도체 Detector ② PMT(Photo Multiplier Tube)
③ Helium Gas Detector ④ Scintillator Detector

해설 ㉠ 반도체 검출기 : 게르마늄이나 규소와 같은 반도체를 사용하여 PN 접합 등에 생기는 공간전하층에 방사선을 입사하여, 그 곳에서 생기는 전자(-) 양공쌍을 이온화상자와 같은 원리로 CT의 검출에 이용한다.

㉡ PMT(광전증배관) : 아주 예민하게 빛을 감지하는 장치로써 내부적인 높은 증폭으로 인해 아주 작은 빛의 세기도 감지할 수 있는 장치로서 CT 검출기로 쓰인다.

㉢ Scintillatior Detector : 방사선이 부딪히면서 빛을 발하는 형광물질을 검출하는 장치로서 CT 검출효율이 높고, 광전 효과가 크기 때문에 가장 널리 이용된다.

정답 10.③ 〈7〉 01.③ 02.③

03 다음 중 CT 구성요소가 아닌 것은?

① 계수기　② 스캐너　③ 컴퓨터　④ X-선 발생장치

해설 구성장치를 거쳐 신호를 받아 스캐닝되고 증폭으로 디지털로 변환되어 2차원적 배열로 모니터에 나타나게 된다.

04 다음 중 CT의 특성이 아닌 것은?

① X-선을 이용하여 영상을 촬영한다.
② 수평면뿐만 아니라 전두면과 시상면 촬영도 가능하다.
③ 각 픽셀에 대한 그레이 스케일로 표현한다.
④ 생체조직에서 흡수계수의 값을 물이 0을 기준으로 한 상대치로 나타낸다.

해설 CT : 수평면의 촬영만 가능하다. 전두면과 시상면의 촬영은 MRI의 특징이다.

05 다음 중 CT 스캐너에서의 검출기 소자로 많이 사용되는 것은?

① CdSe　② $BaSO_4$　③ NaI　④ InSb

해설 CT 스캐너의 검출소자로 많이 이용되고 있는 것은 NaI이다.

06 수백 개의 검출기를 원호 상으로 배열하고, Ring Artifact를 발생시키는 CT장치, 그리고 그 전체를 하나로 하여 피사체를 중심으로 360[°] 회전시켜 투영 데이터를 수집하는 방식은 다음 중 몇 세대 장치인가?

① 1세대 장치　② 2세대 장치　③ 3세대 장치　④ 4세대 장치

해설 3세대 장치 : 전체 촬영영역을 포함할 수 있는 30～50[°]의 fan 빔과 이에 마주하여 수백 개의 검출기를 원호 상으로 배열하고, 그 전체를 하나로 하여 피사체를 중심으로 360[°] 회전시켜 투영 데이터를 수집하는 방식이다.

㉠ 4세대 장치 : 수백 수천 개의 검출기를 원주상에 배치하고 그 내측의 원주상을 X-선관이 팬 빔을 연속으로 조사하면서 360[°] 회전하는 방식이다.

㉡ 5세대 장치 : 전자빔 스캔 방식은 X-선관이 회전하는 기계적인 움직임을 없애고, 전자빔의 회전으로 X-선을 발생 모두 공통적으로 회전(Rotation)을 사용하고 있다.

07 다음 중 4세대 CT의 내용이 아닌 것은?

① 주사시간이 2～5[sec] 정도이다.
② 검출기의 수가 600여 개에서 1000개 정도에 달한다.
③ Pencil Beam을 이용한 주사방식이다.
④ X-선관만 360[°] 회전하여 영상을 획득하는 방식이다.

해설 Pencil Beam : 1세대 주사방식에서 사용되었다.

㉠ 1세대 장치 : 초기의 CT 장치는 연필형 빔으로 X-선관과 대칭해서 1개의 검출기를 배치하여 제축에 90[°]로 직선운동으로 스캔하고, 그 다음 일정 각도만큼 회전하여 다시 직선으로 스캔하는 동작을 되풀이하여 180[°] 회전하는 방식이다.

㉡ 2세대 장치 : 펜슬형 빔 대신에 3～15[°]의 내로 팬 빔을 사용하고 검출기도 빔의 형상에 대응하여 여러 개 사용함으로써 이동과 회전의 횟수를 적게 한 방식이다.

정답 03.① 04.② 05.③ 06.③ 07.③

㉢ 3세대 장치 : 전체 촬영 영역을 포함할 수 있는 30~50[°]의 팬 빔과 이에 마주하여 수백 개의 검출기를 원호상으로 배열하고, 그 전체를 하나로 하여 피사체를 중심으로 360[°] 회전시켜 투영 데이터를 수집하는 장치가 개발되었다.

08 다음 중 제 5세대 CT의 설명은?

① 전자빔의 회전으로 X-선을 발생시킨다.
② X-선관이 팬 빔을 연속으로 조사하면서 360[°] 회전하는 방식이다.
③ 주사시간이 2~5[sec] 정도이다.
④ 검출기의 수가 600여개에서 1000개 정도에 달한다.

해설 5세대 CT : ㉠ 전자빔의 회전으로 X-선을 발생한다. ㉡ 초고속 스캔이 가능하다.
㉢ 동태기능 검사나 3차원 재구성이 훨씬 양호하다.

09 다음 중 CT의 영상원리 4단계는?

① X-ray 생성 - 데이터 수집 - 영상구성을 위한 데이터 처리 - 영상전시
② 데이터 수집 - X-ray 생성 - 영상전시 - 영상구성을 위한 데이터 처리
③ 영상구성을 위한 데이터 처리 - X-ray 생성 - 데이터 수집 - 영상전시
④ X-ray 생성 - 영상구성을 위한 데이터 처리 - 데이터 수집 - 영상전시

해설 CT영상의 원리 4단계 : X-ray 생성 - 데이터 수집 - 영상구성을 위한 데이터 처리 - 영상전시로 이루어진다.
㉠ X-ray 생성 : X-선관 → X-ray의 흡수차를 이용한다.
㉡ 데이터 수집
ⓐ X-ray를 환자 몸을 조사하여 통과한 X-ray선의 감쇠에 관한 자료를 획득한다.
ⓑ 조사된 X-ray 강약이 검출기에 의해 전류강약으로 변환한다.
ⓒ 아날로그 신호가 디지털 신호로 변환한다.
㉢ 영상구성을 위한 데이터 처리 : 인체에 조사된 X-ray의 감쇠에 대한 자료로부터 인체 각 부위의 감쇠를 CT 번호로 변환하는 수학적 과정인 영상 재구성 과정으로 DSA에서 수집된 데이터들을 연상방법에 의하여 눈으로 볼 수 있는 영상으로 완성한다.
㉣ 영상전시 : 디지털 데이터를 아날로그 데이터로 변환하여 CRT 모니터에 전시하는 것이다.

10 다음 중 공간해상도가 가장 높은 의학영상 시스템은?

① SPCET ② PET ③ 초음파스캐너 ④ X-선 CT

해설 X-선 CT : CT는 인체의 한 단면 주위를 돌면서 가느다란 X-선을 투사하고 X-선이 인체를 통과하면서 감소되는 양을 측정한다. X-선이 투과된 부위의 X-선량을 컴퓨터로 분석하여 내부 장기의 밀도를 결정하고, 이를 통하여 내부의 자세한 단면을 재구성해서 영상으로 나타나게 한다.

정답 08.① 09.① 10.④

〈8〉 MRI

01 다음 중 MRI 시스템의 일부가 아닌 것은?

① 일렉트릭(Electric) ② 마그넷(Magnet)
③ 그레이디언트(Gradient) 코일 ④ RF 코일

해설 MRI 장치 : 정자장 발생기, 심(Shim) 코일, 그레이디언트(Gradient) 코일, RF 코일 등이 있다.

02 스핀 운동을 하는 원자핵이 외부자장에 노출되었을 때 팽이처럼 어떤 축을 중심으로 고깔 모양을 그리면서 회전을 하게 되는데, 다음 중 이러한 현상은?

① 자기 모멘트 ② 세차운동 ③ 순자기화 ④ 자기공명현상

해설 ㉠ 자기 모멘트 : 자기능률이라고도 하고 자기장에서 자극의 세기와 N, S 양극 간 길이의 곱이다.
㉡ 세차운동(Precession Motion) : 회전체의 회전축이 일정한 부동축의 둘레를 도는 현상이다.

03 다음 중 MRI의 장점이 아닌 것은?

① 검사료가 비싸며 촬영시간이 오래 걸린다.
② 필요한 각도의 영상을 검사자가 선택하여 촬영할 수 있다.
③ MRI는 X-ray처럼 이온화 방사선이 아니므로 인체에 무해하다.
④ 횡단면 촬영만이 가능하며 컴퓨터단층촬영과는 달리 관상면과 시상면도 촬영할 수 있다.

해설 ㉠ 장점 : 임상응용 확장성과 조직의 병리학적 상태에 대한 고민감성과 기존 X-ray를 비롯한 영상장비의 방사능 노출에 따른 위험성이 없다.
㉡ 단점 : 검사공간이 협소하여 혼자 들어가야 하므로 중환자나 폐쇄공포증이 심한 환자는 촬영할 수 없다.
㉢ MRI : X-ray처럼 이온화 방사선이 아니므로 인체에 무해하고, 3-D 영사화가 가능하며 컴퓨터단층촬영(CT)에 비해 대조도와 해상도가 더 뛰어나다.
㉣ MRI는 주로 중추신경계, 두경부, 척추와 척수 등 신경계통의 환자에게 이용되나 이용범위는 넓다.
㉤ 횡단면 촬영만이 가능한 컴퓨터단층촬영과는 달리 관상면과 시상면도 촬영할 수 있다.

04 다음 중 자기공명현상과 단층촬영기술을 접합시킨 자기공명영상(MRI)의 특징이 아닌 것은?

① 인체의 모든 방향의 단층상을 볼 수 있다.
② 연부조직을 세밀하게 그려내는데 효과적이다.
③ 생리적 현상 및 신체의 각종 신진대사를 관찰할 수 있다.
④ 세포 내부의 변화까지 살릴 수 있어 해부학에서도 유효하다.

해설 MRI의 원리
㉠ 원자핵 : 평소에는 회전운동을 하고 있으나 일단 강한 자기장에 놓이면 세차운동이 일어난다.
㉡ 세차운동의 속도 : 자기장의 세기와 밀접한 관계가 있어 자기장이 셀수록 빨라진다.
㉢ 자화되어 있는 원자핵에 고주파를 가하면 고에너지 상태가 되었다가 다시 고주파를 끊으면 원래의 상태로 돌아간다.
㉣ 방출되는 에너지는 가했던 고주파와 똑같은 형태의 고주파를 방출한다.
㉤ 원자핵이 고유하게 방출되는 고주파를 예민한 안테나로 모아서 컴퓨터로 영상화한 것이 MRI이다.

정답 〈8〉 01.① 02.② 03.① 04.②

ⓑ 인체를 구성하는 물질의 자기적 성질을 측정하여 컴퓨터를 통하여 다시 재구성, 영상화하는 기술이다.
ⓢ 인체의 모든 방향의 단층상을 볼 수 있으며, 생리적 현상 및 신체의 각종 신진대사를 관찰할 수 있다. 또한 세포 내부의 변화까지 살릴 수 있어 해부학에서도 유효하다.
ⓞ MRI : X-ray처럼 이온화 방사선이 아니므로 인체에 무해하고, 3-D 영사화가 가능하며 컴퓨터단층촬영(CT)에 비해 대조도와 해상도가 더 뛰어나다.
ⓙ 장점 : 횡단면 촬영만이 가능한 CT와는 달리 관상면과 시상면도 촬영할 수 있고, 필요한 각도의 영상을 검사자가 선택하여 촬영할 수 있다.
ⓒ 단점 : 검사료가 비싸며 촬영시간이 오래 걸린다. 또한 검사공간이 협소하여 혼자 들어가야 하므로 중환자나 폐소공포층이 심한 환자는 찍을 수 없다.
ⓚ MRI는 주로 중추신경계, 두경부, 척추와 척수 등 신경계통의 환자에게 이용되나 이용범위는 넓다.
ⓣ 초음파 진단장치 : 초음파 영상은 연부조직을 세밀하게 그려내는데 효과적이며, X-선과 같은 방사선 장애가 없어 임상 각 분야에서 유용하게 사용된다.

05 다음 중 MRI사용에 있어서 초전도 자석을 사용하는 이유가 아닌 것은?

① 고해상도의 영상 ② 높은 자장 발생
③ 저가의 액체질소와 액체헬륨 공급 ④ 짧은 스캔 시간

해설 초전도 자석방식 : ㉠ 장점 : 높은 자장을 발생시킬 수 있어 영상의 고해상도, 짧은 스캔 시간, 분광학, 현미경검사 등에 많이 쓰인다.
㉡ 단점 : 주기적으로 고가의 액체질소와 액체헬륨을 공급해야 하므로 운영비가 많이 든다.

06 다음 중 MRI의 초전도 자석의 냉각에 사용되는 냉매제는?

① 수소(H), 리튬(Li) ② 액체헬륨, 액체질소
③ 나트륨(Na), 인 ④ 탄소(C), 요오드

해설 ㉠ 액체헬륨(Liquid Helium) : 모든 물질 중 가장 낮은 끓는점을 보이며 감압하여 증발시키면 다시 절대 온도까지 냉각된다. 따라서 초전도 물질을 냉각하기 위해 액체헬륨을 냉각재로 사용한다.
㉡ 액체질소(Liquid Nitrogen) : MRI는 액체헬륨 내에 초전도 코일이 들어가고 그 바깥쪽은 진공상태에 있으며 또 액체질소에 둘러싸인 보온구조로 되어 있다. 액체질소가 사용되는 이유는 고가의 액체헬륨이 증발되는 것을 방지하고 냉각상태를 보호한다.

07 다음 중 자기공명현상을 보이는 원소 중 자기공명장치의 영상화에 사용되는 원소는?

① 황(S) ② 산소(O) ③ 수소(H) ④ 붕소(B)

해설 자기공명현상을 보이는 원소 : 수소(H), 리튬(Li), 탄소(C), 나트륨(Na), 인, 요오드 등이 있는데 이 중에서 자기공명영상에서 영상화하는 것은 거의 수소원자이다.

08 다음 중 이온화 전자파, 즉 에너지가 높아 물질과 상호작용을 일으켜 이온을 만들 수 있는 전자파를 사용하지 않는 의학영상 시스템은?

① PET ② X-선 CT ③ 감마카메라 ④ MRI

해설 ㉠ PET(양전자방출단층) : 방사성의약품을 혈관에 주사한 후 전신에 흡수되어 방출 되는 양전자를 이용하여전신을 촬영한다. 이때 주사되는 방사성의 약품은 포도당과 같은 우리 몸의 기초 신진대사에 이용되는 물질이므로 대사과정에 이상이 있는 암이나 염증부위, 조직의 괴사부위 등을 알 수

정답 05.③ 06.② 07.③ 08.④

있는 검사이다.

㉡ X-선 CT : CT는 인체의 한 단면 주위를 돌면서 가느다란 X-선을 투사하고 X-선이 인체를 통과하면서 감소되는 양을 측정한다. X-선이 투과된 부위의 X-선량을 컴퓨터로 분석하여 내부 장기의 밀도를 결정하고, 이를 통하여 내부의 자세한 단면을 재구성해서 영상으로 나타나게 한다.

㉢ 감마카메라 : 의료진단이나 검사용으로 쓰이는 방사선 응용기기의 일종. 발명자인 앵거(H.Anger)의 이름을 따서 앵거 카메라라고도 한다. 진단을 목적으로 체내에 투여된 방사성핵종 또는 그 화합물이 방출하는 감마선을 피검체에 고정시킨 검출기로 측정하여 체내 분포나 장기 내 분포를 기록하여 화상정보를 제공하는 장치이다.

㉣ MRI(자기공명영상법) : 자력에 의하여 발생하는 자기장을 이용하여 생체의 임의의 단층상을 얻을 수 있는 첨단의학기계, 또는 그 기계로 만든 영상법. MRI는 X-ray처럼 이온화 방사선이 아니므로 인체에 무해하고, 3-D 영사화가 가능하며 컴퓨터단층촬영(CT)에 비해 대조도와 해상도가 더 뛰어나다.

〈9〉 환자감시 시스템

01 다음 중 환자감시장치의 설명중 틀린것은?

① 화면은 컬러 TFT LCD스크린 사용한다. ② 외부전원이 끊어지면 작동하지 않는다.
③ 부가적으로 프린터를 사용할 수 있다. ④ Central Monitoring System이 가능하다.

해설 환자 감시장치는 내부 배터리의 장착으로 외부전원이 끊어진 상태에서도 약 2시간 동안 작동할 수 있다.

02 심전도를 얻는 방법에 있어서 틀린 유도 방식은?

① 제4유도(왼손과 오른발) ② 제1유도(양손)
③ 제2유도(오른손과 왼발) ④ 제3유도(왼손과 왼발)

해설 심전도를 얻는 방법에는 제1유도(양손),제2유도(오른손과 왼발),제3유도(왼손과 왼발)의 표준지유도 외에 흉부유도, 단극유도 등도 있다.

03 SpO_2의 측정 원리 중 틀린 것은?

① 사용광원 : 660(적색), 940(적외선)[nm]
② DC : 피부, 정맥, 모세혈관, 동맥의 비맥동성분에 의한 흡수
③ 상용 LED : 적색 630~670[nm], 적외선 880~950[nm]
④ AC : 맥동동맥혈에 의한 반사

해설 AC : 맥동동맥혈에 의한 흡수

04 환자감시장치의 일반적인 측정파라미터가 아닌 것은?

① EEG ② Pulse Rate ③ ECG ④ SPO_2

해설 ㉠ ECG : 심전도

정답 〈9〉 01.② 02.① 03.④ 04.①

㉡ SPO_2 : 산소포화도
㉢ Pulse Rate : 맥박은 일반적인 측정기준이다.
㉣ EEG : 뇌파는 뇌파측정기를 통해 측정하게 된다.

05 주로 중환자실, 신생아실, 분만실이나 회복실에서 사용하는 기기로서 환자의 심전도, 혈압, 호흡, 체혼, 산소포화농도 등을 수치나 파형으로 나타내는 기기는 ?

① 분만감시장치 ② 심전계 ③ 뇌전계 ④ 환자감시장치

해설 ㉠ 분만감시장치 : 산모의 임신과 출산중의 상태, 태아의 상태를 감시하는 기기
㉡ 심전계 : 심장 박동에 따라 심근 세포의 활동전위의 시간적 변동을 곡선으로 기록하여 표시하는 장치
㉢ 뇌전계 : 뇌에 전극을 붙이고 전극사이에 나타나는 전압차이의 기록을 하는 기기

06 환자감시장치에서 혈중산소포화농도[SpO_2] 측정에 사용되는 광원으로 옳은 것은?

① X-선 ② 자외선 ③ 적외선 ④ 감마선

해설 혈중산소포화농도[SpO_2]의 사용광원은 660(적색), 940(적외선)[nm]이다. [SpO_2] Sensor사이에 직물을 통과해서 적외선 빛과 빨간색 빛이 발광다이오드에 의하여 빛이 난다. 거의 모든 센서는 발가락, 손가락이나 귀와 같은 우리 몸의 끝부분에 사용하게 된다. 적용위치의 직물, 혈액과 뼈는 거의 모든 빛을 흡수한다. 하지만 약간의 나머지 빛은 신체의 끝부분을 통과해서 통과하게 되면, 광원반대 위치에 Light-sensitive Detector(빛 센서 탐지기)는 그 빛의 양을 인식하게 된다.

07 동맥혈의 헤모글로빈과 산소분자와의 백분율로 나타내는 환자 감시 장치의 기능은?

① HR ② BP ③ APG ④ SpO_2

해설 ㉠ SpO_2(혈중산소 포화도) : 포화된 동맥혈중과 산소의 헤모글로빈 분자와의 백분율로 표현한다.
㉡ HR(Heart Rate) : 심박수를 나타낸다.
㉢ BP(Blood Pressure) : 혈압을 뜻하는 것으로 혈액이 혈관 속을 흐르고 있을 때 혈관벽에 미치는 압력이다.
㉣ APG(Apgarscore : 애프카 채점법) : 신생아의 심장 박동수·호흡 속도 등 신체상태를 나타낸 수치이다.

08 환자감시장치에서 주로 측정하는 생체신호에 해당되지 않는 것은?

① 체온 ② 심전도
③ 근전도 ④ 동맥혈의 산소 포화도

해설 환자감시장치에서 주로 측정되는 생체신호 : 심전도, 혈압, 호흡, 체온, 동맥혈의 산소 포화도 등이다.

09 환자감시 시스템에서 심근경색증, 심정지 등의 심장질환처럼 예고 없이 발병하는 질환을 조기에 검사하여 관찰하고 연속감시가 필요할 때 사용되는 감시장치를 시행하지 않는 곳은?

① ICU ② CCU ③ 분만실 ④ 치과

해설 환자감시 시스템 : 응급치료 시 대처할 수 있는 능력이 있으므로 병원 모든 곳에서 사용된다.

정답 05.④ 06.③ 07.④ 08.③ 09.④

치과 시술 시 응급상황이 아닌 경우에는 사용할 필요가 없다. 환자감시 시스템은 수술실, 회복실, ICU, CCU, RCU, SCU, 미숙아, 신생아실, 분만실, 고압 산 소실, 방사선치료실에서 사용된다.

10 다음 중 환자감시장치에서 측정되는 생체신호가 아닌 것은?

① 심전도 ② 혈 압 ③ 체 온 ④ 소변량

해설 현재 일반적으로 계측되는 항목 : 맥박, 심전도, 호흡, 혈압, 체온 등을 들 수 있다.

11 환자감시장치에서 포화된 동맥혈중과 산소의 헤모글로빈 분자와의 백분율로 표현하는 기능은?

① 심전도(ECG) ② 비관혈식혈압(NIBP)
③ 혈중산소포화농도(SpO_2) ④ 호기말이산화탄소분압($EtCO_2$)

해설 ㉠ 심전도(ECG, EKG) : 심장의 수축에 따른 활동전류를 곡선으로 기록한 것이다. 심근의 흥분은 정맥동(靜脈洞)에서 일어나 심방 · 심실 방향으로 나아가므로 이 흥분을 임의의 두 점에서 전류계(심전계)에 유도하면 심장의 활동전류가 그래프로 묘사된다. 이와 같이 해서 얻은 것이 심전도이며 심장질환의 진단에 매우 중요하다

㉡ NIBP : 비침습형 혈압기로서 커프(cuff)를 팔에 감고 공기로 압력을 주어서 인체의 혈압을 측정하는 방법으로 체외혈압 이라고도 한다.

㉢ SpO_2(혈중산소 포화도) : 포화된 동맥혈중과 산소의 헤모글로빈 분자와의 백분율로 표현된다.

12 환자감시장치의 주요 사용 장소로 틀린 것은?

① 심장병 집중치료실 ② 당뇨 검사실
③ 뇌졸중 집중치료실 ④ 호흡기질환 집중치료실

해설 일반적으로 병원에서 환자감시가 이루어지고 있는 곳 : 수술실, 회복실, 집중치료실, 심장병 치료병실, 호흡기질환 집중치료실, 뇌졸중 집중치료실, 미숙아, 신생아실, 분만실, 고압 산소실, 방사선 치료실 등이 있다.

13 환자감시로 환자의 데이터를 감시하거나 계측하기 위한 기술적인 과제가 아닌 것은?

① 장시간 안정한 센서 ② 무선 텔레미터의 도입
③ 센서의 대형화 ④ 무침습적인 계측

해설 환자의 데이터를 감시하거나 계측하기 위한 기술적인 과제로는 센서의 소형화, 장시간 안정한 센서, 무침습적인 계측, 복합 센서의 개발, 무선 텔레미터의 도입, 높은 신뢰성과 안전성, 오동작의 방지, 데이터 처리기술의 도입 등을 들 수 있다. 그러므로 ③번 문장은 "센서의 소형화"가 올바른 문장이다.

14 다음 중 무엇에 관한 설명인가?

과거의 진료과별로 독립적인 환자진료에서 벗어나 환자의 증상이나 상태 또한 치료의 시기나 간호의 정도에 따라 의료진이나 시설을 전문화, 중앙화하려는 ( )이다.

① 환자 감시 시스템 ② 수액펌프
③ 의료용 소독 세척기 ④ 인공 호흡기

해설 ㉠ 수액펌프 : 수액을 지속적으로 투입하거나 미세한 수액량까지도 조절하여 투여할 수 있게 해

정답 10.④ 11.③ 12.② 13.③ 14.①

주는 장비이다.

㉡ 의료용 소독 세척기 : 물 속에 강력한 초음파를 발사해 세척 물에 파장을 일으킨 뒤 발생하는 반발력을 이용하여 살균 및 제거하고 의료기기를 세정할 수 있다.

㉢ 인공 호흡기 : 호흡계를 치료할 때 중요한 점은 환자의 허파에 원활한 순환이 이루어져야 한다.

15 환자감시장치의 측정 항목이 아닌것은?

① 심전도 ② 혈압 ③ 근전도 ④ 혈중산소포화도

해설 환자감시장치 : 심전도, 혈압, 체온, 호흡, 심박수, 혈중산소포화도 등의 진단정보를 연속측정함으로써 위급하게 발생하는 환자상태의 변화를 빨리 발견하여 신속하게 치료하는 것을 목적으로 한다.

〈10〉 PET(양전자단층촬영)

01 PET(양전자방출형단층촬영장치)에 방사성의약품 F-18의 반감기는 약 110분이다. F-18 200[mCi]가 5시간 30분 뒤에는 얼마로 감쇠되는가?

① 25[mCi] ② 50[mCi] ③ 100[mCi] ④ 12.5[mCi]

해설 반감기가 110분이므로 5시간 30분은 330분 즉 반감기가 3번 지났다. 따라서 $\frac{200}{2^3}$ [mCi]이므로 25[mCi]이다.

02 다음 중 ECT에서 재생에 있어 유리한 점 외에도 생리학적으로 중요한 생체 구성원소를 치환할 수 있는 사성 핵종이 대부분 양전자방사체인 특징을 갖는 촬영장치는?

① PET ② SPECT ③ CT ④ MR

해설 PET : 원자핵이 베타붕괴를 하여 방출한 양전자는 물질 중에 있는 전자와 결합하여 소멸되면서 동시에 서로 반대방향의 소멸방사선을 방사한다.

03 다음 중 PET 기기의 주요 원리를 설명할 수 있는 방사선과 물질과의 상호작용의 효과는?

① 컴프턴 효과 ② 광전효과 ③ 소멸반응 ④ 핵변환

해설 원자핵이 베타붕괴를 하여 방출한 양전자는 물질 중에 있는 전자와 결합하여 소멸되면서 동시에 서로 반대방향에 소멸방사선을 방사한다.

04 다음 중 PET에 사용되는 방사성 핵종이 아닌 것은?

① B^{-9} ② N^{-13} ③ O^{-15} ④ F^{-18}

해설 ㉠ PET : 원자핵이 베타붕괴를 하여 방출한 양전자는 물질 중에 있는 전자와 결합하여 소멸되면서 동시에 서로 반대방향의 소멸방사선을 방사한다. PET에 사용되는 핵종으로는 C^{-11}, N^{-13}, O^{-15}, F^{-18} 등이 있다.

㉡ 양전자 : 전자의 반입자, 전기량, 질량, 스핀 등 소립자로서의 속성은 전자와 같지만 양의 전하를 가지는 입자이다.

정답 15.③ 〈10〉 01.① 02.① 03.③ 04.①

ⓐ 디랙의 방정식에서 처음 예견되었다가 후에 실험결과로 확인되었다.
ⓑ 전자와 충돌하면 몇 개의 감마 선을 방출하면서 쌍소멸한다.
ⓒ 보통 양전자는 높은 에너지의 감마선이나 하전입자가 물질에 충돌할 때 그 원자핵 주위에 전자와 쌍으로 생성된다.
ⓓ 인공방사성 핵 중에서 양전자를 방출하기도 한다.
ⓔ 양전자 자체는 안정되어 있지만 물질 속에 들어가서 자신의 반입자인 전자와 충돌하면 몇 개의 감마선으로 모습을 바꾸어 전자와 함께 소멸한다.
ⓕ 전자쌍소멸은 전자쌍생성과 함께 소립자의 세계에서 에너지와 물질이 서로 전환하는 과정을 단적으로 보여준다.
ⓖ 단광자 감마선 붕괴 : Tc

05 다음 중 PET(양전자단층촬영장치)에서 배후 방사능과 잡음을 억제하기 위해서 사용하는 필터가 아닌 것은?

① 초음파 필터 ② 특성파 대역 필터 ③ 고주파 필터 ④ 저주파 필터

해설 ㉠ 고주파 필터 : 고주파 데이터를 통과시키고 저주파 데이터는 제거시킨다.
㉡ 저주파 필터 : 고주파 데이터는 제거하고 저주파 데이터를 통과시킨다.
㉢ 특성파 대역 필터 : 특정대역의 데이터만을 통과시키고 그 외의 대역은 제거시킨다.

06 다음 중 양성자방출단층촬영장치(PET)의 원리는?

① 에니힐레이션(광자소멸) 효과 ② 컴프턴 효과
③ 광전효과 ④ 핵방출 효과

해설 ㉠ PET의 원리 : 양전자를 방출하는 방사성동위원소가 표지된 방사성 의약품을 투여하면 양전자 핵종은 주위의 전자와 충돌하여 운동에너지를 잃게 되고, 양전자가 정지상태에서 가까웠을 때 주위의 전자와 결합 · 충돌하여 운동에너지를 잃게 되고 전자와 결합하여 소멸하면서 511[keV]의 에너지를 갖는 한 쌍의 감마선으로 변형한다. 이는 애니힐레이션(광자소멸) 효과라고 한다.
㉡ 양전자방출단층촬영장치(PET) : 여러 기본 대사물질에 양전자를 방출하는 방사성동위원소를 표시하여 인체에 투여한 후 양전자와 물질간의 상호작용으로 발생하는 소멸방사선(Annihilation Radiation)을 체외에서 검출하여 단층촬영영상을 얻는 기기이다.

07 다음 중 PET에서 사용하는 방사성동위원소가 붕괴할 때 발생하는 광자의 에너지는?

① 311[keV] ② 411[keV] ③ 511[keV] ④ 611[keV]

해설 PET(양전자방출단층촬영장치)
㉠ 방사성의약품을 혈관에 주사한 후 전신에 흡수되어 방출되는 양전자를 이용하여 전신을 촬영한다. 이때 주사되는 방사성의약품은 포도당과 같은 우리 몸의 기초 신진대사에 이용되는 물질이므로 대사과정에 이상이 있는 암이나 염증부위, 조직의 괴사부위 등을 알 수 있는 검사이다.
㉡ 양전자 붕괴에서 나오는 감마선의 에너지 = 전자의 질량에너지(511[keV]) = ∴ 0.5[Mev]

08 다음 중 SPECT와 비교시 PET의 특징이 아닌 것은?

① 생체의 생리학적 · 생화학적 상태를 관찰한다.
② 분해능이 우수하다.

정답 05.① 06.① 07.③

③ 의료용 방사성동위원소 생산을 위한 입자가속기(Cyclotron)가 필요하다.
④ 반감기가 길다.

해설 SPECT와 비교시 PET의 특징
㉠ 생체의 생리학적 생화학적 상태를 묘출한다. ㉡ 분해능이 우수하다.
㉢ 장치와 함께 cyclotron이 필요하다. ㉣ 반감기가 짧다.
㉤ 설치와 운용에 많은 비용과 전문기술이 필요하다. ㉥ 감도가 우수하다.

09 다음 의학영상시스템 중 동위원소가 붕괴할 때 동시에 감마선 두 개가 반대 방향으로 나오는 것을 이용해 단층영상을 얻는 것은?

① MRI ② X-선 CT ③ PET ④ 감마카메라

해설 ㉠ MRI(자기공명영상법) : 자력에 의하여 발생하는 자기장을 이용하여 생체의 임의의 단층상을 얻을 수 있는 첨단의학기계, 또는 그 기계로 만든 영상법이다. MRI는 X-ray처럼 이온화 방사선이 아니므로 인체에 무해하고, 3-D 영상화가 가능하며 컴퓨터단층촬영(CT)에 비해 대조도와 해상도가 더 뛰어나다.
㉡ PET(양전자방출단층) : 방사성의약품을 혈관에 주사한 후 전신에 흡수되어 방출 되는 양전자를 이용하여 전신을 촬영한다. 이때 주사되는 방사성의 약품은 포도당과 같은 우리 몸의 기초 신진대사에 이용되는 물질이므로 대사과정에 이상이 있는 암이나 염증부위, 조직의 괴사부위 등을 알 수 있는 검사이다.
㉢ 감마카메라 : 의료진단이나 검사용으로 쓰이는 방사선 응용기기의 일종으로, 발명자인 앵거(H.Anger)의 이름을 따서 앵거 카메라라고도 한다. 진단을 목적으로 체내에 투여된 방사성핵종 또는 그 화합물이 방출하는 감마선을 피검체에 고정시킨 검출기로 측정하여 체내분포나 장기 내 분포를 기록하여 화상정보를 제공하는 장치이다.
㉣ SPECT(단일양립자방출전산단층촬영) : 여러 개의 검출기를 이용하거나 대향형 검출기로서 스캐닝하여 단층상을 얻는 방법 또는 섬광카메라에 평행다공형 조준기를 부착하고 체축 주위를 회전하면서 투영 데이터를 수집하여 단축상을 만드는 방법 등이 있다.

10 다음 중 정확한 해부학적 정보와 암 진단 등에 필요한 생화학적 정보를 동시에 제공하여 암의 조기진단 등에 널리 사용되는 의료기기는?

① CT ② PET ③ PET-CT ④ SPET

해설 PET-CT : 우리 몸 속 조직들의 기능과 생화확적 대사상태를 검사하는 기능적인 영상과 최신형 CT에서 제공되는 해부학적이 SDUD상을 보다 정확한 병변의 위치와 크기를 알 수 있는 핵의학 분야의 최첨단 의료기기이다.

〈11〉 감마카메라

01 다음 중 감마선이 섬광검출기에 검출되어 발광한 신호를 증폭하여 전기적 펄스로 변환시켜 주는 장치는?

① Cathode Ray Tube ② Radio Frequency Tube
③ Photo Multiplier Tube ④ Multichannel Analyzer

해설 ㉠ Photo Multiplier Tube : 감마선이 섬광검출기에 검출되어 발광한 신호를 증폭하여 **전기적 펄**

정답 08.④ 09.③ 10.③ 〈11〉 01.③

스로 **변환**시킨다.

㉡ Cathode Ray Tube : 전자층에서 방출된 전자들이 전기장치 속에서 가속되어 **형광체**에 **충돌**하고, 이 형광체가 전자의 충돌 에너지를 **광에너지로 바꾸어 발광**하는 구조를 가진다.

㉢ Multichannel Analyzer : 데이터 처리 시스템에서 동시에 작동하는 **내부 기억장치**와 여러 대의 주변 장치 사이의 데이터 전송을 한꺼번에 다루는 기능의 분석을 담당하는 기기이다.

㉣ Radio Frequency Tube : 전자 스펙트럼 배관으로, 즉 전자파가 점유하는 전체 주파수 범위 중에서 전파가 점유 하는 주파수의 배관이다.

02 다음 중 SPECT 진단에 이용되는 핵종이 갖추어야 할 조건이 아닌 것은?

① 검출광자는 단색이며 그 에너지는 200[keV] 이하이어야 한다.
② 인체에 대량 투여가 가능한 반감기가 긴 핵종이어야 한다.
③ 검출대상 광자보다 높은 에너지를 가진 광자를 방출하지 않아야 한다.
④ 1붕괴당 검출대상 광자의 방출확률이 가능한 한 높아야 한다.

해설 SPECT진단에 이용되는 핵종이 갖추어야 할 조건

㉠ 감마선 방출핵종 : 피폭경감
㉡ 검출광자는 단색이며 또한 그 에너지는 200[keV] 이하의 범위이어야 한다.
㉢ 1붕괴당 검출대상 광자의 방출확률이 가능한 높아야 한다.
㉣ 검출대상 광자보다 높은 에너지를 가진 광자를 방출하지 않아야 한다.
㉤ 인체에 대량 투여가 가능한 반감기가 짧은 핵종이어야 한다.

03 다음 중 감마카메라에서 섬광검출기의 구성에 속하지 않는 것은?

① Dynode ② NaI 결정 ③ PMT ④ 파고분석기

해설 섬광검출기의 구성 : ㉠ 조준기, ㉡ NaI결정(NaI Crystal)과 광전자증배관(PMT), ㉢ 파고분석기와 마이크로프로세서, ㉣ 영상기록장치와 영상표시장치, ㉤ 전지스캔 보조장치, ㉥ 컴퓨터시스템

04 다음 중 감마카메라에 대한 설명이 아닌 것은?

① 섬광체는 전압 증폭을 한다.
② 광증배관 외에도 신호를 증폭용 증폭기와 위치결정회로들이 있다.
③ 출력전압은 일반적으로 특정 현상의 위치와 펄스의 높이를 나타낸다.
④ 광증배관은 유입된 광자에 비례하는 전압을 출력한다.

해설 감마카메라의 특징 : ㉠ 광증배관은 유입된 광자에 비례하는 전압을 출력한다.

㉡ 광증배관 외에도 신호를 증폭시키는 전 증폭기와 위치결정회로들이 있다.
㉢ 출력전압은 일반적으로 특정 현상의 위치와 펄스의 높이를 나타내며 아날로그 / 디지털 변환기에 의해 디지털화 된다. 이후의 신호처리과정은 디지털 방식으로 이루어진다.
㉣ 단일 광자방출단층촬영장치(SPECT)와 양전자방출단층촬영장치(PET)를 포함하는 핵 영상화 기술의 재구성 계산들은 디지털 방식으로 행하여지며, 영상 데이터들은 디지털 픽셀 배열들로서 저장된다.

05 다음 중 감마카메라를 회전시켜서 단층영상을 얻는 장치는?

① MRI ② SPECT ③ DR ④ PET

해설 ㉠ MRI(자기공명영상법) : 자력에 의하여 발생하는 자기장을 이용하여 생체의 임의의 단층상을 얻을

정답 02.② 03.① 04.① 05.②

수 있는 첨단의학기계, 또는 그 기계로 만든 영상법이다. MRI는 X-ray처럼 이온화 방사선이 아니므로 인체에 무해하고, 3-D 영상화가 가능하며 컴퓨터단층촬영(CT)에 비해 대조도와 해상도가 더 뛰어나다.

㉡ SPECT(단일양립자방출전산단층촬영) : 여러 개의 검출기를 이용하거나 대향형 검출기로서 스캐닝하여 단층상을 얻는 방법 또는 섬광카메라에 평행다공형 조준기를 부착하고 체축 주위를 회전하면서 투영 데이터를 수집하여 단축상을 만드는 방법 등이 있다.

㉢ DR : 인체를 투과한 X-선의 강약에 따른 정보를 전기신호로 변환시킨 후 아날로그 디지털 변환과정을 거쳐 픽셀(Pixel)의 그레이 스케일값을 얻는다. 획득한 초기 상태의 자료를 컴퓨터 영상처리과정을 거쳐 불균일성이나 노이즈를 제거하고 아날로그 신호로 변환하며 영상화하게 되는 것이다.

㉣ PET(양전자방출단층촬영장치) : 방사성의약품을 혈관에 주사한 후 전신에 흡수되어 방출되는 양전자를 이용하여 전신을 촬영한다. 이때 주사되는 방사성의 약품은 포도당과 같은 우리 몸의 기초 신진대사에 이용되는 물질이므로 대사과정에 이상이 있는 암이나 염증부위, 조직의 괴사부위 등을 알 수 있는 검사이다.

06 다음 중 핵의학에서 가장 많이 쓰이는 섬광체는?

① NaI(T_1) ② CsI(T_1) ③ YAP : Ce ④ a-Se

해설 NaI(T_1) 섬광체 : 감마선에 검출효율이 좋다.

07 다음 중 동중원소는?

① 원자번호가 같고 질량수가 다른 것 ② 질량수가 같고 원자번호가 다른 것
③ 중성자수가 같고 질량수가 다른 것 ④ 질량수가 같고 중성자수가 다른 것

해설 동중원소 : 원자번호(양성자의 수)는 다르지만 질량수(양성자수와 중성자수의 합)는 같은 원자핵이다. 서로 다른 중성자수를 가지고 있기 때문에 쿨롱 힘도 달라지고 중성자 과잉의 영향으로 안정된 핵이 질량수가 홀수일 경우 안정된 원자핵은 1개, 짝수일 경우 2~3개 밖에 존재하지 않는다.

08 다음 중 원자(Atom)에 대한 설명이 아닌 것은?

① 물질을 구성하고 있는 최소의 기본 단위입자이다.
② 화학적 성질을 유지하고 있다.
③ 1개의 원자핵과 전자로 구성되어 있다.
④ 원자핵의 전하는 핵주위의 전자수에 의해 결정된다.

해설 원자 : 화학원소로서의 특성을 잃지 않는 범위에서 도달할 수 있는 물질의 기본적인 최소입자이다. 화학적 성질을 유지하고 있고 1개의 원자핵에는 1개의 전자로 구성되어 있다.

09 다음 중 섬광검출기의 구성요소가 아닌 것은?

① 전치증폭기 ② 파고분석기 ③ 광전자증배관 ④ 조영제

해설 ㉠ 조영제 : 단순 X-선 촬영 : 잘 찍히지 않는 부위에 주입하여 목적하는 장기나 조직의 명확한 X-선상을 얻기 위해 사용하는 진단용 약제, X-선 조영제라고도 한다.

㉡ X-선 검사 : X-선의 투과작용과 인체를 구성하는 조직의 흡수차를 사용하는데, 주위조직과의 X-선 흡수차가 작은 장기는 X-선상으로는 식별이 어렵다. 이때 조영제가 쓰인다.

정답 06.① 07.② 08.④ 09.④

10 다음 중 섬광검출기(Scintillation Counter)의 회로구성은?

① 검출기 - 전치증폭기 - 비례증폭기 - 파고분석기 - 계수기
② 검출기 - 비례증폭기 - 파고분석기 - 전치증폭기 - 계수기
③ 검출기 - 파고분석기 - 전치증폭기 - 비례증폭기 - 계수기
④ 검출기 - 파고분석기 - 비례증폭기 - 전치증폭기 - 계수기

해설 섬광체에 방사선이 조사되면 흡수 에너지에 비례하여 섬광을 발한다. 이 섬광은 미약하므로 이것을 광전자증배관의 광전음극에서 전자로 변환해서 2차전자 방출전극으로 증배하고 양극에서 수집한다.

〈12〉 체열진단기기

01 다음 중 초전형 적외선 센서의 특징이 아닌 것은?

① 수동형은 발광적외선이, 능동형은 별도의 발광체가 필요하다.
② 초전형 센서는 온도변화의 에너지만을 적분(미분) 전압으로 출력한다.
③ 재료는 강유전 $LiTaO_3$(티탄산리튬), 세라믹, 등의 단결정, PVDF 등의 유기체다.
④ 물체에서 방사되는 적외선을 비접촉 감지하므로 이동체에서도 사용한다.

해설 초전형 적외선 센서의 소자 종류 : $LiTaO_3$(티탄산 리튬), 강유전 세라믹, 3유화 글리신, PVDF 등과 PZT-티탄산 지르콘 산연계 세라믹 강유전체로 열형 적외선 센서를 직렬로 접속하여 열기전력의 총합이 최대가 되도록 열전쌍으로 구성한다.

02 다음 중 인체에서 방출되는 적외선을 감지하여 동통부위나 질병부위를 컬러 영상으로 표시하고 유방암의 조기진단, 수술전후 비교 및 치료효과 판정 가능하며 디스크, 요통, 염좌 등의 통증부위의 온도변화 확인이 가능한 의료기기는?

① 동맥경화측정기 ② 골밀도기 ③ 체열촬영기 ④ DITI

해설 ㉠ 적외선 체열촬영기(체열촬영기) : 체온의 미세한 변화를 감지하여 영상화함으로써 진단에 이용하는 것이다. 체외로 자연 방출되는 적외선 에너지를 감지하고 측정한다.

㉡ 체열진단기의 임상이용 : 유방암이나 피부의 악성종양, 신경통 관절염 등의 통증부위, 말초순환장애의 진단 등에 이용되고 있다. 그 적용범위도 넓혀지고 있다.

ⓐ 통증의 진단 : 가시적 영상과 수치를 통한 통증의 객관화할 수 있다.
ⓑ 조기발견 : 유방암, 염증성 질환 등을 조기 발견할 수 있다.
ⓒ 치료평가 : 치료 전후 영상 비교를 통한 객관적 평가를 할 수 있다.

03 다음 중 열형 적외선 센서에 관한 설명은?

① 적외선을 흑체에 집속시키고 기전력을 발생시켜 측정한다.
② 적외선을 열로 변환하고 변환된 열이 저항변화를 일으켜서 전류를 측정한다.
③ 적외선을 열로 변환하고 변환된 열이 용량변화를 일으켜서 전류를 측정한다.
④ 적외선을 열로 변환하고 변환된 열이 저항변화로 기전력을 발생시켜 측정한다.

해설 적외선을 열로 변환하고 변환된 열에 의해 저항변화에 의한 전류변화를 측정하거나 기전력의 형태로 얻는 방식이다.

정답 10.① 〈12〉 01.② 02.③ 03.②

04 다음 중 열형 적외선 센서의 특성은?

① 상온에서 감도가 낮아지고 응답속도가 느려진다.
② 상온에서 감도가 높아지고 응답속도가 느려진다.
③ 상온에서 감도가 낮아지고 응답속도가 빨라진다.
④ 상온에서 감도변화가 없고 응답속도가 빨라진다.

해설 상온에서 동작이 되고 파장에 따라 감도가 크게 변하지 않으나, 감도가 늦으면 응답속도가 수십[ms]로 느린 편이다.

05 다음 중 양자형 적외선 센서는?

① PN접합에 의한 광기전효과로 출력전압을 얻는다.
② PN접합에 의한 부저항 효과로 출력전압을 얻는다.
③ 바이어스 전압이 필요하고 극판 사이의 전하량과는 관련이 없다.
④ 바이어스 전압이 불필요하고 극판 사이의 전하량과는 관련이 없다.

해설 양자형 적외선 센서 : 바이어스된 반도체의 두 극 사이에 에너지 흡수차이에 따라 이동되어지는 전하량을 이용한 광전도효과나 PN접합에 의한 광기전력 효과로 출력전압 및 전류를 얻는 방식이다.

06 다음 중 양자형 적외선 센서는?

① 감도가 낮으며 응답속도는 [ms]급이다.
② 감도가 높으며 응답속도는 [μs]급이다.
③ 유입되는 파장에 관계없이 감도는 일정하고 발열된다.
④ 유입되는 파장에 관계없이 감도는 일정하고 발열되지 않는다.

해설 감도가 높으며 응답속도가 [μs]급으로 빠르지만 파장에 따라서 감도가 변하며 작동 중에 열이 발생하므로 냉각이 필요하다.

07 다음 중 적외선 센서의 특징이 아닌 것은?

① 측정하고자 하는 적외선의 파장대역만을 통과시키는 광필터가 필요하다.
② 양자형 센서는 냉각장치가 필요하다.
③ 온도변화가 없는 피사체를 촬영할 때에는 셔터가 필요없다.
④ 사용하는 주변온도와 센서의 감도에 영향을 미친다.

해설 적외선 센서 : ㉠ 적외선을 이용해 온도, 압력, 방사선의 세기 등의 물리량이나 화학량을 감지하여 신호처리가 가능한 전기량으로 변환하는 장치이다.
㉡ 양자형 적외선 센서 : 작동 중에 열이 발생하므로 냉각이 필요하다.

정답 04.① 05.① 06.② 07.③

〈13〉 재택진단기기

01 다음 중 재택진단기의 기본 항목은?

① 시진과 후진 ② 시진과 청진 ③ 청진과 후진 ④ 촉진과 후진

해설 ㉠ 시진(視診) : 의사가 우선 육안으로 관찰하여 환자의 표정 · 자세 · 태도나 피부 · 점막의 병변 유무 등을 조사하는 것이다. 여러 가지를 질문한 후 타진(打診)이나 청진기에 의한 청진 등에 앞서 행하는 진찰로서, 몸의 전체 상태를 파악하는 데 중요할 뿐만 아니라 어떤 병은 거의 시진만으로도 진단이 가능하다.

㉡ 청진(聽診) : 환자의 몸 안에서 나는 소리를 들어서 진단하는 일로 심장, 호흡, 흉막, 동맥, 정맥 따위의 소리를 듣는다.

㉢ 촉진(觸診) : 환자의 몸을 손으로 만져서 진단하는 일, 또는 그런 진찰법으로 체온, 종창, 부종, 압통, 맥박 따위를 살핀다.

㉣ 후진(嗅診) : 환자의 상처부위를 냄새를 맡아 진단하는 일이다.

02 다음 중 재택진단기의 기본 진단항목은?

① 심전도(ECG) ② 근전도(EMG) ③ 안전도(EOG) ④ 뇌전도(EEG)

해설 ㉠ 심전도(ECG, EKG) : 심장의 수축에 따른 활동전류를 곡선으로 기록한 것이다. 심근의 흥분은 정맥동에서 일어나 심방 · 심실방향으로 나아가므로 이 흥분을 임의의 두 점에서 전류계(심전계)에 유도하면 심장의 활동전류가 그래프로 묘사된다. 이와 같이 해서 얻은 것이 심전도이며 심장질환의 진단에 매우 중요하다.

㉡ 근전도(EMG) : 근육의 활동전위를 기록한 곡선이다. 실용적으로는 인체의 피부 표면에 전극을 부착하여 전위를 인도하는 표면도출법과 침상전극을 근육에 꽂아 넣고 근육 내의 한 지점에 생긴 활동전위를 이끌어내어 운동단위의 활동을 검출하는 바늘전극법이 있다.

㉢ 안전도(EOG) : 전기안구법은 망막의 정지전위를 측정하는 기술이다. 그 결과로 생기는 신호는 안전도라고 한다. 그 주된 응용방법들은 안과진단과 눈알 동작기록에 사용된다.

㉣ 뇌전도(EEG) : 뇌파를 기록한 도면으로 사람의 뇌세포는 독특한 모양의 규칙적인 전기충격을 일으키는데 이것을 뇌파라 한다. 뇌파는 환자에게 고통을 주지 않고도 검사가 가능하며, 뇌의 이상 부위나 성질 등을 정확하게 알 수 있다는 점에서 많이 활용되고 있다.

03 다음 중 재택진단기의 필수 항목이 아닌 것은?

① 확대카메라 ② 심전도 ③ 원심분리기 ④ 전자청진기

해설 ㉠ 심전도(ECG) :심장의 수축에 따른 활동전류를 곡선으로 기록한 것이다. 심근의 흥분은 정맥동에서 일어나 심방 · 심실 방향으로 나아가므로 이 흥분을 임의의 두 점에서 전류계(심전계)에 유도하면 심장의 활동전류가 그래프로 묘사된다. 이와 같이 해서 얻은 것이 심전도이며 심장질환의 진단에 매우 중요하다

㉡ 원심분리기 : 원심력을 이용하여 성분이나 비중이 다른 물질들을 분리 · 정제 · 농축하는 기계이다. 원심분리기는 원심력을 이용하여 균질액을 여러 부분으로 나눌 목적으로 가장 많이 이용되는 기계이다.

㉢ 전자청진기 : 기존 청진기는 심장의 움직임을 혈관을 통해 귀로만 듣는 데 비해 전자청진기는 귀로 들은 후 컴퓨터 분석 시스템을 통해 눈으로 보고 분석할 수 있다.

정답 〈13〉 01.② 02.① 03.①

04 다음 중 커프를 사용하여 혈액이 혈관벽에 부딪쳐서 발생되는 혈관음을 청진기로 통하여 들을 수 있는 소리는?

① 심음 ② 가청음 ③ 오실로음 ④ 코로트코프음

해설 간접적 혈압측정시 청진기로 소리를 들을 때 커프를 사용하여 혈액이 혈관벽에 부딪쳐서 발생되는 혈관음을 코로트코프(Korotkoff)음이다.

㉠ 심음 : 심장이 수축·확장할 때 발생하는 소리이다.

㉡ 가청음 : 정상적인 청력을 가진 사람이 들을 수 있는 범위 안의 소리이다. 이와 반대되는 개념으로 들을 수 없는 소리는 초음파라고 한다.

05 다음 중 재택진단기에서 생화학분석기에 의해서 검사할 수 없는 항목은?

① 조직배양검사 ② 혈당검사 ③ 요단백검사 ④ RBC와 WBC검사

해설 ㉠ 조직배양검사 : 세포의 구성, 유전적 작용, 생화학적 기능, 생식, 영양, 물질대사, 약물에 대한 반응, 정상세포와 비정상세포의 차이, 노화과정, 질병에 진행과정과 치료 등 생물·화학·물리적인 다양한 정보를 얻는 것이 가능하다.

㉡ 혈당검사 : 혈액 속에 들어 있는 포도당의 양을 재는 검사이다.

㉢ 요단백검사 : 단백뇨 또는 요단백은 단백질이 신장에서 걸러지지 않고 소변을 통해 체외로 배출되는 것이다.

㉣ WBC검사 : 백혈구 수는 세균이나 이물 등이 체내에 침입해 일어나는 염증이나 백혈병 등 많은 질환에서 증가하거나 감소하므로 이들 질환이 의심될 경우는 물론, 입원시 또는 건강진단같은 선별검사(Screening Test)에 이용되며, 특히 혈액질환의 진단 또는 항종양요법(화학요법, 방사선요법)의 지표로 중요하다.

㉤ RBC검사 : 모든 질병에 가장 기본적인 검사항목의 하나이다. 원래는 빈혈 또는 적혈구 증다증의 유무와 그 정도를 파악하기 위해 검사를 한다.

06 다음 중 재택진단기의 전자청진기의 특징은?

① 낮은 주파수만을 통과시키는 LPF가 필요하다.
② 높은 주파수만을 통과시키는 HPF가 필요하다.
③ 특정 주파수만을 통과시키는 대역필터가 필요하다.
④ 모든 가청주파수 대역을 증폭해야 한다.

해설 전자청진기 : ㉠ 기존 청진기는 심장의 움직임을 혈관을 통해 귀로만 듣는데 비해 전자청진기는 귀로 들은 후 컴퓨터 분석 시스템을 통해 눈으로 보고 분석할 수 있다. 또한 청진음을 무선 송신을 통해 여러 사람이 들을 수 있도록 하여 보다 정확한 진단을 할 수 있다.

㉡ 사용 과정 중 혼입되는 음성과 같은 잡음을 제거하고 심음, 혈류음, 호흡기류음과 같은 대역만을 통과시킨다.

07 다음 중 재택진단기에 진단용 카메라가 갖추어야 할 특성이 아닌 것은?

① 특정 부위를 확대할 수 있는 Zooming기능이 있어야 한다.
② 색상과 밝기를 원격조정할 수 있어야 한다.
③ 표준채광을 위한 조명기구가 있어야 한다.
④ 적외선 촬영기능이 있어야 한다.

정답 04.④ 05.① 06.③ 07.④

해설 진단용 카메라 : ㉠ 특정 부위를 확대할 수 있는 Zooming기능이 있어야 한다.
㉡ 색상과 밝기를 원격조정할 수 있어야 한다.
㉢ 표준채광을 위한 조명기구가 있어야 한다.
㉣ 적외선 촬영은 체열진단기에 의해 수행된다.

08 다음 중 재택진단기의 원격지 의료진과 통신수단이 아닌 것은?

① Internet ② RS232C ③ LAN ④ USB memory

해설 ㉠ Internet : 알파넷(ARPANET)에서 시작된 세계 최대 규모의 컴퓨터 통신망이다. 통신망과 통신망을 연동해놓은 망의 집합을 의미하는 인터네트워크(Internetwork)의 약어인 internet과 구별하기 위해 Internet 또는 INTERNET과 같이 고유명사로 표기한다. 랜(LAN) 등 소규모 통신망을 상호 접속하는 형태에서 점차 발전하여 현재는 전세계를 망라하는 거대한 통신망의 집합체가 되었다.
㉡ RS232C : 컴퓨터가 외부에서 자료를 주고받기 위하여 회선으로 연결할 때, 직렬 전송방식의 통신 회선에서 사용하는 물리적인 규격이다. 일반적으로 추천규격(RS : Recommanded Standard)이라 하여 RS-232C라 하지만 공식적인 명칭은 EIA-232-C로서 CCITT의 권고에 따라 미국의 EIA(미국전자공업회)가 정한 규격이다. 컴퓨터와 단말기를 연결하거나 각종 입출력기기를 접속하는 데에 사용된다. 이것은 20[k baud] 이하의 속도로 15[m] 이내에서 직렬로 자료를 전송할 수 있다.
㉢ LAN(Local Area Network) : 범위가 그리 넓지 않은 일정 지역 내에서 다수의 컴퓨터나 OA 기기 등을 속도가 빠른 통신선로로 연결하여 기기간에 통신이 가능하도록 하는 근거리 통신망이다.

〈14〉 임상검사기기

01 다음 중 임상검사에 사용되는 장비의 종류가 아닌 것은?

①마나이프 ② 소변분석기 ③ 자동혈구계산기 ④ 혈액가스분석기

해설 감마나이프 (Gamma Knife) : 매우 높은 에너지를 가진 빛의 일종이기 때문에 한 곳에 감마선을 집중시키면 그 부위의 종양세포가 죽어서 뇌질환을 치료할 수 있는 방사선 장비이다.

02 다음 중 혈액 속의 적혈구와 백혈구의 수를 측정하기 위한 임상검사기기는?

① 혈액가스분석기 ② 자동혈구계수기 ③ 원심분리기 ④ 생화학분석기

해설 ㉠ 자동혈구계수기 : 통상 혈액검사와 소변검사 등 기타 생화학적 검사를 하게 되는데 여기에서 통상 혈액검사(CBC)란 주로 혈구수를 계산하는 검사법이다. (혈구 : 적혈구, 백혈구, 혈소판이다.)
㉡ 혈액가스분석기(Blood Gas Analysis) : 혈액 내에 산소와 이산화탄소 포화도를 측정하여 체내에 나타나는 산증 및 알칼리증을 진단하는 검사 장비로서 특히 응급환자인 경우 검사를 즉시 수행하여 병증의 경과를 진단하는데 유용하며 또한 혈액의 나트륨, 칼륨 등의 전해질을 분석하여 체액상태를 분석하는데 유용한 장비이다.
㉢ 원심분리기(Centrifuge) : 원심력의 작용에 의해 성분이나 비중이 다른 물질을 분리 · 정제 · 농축하는 원심분리를 이용하여 액체속의 고체입자를 분리하는 기계이다.
㉣ 생화학분석기(Chemistry Analyzer) : 환자의 미량의 혈액으로 정확하고 정밀하게 분석하는 장비로서 임상진료의 핵심적인 우리 몸안의 모든 장기 및 기능(간기능검사, 신장기능검사, 지방질검사, 당뇨검사, 단백질검사, 효소검사, 통풍검사, 황달검사, 영양상태, 철분검사)을 분석하는 장비이다.

정답 08.④ 〈14〉 01.① 02.②

03 다음 중 질환의 진단, 치료, 예방을 위한 객관적 정보를 제공하여 병태나 병인의 해명을 하는 것을 목적으로 하는 의료기기는?

① 원심분리기 ② 혈액가스분석기 ③ 생화학분석기 ④ 혈구분석기

해설 혈구분석기 : 혈액 내에 혈구세포, 즉 백혈구, 적혈구, 혈소판의 크기와 모양을 신속하고 정확하게 측정하는 분석기이다.

04 다음 중 체내에 일정한 전류를 흘려서 측정한 저항값을 바탕으로 체내의 수분, 단백질, 무기질 및 지방을 측정하는 진단장비는?

① 체중계 ② 체성분분석기 ③ 뇌전도계 ④ 심전계

해설 체성분 분석장치 : 체내에 일정한 전류를 흘려서 측정한 저항값을 바탕으로 체내의 수분, 단백질, 무기질 및 지방을 측정하는 진단장비이다.

05 다음 중 자동 임상분석기의 기본 원리는?

① 형광광도계 ② 염광광도계 ③ 분광광도계 ④ 반사광도계

해설 ㉠ 형광광도계 : 형광 에너지에 의한 광전류현상을 이용하여 형광의 세기나 형광 물질의 농도를 재는 장치이다. 분석감도가 높기 때문에 초미량 불순물의 분석에 많이 쓰인다.

㉡ 염광광도계 : 시료를 화염(가스) 중에 넣으면 그 시료의 재료에 따라 특성의 빛을 낸다. Ma, K, Li 및 기타의 혼합금속의 분석에 따라 2분 이내에 원소의 분석이 가능하다.

㉢ 분광광도계 : 빛의 양을 전기적 에너지로 바꾸어서 측광하는 분광광도계이다. 다양한 파장영역의 빛을 측광하기 위해 각 파장대별로 여러 종류의 검출기를 사용하며, 관측하는 방법으로 나눈 종류는 수동형, 자동기록형, 직접 관찰형 등이 있다.

06 다음 중 분광광도계에서 광센서로 사용할 수 없는 것은?

① 포토다이오드 ② 광전판 ③ 포토트랜지스터 ④ 서미스터

해설 ㉠ 서미스터 : 코발트 · 구리 · 망간 · 철 · 니켈 · 티탄 등의 산화물을 적당한 저항률과 온도계수를 가지도록 2~3종류 혼합하여 소결한 반도체이다. 일반적인 금속과는 달리 온도가 높아지면 저항값이 감소하는 부저항온도계수의 특성을 가지고 있는데 이것을 NTC(Negative Temperature Coefficient Thermistor)라 한다.

㉡ 포토트랜지스터 : 포토다이오드의 PN 접합을 베이스 - 이미터 접합에 이용한 트랜지스터이다. 동작 원리의 관계로 인해서 빠른 빛의 변화에는 추종하기 힘들며, 20[kHz] 정도가 한계이다. 포토다이오드에 비해 감도가 크다.

㉢ 포토다이오드 : PN 접합 또는 정류성을 나타내는 금속과 반도체와의 접촉의 역방향 전류가 빛의 조사에 의한 광기전력효과로 증가하는 것을 이용한 광전변환장치. P영역에 (-)음, N영역에 (+)양의 전압을 가한 채 적당한 파장의 빛을 조사하면 저항이 높은 PN 접합에서 전류를 꺼낼 수가 있다. 접합형에는 게르마늄 · 실리콘 등이 쓰이며, 금속 - 반도체 접촉형에는 N형 게르마늄에 금을 접착시킨 것이 있다.

07 다음 중 분광광도계의 구성이 아닌 것은?

① 복사선 광원(Light Source) ② 단색화장치(Monochromater)

정답 03.③ 04.② 05.③ 06.④

③ 샘플 큐벳(Cuvette)　　　　　　　　　④ 전색화장치(Panachromater)

해설 분광광도계 : 특정 파장의 빛을 분광하여 시료에 통과시켜 빛의 투과율과 흡수율을 측정하는 장치이다.

㉠ 투과율 : 빛이 시료를 통과하는 양을 나타낸다.
㉡ 흡광도 : 투과의 로그 함수로 나타내어진다.
㉢ 복사선 광원과 단색화 장치, 샘플 큐벳 등으로 구성되어 있다.

※ 복사선 광선 : 분광 광도법의 복사선 광원은 흡광도를 측정하는 전자파 영역에 충분한 복사선 에너지를 공급하고, 측정이 이루어지는 동안 일정한 세기를 유지시킨다.
※ 큐벳 : 생물학적 유체를 분석하기 위한 자동장치
※ 단색화 장치 : 모노크로메이터라고도 한다. 일반적으로 분광광도계의 본체는 단색화 장치라고 할 수 있다. X선에는 결정 단색화 장치가, 입자선의 단색화에는 각종 속도 선별기가 사용된다.

08 다음 중 임상검사실에서 분광광도계나 현미경으로 검사를 하는 항목이 아닌 것은?

① 일반검사, 화학검사　　　　　② 혈액검사, 병리검사
③ 골밀도검사, 안전도검사　　　④ 혈청검사, 미생물검사

해설 WBC, RBC 혈소판 : 현미경으로 육안검사를 하거나 패턴인식에 의한 자동계수에 의한다.

09 다음 중 분광광도법으로 검사항목이 아닌 것은?

① 화학검사, 성분 물질검사　　　② WBC, RBC, 혈소판 검사
③ 호르몬 검사, 항체검사　　　　④ 혈액검사, 혈청검사

해설 WBC, RBC 혈소판 : 현미경으로 육안검사를 하거나 패턴인식에 의한 자동계수에 의한다.

10 다음 중 분광광도법 검사에 사용되는 광선의 파장대역으로 적절하게 분류된 것은?

	자외선	가시광선	근적외선
①	200~400[mm]	400~700[mm]	700~800[mm]
②	200~400[mm]	400~800[mm]	800~900[mm]
③	200~600[mm]	600~700[mm]	700~800[mm]
④	200~600[mm]	600~800[mm]	800~900[mm]

해설 분광광도법(Spectrophotometry) : 일반적으로 빛(백색광)이 물체에 닿는다.

㉠ 그 빛은 물체의 표면에서 반사된다.
㉡ 물체의 표면에서 조금 내부로 들어간 후 반사한다.
㉢ 물체에 흡수된다.
㉣ 물체를 통과하는 빛으로 나누어지는데 물체에 의하여 흡수되는 빛의 양은 그 농도에 따라 다르다.
㉤ 이와 같은 빛의 흡수현상을 이용하면 시료용액 중의 빛을 흡수하는 화학물질의 양을 정량할 수 있다.
㉥ 시료용액 또는 적당한 시약을 넣어 발색시킨 용액의 흡광도법이라고 하는데 주로 자외선(Ultraviolet, 180~320[nm]) 및 가시광선(Visible, 320~800[nm]) 영역에서 빛의 흡수를 이용한다.

정답 07.④ 08.③ 09.③ 10.①

〈15〉 기타 진단기기

01 다음 중 청각기관으로 소리를 얼마나 잘 듣는가를 진단하는 장치는?

① Audio Generator ② Audio Analyzer ③ Audio Meter ④ Audio Marker

해설 audio meter : 청력계라고도 한다. 항생물질의 부작용에 의한 난청도 Audio Meter 청력열화의 정도를 객관적으로 측정할 수가 있다.

㉠ 여러 순음을 발생할 수 있는 전기발진기와 그 세기를 정확히 가감할 수 있는 출력조정기 및 수화기로 구성되어 있으며, 출력조정기를 조작함으로써 소리가 들리지 않는 점, 즉 최소가청값을 각 순음에 대하여 구하는 구조로 되어 있다.

㉡ 이것을 별도로 정해진 정상청력의 기준과 비교하여 정상의 여부, 난청의 정도 등을 알 수 있다. 수화기에는 공기 전도용인 보통형과 골전도용이 있다.

02 다음 중 Audiometer로 진단할 수 없는 것은?

① 청각검사 ② 골밀도 검사 ③ 청력검사 ④ 골도검사

해설 Audiometer(청력계) : 항생물질의 부작용에 의한 난청도 이것으로 청력열화의 정도를 객관적으로 측정할 수가 있다. 이 계기는 여러 순음을 발생할 수 있는 전기발진기와 그 세기를 정확히 가감할 수 있는 출력조정기 및 수화기로 구성되어 있으며, 출력조정기를 조작함으로써 소리가 들리지 않는 점, 즉 최소가청값을 각 순음에 대하여 구하는 구조로 되어 있다. 이것을 별도로 정해진 정상청력의 기준과 비교하여 정상의 여부, 난청의 정도 등을 알 수 있다. 수화기에는 공기전도용인 보통형과 골전도용이 있다. 측정값은 일반적으로 소리의 세기를 나타내는 데시벨[dB]로 표시된다. 수십 명의 그룹용인 것도 있다.

03 다음 중 청력검사기에서 신호음으로 사용하는 신호의 파형은?

① 삼각파 ② 톱니파 ③ 구형파 ④ 사인파

해설 ㉠ 청력검사기 : 사인파로 주파수를 주면서 레벨을 조정하여 청력손실의 유/무 정도, 형태와 발병의 원인을 알아보는 기기이다.

㉡ 삼각파 : 물결의 꼭대기가 극단적으로 뾰족해진 것을 삼각파도라 하며, 다른 방향의 파도가 모여들어 삼각파가 생긴다.

㉢ 톱니파 : 전압 · 전류 등의 사인파(Sine波) 모양이 아닌 파형의 하나이다.

㉣ 구형파 : 시간을 X축, 진폭을 Y축에 잡고 파형을 표시하면 구형이 되는 전기신호이다.

04 다음 중 청력검사의 정현파와 같은 순음을 발생시킬 수 없는 것은?

① 소리굽쇠 ② Audio Generator
③ Sine파 발생기 ④ 구형파 발생기

해설 ㉠ 소리굽쇠 : U자형 쇠막대로 배음이 제거된 순음이 발생한다.

㉡ Audio Generator : Sin파, 삼각파, 구형파를 가청주파수를 선택 범위 안에서 발생하는 것이다. 구형파는 발생하지 않는다.

05 다음 문장 중에서 청력진단에 관련이 없는 것은?

① 가청주파수 범위를 측정하는 것을 순음역치 검사라고 한다.

② 원거리에서 발생하는 소리를 듣는 능력을 검사하는 것을 명확도 검사라고 한다.

정답 〈15〉 01.③ 02.② 03.④ 04.④

③ 음성의 주파수 범위안에서 측정하 것을 어음역치 검사라 한다.

④ 소리를 얼마나 정확하게 듣는가를 진단하는 것을 명료도 검사라고 한다.

해설 ㉠ 순음역치 : 각 주파수별로 들을 수 있는 음압을 나타낸 것으로 24[dB] 이하는 정상이다.
ⓐ 25~40[dB] : 경도 난청, ⓑ 41~55[dB] : 중등 난청, ⓒ 56~70[dB] : 중등고도 난청
ⓓ 71~90[dB] : 고도 난청, ⓔ 90[dB] 이상 : 농아로 분류
㉡ 어음역치(Speech Detection Threshould) : 피검자가 듣는 말을 확인하는 최저음압이다.

06 다음 중 청력검사실의 환경은?

① 온화한 조명과 밀폐된 창문이 없는 방음과 흡음설비를 갖추어야 한다.

② 온화한 조명과 밀폐된 창문이 있는 방음과 흡음설비를 갖추어야 한다.

③ 검사자와 피검사자가 같은 방에서 검사하는 구조로 설비한다.

④ 검사자와 피검사자가 다른 방이면 방음시설은 없어야 한다.

해설 청력검사 : ㉠ 검사의 내용 : 청각의 상하음계나 최소 가청역치의 검사를 비롯하여, 충분히 들리는 소리를 사용하여 그것이 들리는 상태를 조사하는 역치상 검사(소리의 크기와 상태의 검사, 세기의 판별역 검사 등) 외에 음향자극의 반응으로부터 다각적으로 조사하는 방법도 있으며, 이것은 주로 갓난아기나 정신질환자에 대하여 사용된다.
㉡ 검사 : 가급적 조용한 방을 택해서 하며 좌우의 귀를 따로따로 조사한다. 주로 오디오미터가 사용되고, 청력은 데시벨[dB]로 표시된다.
㉢ 정상인 : 0[dB]이고, 난청자일수록 그 수가 커지며 60[dB] 이상은 상당히 난청이고, 90[dB] 이상이면 농아이다.

07 다음 중 청력검사에서 음의 세기와 변화시키는 단계를 설명한 것은?

① 10~90[dB] 사이로 10[dB] 또는 20[dB] 간격으로 한다.

② 0~90[dB] 사이로 반드시 10[dB] 간격으로 한다.

③ -10~90[dB] 사이로 반드시 5[dB] 간격으로 한다.

④ -10~90[dB] 사이로 5[dB] 또는 10[dB] 간격으로 한다.

해설 ㉠ 검사 : 가급적 조용한 방을 택해서 하며 좌우의 귀를 따로따로 조사한다.
㉡ 오디오미터가 사용되고, 청력은 데시벨[dB]로 표시된다.
㉢ 정상인은 0[dB]이고, 난청자일수록 그 수가 커지며 60[dB] 이상은 상당히 난청이고, 80[dB] 이상이면 농아이다.
㉣ 음의 세기의 범위 : -10~90[dB] 사이로 단계는 5[dB] 또는 10[dB] 간격으로 한다.

08 다음 중 청력검사의 자극음의 종류가 아닌 것은?

① 단락음(Pulsed Sound)

② 진폭변조음(Am : Amplity Modulation)

③ 연속음(Continued Sound)

④ 주파수 변조음(Fm : Frequency Modulation)

해설 ㉠ 진폭변조음(AM : Amplity Modulation) : 음악이나 음성, 영상 등을 전기신호로 바꾸어 전송할 때 전송되는 반송파의 진폭을 전달하고자 하는 신호의 진폭에 따라 변화시키는 변조방식이다. 송신할 때 변조기를 이용하고, 수신할 때는 복조기를 이용하여 변조시킨 신호만을 골라낸다.

정답 05.② 06.② 07.④ 08.②

㉡ 자극음의 종류 : 연속음, 단락음, 주파수 변조음 등이 있으며, 단락음은 2.5[pluse/sec]로 200[ms] 동안 자극음의 발생과 중지를 반복하고 연속음은 설정된 주파수와 진폭으로 계속 발생하며 주파수 변조자극음은 설정된 주파수에서 5[%] 이내로 변조음을 발생한다.

㉢ 청력검사기 : 청력을 검사 또는 측정하는 기계이다. 청력검사에서 사용하는 자극음은 단락음, 연속음, 주파수 변조음 3가지가 있다.

※ 자극음 : 연속음(Continuous Tone)을 사용하며 이 두음에 대한 청력역치를 비교한다.

09 다음 중 청력검사에서 자극음으로 사용하는 단락음의 설명은?

① 2.0[plus/sec]이고 Duty Ratio 25[%]인 200[ms]와 300[ms]이다.
② 2.0[plus/sec]이고 Duty Ratio 50[%]인 250[ms]이다.
③ 2.5[plus/sec]이고 Duty Ratio 25[%]인 100[ms]와 300[ms]이다.
④ 2.5[plus/sec]이고 Duty Ratio 50[%]인 200[ms]이다.

해설 Duty ratio $= \frac{200}{400} \times 100[\%]$

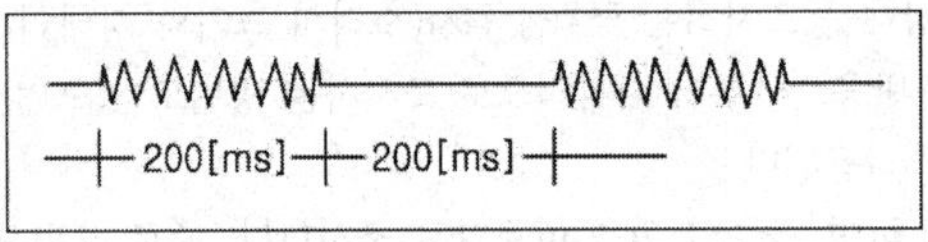

10 다음 중 청력검사의 자극음에 관한 것으로 주파수와 음의 세기와의 관계는?

① 주파수가 높으면 음의 세기는 절대적으로 작아야 한다.
② 주파수가 높으면 음의 세기는 절대적으로 커야 한다.
③ 주파수가 낮으면 음의 세기는 상대적으로 작아야 한다.
④ 주파수가 낮으면 음의 세기는 상대적으로 커야 한다.

해설 자극음의 주파수와 음의 세기와의 관계

주 파 수	음 압
125[Hz]	-10∼50[dB]
250[Hz]	-10∼70[dB]
500[Hz]∼6[kHz]	-10∼90[dB]
8[kHz]	-10∼70[dB]

11 다음 중 청력진단에서 피검자가 자극음을 인식할 때 표시하는 수단이 아닌 것은?

① 손을 들어 표시한다.
② 마이크로폰으로 의사표시를 한다.
③ 마취시킨 후 뇌파를 검사한다.
④ 버튼을 눌러 표시기에 불이 켜지도록 한다.

해설 ㉠ 청력검사 : 귀가 들리는 정도를 측정하는 검사이다. 소리나 목소리가 잘 들리는지 여부 등 청각의 예민한 정도를 측정하는 일이다.

㉡ 검사 : 오디오미터나 소리굽쇠 등의 기구에 의해서 얻는 음원, 즉 순음을 사용하며, 사람의 목소리나 시계소리 등도 음원으로 사용된다. 또 음파가 전파되는 매질에 따라 기도 청력검사와 골도 청력검사로 구별되기도 한다.

정답 09.④ 10.③ 11.②

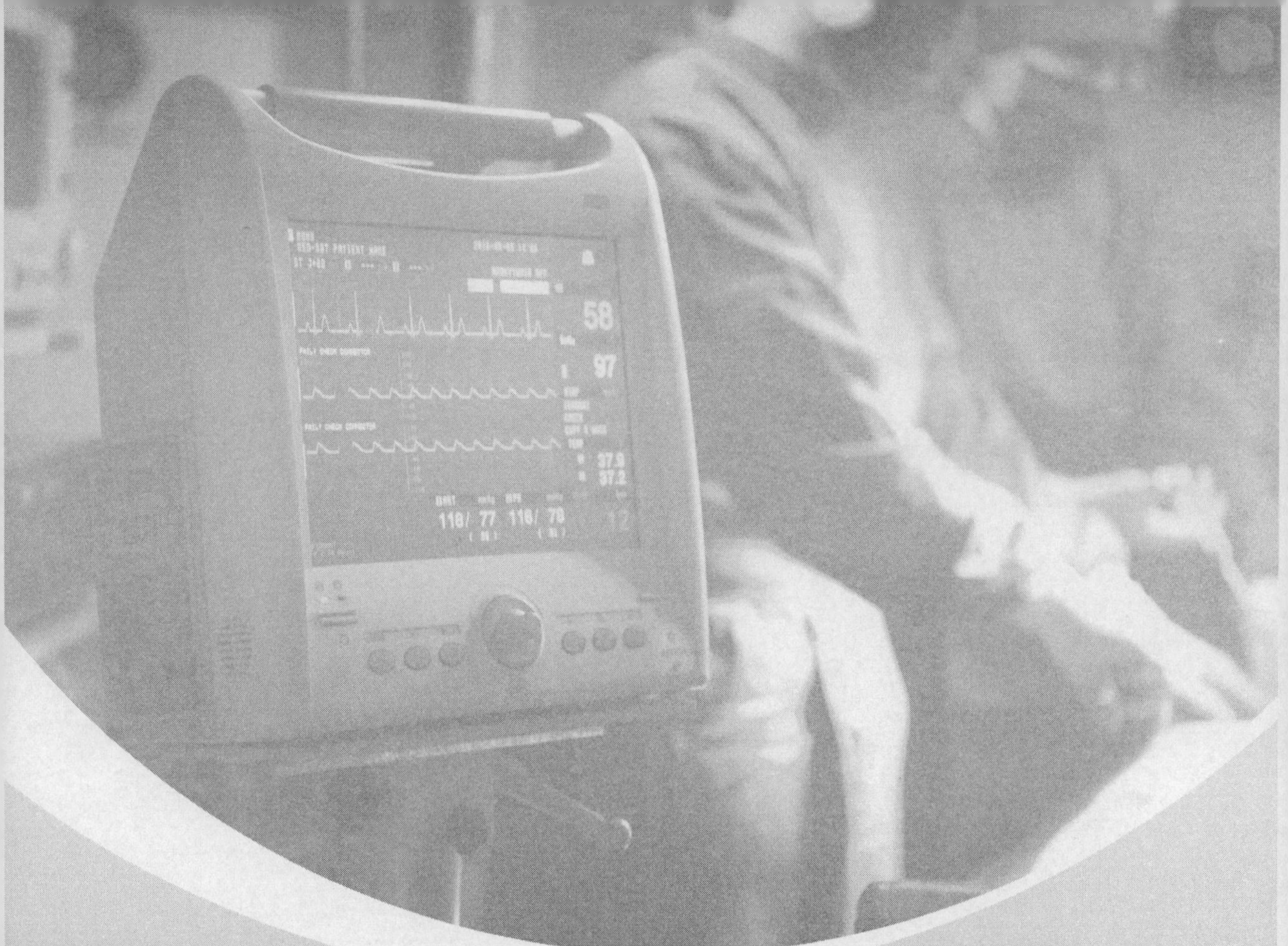

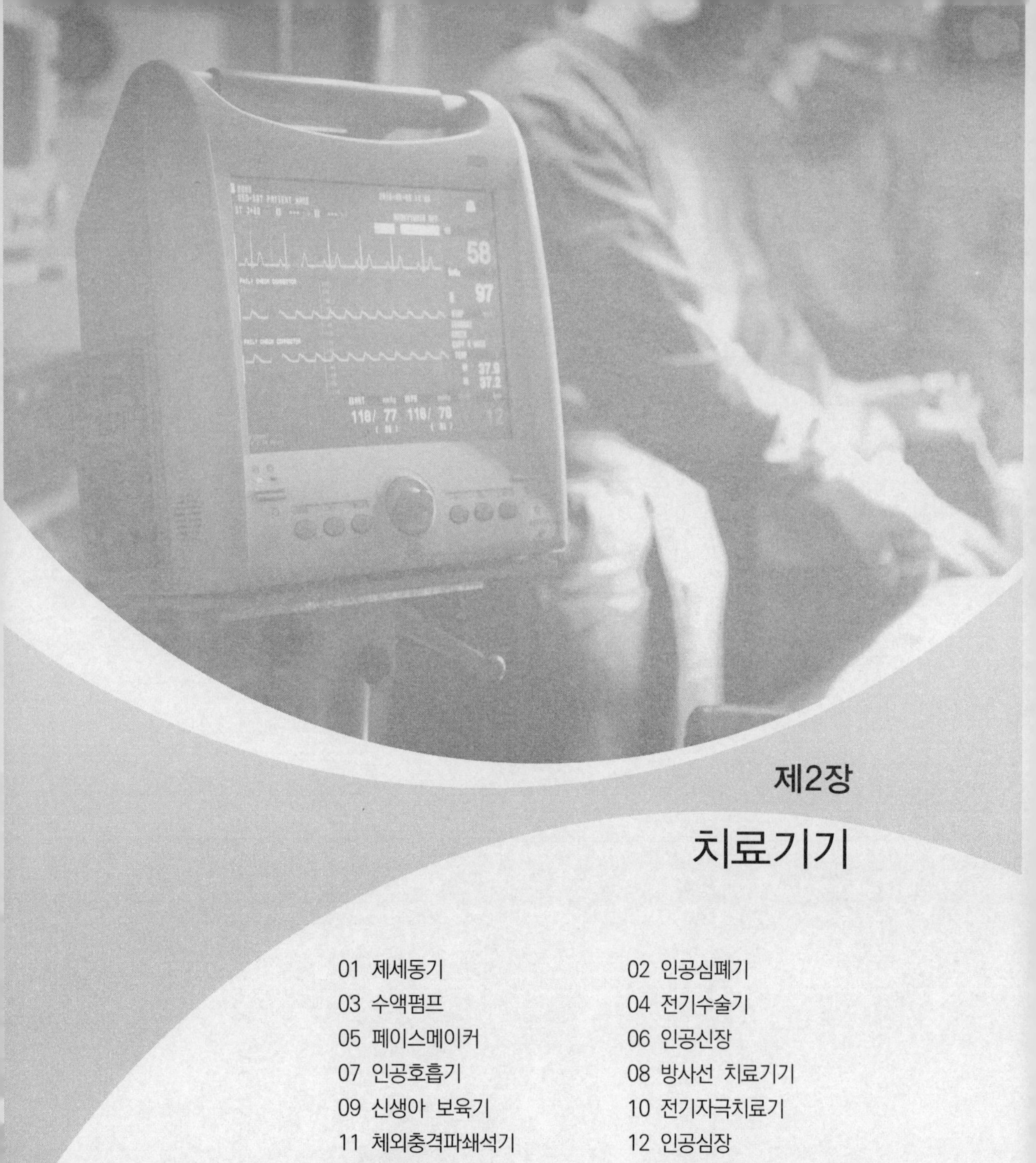

제2장

치료기기

01 제세동기

제세동의 메커니즘은 1899년 프레보(Prevost)와 바테리(Batelli)에 의해 처음으로 시도되었다. 이는 심장이 동방결절(Sino-Atrial Node)이나 이소성맥박 조절기로 부터의 고유한 전기적 임펄스에 반응하는 것처럼 부유한 전기적 임펄스에서도 반응하므로, 충분한 전류를 심실세동(Ventricular Fibrillation : VF)이 발생하는 동안 흉곽에 인가하여 심실세포들의 대부분은 탈분극하여 심장활동의 자활을 유도하는 것이다. 이러한 제세동의 정확한 메커니즘은 알려져 있지 않지만, 연구에 따르면 제세동이 이루어지기 위해서는 심실세포의 임계량이 동시에 탈분극되어야 한다. 전형적으로 DC(직류)형 제세동기는 3~9[ms]의 짧은 시간 동안 인체에 DC(직류) 펄스를 인가하며, 인가되는 전기적 에너지의 양은 줄[J]*로 표현한다.

1. 제세동기

심실세동과 심실빈맥 현상을 제거하기 위해 흉곽을 개방하여 직접 심근에 전류를 인가하거나 비간접적으로 흉곽 외부에 전류를 인가하여 심근에 전기적 역충격을 가하는 의료장비이며, 기본 심폐소생술(CPR)보다 효과가 뛰어난다. 심실빈맥과 세동은 심장마비의 원인이 되기 때문에 이런 제세동기를 사용한 시술방법은 소생술의 하나로 행해지고 있다.

심실세동, 무맥성 심실빈맥일 때 심장에 강한 충격(전기자극)을 주면 심근 전체는 동시에 흥분하고 다시 통일된 심박동을 재개하는 경우가 있다. 이것이 전기적 세동제거법 중에서 역쇼크법(Countershock Method)이라고 한다. 역쇼크법 방법에는 직류(Direct Current)를 이용하는 방법과 교류(Alternating Current)를 이용하는 방법이 있는데, 현재에는 직류 세동제거법을 이용하고 있다.

현재 사용되고 있는 심폐소생술(Cardiopulmonary Resuscitation) 중에는 직류 세동제거법, 인공호흡(Artificial Respiration) 및 심장박동 조절장치(Pacemaker), 심장 마사지(Cardiac Massage) 등이 있다.

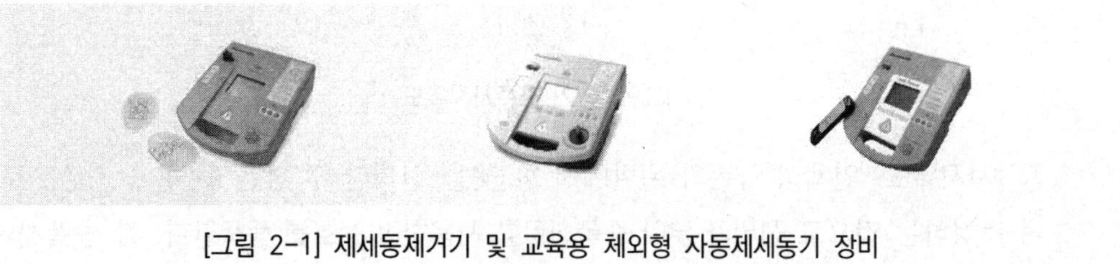

[그림 2-1] 제세동제거기 및 교육용 체외형 자동제세동기 장비

* 1[J] : 1[Ω]의 저항을 통해 1초 동안 흐르는 1[A]의 전류가 소모하는 전기 에너지의 양이다.

2. 제세동기의 필요성

미국심장학회 American Heart Asociation : AHA)의 보고에 따르면 연간 약 460,000만 명 정도가 급심정지(Sudden Cardiac Arrest)로 인해 미국에서 사망하고 있으며, 급심정지 환자 중 95[%]가 병원에 도달하기 전에 사망한다는 통계가 나왔다. 부정맥으로 인한 심장마비는 발생한 지 1분이 지날 때마다 환자의 생존율이 7~10[%] 정도씩 감소하므로 신속한 응급조치가 무엇보다도 중요하다. 즉 10분 이내에 심장마비환자에게 전기충격의 치료를 통한 치료가 없이는 살아날 확률이 1~2[%]에 불과하게 된다. 그래서 심장마비 환자가 발생할 수 있는 공공장소 및 비행기, 여객선, 철도 등의 교통수단 그리고 119구조대, 소방서, 경찰 등의 응급조치가 필요한 기관 등 병원 외의 장소에 체외형 자동제세동기 보급을 권고하고 있는 것이 세계적인 추세이다.

3. 심전도

심전도(Electrocardiogram)는 심장의 활동에 따라 변화하는 인체전류를 측정한 것을 사람이 인지할 수 있도록 그래프로 표시하는 것이다. 측정방법에는 표준사지유도와 증폭사지유도, 흉부유도가 있다.

① 표준사지유도 : 쌍극유도로 각각(-)극과 (+)극으로 정하여 두 곳의 전위차를 측정하는 것이다. [그림 2-2]와 같이 Lead I는 오른손은(-)극, 왼손을(+)극, Lead II는 오른손은(-)극, 왼발을(+)극, Lead III는 왼손은(-)극, 왼발은(+)극 전극을 부착하여 측정한다.

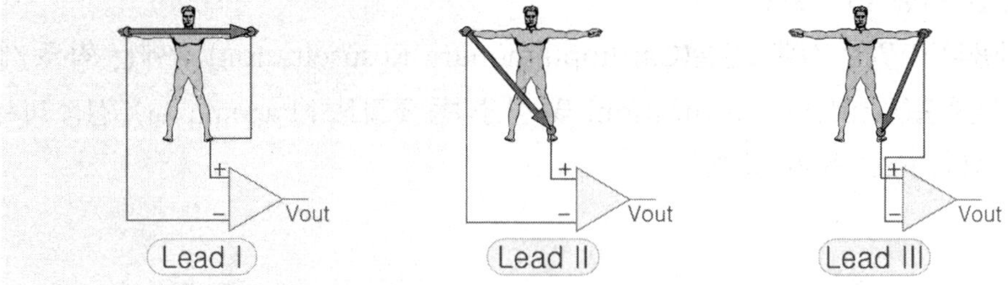

[그림 2-2] 표준사지유도

② 증폭사지유도 : 인체의 양손과 왼발에서 한 곳을 선택한 후 남은 두 곳을 기준으로 하여 측정하는 것으로 전위가 낮아 증폭회로를 사용하여 신호를 증폭한다. 각 증폭사지유도 명칭을 오른손, 왼손, 왼발의 순으로 각각 aVR, aVL, aVF라고 한다(그림 2-3).

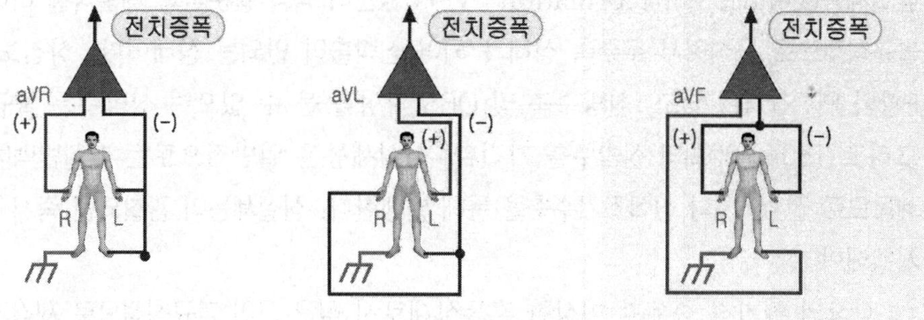

[그림 2-3] 증폭단극사지유도

③ 흉부유도 : 단극유도로 심장을 수평단면에 따라서 기록한 것이다. 교육용 제세동기는 표준사지유도의 Lead II 방식을 이용하여 심전도를 측정한다. [그림 2-4]는 흉부유도와 흉부유도에서의 QRS파의 변화를 나타내었다.

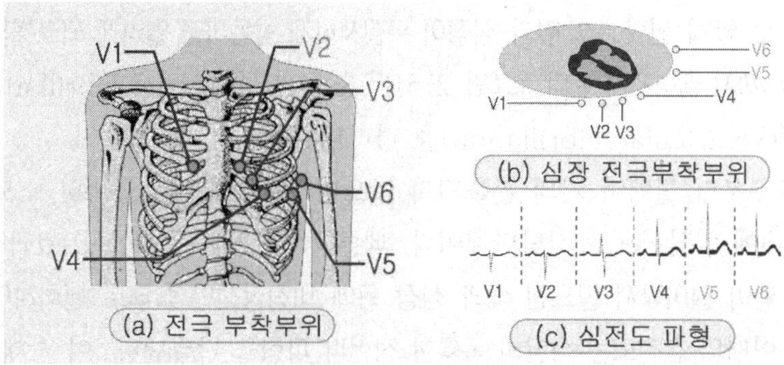

[그림 2-4] 흉부유도와 흉부유도에서의 QRS파의 변화

4. 부정맥

정상적인 심전도가 관찰되지 않는 상태로 부정맥은 심방과 심실이 과민해지거나 전도장애로 인해 심방과 심실수축을 위한 전기적 활동이 다른 부위에서 시작이 되는 경우 발생한다. 이러한 부정맥은 심박출량 감소를 초래한다. 불충분한 심방과 심실의 충만과 기계적인 수축력 감소로 인해 1회 박출량이 심각하게 감소된다.

① 심실빈맥(Ventricular Tachycardia : VT) : 3개 또는 그 이상의 심실성기외수축(PVC)이 연속적으로 나타나는 것으로 심실이 연이어 빠른 속도로 흥분하여 심박수 100~250회 정도로 빠르고 규칙적이며 P파와 PR 간격이 없으며 넓은 모양의 QRS 파형을 만든다. 심실빈맥은 심실세동으로 변하기도 한다. 심실빈맥이 30초 미만 지속되는 경우는 비지속성(Nonsustained) VT, 30초 이상 지속시에는 지속성(Sustained) 심실빈맥이라고 한다.

② 심실세동(Ventricular Fibrillation : VF) : 심근이 각각 탈분극과 재분극을 하여 심근이 불규칙적으로 움직여서 무수축 상태가 되어 심박출이 안되는 상태이다. 심전도 파형은 P파와 PR 간격이 없고, 심방수축 및 QRS 파형을 볼 수 없으며 심박수는 불규칙하다. 그리고 150~500회의 심박수를 가진다. 심실세동은 일반적으로는 심실빈맥에서 심실세동으로 전환되거나 심실조기수축을 통해 발생한다. 심실세동이 관찰되면 즉시 제세동을 시행해야 한다.

㉠ 심장의 전기적 증세가 이상한 혼돈상태로서 심근 근이 불규칙적으로 제각기 이완과 수축을 반복하는 현상을 세동이라 한다. 심방의 세동을 심방세동, 심실의 세동을 심실세동(Ventricular Fibrillation : VF)이라고 한다.

㉡ 심실세동의 현상 : 혈액을 보내는 펌프로서의 기능을 할 수 없게 하고, 심실벽은 잔물결이 일어난 것처럼 간소하게 불규칙적이고 빠르다. 또한 심실파형을 구별하기 힘들고, 무질서하고 비협조적인 진동이 형성되어 심실 전체로서 기능적인 수축이 볼 수 없게 된다. 그 결과 심장이 무질서하게 박동하며 떨리게 되고 환자의 혈압은 0(zero)까지 떨어지게 된다. [그림 2-5]는 (a) 심방세동(Atrial Fibrillation), (b) 심실세동(Ventricular Fibrillation)을 나타내었다.

㉢ 심장으로부터 혈액이 거의 분출되지 않으며 체내 산소는 급속히 소모되어 보통 수초 내에 임상적으로 사망단계이다. 빠른 시간 안에 즉각적이고 효과적인 치료로 심실수축이 일어나지 않으면 뇌와 심장 등에 비정상적인 상태로 변화하여 사망하게 된다. 이때의 심전도는 상당히 독특한 정현파 파형을 나타낸다. 이 상태로 몇 분간 유지되는데 그 사이에 정현파 모양의 심전도는 진폭이 차차 감소하여 마침내 작아져서 죽음에 이른다.

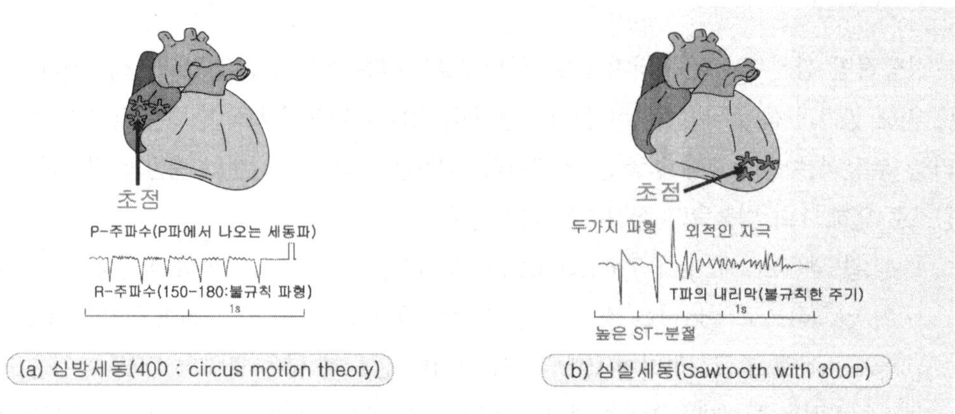

[그림 2-5] 심방세동 및 심실세동

③ 심실 무수축 : 심실의 탈분극이 없으므로 심근수축이 없다. 즉 심실의 전기활동이 없는 상태로 심전도에는 전기활동이 나타나지 않는다. 완전 방실차단의 경우는 QRS파는 나타나지 않지만 P파는 관찰될 수 있다. 심실정지 환자는 처음부터 무수축인 경우도 있으나, 일반적으로 심실세동이 지속되다가 무수축으로 전환된다. 심실 무수축(Asystole)은 시간이 경과할수록 심폐정지가 될 수 있기 때문에 높은 사망률을 보인다.

5. 제세동기의 동작원리

제세동기는 심장에 강한 전기충격을 가해 세동을 종료시키는 기기이다. 심실세동이나 심실성 빈맥은 모두 심실의 수축이 비정상적이고 불규칙하게 일어나는 상태이다.

① 제세동기는 강한 전기 에너지를 이용해 불규칙적으로 움직이는 심근의 세포들을 동시에 탈분극시켜 절대적 불응기로 만든다. 그 이후에 페이스메이커(Pace Maker)인 동방결절(SA node)*이 회복되어 정상적인 리듬으로 되돌아오게 유도한다. 이때 심근의 80[%] 이상이 탈분극되어야 심장전체가 전기적으로 균일한 상태가 될 수 있고, 제세동의 성공률도 높아진다. 그래서 제세동기는 심장 전체를 탈분극시킬 만큼 강한 전기충격을 가해야 한다. 형태에 따라 조금씩 차이가 있지만 심실세동 제거의 경우 체외에서는 보통 100[J]~400[J] 사이의 에너지를 이용한다.

② 심장에 직접 이용하는 경우 100[J] 이하로 한다. 심방세동일 경우 필요한 에너지는 좀 더 적어서 150[J] 정도이다. 심실성 빈맥은 심장 율동의 형태나 빈맥의 빠르기에 따라 결정된다. 맥박이 있든 없든 보통 단상 사인형태로 100[J]정도면 된다. 심실성 빈맥이 빠르기나 형태에 있어서 보다 불규칙해지면 심실세동과 비슷해지므로 200[J]정도가 필요하다.

③ 현재는 직류 세동제거기를 많이 사용하고 있는데, 콘덴서 방전 방식이다. 콘덴서에 수천 볼트[V]의 고전압을 저장하고 짧은 시간에 인체에 높은 전류를 흐르게 하여 세동을 제거한다. 장비의 구성은 전류를 흐르게 하는 전원부, 인체와 접촉하는 전극, 심전도 모니터부, 레코더 등이 있다. [그림 2-6]에서와 같이 미리 2~7[kV]로 끌어올린 고전압을 스위치를 ① 쪽으로 닫아서 콘덴서 C를 충전한다. 세동제거를 할 때는 전극을 환자의 흉부에 부착하고 스위치를 ② 쪽으로 닫으면 콘덴서 C에 충전되었던 전하가 빠르게 방전된다. 이 세동제거기 장치의 전류는 5~20[A], 전류를 통하게 하는 전압은 2~7[kV], 자극시간은 2~5[ms]이다.

---

* 동방결절(SA node : Sinoauricular node)

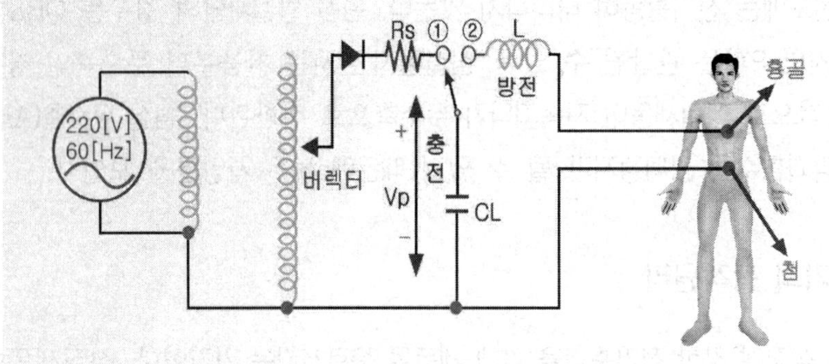

[그림 2-6] 세동제거기 회로(콘덴서 방전 방식)

④ 환자의 가슴에 부착된 전극을 통해 얻어진 심전도신호를 엔트로피 부정맥 분석 알고리즘을 이용하여 심실세동(VF) 및 심실빈맥(VT) 여부를 판독한다. 이러한 심장마비증상의 부정맥현상이 발견될 경우 환자에게 이상성(Biphasic) 파형의 고압 고전류의 전기충격 치료를 통해 심근 전체를 동시에 수축시켜 강제적으로 심근활동의 초기조건을 만들어 줌으로써 심장 리듬이 정상적으로 회복될 수 있도록 한다.

⑤ 제세동기의 에너지는 심장전체를 탈분극시킬 수 있는 최저 유효에너지로 설정된다. 만약 제세동기의 에너지가 너무 낮아 전류가 약하면 제세동에 실패하게 되고, 너무 높아 지나치게 강한 전류가 발생하면 심근이 손상되어 심장기능에 장애가 생길 수도 있다. 또 에너지가 너무 높거나 낮을 경우 심장의 비정상적인 현상을 가속화시킬 가능성도 있다.

⑥ 성인의 기준에서 체격과 요구에너지는 크게 관계가 없다. 하지만 소아(1~8세)의 경우 성인보다 적은 에너지를 이용해야 한다(1세미만의 영아에게는 제세동을 실시하지 않는다). 하지만 사정이 급할 경우 성인 기준의 에너지를 사용해도 상관없다.

⑦ 제세동을 성공시키기 위한 최소한의 에너지를 제세동역치라 한다. 제세동역치는 크게 해부학적 인자와 전기적 인자에 의해 결정된다.

㉠ 해부학적 인자 : 심장의 크기, 폐의 용적 등 자극을 주는 부위의 해부학적 정보이다.

㉡ 전기적 인자 : 심전도 파형, 인체의 대사상태, 체온, 산소분압, 조직의 산성도, 세포외 칼슘농도, 심장의 허혈 등 심장의 움직임에 관련된 인자이다.

이러한 두 가지 인자 외에도 제세동역치는 심실세동의 지속시간과 관계가 있다. 지속시간이 길어질수록 역치는 최대 5배 정도까지 높아질 수 있다.

⑧ 제세동의 성공요인 중 다른 하나는 경흉저항(Transthoracic Impedence)이다. 경흉저항은 전류의 효과적인 전달에 관여한다. 경흉저항이 크면 전류가 잘 전달되지 못해

서 치료효과에 영향을 준다. 성인의 평균 경흉저항은 70~80[Ω] 정도이다. [그림 2-7]은 경흉저항측정법 및 시술장면이다.

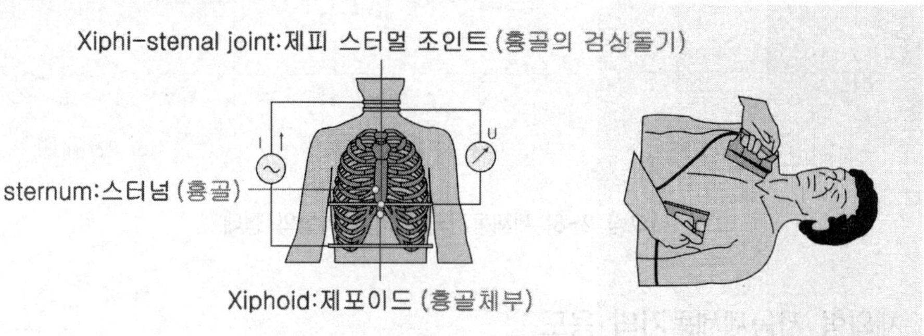

[그림 2-7] 경흉저항측정법 및 시술

6. 제세동기의 에너지 형태

제세동기는 크게 단상파형(Monophasic)과 이중파형(Biphasic)의 두 가지로 분류된다. 두 가지 형태는 제세동기에 전류를 흘려보내는 방식에 차이점이 있다. 이중파형을 이용했을 때 단상파형을 이용했을 경우에 비해 낮은 에너지로 큰 효과를 볼 수 있다.

① 단상파형 제세동기 : 전류를 한 방향으로만 흐르게 한다. 파형은 시간에 따라 증가했다가 0으로 급격히 감소하는 모양을 갖는다. 단상사인(MDS), 단상 순간형 지수(MTE) 등의 형태로 에너지가 전달된다. 2005년 개정이전에는 단계적으로 200[J]에서 300[J]로 해서 360[J]의 에너지로 증가시키며 충격을 가하는 것이 일반적이며 전기충격 성공률을 높이고 안전성을 높이기 위함이었다. 2005년 개정 이후로 처음부터 360[J]로 강하게 시행해서 한 번에 심장을 소생시키는 것을 목표로 한다.

② 이중파형 제세동기 : 전류가 한극에서만 흐르지 않고 한극에서 흐른 전류가 다른 극으로 이동해 파형의 모양은 위 · 아래로 흔들리는 모양이 된다. 이중 순간형 지수(BTE) 이중직선(RLB) 등의 형태가 있다. 이중파형을 이용할 때는 에너지의 크기를 증가시키지 않는다. 이때 에너지는 단상파형보다 훨씬 낮은 150~175[J] 사이의 에너지를 연속적으로 사용한다. 하지만 둘의 치료효과는 거의 비슷하거나 이중파형 쪽이 더 좋다. 또한 낮은 에너지를 이용하는 이중파형 전기충격이 더 안전해서 심근의 손상이 적다. 그리고 이중파형 제세동기는 단상파형에 비해 크기와 무게를 줄일 수 있어 더 다양한 곳에서 사용이 가능하다는 장점이 있다. [그림 2-8]은 제세동기의 에너지 파형의 형태를 나타내었다.

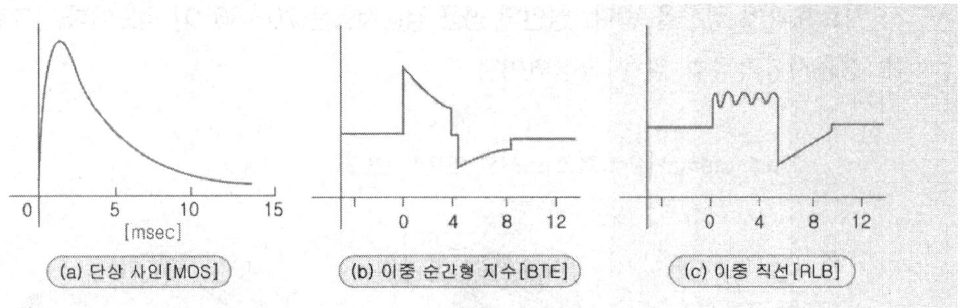

[그림 2-8] 제세동기의 에너지 파형의 형태

7. 체외형 자동제세동기의 용도

체외형 자동제세동기(Automatic External Defibrillator : AED)는 심실빈맥(VT)이나 심실세동(VF)의 부정맥이 나타나는 심장마비(Sudden Cardiac Arrest) 환자나 응급상황의 심장질환환자에게 전기충격을 주어 심장을 정상 리듬으로 회복시키는 데 이용되는 기기이다. 체외형 자동제세동기(AED)에서는 심전도를 분석할 때 사람이 직접 할 필요가 없고 자동으로 상태를 진단해서 알려준다. 뿐만 아니라 현재 환자의 상태에서 제세동이 필요한지를 결정해주고, 일반인들도 지시에 따라 응급처치를 할 수 있도록 모든 치료순서를 안내해주는 시스템을 갖고 있다. 필요한 에너지양에 대한 정보도 프로그래밍되어 있다.

심장마비 환자는 발병 후 1분마다 7~10[%]씩 생존율이 떨어지므로 전기충격의 심장충격기를 통한 심폐소생술의 응급처치를 위해 비행기나 구급차, 공공장소에 설치되어 응급구조사가 환자를 병원으로 이송하는 과정 중에 응급치료를 위해 이용된다. [그림 2-9]는 체외형 자동제세동기 장비를 나타내었다.

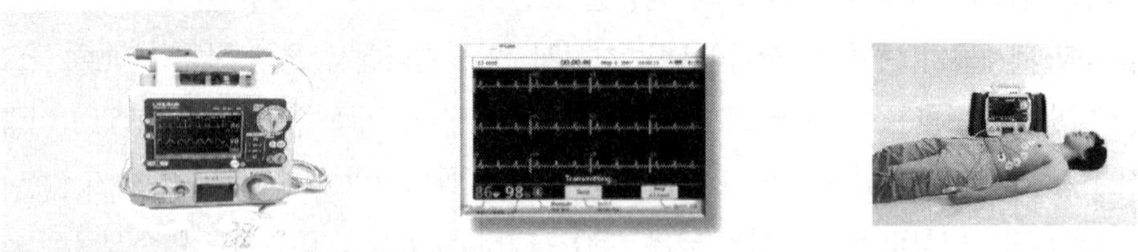

[그림 2-9] 체외형 자동제세동기 장비

8. 제세동제거에 동반되는 사고와 위험성

제세동제거기는 환자에게 2~7[kV] 전압을 주는 상당히 위험한 치료법이므로, 제세동제거기를 이용한 치료에선 상당한 주의와 전기안전에 대한 숙지가 되어 있어야 한다.

일반적으로 발생하는 사고에는 화상이 있다. 환자의 인체에 전류를 흐르면 피부 저항에 의해 열이 발생되고 화상을 입을 수 있다.

9. 전기제세동기

환자의 ECG, EKG에 T파가 발생했을 때 직류 제세동제거기를 이용하여 전기충격을 주면, 심실세동을 초래할 가능성이 높다. 그러나 일반적인 심실세동이 발생했을 때 심실세동을 없애기 위하여 제세동제거기를 이용하기 때문에 이런 문제는 생각할 필요는 없다. 즉 심실세동이 발생하면 T파가 발생되지 않는다.

① 심방조동 또는 심방빈맥과 같은 심방부정맥(심방세동) 현상이 생기면, 심실이 급속하게 수축하기 때문에 직류 세동제거기를 이용하여 정상적인 박동률을 되찾을 수 있다. 이런 경우 R파가 발생되는 도중에 실수로 제세동제거기를 이용하여 펄스가 입사되면 심실세동을 유발할 수 있다.

② 사고의 위험성을 예방하기 위해 T파가 생기기 전, 즉 R파 발생 바로 다음에 펄스를 만들어 내는 동기회로를 갖춘 특수한 제세동제거기가 만들어져야 한다. [그림 2-10]은 전기제세동제거기(Cardioverter)의 구조를 나타내었다.

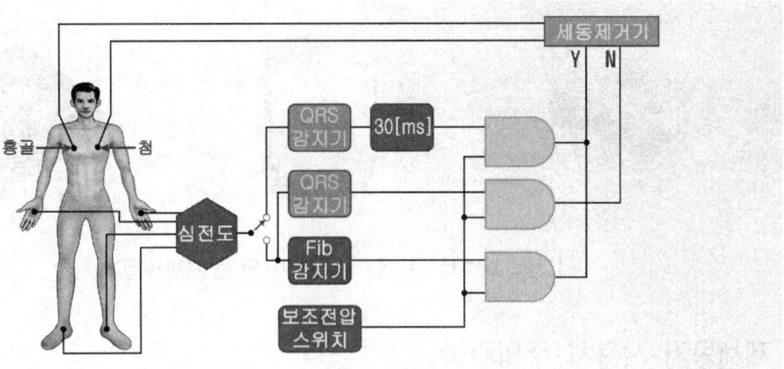

[그림 2-10] 전기제세동제거기의 구조

10. 이식형 제세동기

이식형 제세동기(Implantable Cardioverter Defibrillator : ICD)는 환자의 인체 내에 삽입되어 심실빈맥과 심실세동 같은 빠르고 불안정한 심장의 심파형이 발생되면 자동으로 감지하고 치료가 된다(그림 2-11).

악성 부정맥이 있는 환자의 체내에 직접 삽입하는 제세동기로 한정횟수, 낮은 에너지로 전기충격을 심근에 직접 가하는 기기이다. 이식형 제세동기는 심장의 박동을 계속 감지하고 있다가 악성 부정맥이 발생하면 이를 감지하고 충격을 가해 부정맥을 즉각 중지시킨다. 이때 비정상적으로 빠른 부정맥뿐만 아니라 비정상적으로 느린 부정맥도 치료할 수 있다.

① 왼쪽 쇄골 아래를 절개해 전극선을 심장 안으로 이식하고 본체에 연결후 피부 밑에 이식한다. 전극선은 실제로 심장에 전기충격을 주는 부분이다. 전기충격을 주기 위한 배터리와 회로로 구성되어 있으며, 배터리가 모두 소모되는 경우 본체 자체를 바꾸어야 한다. 수명은 2~5년 정도이다. 심한 부정맥이 생길 경우 큰 도움이 되며 부정맥제를 복용할 필요가 없어지거나 복용량이 줄어드는 등 장점이 있다.

② 체내형 제세동기는 전극선, 본체, 프로그래머 등으로 구성된다. 전극선과 본체는 시술시 직접 몸에 이식되는 것이고 시술 후 ICD(이동형 제세동기)를 검사하는 소형 컴퓨터인 프로그래머는 치료정보를 관리하는 역할을 한다.

③ 이식 후 정기적으로 관리를 받을 필요가 있는데 이때 병원에서는 프로그래머를 이용한다. 프로그래머는 ICD가 부정맥 발생시 잘 치료했는지 확인하고 그 치료정보를 보 여준다. 그래서 이식후 환자의 관리 및 치료방향에 대해 도움을 줄 수 있다. ICD(이동형 제세동기) 이식환자의 경우 MRI 촬영 불가능 등 각종 의료행위에 있어 제약이 따를 수 있으므로 진료시 항상 ICD 이식환자라는 것을 밝혀야 한다.

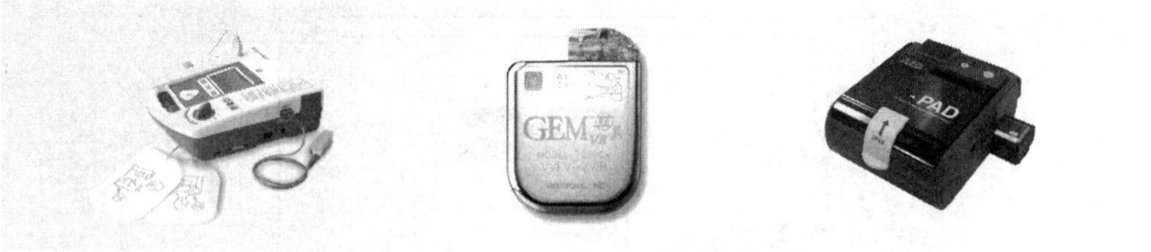

[그림 2-11] 이식형 제세동기 및 전기제세동기

11. 제세동기 사용시 주의사항

제세동기는 일정 조건하에서 사용해야 한다.

① 환자의 심장이 완전히 정지했을 때 환자의 움직임이 전혀 없을 때에만 제세동기로 분석 및 전기충격을 가해야 한다.

② 환자가 호흡을 한다면 기계가 리듬을 부정확하게 분석할 가능성이 있다.

③ 제세동기를 이용할 때에는 휴대폰, 무선 송수신기 등을 근처에서 되도록 사용하지 않는다.

④ 이식형 제세동기를 사용하는 환자나 인공 심박조율기를 이식한 환자의 경우 체외형 제세동기를 사용할 때 주의해야 한다.

⑤ 전극을 부착할 때 내부의 기기와 2.5[cm] 정도 떨어진 곳에 붙여야 한다. 기기를 이

식할 때 절개한 흉터가 남으므로 흉터에서 적당히 떨어진 곳에 붙이면 된다.

⑥ 이식형 제세동기와 체외형 제세동기가 충돌해 전기충격에 실패할 가능성이 있으므로 주의한다.

⑦ 이식형 제세동기가 환자에게 전기충격을 시행할 때는 환자의 근육이 어느 정도 수축하게 된다. 이때 이식형 제세동기가 치료주기를 끝낼 수 있게 30~60초 정도 시간을 두고 체외 제세동기를 작동시킨다.

⑧ 피부에 부착해 이용하는 약물이 있을 때는 제거하고 제세동을 실시한다.

02 인공심폐기

1. 심장의 기능

심장의 주요 기능은 산소가 많은 신선한 혈액을 몸에 공급하고 이산화탄소가 포함된 신선하지 않은 혈액을 몸 밖으로 내보내는 것이다. 이때 산소와 이산화탄소의 교환은 폐에서 이루어진다. 호흡으로 들이마신 산소가 심장으로부터 보내진 혈액의 이산화탄소와 폐에서 교환되어 온 몸으로 공급되는 것이다. 교환을 일으키는 구체적인 대상은 적혈구 내 헤모글로빈이다. 헤모글로빈은 적절한 환경에 따라 산소를 달고 다니기도 하고 산소를 떼놓기도 한다.

인공심폐장치기(Pump Oxygenator, Heart-lung Machine)는 외과수술 동안 심장을 일시적으로 멈추게 한 다음 혈액과 함께 몸 세포조직의 관류를 외용 펌프(체외 펌프)로 유지시키며 혈액에 산소를 공급해 주고 환자의 체내에서 흐르는 혈액은 캐뉼러*(Cannula)라 하는 살균한 깨끗한 관을 통해서 운반된다. 환자의 근육조직에 맞는 캐뉼러를 삽입시켜 혈액을 공급하거나 공급받도록 한다.

(1) 인공심폐장치기의 정의

Cardiopulmonary Bypass Machine이라고도 하는 Heart Lung Machine은 심폐 수술(Open Heart Surgery)시 심장과 폐의 대체 역할을 위한 의료기기로 혈액에 산소를 공급하여 순환시키는 기능을 한다.

Heart Lung Machine은 혈액을 심장의 우심방에서 산소공급기라고 하는 특별저장소로 보내고 산소공급기 안에서 특별 투과막에 의해 산소가 공급된다. 이런 과정을 거치면서 어두운

---

* 캐뉼러(Cannula) : 환자의 환부에 꽂아 액을 빼내거나 약을 넣는 데 쓰는 금속관이다.

혈액의 대정맥은 밝은 적색의 생생한 혈액으로 바뀌어 대동맥으로 흘러들어간다. 그리고 이런 혈액들이 인체 혈관을 통해 순환을 한다. Heart Lung Machine은 체외 순환시 따로 관리가 되고 있기 때문에 수술 의료진이나 환자는 안전하게 수술이 가능하다. 옛날에는 혈액에 직접 산소가 접촉하는 방식을 사용하였는데 적혈구의 파괴 및 단백질의 변성이 일어나 혈액이 가스와 간접적으로 접촉하는 밀폐형 인공심폐기가 개발되었다.

(2) 심장질환의 수술

1953년 Gibbon이 인공심폐기를 이용한 심방중격 결손환자의 개심술*을 처음 성공으로 인하여 지금은 보편화되었고 비교적 안전하게 시행되고 있다. 국내에서 약 60~70여개 병원에서 매년 수천회 이상의 개심술이 시행되고 있고, 성공률이 높지만 아직도 인공심폐기를 이용한 개심술에는 인공심폐기를 통한 관류시간이 길면 길수록 심장과 폐의 손상이 있으므로 대부분의 수술이 체외순환시간 1~3시간 이내에서 이루어져야 하며, 인체의 산소소모량을 줄이기 위한 저체온법(Hypothermia), 표면 냉각법, 중심 냉각법, 심정지를 위한 심정지 마비액 사용과 혈액 응고방지를 위한 지혈제 사용과 국소관류로 인한 혈액응고장애 등의 제약이 따른다. 이렇게 인공심폐기를 이용한 심장수술기술의 발달로 대부분의 심장질환이 수술로 치료가 가능하게 되어 Gibbon이 처음 개심술에 성공한 심방중격결손의 수술은 오늘날 수술사망률이 1[%] 미만의 좋은 결과를 기대할 수 있다.

(3) 펌핑 작용

회전판 위에 롤러가 혈액을 운반하는 관을 압축하고 압축된 부분의 앞쪽으로 혈류에 힘을 가하게 되어 일어난다. 이런 연동운동은 박자를 이루면서 맥박이 뛰는 흐름을 나타낸다(그림 2-12).

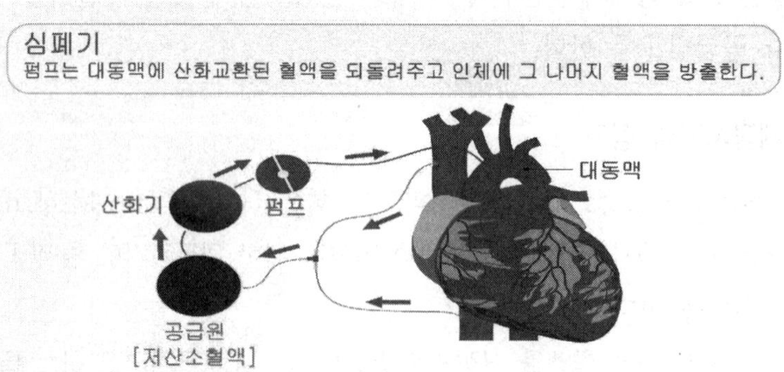

[그림 2-12] 인공심폐기의 모식도

* 개심술(開心術) : 심장과 폐의 기능을 일시적으로 정지시킨 상태에서 심장의 일부분을 절개로 열고 수술을 시행하는 것으로 대부분 심장수술은 개심술로 하게 된다.

(4) 인공심폐장치기 구성

① 정맥(Venous) 캐뉼러(Cannula) : 환부에 꽂아 액을 빼내거나 약을 넣는 데 쓰는 금속관이다. 정맥환류는 펌프를 사용하지 않고 중력에 의한 방법이 주로 사용되는데 우심방이나 대정맥 혹은 대퇴정맥에 삽입된 캐뉼러를 경유하여 저장소(Reservoir)로 배수(Drain)가 된다.

② 동맥 캐뉼러 : 환자의 체표면적과 예상 Flow rate로 결정한다. 크기는 6~24[Fr : Flow rate]이며 무명동맥, 직하부 또는 사지동맥을 이용한다.

③ 산화기(Oxygenator) : 산소공급기라고도 하고 산화기는 심폐기를 이루는 구성성분 중에서 동맥 펌프와 더불어 가장 중요한 두 가지 기본 성분 중의 하나이다. 정맥혈에 산소를 공급하기 위한 산화기는 단순히 산소공급만을 하는 것이 아니라 이산화탄소 제거기능도 겸하고 있다. 그러므로 산화기보다 인공폐, 혹은 가스교환기이라고도 한다. 처음에는 막을 통하거나 기포를 형성하여 혈액과 공기를 직접 접촉시키므로 혈구의 파괴, 용혈, 혈장단백질의 변성, 거품제거제 사용에 따른 부작용, 혈전형성과 같은 문제를 일으켜 요즘 사용되는 것은 프로필렌 중합체나 실리콘으로 만든 막형과 중공사형이 있다. 그리고 산소와 정맥혈을 가는 막을 사이에 두고 접촉시킴으로써 가스교환이 이루어진다(그림 2-13). 실리콘 박막의 경우 산소투과성이 좋아서 실리콘 중공사의 외부에 산소가스를 흐르게 하고 내부 관에는 혈액을 보낸다. 프로필렌 중합체 중공사는 기계적 강도가 좋아서 매우 얇게 만들 수 있으므로 널리 사용되고 있으나, 혈액과 인공막이 접촉하므로 헤파린*을 투여하여 혈전의 형성을 막아 주어야 한다.

④ 펌프(Peristaltic Pump) : 동맥펌프(Arterial Pump)는 산화된 혈액을 환자에게 되돌려 보내는 장치로 일반적으로 롤러펌프(Roller Pump)와 원심성 펌프(Centrifugal Pump)의 두 종류가 있다.

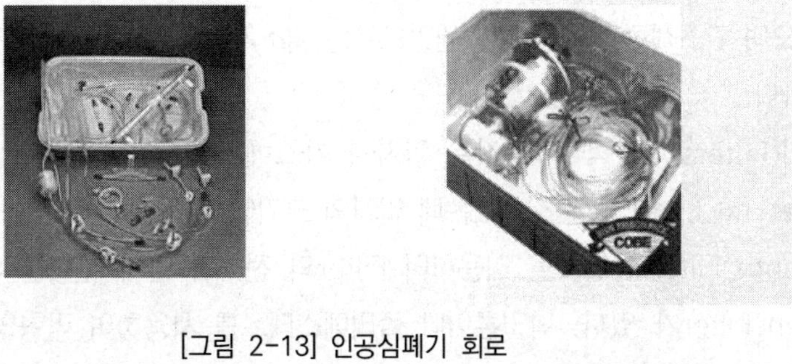

[그림 2-13] 인공심폐기 회로

* 헤파린 : 혈액응고를 막는 작용을 하는 다당류의 황산에스테르이다. 고등 동물의 각종 조직에 널리 분포되어 있으며, 수술 후의 혈전을 막는 데 쓴다.

㉠ 체외순환 : 두 개의 롤러가 회전하는 막대기 양쪽에 달려 혈액이 들어 있는 튜브를 눌러 혈액을 박출하는 형태의 펌프(Peristaltic Pump)를 사용한다.

㉡ 주로 사용되는 롤러펌프 : 두 개의 롤러의 작용으로 혈액을 이동시키는데 단점으로는 혈액과 공기를 같이 Pumping할 수 있고, 혈류가 막혔을 경우 과압력이 가해질 수 있으며 적혈구손상, 관유출 등이 발생할 수 있다.

㉢ 원심성펌프 : 급속히 회전하는 추진기(Impeller)에 의해 혈액을 원심성으로 이동시키게 되는데 캐뉼러 크기, 관의 길이와 직경, 환자의 Periphera, Vascular, Resistance에 의해 영향을 받는다. 혈류가 막혀있다거나 저항이 있을 때에는 혈류가 감소하거나 정지할 수 있어 Pump 속도를 증가시킴으로써 보상할 수 있다. 그러므로 Flow Meter는 원심성 Pump에 있어 필수적이다.

⑤ 열교환기(Heat Exchanger) : 심폐 by pass시 저체온의 유도를 위하여 사용된다. 이를 위해서 심폐기에는 환자의 혈액을 냉각시키고 다시 혈액을 가온시킬 수 있는 장치가 필요하며, 내부에서 냉각 또는 가온된 물을 순환시켜 관류혈액을 냉각 또는 가온시킴으로써 환자의 체온을 조절하게 된다. 체온은 직장과 비인두로 측정하며 냉각속도는 0.7~1.5[℃/min]이며 가온속도는 0.2~0.5[℃/min]이다.

⑥ 저혈조(Blood Reservoir) : 혈액저장소(Reservoirs)에는 심장수술동안 심장과 폐를 비우기 위해 환자로부터 drain된 혈액이 저장되어 있다. 두 가지의 혈액저장소(Reservoirs) 가 있는데 환자의 정맥환류를 저장하는 정맥혈저장소와 수술 중 심장 외로 배출되는 혈액을 심장절개 흡인기(Cardiotomy Sucker)로 흡인하여 저장하는 Cardiotomy Reservoir가 있고, 각각에는 여과기가 있다. 저혈조는 응급상황시 5~10초간의 관류에 필요한 혈액을 공급하며, 정맥환류량이 과도할 때 저장하는 역할과 공기를 배출하는 역할을 한다.

⑦ 심장 내 흡인장치(Cardiotomy Suction System) : 수술중 출혈을 저혈조로 흡입하는 기기이다. 심폐기를 사용하며 생기는 혈액손상의 중요원인은 공기와 피의 접촉과 교류가 있으며 가스색전증의 중요한 원인으로는 질소가스의 방울들이 혈관을 돌아다니는 것이 위험하다.

⑧ 여과기(Filters) : 혈액 내의 작은 입자나 가스에 의한 색전증을 방지하기 위해서 동맥선(Arterial Line) 내에 장치하는데 입자의 크기에 따라 여과기 구멍보다 큰 것을 걸러내는 Depth Filter와 전극을 이용하여 Filter의 전극과 반대되는 전극의 입자를 걸러내는 Screen Filter가 있다. 나일론이나 폴리에스테르를 사용하여 막형의 필터를 만들며(20~40[μm]) 정도이다.

⑨ Cell Saver : Heparin 투여 전 또는 Protamine의 투여 후, 자가수혈법(Autotransfusion,

1~5unit Packed RBC)이다.

⑩ 심폐기사(Perfusionist) : 심장수술시에 오픈 심장수술이나 기타 심장수술에는 환자의 순환계 또는 호흡기능을 대체할 필요가 있는 의료절차를 수행하는 동안 Extractor Portal 순환장비를 운영하는 기사이다.

03 수액펌프

1. 약물주입 펌프 사용목적 및 용도

환자의 상태에 따라 정맥으로의 약물 및 혼합물 주입을 위해 정확하고도 정량 주입을 위한 제어가 필요하다. 약물주입 펌프(Infusion Pump)는 환자에게 정해진 수액량을 일정하게 주입하는 기기이다.

또한 각종 알람기능에 공기가 있음(Air-In-Line), 막힘(Occlusion), 완료(Complete), 배터리 부족(Low Battery), 문열림(Door Open)을 갖추고 있어서 쉽게 수액 주입의 상태를 알 수 있다.

일반적으로 약물주입 펌프는 피스톤타입(Piston Pump)*의 펌프나 연동펌프(Peristaltic Pump)** 작용에 의해 주입량을 가변할 수 있다. 부피측정형 수액펌프들은 주입 약물의 부피로 제어되며 약물의 주입을 안전하고 정확하게 할 수 있어야 한다. 인퓨전펌프(Infusion Pump)는 병원, 가정의 일반적인 환경에서 사용할 수 있다. 또 내부 충전기가 장착되어 병원 내에서 환자의 이동 및 구급차에 의한 이동중에도 사용할 수 있다.

2. 약물주입 펌프의 동작원리 및 조건

프레세니우스에 의해 최초로 제조된 주입 펌프는 환자의 순환계로 치료약물 또는 영양소 등을 인체로 주입하는데 일반적으로 피하, 정맥, 동맥, 그리고 경막으로 약물을 정확하게 투입

---

* 피스톤펌프

① 교환형 피스톤펌프 : 유체의 고정 볼륨을 갖는 원통 속을 선택된 비율로 움직이는 피스톤이 유체의 흐름을 밀어내는 방식이다.

② 횡격막형 피스톤펌프 : 유연성 있는 고무 횡격막과 밸브들로 이루어져 있다.

** 연동펌프

① 선형 연동펌프 : 순차적으로 동작하는 핑거타입의 선형펌프를 이용하여 Ⅰ.V관재료를 압축하여 유체의 흐름을 앞으로 밀어내는 방식이다.

② 회전형 연동펌프 : 회전형 롤러가 장착되어 Ⅰ.V관재료를 환자 방향으로 회전하면서 압축하여 유체의 흐름을 밀어내는 방식이다. 롤러의 속도를 변화시킴으로써 주입량을 변화시키게 된다.

하기 위해 사용된다. Infusion Pump는 Micro Controller에 의해 작동되므로 의료진이 원하는 수액량을 환자에게 주입할 수 있다.

① 인퓨전펌프는 시간당 0.1[mL] 정도의 작은 양의 약물도 투입할 수 있다. 인젝션 형태의 인퓨전펌프는 무통증을 위해 환자가 제어하는 시간마다 약물주입이 가능하기도하고 또는 일정시간동안 정량의 약물주입을 위해 볼륨제어가 가능하기도 한다.

② 인퓨전펌프는 주입의 유형에 따른 기능설정은 사용자 인터페이스로서 임상관리자 또는 간호사에 의해 설정할 수 있으며, 연속주입은 프로그램에 의해 작은 펄스 형태로 한번 주입량이 20[nL]에서 100[μL] 사이에서 정할 수 있다.

③ 간헐적 주입의 경우 연속 주입시 보다 많은 양을 주입할 수 있는데 간헐적인 주입을 위한 주입타이밍은 프로그램에 의해 설정이 가능하다.

④ 인퓨전펌프 중 볼륨펌프는 환자들에게 영양분 공급, 인슐린과 같은 호르몬 공급, 또는 통증 제어를 위한 약들을 주입하게 되며, 이식형 또는 병원 등에서 사용되도록 제품화되어 있다. 이들 볼륨펌프들은 연동펌프의 변형으로 약물주입 통로인 실리콘형 고무관을 압축한 롤러가 이용되기도 하며, 손가락으로 누르는 형태의 롤러가 사용되기도 한다.

⑤ 수액펌프에 사용되는 소형펌프들은 컴퓨터에 의해 제어되고 있다. 혈관의 압력은 81[bf/in^2](55[kPa])보다 작고, 피하 압력은 181[bf/in^2](125[kPa]) 정도이기에 약물투입백의 높은 압력은 약물주입시 혈관을 압박하므로 주의를 해야 한다.

⑥ 흐름제한 장치는 압력백, 혈관 등의 압력 차이에 따른 약물주입 조절을 위해 주입시스템의 기압을 일정하게 유지하기 위한 기능을 담당한다.

㉠ 공기정화필터 : 환자의 정맥 속으로 유입되는 공기를 제거하기 위한 안전장치이다. 통상 인체 무게에서 1[kg]당 0.55[cm^3] 정도의 공기는 인체에 해가 되기에 충분한 양으로 추정된다. 이들 작은 공기입자들은 동맥에서 해를 끼칠 수 있으며, 통상 이들 공기입자들은 정맥에서 심장을 통해 폐에서 체외로 분리 배출되기도 한다.

㉡ 공기정화필터 장치 : 얇은 막으로 구성되어 있어 공기입자를 발산한다. 혈액 내에 큰 기포가 있으면 출혈이 발생하기도 하며, 소형의 주입 펌프들은 삼투압을 사용하여 제거하기도 한다.

⑦ 일반적으로 표준 Ⅳ세트(15, 20[drops/mL])에서부터 미세 약품방울 Ⅳ세트(60[drops/mL])구동가능, 주입량 세팅 범위 1~999.9[mL/h] 정도, 정확성 ±5[%] 이내 0.1[mL/h] 내외이다. 일반적인 사용 온도 조건은 5~40[℃] 정도이며, 상대습도는 ≤ 90[%] 유지가 일반적이다.

⑧ 폐쇄 압력은 40~140[kPa]이며, 8가지 폐쇄 감성 경보, 전원장치로는 100[V]~240[V],

50[Hz]/60[Hz]이다. 내부전지는 재충전된 Ni-H전지, DC12[V], 2000[mAh](이때 부하시간 ≥ 5[h])이다.

⑨ Infusion Pump는 차단(Isolation) 시스템을 갖추고 있어 전원이 차단되어 있으나, 예상 외의 고장으로 장비 본체에서 감전이 있을 경우에는 위험하니 사용을 중단한다.

3. 수액펌프

수액펌프(Infusion Pump)란 수액을 지속적으로 투입하거나 미세한 수액량까지도 조절하여 투여할 수 있게 해주는 장비이다. 의약품 주입펌프(Volumetric Infusion Pump)는 중환자실, 응급실 및 신생아실 등에서 쓰이는 환자보호 필수장비로써, 환자에게 미세한 또는 다량의 약품을 주입시킬 필요가 있는 경우뿐만 아니라 시간당 정확한 양의 약물을 주입시키고자 할 때에도 매우 요긴하게 쓰이는 장비이다. Infusion Pump는 환자에게 정해진 수액량을 일정하게 주입시켜 주는 기기이다(그림 2-14).

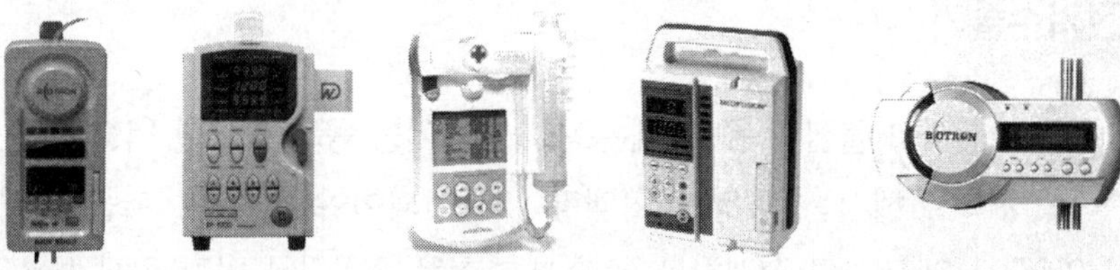

[그림 2-14] 수액펌프

4. 기계적 펌프

약물투입속도를 정확하게 조절하기 위해 스텝모터를 사용한 피스톤펌프, 롤러펌프와 같은 연동펌프 이전의 정맥투입장치를 그대로 사용할 수 있는 피아노 건반형의 펌프 등을 사용한다. 이와 같이 기계적으로 약물투입속도를 제어하는 것을 기계적 펌프라고 하며 그 실제 사진은 [그림 2-15]와 같다.

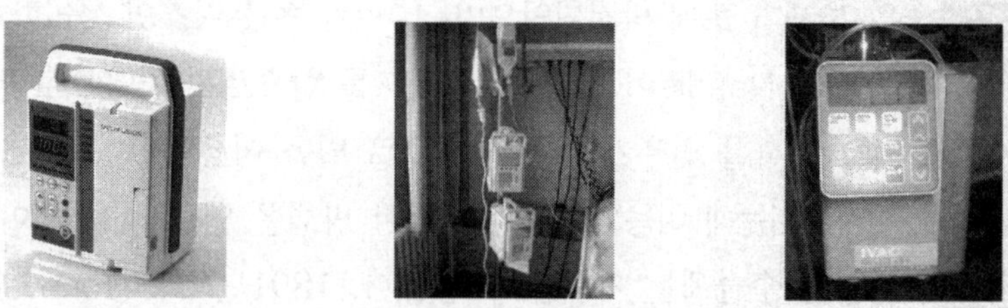

[그림 2-15] 약물주입 펌프(기계적 펌프, 이동형 펌프)

5. 이동형 약물투입장치와 이식형 약물투입장치

체외에 부착하고 다닐 수 있을 정도로 작은 이동형(Ambulatory) 투입장치와 체내에 이식되어 고농도의 약물이 정해진 속도로 투입하게 하는 이식형(Implantable) 투입장치도 있다. 이식형은 정기적으로 약물을 충전시켜 주어야 하는 단점이 있다.

6. 부피제어기

중력에 의하여 투입되는 약물의 양을 정확하게 항상 제어하는 장치이다. 부피제어기(Volumetric Controller)는 정맥 투입기에 단위시간당 떨어지는 약물의 방울수를 제어하는 점적실이 있어 투입되는 약물의 부피를 조절한다. 간단한 제어기로서 발광다이오드(LED)와 광검출기(Photodetector)를 통하여 방울수를 검출하여 약물병과 점적실 사이의 밸브를 제어한다.

04 전기수술기

혈액은 인체를 순환하며 물질의 운반, 체온조절, 면역기능 등의 중요한 역할을 하게 된다. 혈액이 제기능을 하기 위해서는 일정한 혈액량이 유지되어야 하는데, 이를 위해 외과적인 수술시행시 인체조직의 일부를 절개하고, 수술시 출혈을 줄이거나 막기 위해 사용되는 의료기기가 전기수술기(Electrosugical Unit : ESU)이다. 현재의 외과수술에서는 절대적인 장치로서, 심전계 다음으로 많이 이용되는 의료기기이다. 전기수술기는 수술시 출혈량을 줄여서 혈액의 손실을 줄이고 시야를 확보할 뿐만 아니라 흉터도 심하게 남기지 않는다. 그러나 고전력을 이용하므로 많은 문제점을 안고 있으며, 특히 화상사고에 항상 대비하여야 하므로 사용방법을 항상 잘 알고 안전에 주의하여야 한다.

1. 전기수술기의 역사

수술기 이용기술은 20세기 초에 발전되었으며, 19세기 초 프랑스의 물리학자 Becquerel이 전기를 이용해서 Wire Needle이 열을 내는 데모를 함으로써 처음으로 알려지게 되었다. 일찍이 이집트인들은 피를 멈추게 하는 방법으로 열을 이용하였다. 뜨겁게 데운 팁은 조직을 응고, 제거, 탈수시키는데 이용되었지만 이러한 방법은 열 효과를 제어할 수 없어서 큰 혈관을 막거나 정밀한 수술에는 이용할 수 없었다. 1891년 d' Arsonoval에 의해서 높은 주파수의 전류는 전기충격 없이 사람의 몸을 통과할 수 있다는 것을 발견했다. 전기수술기를 Bovie이라고도 한다. [그림 2-16]은 d' Arsonoval실험을 나타내었다.

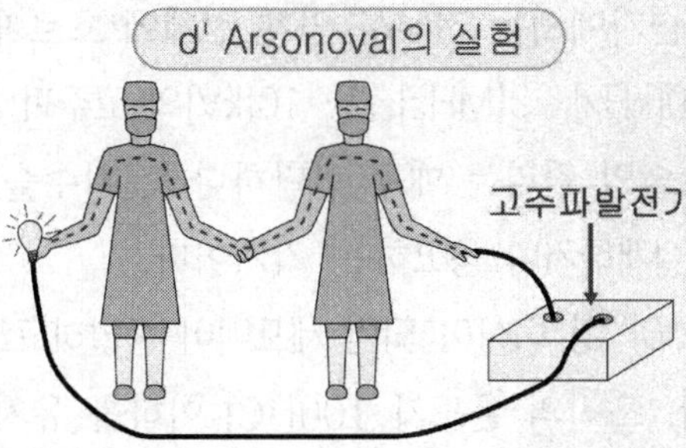

[그림 2-16] d' Arsonoval 실험

2. 전기수술기의 원리

인체는 전류에 대해 저항으로 작용한다. 만약 과다한 전류가 인체를 통해 흐른다면 그 전류의 열작용에 의해 화상, 통증, 호흡이상, 심장발작 등이 발생할 수 있다.

① 인체의 반응 : 전류의 줄열 때문에 발생한다. 이러한 위험성 때문에 직류전류나 낮은 주파수의 교류전류를 인체에 흐르게 하는 것은 불가능하다. 직류전류나 낮은 주파수의 교류전류는 인체를 통과하면 고통과 충격을 줄 수 있기 때문이다. 하지만 20[kHz]이상의 고주파 전류가 통과하면 고통도 없고 근육수축도 일어나지 않는다.

② 인체의 조직 : 그 형태에 따라 저항값이나 전도율이 다양하다. 지방이나 폐가 저항이 높으며 혈액이나 근육은 저항값이 낮다. 그래서 전도율도 근육은 높고 지방은 낮으며 피부의 저항은 중간 수준이라 전도율도 중간수준이다. 〈표 2-1〉은 인체조직의 평균 저항값을 나타내었다.

〈표 2-1〉 인체조직의 평균저항값

인체조직형태	평균저항값 [Ω]
혈액	160[Ω]
근육, 신장, 심장	200[Ω]
간, 비장	300[Ω]
뇌	700[Ω]
폐	1000[Ω]
지방	3300[Ω]

③ 고주파의 교류전류를 흘려주면 위험한 반응을 일으키는데 필요한 전류의 역치가 증가하게 되어 활동전위를 일으키지 않고도 조직을 열적 변성시킬 수 있다.

④ 고주파 이용 : 전기수술기에서는 전류를 인체 전체에 흐르게 하지 않고 표피에만 흐르게 하는 방법으로 300[kHz]~3[MHz], 1~10[kV]의 고주파 교류전류를 사용한다. 고주파 전류를 이용한 수술의 원리는 매우 간단하다. 전기수술기는 고주파 전류의 열작용에 의해 인체조직을 절개하거나 응고하는 기기이다.

⑤ 인체조직의 온도가 100[°C] 이상이 되면 세포액이 증발하고, 증발압에 의하여 세포조직이 갈라져서 절개된다. 조직의 온도가 100[°C] 이하를 유지하면 세포 물질은 엉키게 되어 응고가 된다. 이로 단백질이 변성되어 출혈이 일어나지 않는다. 고주파 전류는 넓은 표면을 가진 환자전극(대극판)으로부터 환자의 몸을 통하여 좁은 표면을 가진 활성전극으로 흐른다. 이때 활성전극의 좁은 면적을 따라 고밀도의 전류가 형성되며 일정한 값을 넘으면 열을 발생하여 응고나 절개를 할 수가 있다.

⑥ 가는 바늘(Needle Electrode)이나 창모양(Lancet Electrode)의 활성 전극은 매우 높은 전류밀도를 형성하고, 이에 따라 절개가 가능한 정도의 높은 온도를 조직에 가한다. 넓은 표면의 전극(Ball Electrode)은 상대적으로 낮은 전류밀도를 갖고 응고가 가능한 낮은 온도를 발생한다.

⑦ 고주파 전류를 사용하는 것은 고주파에서는 표피효과*에 의해 몸 내부의 신경이나 근육이 전기에 의한 자극을 받지 않도록 하기 위함이다. 그래서 직접 전극이 닿는 부분에만 전기수술기가 작용하는 것이며 신경이나 근육이 감지할 수 있는 최소 전류는 그 전류의 주파수에 반비례한다. [그림 2-17]은 고밀도류 - 고주파에 의한 조직 내에서의 열전도를 나타내었다.

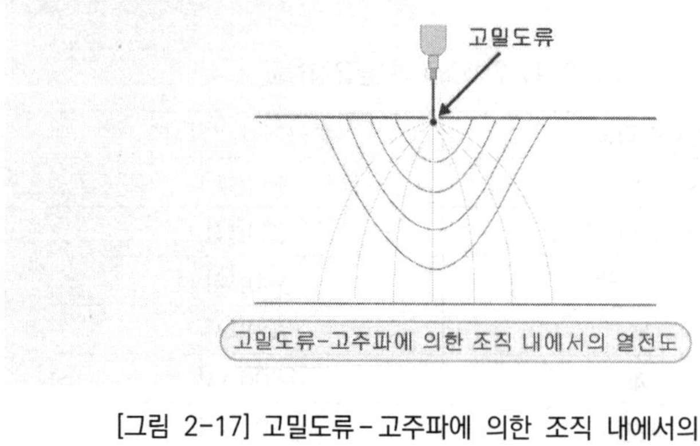

[그림 2-17] 고밀도류 - 고주파에 의한 조직 내에서의 열전도

* 표피효과 : 전류가 인체의 피부를 타고 흐르는 현상이다.

3. 전기수술기의 구성

전기수술기는 보편적으로 전원회로, 발진회로, 증폭회로, 조정회로, 출력회로, 안전회로 등으로 구성되며 기본적으로는 전기수술기 본체, 수술기 전극, 대극판이라고 하는 3가지 요소로 구성되었다.

안전회로는 환자의 상태에 따라 적절히 출력을 제한시키는 회로이다.

㉮ 환자의 대극판이 단선될 때 환자와 의료진이 모두 부상의 위험이 있는데, 이를 방지하기 위해 단선 여부를 감지 단선될 때 출력되지 않도록 작동한다.

① 전류감시법 : 대극판에 흐르는 전류를 감시하여 전류가 끊어지면 출력을 차단하는 방식이다.

② 환자감시법 : 전극이 환자의 시술부위에 접촉했을 때만 출력되는 방식이다.

(1) 전기수술기 본체

① 최대 출력 에너지는 다음과 같이 설계되어 있다.

㉠ 절개시 : 200~400[W]로 한다.

㉡ 응고시 : 100~200[W]로 한다.

㉢ 고주파 발진기 : 300[kHz]~5[MHz]로 한다.

㉣ 1~10[kV]의 파형을 전극으로 전달한다.

㉤ 부하저항 : 보통 200~1000[Ω](표준 500[Ω])이다.

② 대극판 코드단선 경보 등의 안전검사 기구를 갖고 있는 것이 보편적이며 전기수술기는 [그림 2-18]과 같다.

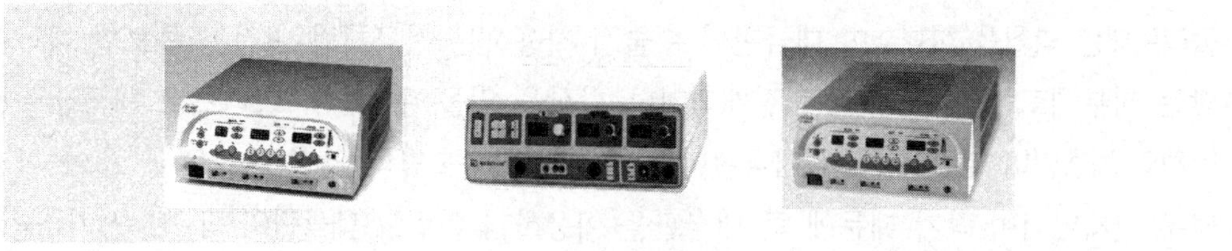

[그림 2-18] 전기수술기

③ 도선에 교류전류를 걸어 주면 도선 내부에는 표피보다 상당히 많은 자력선*이 생성되어 표피 쪽으로 전류가 쉽게 흐르는 현상을 표피효과라 하고, 주파수를 높일수록 표피현상은 강해진다.

④ 인체도 하나의 도체이기 때문에 적당한 주파수의 전류는 인체 내부로 흐르지 않고 피부

* 자력선 : 자기장에 있어서 자기작용의 방향을 나타내는 곡선이다.

로 흐를 수 있다.

⑤ 인체는 고주파 전류에 대하여 느낄 수 있는 최소한의 값이 높기 때문에 고주파 전류라도 감전되지 않아 고주파 전류를 에너지로 이용할 수 있는 것이다.

(2) 전기수술기 전극

전기수술기 전극(Active Electrode)은 인체에 고주파 전류를 집중적으로 투입시켜 절개(Cutting), 응고(Coagulation)작용을 할 수 있는 전극으로 능동전극이라고 한다. 작용전극이 한 개인 단극형이 주로 이용되지만, 핀셋형으로 되어 좁고 작은 부분에만 전류를 흘릴 수 있는 2극 전극이 미세수술에 이용되고 있다. [그림 2-19]와 같이 여러 가지 전기수술기용 도구들이 이용되고 있다.

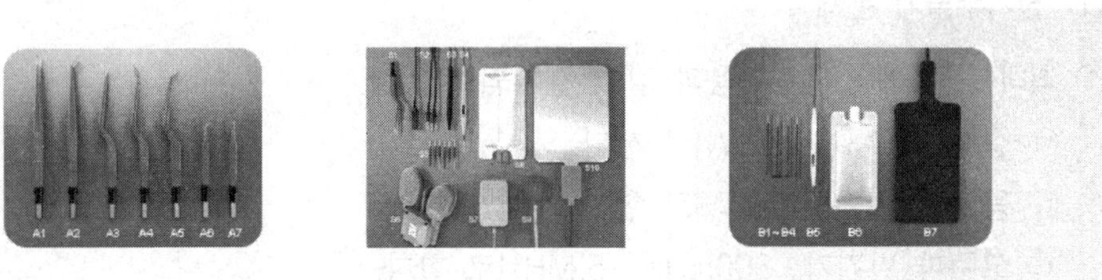

[그림 2-19] 전기수술기용 도구(S10 : 대극판)

(3) 대극판

대극판(Patient Plate)은 본체로 환자 플레이트라고 하며, 고주파 전류를 안전한 형태인 낮은 전류밀도로 회수할 수 있는 면적이 큰 전극이다. 이는 체내에 흐르는 전류를 다시 본체로 돌려보내는 역할을 한다. 이 대극판이 수술시 사용하는 전극처럼 면적이 좁으면 대극판에 닿는 피부에도 열이 집중되어 절개되거나 화상을 입을 수 있다. 그러므로 대극판은 항상 인체와 접촉면이 넓어야 한다. 대극판이 클수록 전기수술기의 안전성이 높다. 소아 환자의 경우 인체면적이 작기 때문에 큰 대극판을 이용하기 어렵고 대극판이 작으면 전기수술기의 출력이 제한된다.

대극판은 납이나 스테인리스판으로 되어 있어 재사용이 가능한 종류도 있고 일회용으로 나온 종류도 있다. 대극판의 특성이나 전기수술기의 특징을 고려하여 적절한 것을 사용해야 하며, 주의사항은 다음과 같다.

① 대극판은 전류를 본체로 돌려보내주는 중요한 역할을 한다. 에너지가 한 곳에 집중되지 않도록 면적을 최대한 넓게 해야 하며 면적이 작을 경우 이용하는 에너지의 양이 제한될 수 있다. 그래서 적절한 대극판을 선택해야 하고 그에 따른 에너지를 설정하면

안전성을 높일 수 있다.

② 대극판을 부착한 부위에서 화상을 입을 수 있기 때문에 대극판을 부착할 때 주의해야 한다. 뼈가 돌출되어 있거나 인모가 많은 부분은 에너지가 집중되거나 전류가 원활하게 환류하는 것을 막을 수 있기 때문에 부착하지 않는다.

③ 대극판은 충분한 면적이 있는 근육부에 부착하는 것이 좋다. 인모는 제거하고 부착하는 편이 좋은데 부착할 때도 수술 중 떨어지거나 움직이지 않도록 젤을 충분히 발라서 부착한다. 수술 중에 대극판의 움직임은 화상의 원인이 될 수 있기 때문이다.

4. 수술기의 분류

(1) 단극성 출력전용기

① 한 개의 활성전극(Active Electrode)과 한 개의 환자전극(Patient Plate, Dispersive Electrode), 확산전극(Neutral Electrode, Passive Electrode, Return Electrode)을 가지고 있다.

② 환자전극을 환자에게 붙이고 활성전극으로 시술한다. [그림 2-20]은 단극성 출력전용기(Monopolar Device)를 나타내었다.

③ 환자전극은 확산전극(Dispersive Electrode), 대극판(Neutral Electrode, Passive Electrode), 궤환전극(Return Electrode)이라고도 한다.

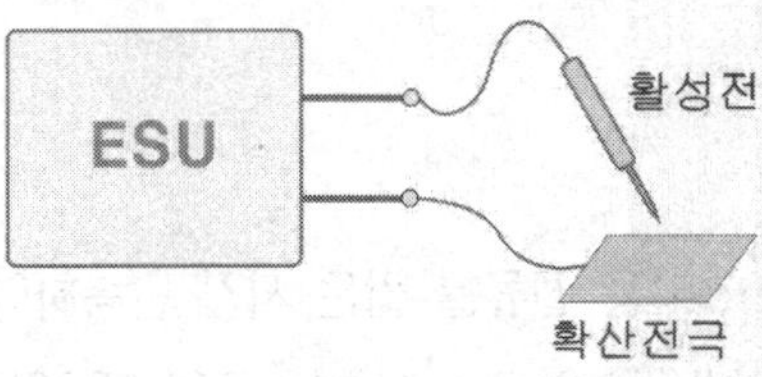

[그림 2-20] 단극성 출력전용기

(2) 양극성 출력전용기

① 대극판과 전극대신 양 전극이 절연된 핀셋 형태의 전극(Forceps)을 이용하며 한쪽 전극에서 전류가 나와 다른 쪽 전극으로 궤환된다. 이 때 혈관이나 미세한 조직을 잡으면 고주파 전류가 양쪽 전극 사이로 도통되어, 전극 사이에 있는 조직에 열이 발생하여 응고가 일어난다. [그림 2-21]은 양극성 출력전용기(Bipolar Device)를 나타내었다.

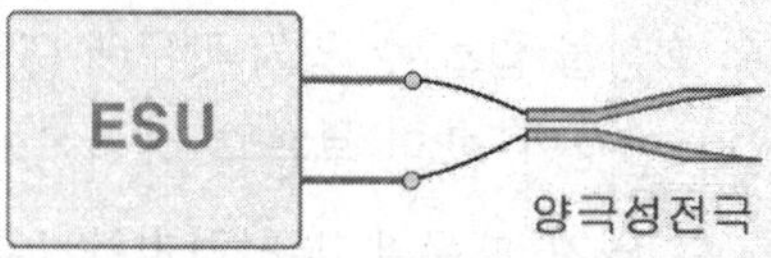

[그림 2-21] 양극성 출력전용기

② 혈관을 처치하거나 섬세한 조직이나 신경 등을 수술하는 경우와 같이 수술의 정확도를 높이고, 주변조직의 상처를 최소화하기 위해 정교한 응고를 요구하는 수술에서 사용한다.
③ 단극방식은 대극판을 통해 전류가 돌아가지만 양극방식에서는 전류를 가하는 곳과 돌아가는 곳이 같다. 단극방식에 비해 출력이 작아서 50~70[W] 정도이다.

5. 아르곤 빔 전기수술기

전기수술기의 전극 끝에서 아르곤 기체를 분사하면서 전극에 강한 전류를 흐르게 하면 아르곤(Ar) 기체가 이온화된다. 또 아르곤 빔 때문에 주변공기가 차단되는 효과가 있기 때문에 조직이 타지 않고 응고되는데 응고가 진행되어 건조되면 조직의 저항이 증가해 전류의 전달이 제한된다. 그래서 조직의 온도가 일정 상한선을 갖고 멈추게 되며 주변조직 및 혈관의 손상이나 괴사가 최소화된다. 연기가 적게 발생하며 시야가 확보되고 보다 안전한 수술이 가능한 기기이다.

6. 전기수술기의 작용

(1) 응고작용

응고작용(Coagulation Action)은 전류를 짧은 시간 단속하여 흘리면 연속적으로 열은 발생하지 않으므로 증기폭발이 일어나지 않고 발생하는 고열(1000[°C] 이하)이 혈액이나 단백질을 응고시킨다. 고열로 지혈을 하며 수술시 출혈이 있는 부위에 이용하며 절개시 이용하는 전력보다 낮은 전력을 이용한다. 전력을 낮추면 절개되지 않고 조직이 타서 출혈이 멈춘다. 단 출력전압을 낮추면 지혈이 되지 않으므로 출력전압은 그대로 두고 주파수를 낮춘다. 사용하는 에너지 출력은 100~130[W] 정도이다.

(2) 절개작용

절개작용(Cutting Action)은 고주파 전류는 전극에서 집중적으로 인체에 주입되어 퍼져 흐른 뒤 대극판으로 회수된다.

전극 끝은 보통 직경 1[mm] 정도 이하의 불꽃기둥 모양으로 인체에 닿아 있고 피부접촉부에서의 접촉저항은 200~1000[Ω] 정도이다. 접촉저항을 500[Ω]으로 하고 접촉 부분에 고주파 전류를 1[A] 흐르게 하면 줄의 법칙으로부터 초당 500[J]의 열량이 발생한다. 이러한 고열로 인해 세포는 순식간에 증기가 되어 날아간다. 이것을 증기폭발이라 하고, 증기폭발이 전기수술기의 절개작용을 한다. 피부의 절개보다는 불필요한 조직이나 종양 등을 절제할 때 많이 이용하는데 주변조직이 손상될 수 있으므로 정밀을 요하는 수술(뇌, 심장 등)에는 거의 사용하지 않는다. 인체 내부로 삽입해서 사용하기도 한다. 출력은 최대 300[W]이며 일반적으로 많이 사용하는 출력은 130[W] 정도이다.

(3) 혼합작용

응고파형과 절개파형의 중간적인 파형을 사용하며 조직을 절개하거나 응고시킬 때 상황에 따라 전기수술기의 작동 방식을 바꾸어 주어야 하는데 이러한 불편한 점을 개선한 것이 지혈방식이다. 전압이나 주파수를 모두 변화시킬 수 있어 조절을 어떻게 하느냐에 따라 응고 방식과 가까워지기도 하고 절개 방식과 가까워지기도 한다. 즉 상황에 맞는 최고의 상태로 전기수술기를 이용할 수 있다. [그림 2-22]는 전기수술기의 원리를 나타내었다.

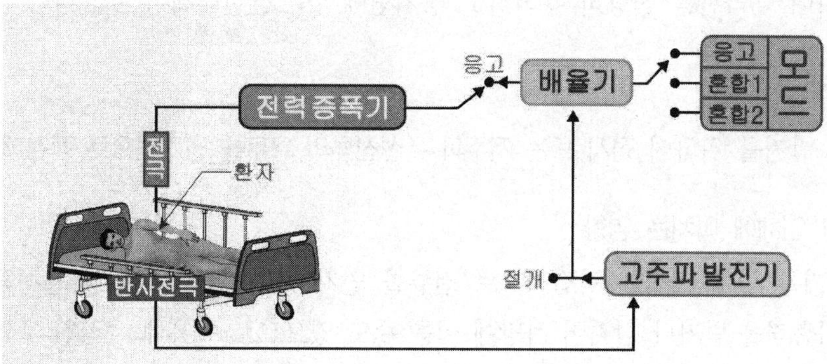

[그림 2-22] 전기수술기의 원리

7. 전기수술기의 점검과 안전사고 대책

최대 출력의 확인, 출력파형의 관찰, 기기의 누설전류 점검, 대극판과 접지, 대극판과 수술대 사이의 고주파 누설전류 확인 등의 전기적인 점검이 필요하며 전용의 계측기를 이용하면 쉽게 점검할 수 있다.

(1) 화 상

전기수술기로 인한 사고 중에서 화상(Burn) 사고가 발생하기 쉽다. 특히 상대가 마취상태에 있는 환자이기 때문에 피해가 의외로 커지는 수가 있으므로 각별한 주의가 필요하다. 화상사고는 대극판을 부착한 부분에서 일어나는 것과 대극판 이외에서 일어나는 것의 두 가지로 나눈다.

① 대극판 부위에서의 화상 : 수술 후 대극판을 붙인 부위의 환자 피부에 발적이나 수포 등의 열상이 발견되는 수가 있다. 이것은 수술 중에 대극판의 일부에 고주파 전류가 집중되었다. 전류가 집중되면 열이 발생하고 화상에 이르게 된다.

② 대극판 이외에서의 화상 : 대극판을 통해 본체로 환류되어야 할 고주파 전류가 정상 루트 이외의 루트를 통하여 본체로 환류할 때 발생한다. 대극판으로 환류되는 통로를 잘 정리하여 환류를 쉽게 하고 대극판 이외의 통로, 즉 고주파 분류경로를 없애도록 한다.

(2) 열상사고(열창사고)

전극 접촉부위와 피부에 국소적인 전류밀도의 증대에 의하여 피부부위가 찢어져 상처나는 사고가 열상사고이다. 대극판에 의한 대극판열상과 분류열상이 있으며, 이러한 사고를 예방하기 위하여 대극판을 적당히 부착하고 장치면에서도 안전대책이 필요하다.

(3) 감전사고

감전사고 방지를 위하여 접지 또는 저주파 누설전류의 유무를 정기적으로 점검해야 한다.

1) 전기가 인체에 미치는 영향

전기수술기는 인체 조직에 직접적으로 전류를 인가하는 기기로 특히 누설전류에 의해 환자가 전기충격을 받거나 심지어 사망에 이를 수도 있으므로 사용에 세심한 주의가 필요하다. 전류는 몸의 한 점으로 들어가서 다른 한 점으로 나오며 전류가 몸을 흐를 때 3가지의 일반적인 현상이 일어난다.

〈표 2-2〉는 인체의 전류량 및 인체의 영향을 나타내었다.

① 조직저항에 의한 열을 발생한다.

② 신경과 근육의 경련을 일으킨다.

③ 전기적 화상을 입는다.

〈표 2-2〉 인체의 전류량 및 인체의 영향

전 류 량	인체에 나타나는 증상
~1[mA]	약간 짜릿한 감을 느낀다.
~5[mA]	통증을 느낀다(근육의 자제 가능).
~10[mA]	자제할 수 없는 고통을 받는다.
~20[mA]	근육이 수축되고 움직일 수 없는 상태(근육에 경련현상)이다.
~50[mA]	근육이 경직되고 호흡이 곤란(위험한 상태)하다. (심장의 고동이 불규칙하고 혈압상승)
~100[mA]	치명적인 장애 또는 사망에 이른다.
100[mA] 이상	순간적으로 치사한다.

※ 상용전원(50[Hz]/60[Hz])에 대한 것으로, 1[mA]는 1[A]의 1000분의 1에 해당하는 전류이다.
상기와 같은 위험을 제거하기 위해 국제규격에 누설전류 허용치가 제시되어 있으며 장비는 제조시 이를 만족하여야 한다.

2) 조직에 대한 전기효과

낮은 주파수의 전류가 사람을 통과하면 고통과 충격을 주지만 20[kHz] 이상의 주파수 전류가 통과하면 고통과 근육축소는 없다. 이러한 높은 주파수(고주파) 전류는 조직 내에서 열을 발생시킨다. 실제로는 300[kHz] 이상의 주파수가 이용되는데, 그 이유는 전극을 인체 조직에 접촉할 때 발생할 수 있는 Spark로 인해 저주파 전류가 발생되는 현상을 최소화하기 위함이다.

3) 전기충격의 종류

① 매크로쇼크(Macroshocks) 몸 전체에 감전되는 경우 : 건조한 피부의 높은 저항은 사람이 감전되었을 때에 심장마비의 위험성을 감소시킨다. 건조한 피부의 1[cm]당 저항값은 15[kΩ]~1[MΩ]이다. 사지내의 내부저항은 약 200[Ω], 몸전체 내부저항 100[Ω], 두 사지 간에 내부저항은 약 500[Ω]이다. 의료행위에 있어서 피부의 저항을 줄이는 것은 전류흐름을 증가시켜 전기감전을 용이하게 만든다.

㉠ 전극을 피부에 접촉하지 않고 인체 내부에 삽입하였을 경우 정맥용 Catheter, 내부 온도 Sensor등은 Macroshock를 일으킬 가능성이 많아진다.

② 마이크로쇼크(Microshocks) 심장에 감전되는 경우 : Microshocks의 경우에는 20[μA]에서 심장마비 증세를 일으킨다. 성인남자의 경우 80~600[μA]의 전류가 심장용 Catheter를 통하여 심장에 전달되면 심장마비 증세를 일으킬 수 있다. 일반적으로 10[μA]까지는 안전하다. 그러므로 이러한 누전의 전기쇼크가 발생해 환자의 생명이

위험해질 수 있으므로 본체는 항상 접지시켜야 한다(본래 자체에 누전되지 않게 만들어야 하며 누전이 되더라도 안전하게 땅으로 흐를 수 있게 되어야 한다)

(4) 안전 모니터 회로

환자에게 부착되어 있는 대극판의 도선이 끊어져서 전류가 흐르지 않게 되는 경우 환자는 화상을 입을 수 있고, 환자에게 접촉 중인 의료진은 고주파 쇼크(Shock)를 입을 수 있다. 이러한 사고를 예방하기 위해 환자 대극판의 단선 여부를 검출할 수 있는 회로를 설치하는데 이러한 회로를 안전 모니터 회로라고 하며 단선시에는 출력이 되지 않게 한다.
안전 모니터 회로의 종류에는 전류감시법과 환자감시법이 있다.

① 전류감시법(Current Sentry) : 2개의 선을 대극판의 다른 위치에 연결하고 두 도선에 전류를 인가한 후 이 전류를 관찰하는 방법으로, 두 선 중 한 선이 끊어지면 감지회로가 동작하여 경보등이 켜지며 고주파 신호를 끊어서 출력이 나가지 않게 된다.

② 환자감시법(Patient Sentry) : 대극판과 수술전극 사이에 인체를 통하면서 전류 루프(Loop)가 형성되어 미세한 직류전류가 흘러야만 출력이 나오게 하는 방식이다. 대극판의 코드(Code)가 한 개의 선이어도 수술전극이 환자의 피부에 접촉되어야만 출력이 나오게 하는 방식이므로 의료시술자의 쇼크(Shock) 사고를 예방할 수 있다.

(5) 폭발사고

전기수술기를 이용하면 전극에서 불꽃이 일어나므로 인화성 마취가스, 산소 등 가연기체의 농도가 높은 환경에서 사용시 화재가 발생하거나 폭발사고가 나지 않게 조심해서 사용해야 한다.

(6) 잡음장해

전기수술기는 인체에 대전류를 흐르게 하고 수백[W]의 고주파 발진기이므로 주변의 디지털기기 등의 측정기에 잡음장해를 일으켜 정확한 정보를 얻을 수 없게 한다. 이러한 장해의 종류는 심전도 및 혈압에 장해가 오는 모니터 장해와 인공심박조율기(Pacemaker) 장해가 일반적이다. 이렇게 영향을 받을 수 있는 기기에는 필터를 장착해 피해를 줄인다.

8. 대지접지 시 주의사항

대지접지(Earth)는 장비에 잔류하고 있는 전류를 대지로 흐르게 함으로써 환자나 의료진을 누설전류의 위험으로부터 안전하게 할 수 있다.

① 누설전류 : 인접한 절연체간의 전위차에 의해 흐르는 의도되지 않은 미소전류이다(통상[μA]). 누설전류의 중요한 요소는 전기장치 내의 모든 도체에서부터 샷시(Chassis)나 환자에

흐르는 전류이다. 샷시에 흐르는 전류는 접지가 잘 되어 있을수록 안전하게 대지로 흐른다. 만약 접지선이 끊어진 경우 샷시에 잔류한 전류가 환자를 통해 흐를 수 있어 의료진이 전기충격을 받을 수 있다.

② 접지공사 : 대지접지(Earth)공사는 콘센트의 중성선을 금속판, 또는 뾰족한 금속막대에 연결하여 땅 속에 묻는 것이다. [그림 2-23]은 접지공사를 나타내었다. 보통 병원 접지는 1종 접지공사로 되어 있다.

㉠ 대지접지(Earth)가 잘된 경우 : 장비에 공급된 전류의 누설전류가 대지접지(Earth) 단자를 통하여 대지로 빠져나감으로써 사람이 장비에 접촉하더라도 전기의 흐름을 전혀 느낄 수 없어 안전하다.

㉡ 대지접지(Earth)가 잘못된 경우 : 장비에 공급된 전류의 누설전류가 장비에 존재하다가 사람이 접촉하게 되면 사람을 통하여 전류가 흐르므로 사람은 전기가 통하는 것을 느끼거나 심한 경우 화상을 입거나 사망할 수 있다.

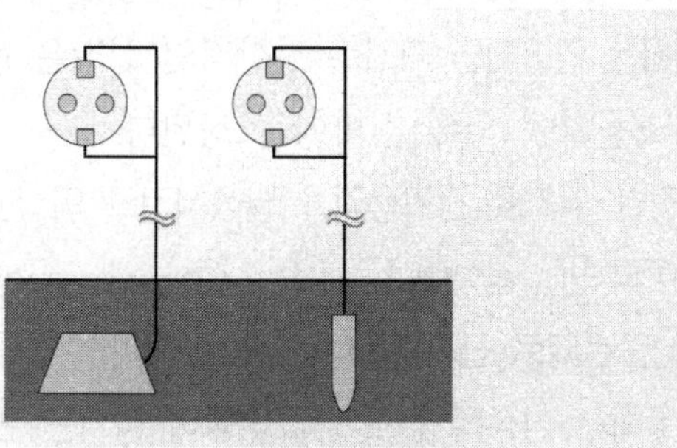

[그림 2-23] 접지공사

③ 수술실에서의 전기수술기의 이용 : 수술실에서 전기수술기를 사용할 경우 다음 사항을 반드시 주의하여야 한다.

㉠ 수술실 내의 모든 장비는 대지와 접지되어야 한다.

㉡ 전기수술기의 Patient Plate는 넓은 면적이 환자에 닿도록 정확하게 부착되어야 한다.

㉢ 전기수술기는 의도적으로 고주파를 방사하는 기기로 이 고주파에 의해 수술실 내의 다른 장비에 영향을 미칠 수 있으므로 주의하여야 한다. 환자감시장치(ECG Monitor)를 이용할 경우 Monitor 전극은 수술기 전극으로부터 최소 150[mm] 이상 떨어져야 하며 오동작 방지를 위해 고주파 전류제한 장치가 내장되어야 한다. [그림 2-24]는 수술실에서의 전기수술기를 사용하여 수술한다.

㉣ 건전지(Battery)로 작동하는 장비의 환자에게 접촉되는 부분은 절연되어 있어야 한다(심장 전기충격기(Defibrillator).

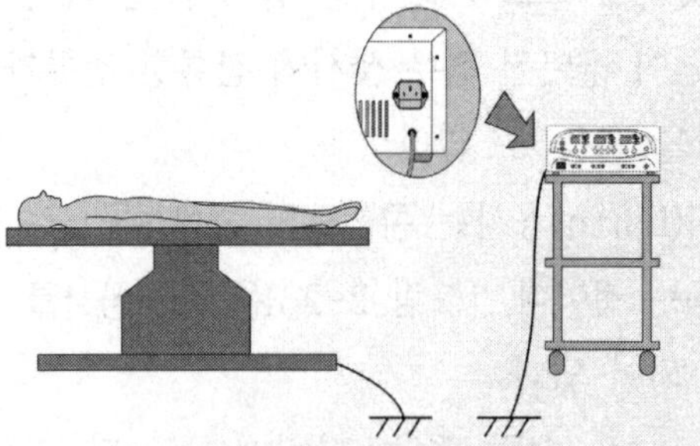

[그림 2-24] 수술실에서의 전기수술기의 사용

05 페이스메이커

인공 심박조율기는 심장박동수를 정상화하여 우리몸 여러 기관에 혈액을 충분히 공급하기 위하여 몸안에 장치하는 인공적인 기계로 정상적인 심장은 동방결절(SA node : Sino-Atrial node)이라는 심박조율기에 의해 심박이 조정된다.

동방결절에서 일정한 주기로 전기충격을 발생시키고 이 전기충격이 심방을 수축시킨다. 그 후 심방과 심실 사이의 방실결절(NA node : Atrioventricular node)에 전기충격이 전달되어 활성화되고 심근전체로 전기충격이 퍼져 심장이 수축을 하게 된다. 하지만 동방결절이 제 역할을 다하지 못해서 심장의 전도계에 이상이 생기는 현상을 심장블록이라 하며 심장이 비정상적으로 박동하는 현상을 부정맥이라 한다. 부정맥은 정상적인 심전도가 관찰되지 않는 상태로 어른의 경우 심장은 1분에 60회 정도 규칙적으로 뛰는 데 지나치게 빠르거나 늦거나 혹은 맥박이 불규칙하게 뛰는 것이다. 부정맥은 각종 심장질환의 합병증이나 후유증으로 발생하며 특히 서맥의 치료법 중 하나가 인공 심박조율기를 사용하는 방법이다.

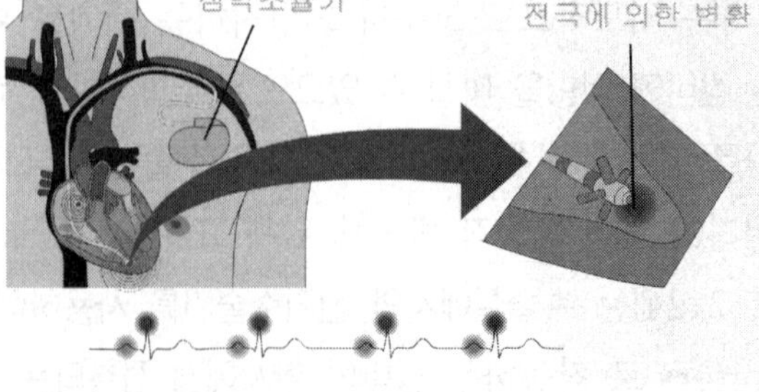

[그림 2-25] 심내막에 부착된 전극에 주기적으로 전기펄스를 보내는 심박조율기

인공 심박조율기(Artificial Pacemaker)는 [그림 2-25]와 같이 심장근육 내에, 심장표면에, 심장의 가운데 빈곳 또는 심내막에 부착된 전극에 주기적으로 전기펄스를 보내는 전기자극기이다.

심박조율기는 맥박이 느려져 어지럼증이나 실신 또는 증상이 없더라도 급사의 위험성이 있는 경우에 주로 사용하는데 스스로 적절한 시간간격으로 수축하지 못하는 질환상태에 있는 환자의 심장에 자극이 전달되면 심장이 수축하게 되어 환자의 심장박동을 일정하게 유지시켜 주는 보조기기 역할을 한다. 주요 병변상태로는 심폐색이 짙은 환자에게 주로 심박조율기를 사용하나 각종 심장질환의 증상인 부정맥, 특히 서맥을 치료하는데 효과적이며 비후성심근증, 심부전증 등 부정맥을 유발하는 질병에도 효과가 있다.

1. 인공 심박조율기의 구성

인공 심박조율기는 종류와 상관없이 크게 본체와 전극선 두 부분으로 나뉜다.

① 본체 : 전기자극 발생장치로 반영구적인 건전지와 작은 컴퓨터와 비슷한 전기회로로 구성되어 있다. 전지는 에너지를 만들어낼 전력을 제공하고 회로는 전기자극을 가할 시점과 에너지의 양을 결정한다. 본체의 기능은 심장박동이 비정상적으로 변할 때 이를 감지하여 전지에서 미세한 전류를 심장으로 전달하는 것이다. 이때 전류는 0.1~20[mA/sec]에서 조정이 가능하다. 이 전류로 인해 심근은 탈분극이 되어 수축하게 되고, 전류는 심근을 탈분극시킨 후에 다시 본체로 돌아온다. 본체는 가볍고 생체적합성이 좋은 금속으로 만들어진다.

② 전극선 : 심근에 고정되어 본체에서 전달된 전류를 심장에 전달하는 역할을 한다. 사용하는 전극의 개수는 1~3개까지 다양하며 종류에 따라 다르다. 뿐만 아니라 심장의 전기적인 활동을 감지하는 역할도 한다. 환자의 증상에 따라 사용하는 심박조율기의 종류도 달라지고 그에 따라 작용방식도 다르다. 전극선은 전기전도성이 좋으면서도 외부와는 전기 절연성을 가져야 하며 유연한 성질과 충분한 물성을 갖추어야 한다. 또한 심장의 자발적인 활동을 방해해서도 안 된다. 전극선은 주로 심장 안쪽으로 삽입되지만 특정 경우에는 심장의 외부에 고정되기도 한다. 전극선은 다시 기능에 따라 4부분으로 나뉜다.

㉠ 접속핀 : 본체에 연결되어 에너지가 최초로 지나가는 전극선의 끝부분이다.

㉡ 몸체 : 외부에 대해 절연되어 있는 금속선으로 본체에서 발생한 전류를 심장으로 전달하는 길 역할을 한다.

㉢ 고정부위 : 전극선의 끝부분에 있으며, 심근에 전극선을 고정시킬 수 있는 모양으로 만들어져 있다.

㉣ 전극 : 고정부위 앞, 전극선의 제일 끝부분에 위치한다. 심장의 활동정보를 수집하여 본체로 전달하고 본체에서 발생한 전류를 심근에 전달하는 역할을 한다.

2. 동기성 심박조율기

환자들의 심박동작상태가 어떤 경우에는 정상적인 박동을 나타내는 경우가 있다. 정상적인 박동일 때 외부에서 박동*(Beat)을 가해줄 필요가 없기 때문에 환자들에게는 항상 심근에 전기자극을 가할 필요가 없다. 정상적인 상태에 연속적인 자극을 주면 경우에 따라 심각한 부작용을 유발할 수도 있고, 혹 자발적인 심근의 수축 후 바로 나타나는 재분극**(Repolarization) 과정에서 외부의 전기자극이 주어지면 심방의 박동이 불규칙적으로 빨라지거나 혹은 멈추는 경우도 발생할 수 있다. 따라서 심장의 자발적인 박동을 방해해서는 안되는 것이 심박조율기의 규칙이다. [그림 2-26]은 심박조율기의 의료기기이다. 동기성 심박조율기에는 심방동기성 심박조율기와 응답형 심박조율기 두 가지 형태가 사용되고 있다.

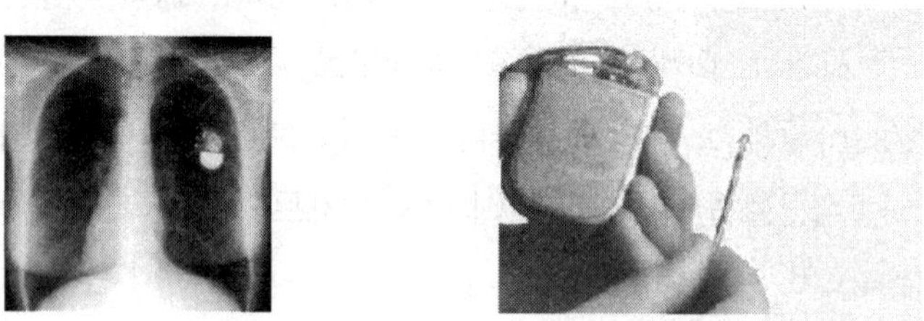

[그림 2-26] 심박조율기

3. 비동기성 심박조율기

다른 곳의 신체나 심장의 현 증상에 관계없이 정해진 비율의 전기자극을 공급하는 심박조율기를 비동기성 심박조율기라 하고, 단위시간당 일정한 박동수를 얻을 수 있다. 박동률을 상당히 높게 설정하는 비동기성 심박조율기를 이용하면 심박조율기의 자극과 자극 사이가 매우 짧아지기 때문에 심장이 스스로 박동할 수 없다. 또한 배터리가 빨리 소모되는 경향이 있어 현재는 배터리 소모를 방지하기 위해서 동기성 심박조율기를 사용하고 있다.

---

* 박동 : 심장의 수축과 확장의 반복운동이다.

** 재분극 : 흥분이 가라앉으면 다시 안정 상태로 돌아가는 시기이다.

4. 임시형 심박조율기

맥이 느려짐이 일시적으로 발생하였다 회복될 가능성이 많은 경우나 영구형 인공 심박조율기를 이식하기 전 기다리는 동안에 시술하는데 수술은 국소마취 하에서 시행하고, 임시형의 경우에는 사타구니 정맥이나 쇄골하 정맥을 이용하고 소요시간은 10~15분 정도이다. 전원은 체외에 있으며 9[V]의 전압을 생성하고 체내로 전극만 삽입해 심장에 충격을 준다. 영구형 심박조율기를 이식하기 전에 심박을 안정시키는 목적으로 사용하며 서맥이 심한 응급상황에 응급처치를 위해 사용하기도 한다. 전류 크기는 4~5[mA]에서 점차 낮게 조정하면 심박수는 환자의 고유 심박수보다 조금 낮게 설정한다. 체외에서 임시로 장착하는 페이스메이커로 부정맥이 심하지 않아 회복 가능성이 있어 장기적인 심박조율이 필요하지 않은 환자들의 치료에 사용한다.

5. 임시형 심박조율기와 응급처치

임시형 심박조율기의 사용은 심한 서맥에 대한 응급처치 방법으로 상당히 효과적이다. 약물을 사용했을 때 반응이 없는 경우 임시형 심박조율기를 이용한 전기적 치료를 하게 된다.

① 경정맥 심박조율 : 전극을 방사선 투시기를 사용해 내경정맥, 쇄골하정맥, 대퇴정맥 등의 정맥을 통해 삽입해서 전기자극을 전달한다. 가장 효과적이고 안정적인 방법이다.

② 경흉부 심박조율 : 흉벽에서 조율전극선을 직접 심실벽에 삽입하여 심장의 전기적인 활동을 강화한다.

③ 경식도 심박조율 : 전극을 식도를 통해서 삽입하고 조율한다.

④ 경피적 심박조율 : 모든 서맥 증상에 있어 일차적으로 맥박을 안정화시킨다. 조율패드를 환자의 가슴 앞뒤로 부착하고 ECG 파형을 관찰하면서 흘려주는 전류량을 변화시킨다. 응급상황 발생시 가장 신속하게 행할 수 있는 방법부터 시행한다.

〈표 2-3〉 심박조율 방법의 장 · 단점

심박조율방법	조율부위	장 점	단 점
경피적 심장조율	심실	간단하고 안전하며 빠른 시간 내에 시행이 가능	심장의 활동을 정확히 알기 어렵고 내성이 생길 수 있다.
경흉부 심장조율	심실	빠르게 시행이 가능	시행이 다소 복잡
경정맥 심장조율	심방, 심실	가장 안정적이고 효과적	침습적이며 시간이 오래 걸린다.
경식도 심장조율	심방	안전하며 심방의 활동정보를 정확히 알 수 있다.	환자의 내성이 생길 수 있다.

〈표 2-3〉은 가장 먼저 경피적 심박조율을 시도하고 효과가 없을 경우 경흉부 심박조율이나 경정맥 심박조율을 시행한다. 응급상황이 아닌 경우에는 환자에게 적절한 방법을 신중하게 선택해서 실시한다.

6. 영구형 심박조율기 이식 후 점검

영구형 심박조율기를 이식한 후에는 주기적으로 점검을 받아야 한다. 검진 주기는 개인의 건상상태에 따라 조금씩 다르지만 보통 6개월에서 1년에 한 번 정도이다. 심박조율기를 점검 및 조정할 때 페이스메이커 조정기라는 일종의 리모컨을 이용한다. 조정기를 심박조율기가 있는 피부위에 올려놓으면 심박조율기의 정보가 모두 인식되는데 이 정보를 바탕으로 치료기능을 조정하기도 한다. 영구형 심박조율기의 경우 시술 후 관리를 해주는 프로그래머도 있어 치료기능을 조절할 때 프로그래머에 지시사항을 입력하면 간단하게 조정할 수 있다. 심박조율기를 점검할 때 몇 가지 필수적인 검사가 있다.

① 심장조율에 필요한 최소에너지인 조율역치를 구하고 조율자극의 세기를 조정한다. 일반적으로 조율자극의 세기는 조율역치의 2배 크기로 한다. 조율자극의 세기가 너무 강하면 배터리가 빨리 떨어지고, 너무 약하면 조율효과가 없으므로 적절히 조절해야 한다.

② 심전도를 확인한다. 심장과 심박조율기의 전기적인 활동을 모두 확인하고 기록한다.

③ 심장의 비정상 수축에 대한 감도를 확인한다. 심장이 수축할 때 그것을 얼마나 잘 감지하는지 검사한다. 감도가 높으면 심장의 비정상 수축을 잘 감지할 수 있고 불필요한 전기자극을 줄일 수 있다.

④ 심박률 반응성 검사를 한다. 환자에게 운동을 시켜 심박조율기의 반응을 보는 검사가 있는데 심박조율기의 형태 중 발생시키는 전기자극의 주기가 일정해진 것이 아니라 신체대사 요구량에 따라 자동 조절되는 심박조율기가 있는데, 그때 이러한 기능이 정상적인지 검사하는 것이다.

⑤ 전지는 반영구적인 것을 쓰기 때문에 전지의 수명은 대략 5~10년 정도로 긴 편이며, 배터리가 모두 소모되면 심박조율기를 교체해야 한다. 교체할 때는 본체만 교체하면 된다.

7. 영구형 심박조율기

영구적으로 사용하는 심박조율기로 부정맥이 심해 지속적인 심박조율을 필요로 하는 환자들에게 사용한다. 전극과 본체 모두 체내에 이식하므로 크기도 작고 가볍다.

① 영구형 심박조율기의 크기 : 본체가 길이 약 4[cm], 무게 17~24[g], 전극이 약

50[cm]~60[cm] 정도이다.

② 임시형 심박조율기와 달리 전원은 5[V] 정도의 전압을 발생시킬 수 있는 리튬전지이며 전극은 정맥을 통해 심장에 삽입해 종류에 따라 적절한 위치에 놓고 본체는 전극선과 연결한 다음 쇄골 아래 피부를 절개해 넣어둔다.

③ 영구형 심박조율기 : 심한 부정맥 환자들이 일상에서 불편함 없이 살아갈 수 있게 심박을 조정해준다.

8. 심박조율기 이식 후 주의사항

방사선치료, 전기수술, 열치료, 쇄석술을 시행하면 심박조율기가 오작동을 일으킬 가능성이 있으므로 의사와 상의 후 시행한다. 만약 심박조율기를 이식한 환자에게 제세동이 필요한 상황이 온다면 제세동기를 사용하는데 있어서 전극을 부착하는데 주의한다.

① 전극 : 심박조율기의 위치에서 약간 벗어난 곳에 부착해 제세동기의 강한 전류에 심박조율기가 영향을 받지 않도록 한다.

② 의료행위에 있어서 제약을 받을 수 있는데 X-ray, 초음파, CT 등은 영향을 주지 않지만 MRI(Magnetic Resonance Imager)는 심박조율기를 영구적으로 손상시키므로 MRI(자기공명단층촬영장치) 촬영을 할 수 없다.

③ 가정에서 이용하는 대부분의 전자기기는 사용이 가능하나 자석요, 고주파, 초음파 온열치료기 등은 사용하면 안된다.

④ 휴대폰은 사용가능하지만 일정거리 이상 유지한 상태로 사용하는 것이 좋고 이 외에도 강한 전기나 자석의 영향을 받을 가능성이 있는 기기를 주의하고 그러한 장소를 피하는 것이 좋다.

9. 심박조율기 이식의 부작용

심근에 전극선이 고정된 부위에 외부물질에 의한 염증반응을 일으킬 수 있고 이를 방지하기 위해 전극선의 끝부분인 전극에 항염증 약물을 투여시켜 심장에 고정해 둔다. 그런 처리를 통해 전극선 끝부분에서 약물이 방출되고 접합부위의 염증이 감소하며 상처가 줄어들어 심박조율의 효과를 높인다. 심박조율기의 사용으로 많은 부정맥환자들이 생명을 살릴 수 있게 되었다.

① 심박조율기 이식 : 다른 부정맥 치료법 보다 안전하고 간단하며 합병증이 적어서 많이 사용하는 치료법이지만 이를 여러 번 이식하면서 드물게 부작용으로 상대정맥증후군이 나타날 수도 있다.

② 심박조율기의 전극을 삽입할 때 상대정맥으로 많이 삽입하는데 이때 상대정맥에서 혈전에 의한 폐쇄가 일어날 수 있다. 이러한 상태를 상대정맥 증후군(Superior Vanacava Syndrome)이라 한다.

③ 혈전 : 보통 삽입된 전극을 따라 생기는데, 심하면 혈관내막과 협착을 일으키기도 한다. 상대정맥 증후군은 항응고제, 혈전용해제를 사용하거나 혈전제거술, 풍선확장술 등 다양한 치료방법을 통해서 치료할 수 있다.

06 인공신장

1. 혈액투석의 정의

혈액투석은 투석기를 이용하여 혈액으로부터 노폐물을 걸러주고 인체 내의 전해질 균형을 유지하며 과잉의 수분을 제거하는 방법이다. 혈액투석을 받기 위해서는 혈관에 투석치료를 위한 통로를 만들어야 한다. 이것은 외과적 수술을 통해 주로 전박(아래팔)의 동맥과 정맥 혈관을 연결해서 혈관을 점점 굵게 만드는 것으로 이 굵어진 혈관을 동정맥루라고 한다. 동정맥루가 충분히 굵어지면(약 6주 이상 소요) 주사바늘을 이곳에 삽입하여 투석기와 연결한 후 투석치료가 시작된다. 혈관이 발달하지 않은 사람들은 인공혈관을 이용해 누관을 만들 수 있다. 만약 동정맥루를 만들기 전에 혈액투석을 해야 하는 급한 상황에서는 플라스틱관을 어깨부분의 큰 혈관이나 서혜부 정맥에 넣어야 투석이 가능하다. 어깨부분의 큰 혈관에 넣은 관은 2주에서 한 달 정도 이용할 수 있다.

(1) 혈액투석의 장점

① 환자가 병원에 정기적으로 내진하기 때문에 다른 환자나 치료진과 정기적으로 진찰 치료하기 때문에 병의 진행 등에 대해 체크할 수 있어 안전하다.

② 매일 치료하지 않고 주 2~3회 치료로 충분하다.

③ 집에 특별한 도구가 필요 없으며 동정맥루 수술 후에는 인체에 카테터를 달고 다니지 않아도 된다.

(2) 혈액투석의 단점

① 고정된 스케줄에 맞춰 주 2~3회 투석실에 가야 한다.

② 기계에 의존해야 하며 치료할 때마다 주사를 맞아야 한다.

③ 투석과 투석 사이에 쌓인 노폐물을 몇 시간에 걸쳐 빼므로 투석 후 피곤하거나 허약감을 느낄 수 있다.

④ 주 2~3회만 투석하게 되므로 식사나 수분의 제한이 심하다.

2. 혈액투석의 원리

투석에서 용질의 제거는 확산과 대류에 의해 이루어지고 체액 제거는 초여과에 의해 이루어진다.

(1) 확 산

확산(Diffusion)은 혈액과 투석액 사이에 반투막을 두고 요소나 칼륨 같은 용질이 이동하는 것으로 반투막 면적 및 투과성, 혈액과 투석액 사이의 농도차 및 유속, 분자크기 등으로 좌우된다.

(2) 대 류

반투막을 통해 체액이 이동할 때 상당량의 용질이 용매끌기라고 하는 마찰력에 의해 움직이는 것으로 보통의 혈액투석으로는 대류(Convection)에 의한 용질 이동은 적지만 초여과율이 높은 고유량 투석기에서는 그 역할이 크다.

(3) 초여과

혈액구획에 양압을 걸고 투석액 구획에 음압을 걸어 이것의 합이 막간 정수압을 형성한다. 따라서 일정한 막간 정수압에서 일정 시간동안 제거할 수 있는 수분량을 투석기 초여과계수라고 할 때 초여과율은 초여과계수와 막간 정수압, 투석시간 등에 의해 결정된다.

① 혈액투석 : 확산과 초여과(Ultrafiltration)가 동시에 이루어진다.

② 순차적 초여과 및 혈액투석 : 초여과를 먼저 시행하고 혈액투석은 그 다음에 시행한다.

③ 혈액여과 : 초여과된 체액을 수액으로 보충한다.

④ 혈액투석여과 : 혈액투석과 혈액여과를 합친 것이다.

3. 인공신장기의 정의

체내에서 생성된 노폐물을 걸러 배설하는 역할을 하는 것이 신장이다. 그러나 기능이 떨어지면 혈액 속에 독성물질이 싸여 식욕부진, 무력감(Impotentness Feeling), 고혈압(Hypertension),

빈혈(Poverty) 등과 같은 증상이 나타나고 심해지면 출혈, 호흡곤란, 구토 등이 일어나 생명이 위험해진다. 이때 수분(Water), 염분(Salt) 및 여러 노폐물을 혈액에서 제거할 수 있는 인공신장기(Hemodialysis)를 이용한다.

1913년에 아벨(Abel)이 인공신장을 동물을 대상으로 연구하였고, 콜프는 1943년에 셀로판지로 반투막(Semipermeable Membrane)을 만들어 환자에게 처음 사용하였다. 전해질용액은 정상인의 혈액과 비슷하기 때문에 투석액으로 이용하면 셀로판 반투막을 통해 노폐물이 걸러져 환자 혈액이 정상화하는 원리이다. 콜프의 실험 이후 여러 종류의 합성물질로 만든 반투막이 개발되었고 반투막의 형태도 다양해졌으며, 투석액과 혈액을 적당하게 순환시키고 부종 증세가 있는 환자의 인체에서 적당량의 수분을 제거할 수 있는 전자장치와 기계도 개발하였다.

인공신장의 개발 초기는 급성신부전(Acute Renal Failure)에만 이용되었으나, 현재는 주로 만성신부전(Chronic Renal Failure)과 같이 장시간에도 이용되고 있다. 그러나 인공신장을 이용한 혈액투석요법도 완전치 못하여 투석을 하였어도 독성물질의 수치가 정상인보다 상당히 높아 식이요법을 엄격히 시행해야 하고, 또 여러 합병증이 발병할 가능성도 크다.

또한 인공신장은 인체의 장기를 화학적 · 기계적 기기로 교체할 수 있다는 희망을 가져다 주고, 다른 인공장기의 개발에 많은 자극을 주었다.

4. 인공신장기의 구성

(1) 교환기

교환기(Exchanger)는 투석기라고도 하며 이러한 투석기(Dialyzer)는 인공신장기는 혈액부분과 연결되는 2개의 연결부위와 투석액 부분과 연결되는 2개의 연결부위가 있다. 최근에는 섬관형 투석기를 많이 이용하며, 플라스틱 원통 안에 속이 빈 가는 섬유신장기들이 수천 개씩 있는데 이곳으로 혈액이 통과하여 투석액과 접촉하면서 노폐물, 과다한 전해질, 수분이 혈액에서 투석액 쪽으로 이동하게 된다.

인공신장기는 [그림 2-27]과 같이 투석액이 들어 있는 공간과 환자의 혈액이 담겨 있는 공간이 반투막을 사이에 두고 분리되어 있으며, 혈액 펌프와 관을 통해 환자에게 연결되어 있다.

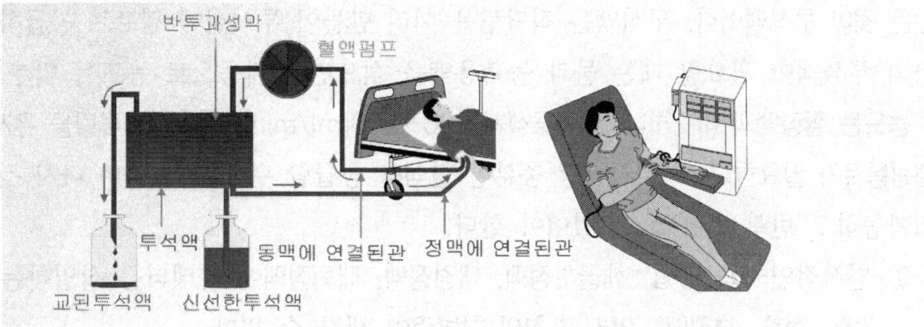

[그림 2-27] 인공신장기 구조

이러한 인공신장기의 구조 중에서 투석액을 바꿔주는 역할을 하는 교환기의 종류에는 3가지가 있다. [그림 2-28]은 인공신장기를 나타내었다.

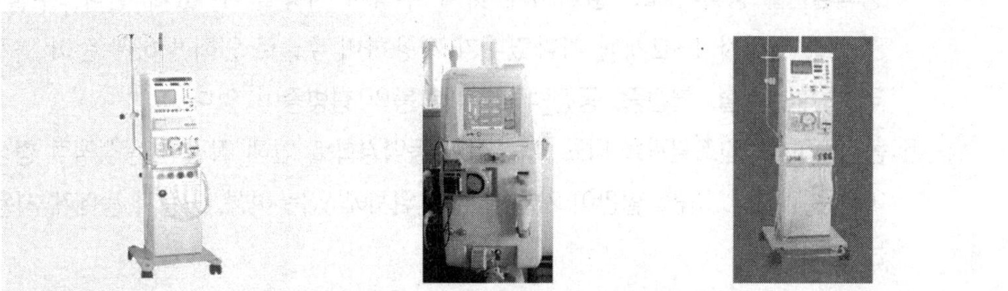

[그림 2-28] 인공신장기

① 코일 투석기(Coil Dialyzer) : 반투과성막의 특성을 갖는 물질을 코일처럼 감아 투석액과 혈액이 나선형 사이에서 순환하도록 하는 장치이다.

② 평행판 투석기(Plate Dialyzer) : 여러 층의 평행판 구조로 반투과성막의 특성이 있는 물질을 판의 모양대로 놓고 각각의 판 사이로 투석액과 혈액이 순서대로 순환되도록 하는 장치이다.

③ 공동섬유 투석기(Hollow-fiber Dialyzer) : 길이가 150[mm] 정도이고, 안지름이 0.2[mm] 정도의 속이 뚫린 가는 섬유가닥을 10,000~15,000개 정도를 묶어 안쪽으로는 혈액이 흐르고 바깥쪽으로는 투석액이 둘러싸고 있으며, 반투과성 막의 역할을 하는 것은 섬유의 벽이다.

(2) 투석액전달 시스템

투석액전달 시스템(Dialyzer Deliver System)은 여러 가지 용질을 물에 섞어서 혈액과 상호작용하여 노폐물과 과잉 수분을 제거하면서 필요한 전해질은 보충하고 유지시켜줄 수 있도록 만든 것이 투석액이다. 투석액은 적당량을 미리 만들어 투석실에 펌프로 공급하거나 많은 양의 투석액이 필요할 때는 물과 농축용액을 섞으면서 자동으로 농도를 맞추기도 한다.

농도는 혈장액과 비슷하다. 혈액투석시 200~300[ml/min]의 많은 혈류량을 유지하기 위한 혈관통로가 필요하다. 단위시간당 충분한 혈액을 공급할 수 있어야 하며 다시 정맥으로 유입가능하고 반복 사용할 수 있어야 한다.

① 일시적인 접근방법 : 쇄골하정맥, 내경정맥, 대퇴정맥에 카테터를 삽입하는 방법이나 기흉, 혈흉, 부정맥, 감염, 출혈의 합병증이 생길 수 있다.

② 영구적인 접근방법

㉠ 동정맥루와 합성이식물질이나 자기혈관을 이식하는 동정맥이식이 있다.

ⓐ 동정맥루 : 동맥과 정맥이 연결되면 압력이 센 동맥혈이 정맥 내로 흘러들어가 정맥혈관을 울혈시키고 굵어지게 하여 투석시 사용할 수 있게 된다. 수술 후 성숙될 때까지 1~2개월 기다렸다가 사용하며 수술로 인해 심하게 손이 붓거나 국소빈혈, 출혈, 혈전증, 동정맥류, 감염 등의 합병증이 있다.

ⓑ 동정맥이식 : 인조혈관을 당뇨 또는 심한 동맥경화로 인해 적절한 동정맥루 형성이 어려운 대상자, 비만, 혈관이 가늘고 깊은 위치에 있는 여성, 노령자 등에게 사용하는 방법이다.

㉡ 영구적 카테터 : 동정맥루나 인조혈관이식술이 어려운 경우 내경정맥이나 쇄골하정맥에 삽입한다.

㉢ 혈관통로의 합병증

ⓐ 감염이 일어나며, 카테터의 혈전이 일어난다.

ⓑ 동맥류 혹은 가동맥류가 일어난다.

ⓒ 중심정맥 등의 혈전이나 협착이 일어나며, 손의 허혈이 일어난다.

(3) 전자제어장치

전해질(Electrolyte) 농도측정, 투석액 혈액누출감지, 혈액온도 유지, 기포검출 등에 사용된다.

(4) 항응고제

혈액투석시 혈액이 체외로 나와 응고될 수 있으므로 항응고요법이 필요하며, 헤파린이 널리 사용된다.

(5) 혈액투석의 합병증

저혈압, 근경련, 흉통과 부정맥, 발열과 오한, 투석불균형증후군, 투석중 고혈압 오심과 구토가 있다.

(6) 복막투석

혈액투석과 더불어 말기 신부전증 환자에게 시행되는 신대체요법의 하나로 환자 자신의 복막을 이용하여 투석하는 방법이다. 이를 위해 환자의 복부에 특수 제조된 부드러운 관을 삽입하며 이 관을 통해 투석액을 주입하고 배액함으로써 체내 노폐물과 수분 등을 제거한다. 혈액은 복강주위의 혈관 내에 그대로 있으면서 과다한 수분과 노폐물은 혈액으로부터 걸러지게 된다. 투석과정이 끝나면 투석액은 관을 통해 몸 밖으로 나가게 된다.

1) 복막투석의 원리

복막은 복강을 둘러싸서 뱃속의 장기를 보호하는 얇은 막으로 안에 많은 수의 모세혈관을 포함하고 있으며 표면적이 2[m^2]에 달하는 넓은 막이다. 이러한 복막은 수백만 개의 작은 구멍을 가지고 있는 반투과성막으로 혈액 내 노폐물과 수분은 구멍을 통과하나 단백질이나 혈액세포는 통과시키지 않는 선택적 투과막이며, 투석액이 복강 내로 주입되면 확산과 삼투압을 통해 혈액 내의 노폐물과 여분의 수분이 혈액에서 투석액 쪽으로 당겨지게 되는 것이다.

2) 복막투석의 종류

① 지속적 외래 복막투석 : 직장이나 학교 같은 곳에서 일상생활을 하는 동안 기계에 의존하지 않고 환자 자신이 직접 투석을 시행하는 방법이다. Bag 안에 들어 있는 투석액은 관을 통해 복강 내로 중력에 의해 들어가서 4~5시간 정도 머문 후 다시 Bag 속으로 투석액을 내보낸 후 버린다. 이것은 24시간 동안 3~4번 시행된다. 한번 교환시에 약 30~40분이 소요되고 투석액이 복강 내에 있는 동안 환자는 직장이나 집에서 일을 할 수 있다.

② 간헐적 복막투석 : 낮 동안만 투석을 하는 주간 복막투석법과 주 2~3회 병원에 와서 복막투석기계를 사용하여 투석을 하는 방법이다. 밤에만 기계를 이용하여 투석을 하고 낮 동안에는 정상 생활을 하는 야간 복막투석법이 있다.

③ 지속적 주기적 복막투석 : 투석원리는 지속적 외래 복막투석과 비슷하나 투석이 기계를 이용하여 자동적으로 이루어지는 점이 다르다. 주로 집에서 밤사이에 한 시간 30분 간격정도로 계속 투석이 이루어지며 낮 동안에는 투석액이 복강 내에 있어서 투석액을 교환하지 않는다. 그러나 값이 비싼 장비가 필요하므로 경제적 부담이 있다.

07 인공호흡기

폐의 질환, 호흡근이나 호흡중추의 이상, 마취시켜 수술할 때 인공적으로 호흡을 조절하여 폐포에 산소를 불어넣는 장치를 인공호흡기(Ventilator Respirator)라고 한다. 이는 산화와 환기를 개선하고 효과적인 호흡에 필요한 노력과 산소요구량을 감소시킨다.

① 폐기능이 적절해질 때까지 또는 급성 증상이 해소될 때까지 사용하는데 인공호흡기는 손상된 폐를 치료하는 것이 아니라 폐가 호흡과정을 회복할 수 있을 때까지 환기를 제공하는 것이다.

② 여러 가지 종류가 있으나 크게 나누면 구강과 기관을 통하여 폐용곽을 내부에서 가압하는 것과 흉곽을 밖으로부터의 음압으로 당기거나 양압으로 가압하는 것의 두 종류가 있다. 외과에서 마취용에 이용하는 것과 내과에서 폐질환에 이용하는 것 중에는 외과에서 마취용이 많이 사용된다.

③ 현재 폐절제나 심장수술 등 큰 수술이 적극적으로 행해지는 것은 마취기와 인공호흡기가 진보한 결과라고 할 수 있다. 내과영역에서도 폐기종, 기관지천식, 만성기관지염 등 기도의 폐색을 일으키는 호흡기 질환의 치료에 인공호흡기가 자주 쓰인다.

④ 환자의 호흡계를 치료할 경우 가장 먼저 고려할 점은 허파에 원활한 산소공급이 이루어져야 하는 것이다. 현재 개발된 장치를 호흡기(Ventilator) 혹은 호흡보조기라 하는데, 이용하는 작용에 따라 제어기와 보조기로 분류한다.

⑤ 환자의 호흡을 전담하기 위해서는 제어기형 호흡보조기를 환자에게 부착한다. 이 장치에 의하여 환자의 호흡주기가 결정된다. 하지만 호흡보조기는 환자가 스스로 간헐적으로 호흡하려 할 때 감지하여 기계적으로 호흡을 증진시킴으로써, 환자의 호흡을 제어하는 것이 아니라 보조적 역할만 하는 것이다. 환자 자신이 간헐적으로 호흡을 하였을 때에는 장치의 작동에는 영향을 주지 못하고 오히려 환자의 호흡이 제어를 당할 수도 있으므로 호흡보조기는 환자의 호흡상태에 맞게 조정되어 환자의 호흡활동을 향상시키도록 해야 한다.

⑥ 호흡보조기를 더 세밀하게 나누면 음압장치*와 양압장치**로 나눌 수 있다.

㉠ 압력이 낮은 밀폐된 공간에 환자를 넣어두는 음압 호흡보조기는 인체의 생리작용에 가깝다. 밀폐공간 안의 환자 복부 내로 음압이 전달되면 기관을 따라 압력강도가 생성되어 공기가 환자의 허파로 들어가게 된 후 압력을 대기압으로 바꾸면, 허파는 원래의 크기로 되돌아오고 허파에 들어 있던 공기의 일부는 다시 밖으로 내보

---

* 음압장치 : 호흡보조기 내에 마이너스 압력을 형성할 수 있게 하는 장치이다.

** 양압장치 : 허파에서 빼 내는 양보다 공급되는 양을 많게 해주는 장치이다.

내게 된다.

㉡ 양압 호흡보조기를 이용하면 기관의 압력이 증가되어 공기를 허파 속으로 삽입시켜 준다. 그러면 허파는 내부압력에 의하여 커지게 되고, 연달아 압력이 다시 내려가면 허파가 자연적으로 작아지면서 공기를 내뿜게 된다.

⑦ 호흡보조기의 주기는 부피(Volume), 압력(Pressure), 시간(Time)으로 제어할 수 있다. 이들을 각각 부피주기형, 압력주기형, 시간주기형이라 한다. 오늘날에는 이들의 모든 조건을 갖추고 있는 [그림 2-29]와 같은 인공호흡기(Ventilator Respirator)를 사용하고 있다.

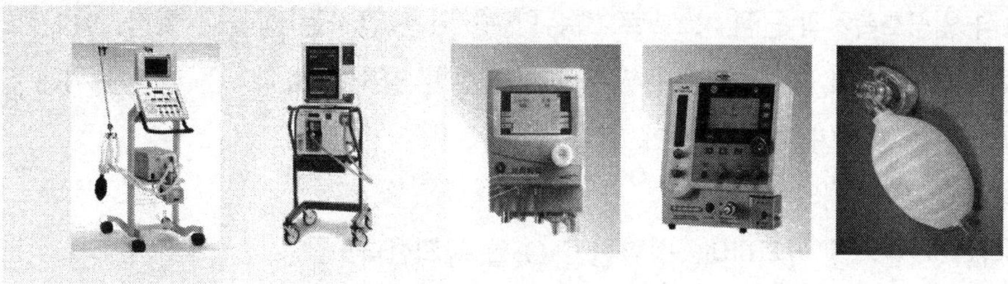

[그림 2-29] 인공호흡기

1. 인공호흡기가 필요한 경우

① 산소화 : PaO_2* 〈 50[mmHg], FiO_2 〈 0.60

② 환기 : $PaCO_2$** 〉 50[mmHg], pH 〈 7.25

③ 폐활량 〈 1회 호흡량의 2배(10~15[mL/kg]보다 적을 경우)

④ 음압 흡인력 〈 -25[cm] H_2O

⑤ 호흡기전 : 무호흡, 지속적인 호흡수 〉 35회/분

⑥ FiO_2*** : 흡인산소농도, PaO_2 동맥 산소압

⑦ $PaCO_2$: 동맥 이산화탄소압

⑧ pH : 수소이온농도

---

* PaO_2 : 동맥혈 산소분압(動脈血酸素分壓). Partial Pressure of Arterial Oxygen의 약기이다.

** $PaCo_2$: 동맥혈 탄산가스분압. Partial Pressure Co_2 Partial Pressure of Arterial Carbon Dioxide : Carbon Dioxide(이산화탄소)이다.

*** FiO_2 : 흡입산소 농도 Fraction of Inspired Oxygen의 약기이다.

2. 계속적 인공호흡기

계속적 인공호흡기(Continuous Mandatory Ventilation : CMV)는 대상자 스스로 호흡을 전혀 할 수 없는 경우에 적용한다. 인공호흡기가 환기를 유발하는 약식으로써 대상자의 자발적인 흡기 노력과 상관없이 치료자가 설정해준 1회 호흡용적 및 횟수로 기계 환기가 이루어진다.

① 계속적 인공호흡기의 장점 : 경추 손상과 같이 무호흡이 있는 혼수환자, 뇌손상, 약물과다, 마취시에도 적용된다. 대상자 스스로 환기를 유지할 수 없는 사람들이 호흡하는 데 드는 힘을 감소시켜주는 것이다.

② 계속적 인공호흡기의 단점 : 스스로 호흡할 수 있는 환자는 힘들어 한다. 어떤 노력에도 반응을 못하여 특히 혼란이 있거나 불안정한 환자는 효과적인 환기를 위해 진정제나 근이완제를 투여 후 적용해야 한다.

③ 계속적 인공호흡기의 목적

㉠ 적합한 환기를 유지하며, 정확한 FiO_2를 유지한다.

㉡ 정확한 환기와 산화 유지를 위한 정확한 안정시 호흡량을 투여한다.

(1) 부피주기형 호흡보조기

부피주기형 호흡보조기(Volume-Cycled Ventilator : VCV)는 환자에게 흡입된 공기의 부피로 호흡보조의 주기를 조정한다. 일정한 부피범위를 정해 주면, 그 적당량만큼 공기가 환자에게 흡입되어야 비로소 공기의 배출을 시작 또는 유도하는 주기작용을 시작한다. 또한 압력통제 밸브(Pressure-control Valve)도 설치하여 환자에게 호흡보조기가 공기를

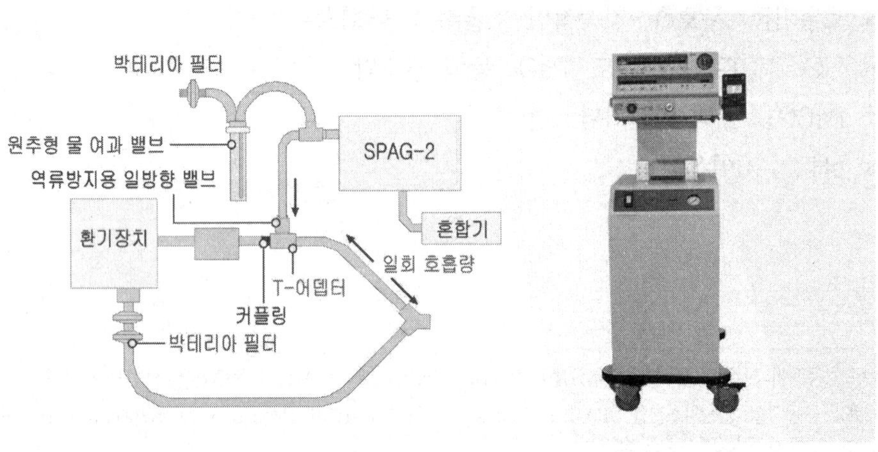

[그림 2-30] 부피주기형 호흡보조기

삽입시키는 동안에 압력이 미리 설정된 최대 압력을 넘으면, 지금까지 흡입된 공기의 양에 상관없이 주기작용을 시작하는 것이다. 이렇게 하여 압력이 조절되지 못할 때 환자에게 발생할 수 있는 손상을 막을 수 있다. 따라서 안전성을 폭넓게 가늠할 수 있다. [그림 2-30]은 부피주기형 호흡보조기의 원리 및 기기이다.

(2) 압력주기형 호흡보조기

압력주기형 호흡보조기(Pressure-Cycled Ventilator : PCV)에서는 공기를 환자에게 공급하여 허파의 압력이 미리 설정된 범위에 이를 때까지 호흡보조기가 공기의 유출을 돕는 장치이다. 대상자의 기도압력이 미리 설정한 값에 오를 때까지 가스가 들어간다. 충분한 1회 호흡량이 들어가고 있는지 확인하기 위해 주기적으로 호기양을 측정해야 한다. 가장 큰 단점은 가스의 흐름은 압력과 저항의 함수이기 때문에 가스의 저항에 매우 민감하다. 기도의 저항이 크지 않은 환자의 경우 무방하지만 급성 기도 경련, 수술 직후 등 기도저항이 수시로 변하는 경우에는 매 호흡마다 전달되는 가스의 양이 달라지기 때문에 적절하지 않다.

3. 간헐적 강제환기

간헐적 강제환기(Intermittent Mandatory Venilation : IMV)는 계속적으로 대상자가 자연스런 호흡을 하면서 인공호흡기가 정해진 1회 호흡량을 정해진 횟수에 따라 전달하는 양식으로 대상자의 자발적인 호흡사이에 치료자가 설정한 강제적 환기를 삽입하는 방식이다. 인공호흡기의 순화주기를 통해 환자가 자발적으로 호흡을 하도록 돕는 장치이다. 오랫동안 인공호흡이 필요했던 환자나 다른 이유로 인공호흡을 중단하기 어려웠던 환자를 인공호흡기로부터 중단시키기 위해 사용한다. 또한 자발적인 호흡을 하는 환자에게도 사용되는데 1회 호흡량과 호흡수 요구에 적절하지 못할 때 사용된다.

만성폐쇄성 폐질환 환자(Chronic Obstructive Pulmonary Disease : COPD, 급성 폐쇄성 폐질환자)들의 경우 원활한 호흡을 필요로 하므로 환기는 무엇보다 중요하다.

4. 동시성 간헐적 강제환기

동시성 간헐적 강제환기(Synchronized Intermittent Mandatory Ventilation : SIMV)는 IMV(간혈적 강제환기)의 단점을 보완하여 대상자의 환기노력과 동시에 인공호흡기에서 공기를 전달한다. 즉 1분당 정해진 횟수만큼 대상자의 흡기 노력과 일치하여 간헐적으로 시작하도록 되어 있다. 인공호흡기를 통해 자발적으로 호흡을 하도록 돕는 것으로 자발적으로 호흡을 할 수 있으나 1회 호흡량과 호흡횟수가 요구보다 적을 때 사용된다.

5. 호기말 양압 호흡

호기말 양압 호흡(Positive End-Expiratory Pressure : PEEP)은 심각한 상태에 빠져 자발적인 호흡을 하지 못하여 환자가 숨을 모두 내쉬었을 때 폐의 양압을 유지시켜 환자의 폐표면을 확장시킨 상태에서 인공호흡기가 호흡을 돕도록 한다. 기계적인 인공호흡을 하는 동안 압력은 호기말에 대기압력 수준 이상을 유지하게 하여 기능적 잔기량을 증가시킨다.

6. 지속성 기도양압

지속성 기도양압(Continuos Positive Airway Pressure : CPAP)은 자발적인 호흡을 하는 대상자의 기도에 호기말 양압이 가해지는 방식이다(자발적 호흡+PEEP=CPAP). PEEP와의 차이는 대상자가 인공호흡기 보조를 받지 않고 자발적으로 호흡하는 것이며, 적절한 1회 호흡용적을 유지할 수 있는 능력은 있으나 적절한 조직 산화의 유지를 방해하는 질환이 있는 환자에게 사용된다. 기계적 인공호흡이 부족하기 때문에 평균 기도압이 낮다. 이것은 압력으로 인한 손상의 위험과 정맥 귀환의 장애를 감소시킨다. 이는 인공호흡기의 횟수가 '0'일 때 인공호흡기를 통해 운반되거나 인공호흡기가 필요하지 않은 분리된 지속성 기도양압*을 통해 운반된다.

7. 시간주기형 호흡보조기

시간주기형 호흡보조기(Time-cycled)는 시간주기형에는 음압 호흡보조기가 있다. 즉 일정주기 동안 환자에게 음압을 가하고 다시 일정주기 동안 음압공급을 중단하는 과정을 되풀이한다. 현재 사용 중인 시간주기형 호흡보조기의 제어는 호흡의 주기, 공기를 흡입하는 시간과 내쉬는 시간의 비율도 설정할 수 있는 전자회로가 맡고 있다. 비안정 멀티바이브레이터(Astable Multivibrator) 회로를 이용한다.

비안정 멀티바이브레이터 회로는 솔레노이드** 밸브를 작동시켜 공기의 흐름을 제어한다.

---

* Circuitry : (전자 · 전기의) 회로(설계), 회로소자(素子)이다.

** 솔레노이드(Solenoid) : 원통형으로 길게 도선을 감은 코일이다.

8. 인공호흡기의 조절과 맞춤

① 1회 환기량(Tital Volume : TV) : 대상자가 호흡할 때마다 들이쉬는 공기량(평균 7~10[mL/kg])이다.

② 분당 호흡수 : 1분당 전달되는 인공호흡기의 호흡수(평균 10~14회/[min])이다.

③ 흡입산소분압 FiO_2 : 대상자에게 전달되는 산소농도로 필요에 따라 21~100[%] 산소 공급이 가능하다.

④ 한숨 : 정해진 1회 호흡량의 1.5~2배에 해당하는 공기용량을 1시간에 6~10회 전달한다.

⑤ 최고기도압력 PIP : 1회 호흡량을 전달하는데 필요한 기도의 최고 압력이다.

⑥ 지속성 기도양압 CPAP : 자발적 호흡을 하고 있는 대상자를 위해 전 호흡주기 동안 양압을 적용하는 것이다.

⑦ 호기말 양압 PEEP : 호기동안 양압을 적용하는 것으로 무기폐를 예방하여 산화를 증진시킨다.

⑧ 유량 Flow : 매 호흡시 인공호흡기가 공기 흐름을 얼마나 빨리 전달하는가를 나타내는 것으로 보통 40[L/min]으로 설정한다.

9. 인공호흡기 이용에 따른 부작용

(1) 기관튜브 합병증

① 장기간 기관튜브 삽입시 : 후두손상, 심각한 위장관 팽만현상 등이다.

② 오른쪽 기관지에 튜브 삽입시 : 폐포 과환기, 무기폐, 기흉 등이 발생한다.

③ 기타 : 커프가 밀리면서 튜브의 입구 폐쇄, 혈관괴사 현상 등이 일어난다.

(2) 인공호흡기의 기능 이상

기계의 고장, 흡기의 과열, 부적절한 가습, 경보장애 등이 있으며 흡인을 위해 잠시 꺼두었다가 켜는 것을 잊는 것이 가장 흔하면서도 위험한 실수이다. 저압경보는 회로에 새는 곳이 있음을 알려준다.

(3) 인공호흡기의 감염

인공호흡기 치료를 받는 대상자는 보통 저항력이 떨어져 있으므로 감염에 취약하다. 기관튜브는 정상적인 상기도의 방어기전을 차단한다. 슈도모나스균은 따뜻하고 습한 환경에서 잘 자라므로 가습 치료가 큰 위험요소가 된다. 따라서 24시간마다 대상자와 접촉하는 모든 기구는 교환한다. 호흡간호 제공시 멸균법을 잘 지키고, 객담검사도 규칙적으로 시행해야 한다.

(4) 인공호흡기의 압력으로 인한 폐손상

지속적인 양압이 가해지면 기흉이 올 수 있다. 이는 흡기 때 들어온 가스가 호기 때 배출 되지 못하기 때문이다. 대상자의 기도압력이 갑자기 올라간 경우 기흉을 의심할 수 있다.

(5) 인공호흡기의 저혈압

정상적인 호흡은 흡기 중 음압이 증가하고 호기시 감소하지만, 인공호흡기는 양압으로 폐를 팽창시키므로 흉곽 내 압력이 생기고 상하 대정맥에서의 혈액 흐름이 감소하여 심장으로 정맥혈 귀환이 저하되어 심박출량도 감소한다. 따라서 주의깊게 혈압을 측정하고 중심정맥압을 측정하거나 Swan Ganz Catheter로 폐동맥압(PAP), 폐모세혈관압(PCWP)을 측정해야 한다.

(6) 인공호흡기의 근육합병증

부동성 때문에 전반적으로 근육이 소모되므로 조기 이상과 적절한 운동이 필요하다.

(7) 인공호흡기의 의존

인공호흡기를 오래 사용할수록 호흡근이 피로해지고, 스스로 호흡을 할 수 없기 때문에 중단하는 과정이 매우 어렵다. 의료팀은 인체 계통을 최적화하고, 환자에게서 인공호흡기를 뗄 수 없다고 단정하기 전까지 모든 방법을 다 시도한다.

10. 호흡기능의 측정

호흡은 우리에게 바깥 공기로부터 산소를 공급받을 수 있게 하는 역할을 한다.

공기 중의 산소를 혈액 속으로 용해시키고 이산화탄소를 혈액에서 제거하여 공기 중으로 배출하는 것이 호흡기계의 가장 큰 목적이다. 이러한 호흡기계에 생리적인 결함으로 인해 산소공급이 중단되면 혈액 중의 산소량이 급격히 저하되고, 60~90초 정도에서 정신을 잃고 4~5분이 지나면 생명이 위험하게 된다.

호흡을 담당하는 주기관은 폐*인데 가스교환은 확산과정으로 산소분압이 높은 곳에서 낮은

---

* 폐 : 폐는 산소화 및 환기의 호흡기능 이외에도 산 및 염기조절, 내분비적 기능, 그리고 정맥혈액의 환류에 미치는 영향 등 호흡 외적 기능도 수행하고 있으며 또한 인체의 항상성을 조절하고 유지하는 중요한 기관이다.

곳으로 이동하게 된다. 즉 흡입된 공기 중 산소비율이 혈액 내의 산소비율보다 높기 때문에 혈액 속으로 이동하고 이산화탄소도 마찬가지로 비율의 차이로 산소의 확산과 반대방향으로 서로 이동한다. 이산화탄소 비율이 낮은 폐로 이동이 되는 것이며, 호흡운동은 폐를 부풀게 하거나 수축시켜 그 속의 공기를 교체하는 운동이다. 이런 호흡운동은 폐용량의 감소 또는 증가를 일으키는 근육운동에 의하여 제약받고 있다.

(1) 호흡운동의 측정

호흡에 의해 움직이는 신체부분의 상대적 변화나 콧구멍을 지나서 공기흐름을 조사하여 상대적인 호흡운동이 검출된다. 절대적인 값은 필요하지 않으므로, 환자에 장착하는 트랜스듀서(Transducer : 변환기)도 간단한 것을 사용한다. 호흡운동을 측정하는 방법에는 뉴모 그래프(Pneumo Graph)와 뉴모그램(Pneumogram)이 있다.

① 뉴모 그래프 : 단순한 호흡운동을 검사하는 장치이고, 뉴모그램(호흡곡선)은 시간에 따라 호흡운동을 기록한다. 서미스터*를 이용하여 가장 간단한 뉴모그래프를 얻을 수 있다. 이것은 서미스터를 콧구멍에 장착하고, 숨을 내쉬고(호기) 들이마실 때(흡기)에 생기는 공기의 온도차를 서미스터가 검출하는 것이다.

② 수술 중, 수술 후 및 일반 임상 용도에 사용되는 보편적인 방법이며 환자가 입으로 호흡할 때에는 서미스터를 입에 부착하며, 호흡운동에 의한 가슴 · 몸통의 체적변화도 호흡운동 검출에 활용되고 있다. 신축성이 있는 천에 스트레인게이지**(Strain Gage)를 붙여 밴드를 가슴에 감아서 사용한다.

(2) 호흡유량의 측정

호흡의 역학적 이론체계를 환기역학이라 하고 환기역학은 기류속도(Flow, V), 환기량(Volume, V), 내압***의 3가지 요소로 구성되며, 이들을 측정해서 가슴부분, 기도와 폐의 상황을 측정한다.

환기역학 측정 시스템은 기류계가 중심이 되어 있으며 공기흐름의 도중에 유체저항을 주고, 전후의 압력 차를 차압이라 한다. 차압을 측정해서 유속을 알고자 하는 것을 이용한 것이 차압유량계(Differential Pressure Flow Meter)이다.

---

* 서미스터 : 온도에 따라 저항값이 변하는 반도체소자이다.

** 스트레인게이지(Strain Gage) : 구조체의 변형되는 상태와 그 양을 측정하기 위하여 구조체 표면에 부착하여 측정하는 계기이다.

*** 내압(Pressure, P) : 구강내압, 폐포내압, 흉강내압, 식도내압 등이다.

호흡유량계(Pneumotachograph), 호흡기류계는 유량저항 헤드와 차압 트랜스듀서로 구성된다. 유량계에 쓰이는 헤드는 [그림 2-31]과 같은데 그물눈 스크린이 공기의 흐름에 대하여 약간의 저항을 나타낸다. 공기의 흐름(기류)에 대한 저항은 그물눈 스크린의 양쪽에 압력차를 일으키는데, 그 크기는 평균 기류속도에 비례한다. 이 압력차는 차압 트랜스듀서로 검출되며 장치의 측정정도는 다른 종류의 그물을 사용하거나, 그물눈의 크기를 다르게 하면 바꿀 수 있다.

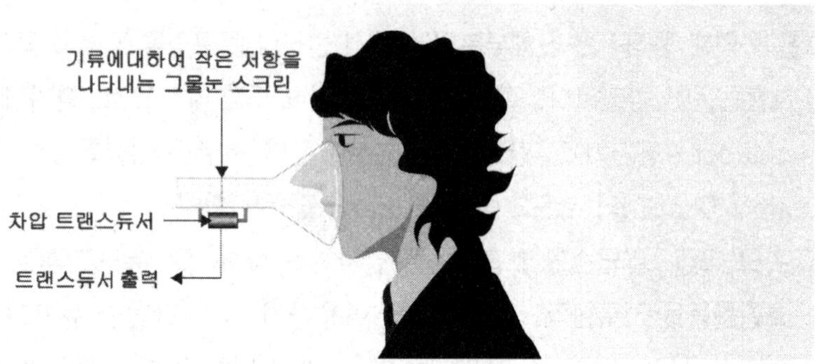

[그림 2-31] 호흡유량 트랜스듀서

(3) 호흡량의 측정

호흡계(Spirometer : 폐활량계)로 보편적으로 호흡량(폐활량)을 측정한다. 폐 용량의 시간에 따른 변화 기록을 스파이로그램(Spirogram)이라고 한다.

호흡기능검사에서 자주 이용되는 장치로 호흡계의 기본적인 원리는 [그림 2-32]와 같다.

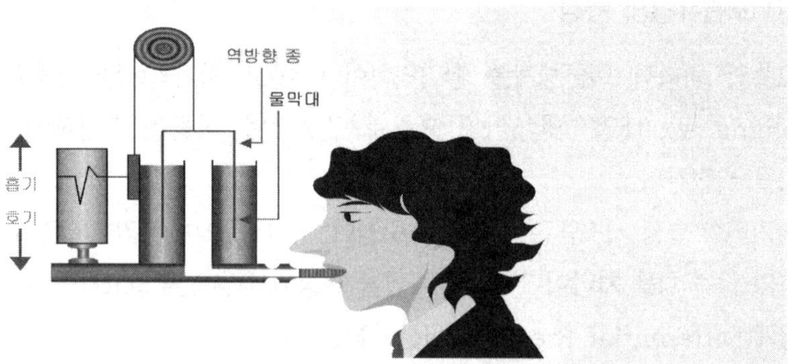

[그림 2-32] 호흡계의 원리

물이 담긴 용기 위로 평형추가 달린 종이 달려 있어서 호기와 흡기에 의해 위 · 아래로 움직이게 되는데 종의 움직임은 풀리(Pulley : 도르래)에 전달되고, 호흡량은 종의 변하는 양에 따라 도르래의 눈금에서 읽으면 된다. 단 호흡계는 구조상, 제동이 크고 얼마간의 히스테리시스*(Hysteresis)가 있기 때문에 호흡의 미세한 변화는 기록할 수 없다. [그림 2-33]은 현재 사용중인 단계별 호흡훈련과 폐활량계이다(더 자세한 것은 현대 기초의학 및 의공학 7장 3절의 폐기능검사를 참조하면 된다).

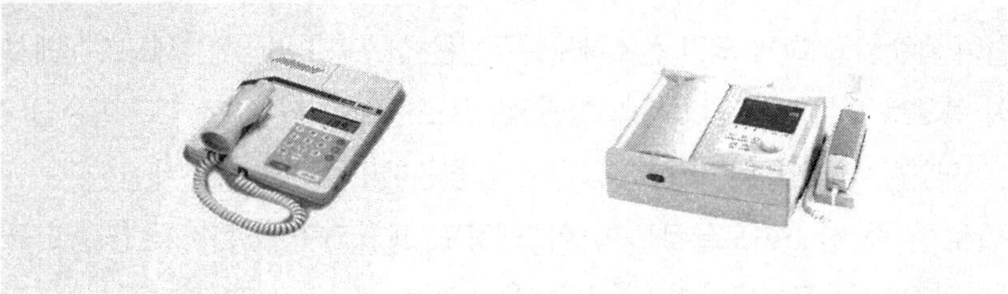

[그림 2-33] 폐기능 측정기

11. 경피동맥혈 산소포화도 측정기

(1) 혈중 산소포화도

혈중산도 포화도**는 SpO_2(Saturation of Partial Pressure(Arterial) Oxyzen)이라고 한다. 적혈구는 대부분 수분과 헤모글로빈(Hemoglobin-Hb : 혈색소)으로 구성되어 있고 적혈구의 작용은 헤모글로빈의 작용이라고 해도 좋으며, 헤모글로빈은 Heme(힘 : 환원)이라고 하는 철을 함유한 붉은 색소와 글로빈(Globin)이라고 하는 단백질 성분이 결합되어 있다.

① 결합하려는 성질이 있는 헤모글로빈은 산소와 결합하면 선홍색으로 되는데, 이것을 산소헤모글로빈(Oxy-Hemoglobin : Oxy-Hb)이라 한다.

② 산소와 결합하지 않은 헤모글로빈은 암적색의 환원헤모글로빈(Deoxy-Hemoglobin : Deoxy-Hb)이 되며, 1[g]의 헤모글로빈은 약 1.34[㎖]의 산소와 결합하면, 식 (2-1)과 같다.

$$\text{환원헤모글로빈} + \text{산소} \Leftrightarrow \text{산소헤모글로빈} \tag{2-1}$$

산소운반 과정에서 헤모글로빈이 산소와 결합하는 산소헤모글로빈(Oxy-hemo

---

* 히스테리시스(Hysteresis : 자기 이력 현장) : 어떤 물리량이 그때의 물리조건만으로는 인위적으로 결정되지 않고, 그 이전에 그 물질이 경과해 온 상태의 변화과정에 의존하는 현상이다.

** 혈중 산소포화도 : 전체 혈색소 중에서 산소와 실제로 결합한 혈색소가 차지하는 비율이다.

Globin)의 비율이 높아지고 산소의 농도가 낮아질수록 비율이 작아지며, 농도가 높을수록 산소헤모글로빈의 비율은 높아진다.

③ 허파꽈리 속의 산소농도가 높고, 혈액이 폐의 모세혈관을 흐를 때 적혈구 속의 헤모글로빈은 산소와 결합하여 산소헤모글로빈이 되어 혈액이 선홍색이 된다. 이런 과정을 통해 동맥혈이 만들어진다. 보통 동맥혈에서는 95[%] 이상이 산소헤모글로빈이 있다. 동맥혈이 체순환을 하게 되면 산소헤모글로빈은 산소농도가 낮은 세포조직에서 산소를 세포조직 쪽으로 방출하고 암적색의 환원헤모글로빈으로 되는 것이고 이것을 정맥혈이라 한다. 정맥혈은 헤모글로빈의 약 25[%]가 환원헤모글로빈으로 바뀐다.

④ 헤모글로빈 중 산소헤모글로빈이 어느 정도 포함되어 있는지를 [%]로 표시한 것이 헤모글로빈의 산소포화도이며, 산소포화도(S)는 식 (2-2)와 같다.

$$\text{산소포화도}(S) = \frac{\text{산소헤모글로빈}}{\text{산소헤모글로빈} + \text{환원헤모글로빈}} \times 100[\%] \quad (2\text{-}2)$$

동맥혈은 어느 조직에서도 큰 차이는 나지 않고 95[%] 이상이 정상이고 정맥혈은 조직에 따라 차이가 나고 산소소비가 큰 조직을 지나온 정맥혈일수록 산소포화도는 낮다. 하지만 평균은 항상 약 75[%]는 유지된다.

(2) 혈중 산소포화도 측정방법

혈색소의 산소포화도는 측정하는 방법 및 부위에 따라서 표기를 달리한다. 임상적으로 산소포화도는 침습적 방법인 혈액가스분석을 통해서 쉽게 알 수 있지만 경피동맥혈 산소포화 측정기를 이용하면 비침습적 방법으로도 간편하게 연속적으로 측정할 수 있다.

① 경피동맥혈 산소포화 측정기(Pulse Oximeter)는 광의 흡수에 관한 비어의 법칙* (Beer's Law)을 이용한 기기이다. 펄스 옥시미터는 동맥혈액의 혈액 중에서 산소가 차지하는 비중(산소분압)이나 농도를 직접 측정하는 기구는 아니지만 혈중 산소포화 측정기의 광원과 센서 사이에 있는 수축과 확장을 반복하는 동맥혈관의 팽창과 수축에 따라 검출되는 빛의 양이 산소헤모글로빈과 환원헤모글로빈의 흡수도에 의해서 좌우되는 성질을 이용하여 빛이 소멸되지 않는 방법으로 계속해서 동맥혈액의 산소포화도를 측정할 수 있도록 개발된 기기이다. 검출된 연구결과 맥박산소계측기에 나타나는 산소포화

* 비어의 법칙(Beer's Law) : 용액의 흡수에 관한 법칙, 660[nm]의 적색광과 940[nm]의 적외선을 투과하여 산소헤모글로빈과 환원헤모글로빈간의 흡광도 차이로서 포화도를 측정한다.

도(SpO_2)는 동맥혈액의 산소포화도(SaO_2)와 거의 같은 수치를 갖는다(그림 2-34).

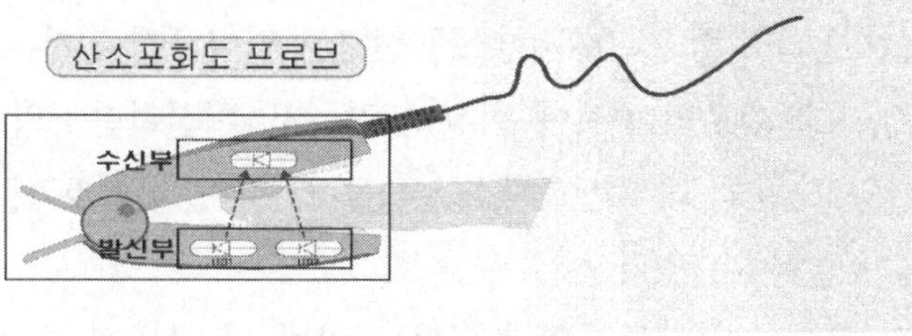

[그림 2-34] 산소포화도 측정기의 원리

② 산소헤모글로빈과 환원헤모글로빈의 파장에 따른 빛의 흡수도 차이는 일반적으로 사용하는 펄스옥시미터(Pulse Oximeter)의 광원은 660[nm]의 적색광원과 940[nm]의 적외선 광원을 사용한다.

③ [그림 2-35]와 같이 940[nm]의 적외선 광에서보다 700[nm] 정도의 적색광원에서 흡수도의 차이가 많이 나는 것을 볼 수 있는데, 이것을 이용하여 혈중 산소포화도(SpO_2)를 구할 수 있다. [그림 2-36]은 펄스 옥시미터 의료기기를 나타낸다.

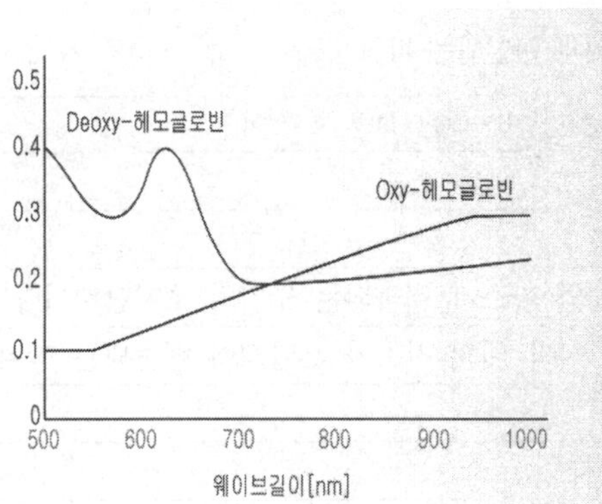

[그림 2-35] 산소헤모글로빈과 환원헤모글로빈의 흡수도 차이

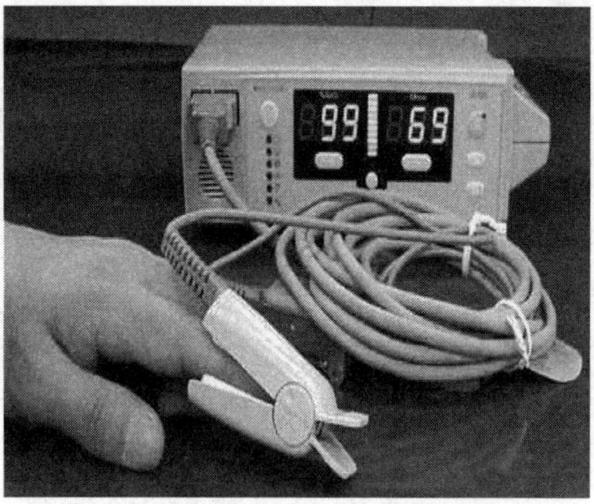

[그림 2-36] 펄스 옥시미터

12. 호기말 이산화탄소 분압의 측정

세포 내의 사립체는 산소의 존재하에 호기성 대사과정을 통하여 38[mol]의 ATP와 수분 그리고 탄산가스를 생성하며, 이 탄산가스는 폐를 통하여 체외로 배출된다. 이러한 과정을 환기라고 하며 이는 산소화 과정과 별개로 이루어지고 있다.

(1) 탄산가스 분압의 측정

보통 전신마취 중에 호흡회로와 연결해서 환기가 잘되고 있는지 확인할 때 사용하는데 환기가 안되면 산소공급이 중단되어 저산소증 현상이 일어나게 된다. 그 외에 환자의 자발호흡이 돌아왔는지, 호흡회로의 밸브에 이상이 있는지, 이산화탄소의 흡수제의 기능이 떨어졌는지를 알 수 있고, 동맥 내 이산화탄소 분압을 알 수 있다면 호기말 이산화탄소 분압과 비교하여 환기량을 조절할 수 있다.

① 임상적으로 탄산가스의 분압은 측정하는 방법 및 부위에 따라서 호기말 탄산가스 분압(End-Tidal PCO_2 : $PETCO_2$)과 동맥혈 탄산가스 분압($PaCO_2$) 등이 있다.

㉠ $PaCO_2$는 침습적 방법인 혈액가스분석을 통해서 알 수 있으나 $PETCO_2$는 농도측정기(Capnometer)를 이용하여 비침습적 방법으로 간단하게 그리고 연속적으로 측정할 수 있는 장점이 있다.

㉡ 중환자실이나 수술실 등에서 기관 튜브에 연결하여 간단하게 이용할 수 있는 호기말 탄산가스(Capnometer)는 $PETCO_2$를 수치와 파형(Wave)으로도 나타낸다.

㉢ 파형을 보고 폐포 환기상태를 간접적으로 평가할 수 있다. 캡노미터에서 볼 수 있는 파형(Wave)을 [그림 2-37]과 같으며, 〈표 2-4〉는 그 파형에 대한 설명이다.

〈표 2-4〉 캡노미터에서 관찰되는 파형

캡노미터에서 관찰되는 파형에 대한 설명	
4 - 1	흡기 상태이다.
1 - 4	호기 상태이다.
1 - 2	탄산가스가 거의없는 해부학적 사강 내의 가스가 배출되는 호기의 초기단계이다.
2 - 3	폐포로부터 배출되는 가스와 해부학적 사강 내의 가스가 혼합되어 배출되는 단계이다.
3 - 4	폐포 내의 가스가 배출되는 단계이다.
4	호기말 이산화탄소분압(농도)을 나타낸다.

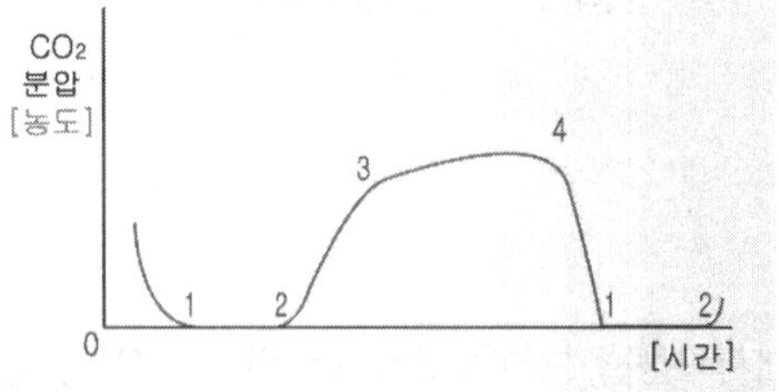

[그림 2-37] 호기말 이산화탄소 분압을 나타내는 정상적인 파형

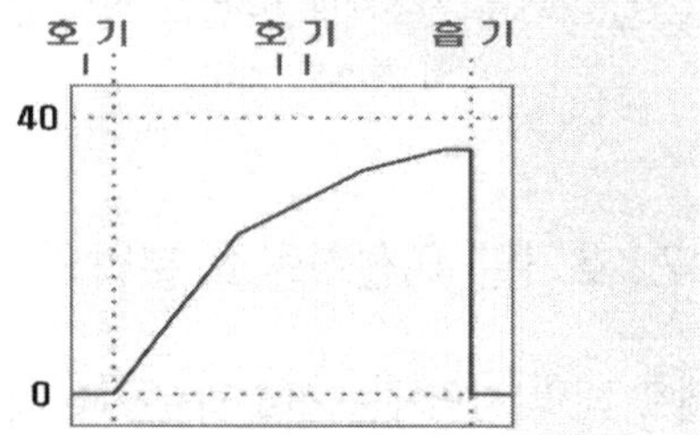

[그림 2-38] 만성폐쇄성폐질환(COPD) 시에 나타나는 파형

② 정상인은 폐포환기가 적절할 경우에 탄산가스 분압($PaCO_2$)은 36~44[mmHg] 수준으로 유지되고 있다.

㉠ $PaCO_2$가 35[mmHg] 이하로 감소된 경우를 과환기(Hyperventilation) 또는 저탄산증(Hypocarbia, Hypocapnia)이라고 한다.

㉡ $PaCO_2$가 45[mmHg] 이상으로 증가된 경우를 저환기(Hypoventilation) 또는 과탄산증(Hypercarbia, Hypercapnia)이라고 한다.

③ 정상인에게 폐포의($PaCO_2$)를 반영하는 $PaCO_2$는 40[mmHg] 내외이나 기관 및 기관지와 같은 사강*(Dead Space)의 PCO_2는 28[mmHg] 내외이고, 또한 호기말 이산화탄소 분압($PETCO_2$)은 사강 내 PCO_2의 영향을 많이 받기 때문에 대략 28[mmHg] 내외가 되며 $PaCO_2$보다 낮게 나타난다.

④ 임신부의 약 50[%] 정도, 체외순환을 수행한 환자의 약 8[%] 그리고 마취 중이거나 또는 기계적 환기보조를 받고 있는 환자의 약 12[%]에서는 $PETCO_2$가 PCO_2와 비슷하거나 또는 높게 나타나는 수도 있다.

㉠ 호기말 이산화탄소 분압($PETCO_2$)의 증가 : 체온이 높거나 또는 사강이 증가한 경우에 나타날 수 있다.

㉡ 호기말 이산화탄소 분압($PETCO_2$)의 감소 : 저체온, CO_2 생성과 심박출량이 적은 경우 폐색전 그리고 폐포의 환기시에 흔히 볼 수 있다.

⑤ 정상인에서 $PaCO_2$와 $PETCO_2$ 간의 차이는 6[mmHg] 이하인데 이 차이는 폐질환이 있거나 또는 심박출량이 감소할 때 증가하며 환기가 균등하게 이루어지지 않으면 $PETCO_2$는 더 이상 정확하게 $PaCO_2$를 반영하지 못한다. [그림 2-38]은 만성폐쇄성 폐질환(COPD)시에 나타나는 파형이다.

(2) 호기말 이산화탄소 분압의 측정원리

탄산가스 분압측정기(Capnography)의 측정원리는 산소포화측정기(Pulse Oximeter)와 같이 광의 흡수에 관한 비어(Beer)의 법칙을 이용하며 식 (2-3)과 같다.

$$I = I_o \cdot e^{-kcl} \qquad (2\text{-}3)$$

여기서, I : 빔(beam)이 지나가는 경로, I_o : 출발 때의 빔 강도
c : 단위체적당 분자수(농도), k : 비례상수

* 사강(Dead Space) : 비강에서 폐포까지의 호흡기계 중 혈액이 가스 대사를 하지 않는 부분이다.

혼성 원자결합 분자인 [그림 2-39]의 이산화탄소(CO_2), 일산화탄소(CO), 질소산화물(NOx), 탄산수소(HC), 메탄(CH_4), 프로판($CH_3CH_2CH_3$) 등은 적외선의 흡수에 의해서 쌍극자 모멘트(Moment)의 회전 및 진동을 하게 된다. 그리고 방출된 적외선의 감소 정도는 바로 적외선을 흡수한 기체 농도의 함수로 나타나게 된다. 또한 특정 기체는 특정 파장의 에너지만을 흡수하므로 특정 파장 성분의 감소량을 광필터를 통하여 측정을 하게 되면 특정 기체 농도를 측정할 수 있게 된다(그림 2-40).

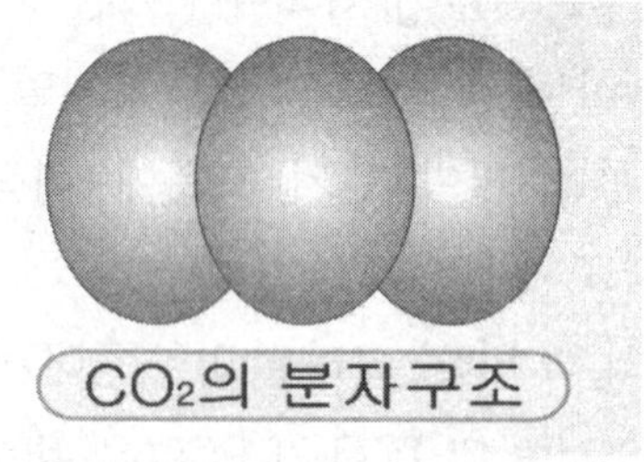

[그림 2-39] 이산화탄소의 분자구조

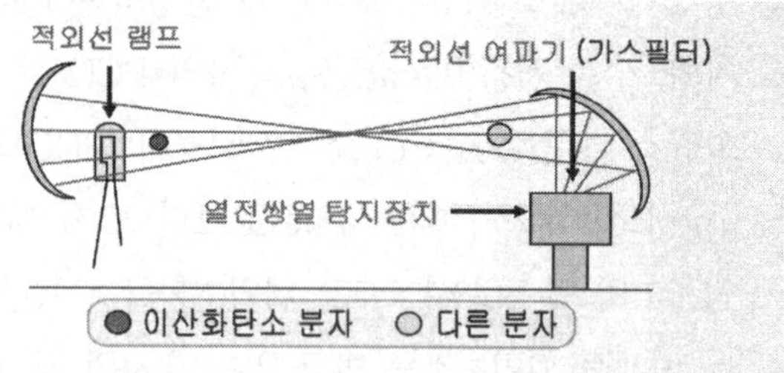

[그림 2-40] 단일광 적외선 흡수 기체 검출기의 구조

(3) 캡노그라피의 임상적 유용성

① 기계적 환기보조 또는 자발호흡(Spontaneous Breathing)을 하고 있는 환자에게 환기상태가 적절한지를 평가할 수 있다.

② 기관 튜브가 제대로 기관 내에 삽입되었는지 확인할 수 있는데, 만일 튜브가 기관 내로 삽입되지 않고 식도 내로 잘못 삽입되면 호기가 배출되지 않으므로 곡선이 나타나지 않게 된다.

③ 흡입마취시 이산화탄소흡수제인 소다-라임(Soda-lime)의 효능을 평가할 수 있다. 즉 소다-라임을 장시간 사용한 결과로 이산화탄소 흡수능력이 감퇴된 경우에는 [그림 2-41]과 같이 파형이 기저선(Base Line)까지 내려오지 않고 그 위에 위치한다. 그러므로 이런 경우에는 소다-라임을 새것으로 교체하거나 또는 호기 밸브(Expiratory Valve)가 제대로 작동하는지 확인한다(그림 2-42).

④ 심폐소생술의 결과를 평가할 수 있는데, 소생술 중에 관류상태가 충분하지 않으면 폐포사강이 커지기 때문에 호기말 PCO_2는 흔히 10[mmHg] 이하로 낮아지나 심박출량이 많아질수록 폐포에서 많은 가스교환이 이루어지기 때문에 호기말 PCO_2는 흔히 20[mmHg] 이상으로 높아지며 자발적 순환이 이루어지면 호기말 PCO_2가 갑자기 40[mmHg] 이상으로 상승하게 된다. 따라서 소생술 중의 호기말 PCO_2는 심박출량, 관상관류압, 소생술을 시작한 시기 및 소생 가능성 등과 높은 상호관계가 있기 때문에 환자의 병의 진행정도를 평가하는 데 큰 도움이 된다.

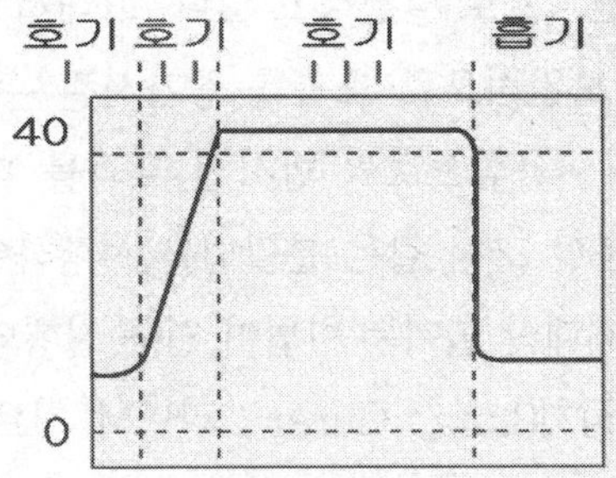

[그림 2-41] 이산화탄소 흡수제의 기능이 소실되었거나 또는 호기 밸브가 제대로 작동하지 않을 때 나타나는 파형

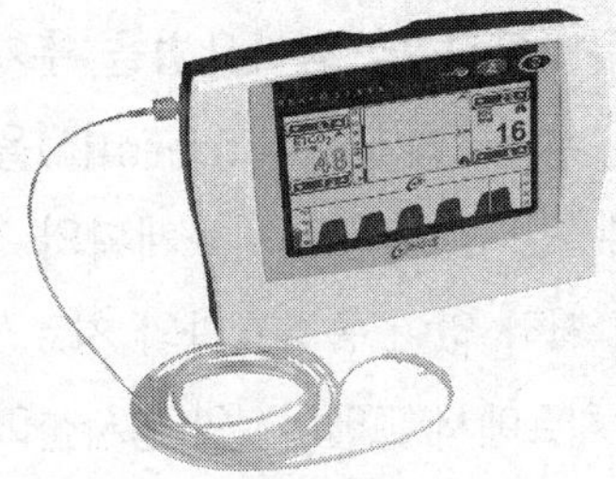

[그림 2-42] 호기말 이산화탄소 분압($PETCO_2$) 측정기

(4) 탄산가스 분압측정기의 문제점

중환자에게 캡노그래피(Capnography)의 가장 큰 문제점은 $PaCO_2$와 $P_{ET}CO_2$ 간의 상호관계가 일정하지 않으며 특히 심박출량이 낮거나 또는 환기/관류 불균형이 발생하는 환자에게는 신뢰도가 낮기 때문에 호기말 이산화탄소 분압($P_{ET}CO_2$) 하나만 가지고 환기상태를 평가하는 것은 좋지 않다.

08 방사선 치료기기

방사선치료는 방사선이 연구되어 개발된 후 주로 암치료에 사용되었다. 암치료요법 중 인체의 특정한 부분의 병을 치료하는 목적의 방사선요법은 전리방사선이 인체에 조사되면 정상조직은 어느 정도의 시간이 지나면 회복하지만, 종양조직은 회복이 원활하지 못하므로 방사선을 이용하여 종양조직을 제거하는 암치료법으로 X-선, 감마선과 같은 파동형태의 방사선, 또는 전자선, 양성자선과 같은 입자형태의 방사선 등이 암에 조사되면 암세포를 바로 죽이지는 못하나 암세포가 분열, 증식하는 기능을 파괴하여 새로운 암세포가 분열과 생성 증식을 못하게 하므로 암의 성장을 지연시키거나 멈추게 하여 암세포를 죽게 한다.

암에는 충분한 방사선량(Radiation Dose)을 투사하고, 그 외 정상조직에는 투사되지 않게 조심해야 한다.

① 방사선치료시 안전한 이용을 위해서 제한된 범위 안에서 정확성 있는 투시를 수행하여야 하므로 방사선치료 기술은 X-선에서 중입자선*으로, 저에너지에서 고에너지로, 수

* 중입자선 : 핵자(核子) 및 그보다 질량이 무거운 것에서 가벼운 것으로 소립자이다.

동에서 자동으로, 2차원에서 3차원으로 점진적으로 발전하고 있다. 그래서 전신치료를 목적으로 한 화학요법을 추가하여 상호보완적으로 효과를 증가시킬 수 있다. 특히 온열요법(Hyperthermia)을 병행하여 이용함으로써 방사선 효과를 더욱 증대할 수 있다. 그리고 치료계획의 진보 및 과분할 조사 같은 분할법을 시행하여 정상조직의 저하 없이 종양효과의 치료 후 장해를 최대한 줄이는 방법이 연구 진행되고 있다.

② 임상치료에서 고에너지의 방사선이 발생되는 장치(Linac Curer : 라이낙 치료기) 혹은 방사선 동위원소(Cobalt Curer : 코발트 치료기)로 암을 치료하는 것을 방사선치료라고 한다. 방사선치료를 하기 위해서는 종양에 대한 판단뿐만 아니라 치료기술 및 방사선에 대한 전문적인 지식, 치료계획 및 실행, 치료장비의 관리, 병력관리, 봉사정신 등에 관련된 정보들을 숙지하고 행동해야 한다.

③ 종양치료를 위한 방사선에서는 방사선치료의 원리, 치료계획, 방사선 모의치료(Radiation Medical Care Simulation), 치료절차 등을 알아야 한다.

1. 종양과 방사선

(1) 종양치료

종양에는 양성과 악성 두 종류가 있다. 이 중 악성종양을 치료하는 방법은 수술, 방사선, 화학, 면역, 온열요법(Thermotherapy) 등이 있으며 단독, 또는 병합치료방법을 구사하고 있다.

① 치료목적에 따라 적극적 치료(Cure)와 대증적 치료(Palliation)로 구분하며 질병의 상태에 따라 치료방법을 적절히 선택한다. 적극적 치료와 대증적 치료의 치료 특징은 〈표 2-5〉와 같다.

〈표 2-5〉 방사선치료의 특징

방사선치료 장점	방사선치료 단점
1. 인체의 병소주위 정상조직의 기능 및 형태가 보존된다.	1. 치료시간(기간)이 길다.
2. 인체의 병변이 수술하기 까다로운 위치에 있어도 치료가 가능하다.	2. 대상이 되는 병소의 크기뿐만 아니라 병리조직 소견, 세포주기, 세포의 상태에 따라 치료효과가 달라진다.
3. 방사선 감수성이 큰 병변에 대해서는 수술요법보다 넓은 영역에 걸쳐서 치료할 수 있다.	3. 국소치유율의 확실성은 수술에 비해 낮다.
4. 전신마취, 입원 등이 불필요하므로 외래치료가 가능하다.	
5. 일반적으로 방사선을 분할해서 조사하므로 인체의 전신적 영향이 적다.	
6. 수술보다 환자의 전신상태에 구애를 덜 받는다.	

② 방사선치료 : 종양이 크고 침습이 되어 수술이 어렵거나 수술로 제거하지 못한 국한 부위를 치료(Local/Regional Control : 국소요법)하는 방법으로 모든 암환자의 60[%]가 방사선치료를 받고 있다. 특히 수술과 함께 수술 전 방사선치료시 종양의 크기를 줄여서 수술을 쉽게 하고, 수술 후에 방사선치료를 하여 남아 있는 악성 세포를 파괴한다.

③ 방사선치료는 때로는 화학요법이나 호르몬 치료와 함께 실시하여 좋은 효과를 얻는다. 〈표 2-6〉과 같이 방사선치료 방법은 크게 전신요법과 국소요법으로 나누고 있다.

㉠ 전신요법 : 면역요법과 화학요법(항암치료)이 있다.

㉡ 국소요법 : 병소가 원발병소(특정한 질환의 병부) 및 주위 림프(Lymph : 림프관에 들어 있는 조직액)에 제한된 경우에 해당되며, 각 질병의 특징에 따라 수술이나 방사선치료가 적용된다.

〈표 2-6〉 종양의 치료방법

분 류	치료방법	작용기전	효 과	부작용	기 타
국소요법	수술요법	-		있다	관혈적
	방사선요법	일정하다.		-	
전신요법	화학요법	약제에 따라 다르다.	종양과 정상조직의 성질에 의존한다.		비관혈적
	면역요법				

④ 임상현장에서 암을 치료하기 위해서는 암의 진단과 병기, 즉 병의 경과를 그 특징에 따라 나눈 시기가 결정되어야 하며, 환자의 정신상태 및 사회 · 경제적인 여건, 수술, 항암요법*의 치료성적 비교, 치료 후 예측되는 환자상태 등을 고려해서 치료법이 선택되어야 한다.

⑤ 암은 국소적으로 제한되어 있을 때 가장 효율적인 치료효과를 얻을 수 있다. 전체 암 환자의 약 40[%] 정도가 5년 이상 장기생존이 가능한데 암환자 중 대략 20~30[%]는 방사선치료에 의해 완치되고, 나머지 70~80[%]는 수술에 의해 완치된다.

⑥ 방사선치료는 주로 암이나 육종 등의 악성종양이며 주로 치료하는 부위는 두경부 종양, 부인과 종양, 폐 및 식도종양 등 크게 3가지로 나눌 수 있으며, 이들 각 종양의 치료에서 방사선치료는 단독 혹은 수술 및 항암요법(화학용법)과 병행하여 치료한다.

⑦ 양성종양, 혈관종, 켈로이드**(Keloid), 용종 등에도 다른 치료방법을 사용할 경우에도 방사선치료를 병행하고 있다.

---

* 항암치료 : 암세포의 분열과 증식을 막고, 암세포를 사멸시키는 작용을 하는 약이다. 암, 육종, 백혈병 따위의 악성종양을 치료하는 화학요법에 주로 쓴다.

** 켈로이드(Keloid) : 화상이나 상처가 아문 후에 생기는 종양이다.

⑦ 방사선치료는 악성종양과 정상조직과의 방사선 감수성의 차이를 최대한 이용하여 암세포를 파괴시켜 종양을 제거시키는 것이다. 방사선치료의 가능성 여부는 방사선 감수성 이외에도 종양의 크기나 종양의 진행상태, 조직학적 형태 등에 따라 결정한다. 이들 각 종양의 치료에서 방사선치료는 단독 혹은 수술 및 항암요법과 병용하여 치료한다. [그림 2-43]은 방사선치료기이다.

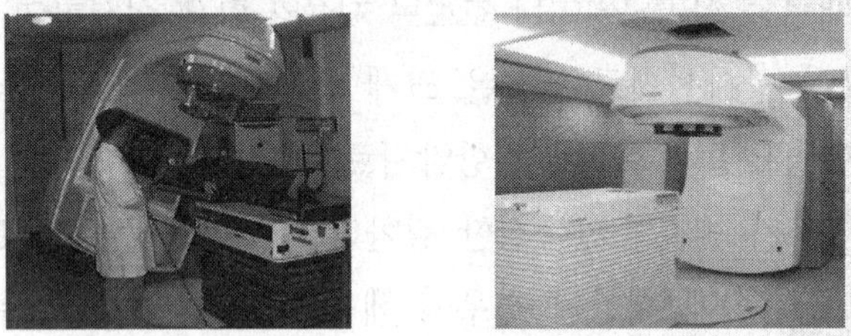

(a) 방사선 촬영모습 (b) 방사선 기기

[그림 2-43] 방사선치료기

(2) 방사선치료의 원리

방사선치료는 인체에 전리방사선을 투여했을 때 일어나는 상호작용을 이용한다. 방사선을 조사해서 세포가 죽게 되는 것은 방사선 에너지가 인체를 구성하는 원자, 분자로 이행되어 물리, 화학, 생물학적 작용을 일으켜 화합물의 조성을 변화시키게 된다.

① 방사선으로 인해 세포에 필수적인 기관에 영향을 주기 때문에 현재는 그 기관이 DNA와 세포막이라고 알려져 있다. 방사선을 받은 세포는 대부분 그 이후의 세포분열시 기능장애, 증식 저지가 일어나며 일부는 아포토시스*(Apoptosis) 라는 과정을

---

* Apoptosis : '아포프토시스'라고도 한다. 세포가 죽는 방식에는 크게 나누어 세포의 괴사나 병적인 죽음인 네크로시스(Necrosis)와 아포토시스가 있다.

① 네크로시스는 화상과 타박, 독극물 등의 자극에 의해 일어나는 세포의 죽음이며, 세포의 '사고사'라고 한다. 네크로시스의 경우에는 세포 밖에서 수분이 유입됨으로써 세포가 팽창하여 파괴된다. 이전에는 세포의 죽음은 모두 네크로시스라고 하였다. 그러나 최근 30여 년 사이에 세포에는 자발적인 죽음을 일으키는 유인(誘因)이 있다는 사실이 발견되었다. 유전자에 제어되는 능동적인 세포의 죽음이 아포토시스이다.

② 네크로시스가 오랜 시간에 걸쳐 무질서하게 일어나는 데 반해 아포토시스는 단시간에 질서있게 일어난다. 아포토시스는 세포가 축소되면서 시작된다. 이후 인접하는 세포 사이에 틈새가 생기고, 세포 내에서는 DNA가 규칙적으로 절단되어 단편화된다. 마지막에 세포 전체도 단편화하여 아포토시스 소체라고 하는 것으로 된 후 가까이 있는 세포에게 흡수되므로 죽음에 이르게 된다.

③ 아포토시스는 발생 과정에서 몸의 형태 만들기를 담당하고, 인체에서는 정상적인 세포를 갱신하거나 이상이 생긴 세포를 제거하는 일을 담당하고 있다.

④ 사람의 경우에는 태아의 초기에 손이나 발은 주걱 모양을 하고 있어 발가락이나 손가락 사이가 벌어지지 않고 있다가, 후기에 그 사이에 해당하는 부분에 있던 세포가 프로그램 세포사함으로써 손가락이나 발가락의 형태가 생긴다. 프로그램 세포사(Programed Cell Death : PCD)도 아포토시스와 같은 과정을 보이므로 이 2가지를 같은 뜻으로 보는 학자도 있다. 그러나 아포토시스는 암세포 내의 세포 소실, 바이러스 감염과 약물, 방사선 등 PCD 이외의 경우에도 일어난다는 점에서 구별된다.

거쳐 죽게 된다.

② 방사선이 인체에 투여되면 방사선 에너지가 인체를 구성하는 원자(Atom), 분자(Molecule)로 변해가며 전리(이온화), 여기 등의 활동을 시작한다. 이로 인한 물리화학적 작용으로 화합물의 조성이 변화하며, 세포기능에 장애가 일어나고, 장애의 정도가 고도인 경우에는 세포의 증식이 저지되거나 세포가 사멸하므로 조사된 부분의 조직이 파괴된다.

③ 방사선의 조직 파괴작용을 이용하는 것이 방사선치료이다. 조직의 파괴작용은 병부에서만 발생되는 것이 아니라 정상적인 조직에서도 일어날 수 있다. 그러므로 병부의 효과는 크게 하고, 정상조직의 장해는 작게 되도록 방사선치료가 되어야 한다.

④ 방사선치료는 종양의 위치에 따라 방사선을 선택하여 치료한다. 현재 주로 이용되고 있는 방사선은 전자파인 X-선*과 감마선**, 입자선인 전자선(베타선)과 중성자선 등이다. 아울러 양자선이나 중립자선도 확대되어 이용되고 있다. 전자선은 피부근처의 종양치료에, X-선과 감마선은 심부에 있는 종양치료에 적합하다. 현재 상용되고 있는 전리방사선의 종류와 어떠한 발생원으로 구성은 〈표 2-7〉과 같다.

〈표 2-7〉 방사선의 분류와 발생원

<table>
<tr><td rowspan="15">전리방사선</td><td rowspan="9">직접전리 입자 (하전입자)</td><td rowspan="4">전자</td><td colspan="2">β^-선, β^+선</td><td>방사성 동위원소(RI)</td></tr>
<tr><td colspan="2">내부전환전자</td><td>감마방출 방사성 동위원소 RI</td></tr>
<tr><td colspan="2">전자</td><td>여기상태의 원자</td></tr>
<tr><td colspan="2">전자선</td><td>전자가속기</td></tr>
<tr><td colspan="3">π^-</td><td>Proton linac 등</td></tr>
<tr><td colspan="3">양자선</td><td>Synchrocyclotron 등</td></tr>
<tr><td rowspan="2">헬륨</td><td colspan="2">알파(α)선</td><td>방사성 동위원소</td></tr>
<tr><td colspan="2">헬륨(He)선</td><td>Synchrocyclotron</td></tr>
<tr><td colspan="3">기타 중립자선(C, N, O, Ne 등)</td><td>Synchrotron</td></tr>
<tr><td rowspan="6">간접전리 입자 (지수함수감약)</td><td rowspan="4">광자 (전자방사선)</td><td colspan="2">감마선</td><td>방사성 동위원소 RI, 여기상태의 원자핵</td></tr>
<tr><td rowspan="3">X-선</td><td>저지 X-선</td><td>X-선장치, 전자가속기</td></tr>
<tr><td>특성 X-선</td><td>여기상태의 원자</td></tr>
<tr><td>소멸 방사선</td><td>양전자의 소멸</td></tr>
<tr><td rowspan="2">중성자</td><td colspan="2">열중성자</td><td>원자로 등</td></tr>
<tr><td colspan="2">속중성자선</td><td>Cyclotron 등</td></tr>
</table>

* X-선 : 병원에서 진단이나 치료목적에 많이 사용된다.

** 감마선 : 의료용 X-선보다는 좀 더 강한 에너지를 갖고 있다.

(3) 인체에 대한 방사선 효과

방사선 에너지를 인체로의 이행과 그와 동일하게 발생하는 전리(Ionization)작용*이 세포의 소멸, 돌연변이의 유발 등 관찰되는 생물현상과 다른 현상으로 연결되어 있는가는 분명하지 않으며, 이 사이의 기전에 대해서 많은 의견이 있다.

1) 방사선**의 작용단계

방사선이 인체에 작용할 때는 대략 3단계를 거치게 된다.

① 방사선의 에너지(Energy)가 인체에 투여되어 흡수되는 물리적 과정이며 시간은 10~13[s]이다.

② 흡수된 에너지(Rad Energy : 흡수선량)가 생화학 반응을 진행시키는 물리화학적 과정이며, 시간은 10^{-6}[s]이다.

③ 생화학반응이 인체에 영향을 주어 그 결과가 생물계에 변화하는 생물학적 과정이며, 시간은 수분에서 수년까지의 기간이다.

④ 방사선이 인체에 투여되면 세포 내의 분자에 에너지가 흡수되어 분자는 전리나 여기가 일어난다. 이들 전리된 분자의 전부와 여기된 분자의 어떤 물질은 유리기***(Radica)를 형성하는데 이 유리기는 또 다른 분자와 반응하기 쉬워 세포 내에 여러 가지의 화학변화를 일으킨다.

⑤ 화학변화의 대부분은 인체에 있어서 별다른 효과를 주지 않지만, 세포 내에서 중요한 기능을 담당하는 DNA에 변화가 일어나면 세포의 장해가 일어난다. 최초 분자 수준에서 출발한 미세한 변화는 세포 수준에서 개체 전체로 확대 파급되어 간다. 이러한 인체에 끼치는 영향, 즉 생물학적 과정은 짧게는 수분에서 길게는 수십 년까지의 긴 세월을 걸쳐 인체에 방사선 증상이 나타나기도 한다.

2) 직접작용과 간접작용

세포 내 분자가 방사선에 의해 변화를 일으키는 작용에 따라 직접작용과 간접작용으로 구분하고 있다.

① 직접작용 : 인체구조 내에 중요한 부분에 직접 에너지가 조사되어 종양의 손상을 일으키는 것이며 표적설****이라고도 한다.

---

* 전리작용 : 방사선을 쪼여 물질을 구성하고 있는 원자로부터 전자를 튀겨 내어 한 쌍의 플러스 전자를 띤 양이온과 음의 전기를 띤 전자를 만드는 것이다. 우리 눈에 보이지 않고 피부로 느껴지지 않는 방사능의 유무를 조사하거나 그 양을 측정하는 방법으로 전리 작용을 이용한다.

** 방사선의 단위 : Gray · Gy(1[Gy] = 1[J]/[kg])

*** 유리기 : 짝짓지 않은 전자[不對電子]를 가지는 원자단이다.

② 간접작용 : 표적 밖에서 에너지 조사에 의하여 이온 유리기가 퍼져서 인체에 작용한다.

③ 중요한 분자에서 직접작용은 세포 내의 각종 물질의 상대분자 수로 생각할 때 극히 소량으로 일어난다. 그래서 세포의 장해로 볼 때 직접작용보다는 간접작용을 더 중요하다.

④ 인체 구성요소 중 많은 비율을 차지하는 물에 방사선이 투여되면 물의 화학변화가 일어나므로 반응성이 강한 유리기가 생긴다. 물 자체의 변화는 분자수가 많으므로 문제가 되지만, 변화한 물분자가 간접작용으로 주요 분자에 작용할 때 중요한 변화를 일으킨다.

⑤ 간접작용은 방사선을 투여 조사할 때의 여러 가지 조건에 의한 영향을 받을 수 있다. 이러한 변화효과는 〈표 2-8〉과 같다.

⑥ 직접작용과 간접작용은 방사선의 용액 등에 대한 항암 화학반응에서도 볼 수 있는 현상이다. 하지만 인체에서는 원달작용과 같은 특수한 작용도 나타날 수 있다.

㉮ 방사선을 간에 투여했을 때 골수에 변화를 발생시킨다든지, 악성종양의 방사선치료시 조사부위 내의 종양이 축소되면서 조사부위에서 멀리 떨어진 조사받지 못한 종양도 한꺼번에 축소되는 등의 직접으로 투여되지 않는 부분에도 방사선 작용이 나타난다.

〈표 2-8〉 간접작용에 의한 변화효과

간접효과	변화효과
희석효과	농도가 낮은 편이 방사선에 의한 용질분자의 변화비율이 커진다.
화학적 방어효과	황 화합물 등의 방사선 보호물질과 같은 유리기가 제거되는 방사선 효과를 감소시킨다.
산소효과	방사선 작용은 산소가 있으면 효과가 증대한다.
온도효과	온도를 낮추면 방사선 효과가 적어진다.
보호효과	물 분해 생성물이나 방사선에 의한 유리기 및 활성종과 반응하기 쉬운 물질을 가하면 방사선 분해의 2차 작용(간접작용)을 줄이는 효과가 있다.

3) 세포에 대한 방사선의 효과

인체에 대한 방사선 효과를 이해하려면 방사선 투여시 인체를 구성하는 세포의 작용을 이해하는 것이 중요하다.

① 세포분열장해 : 방사선은 세포분열을 억제하며 결과적으로 세포소멸을 일으키기도 한다. 방사선 손상을 입은 세포도 분열은 하지만 정상세포처럼 세포질 분열은 이루지 못하고 큰 세포를 형성한다.

세포집단이 적당량의 방사선 투여를 받으면 분열이 정상보다 늦어진다.

② 간기사 : 분열과 분열 사이의 휴지시기에 있는 세포가 방사선을 쪼이는 중 다음 분열에

**** 표적설(Target Theory) : 세포 속에 일정한 생물학적 변화가 일어나기 위해서는 표적(병소나 병원체, 병원균)이 방사선에 의해 전리 또는 여기를 일으켜야 한다고 가정하는 설이다.

들어가지 못하고 세포소멸에 이르는 것이다. 세포분열 간기사망의 기전으로는 형질막의 투과성 장애, ATP*합성 장애, 핵 및 리보솜**(Ribosome) 구조의 파괴 등이 나타난다. 간기사를 일으키려면 많은 양의 방사선량이 조사되어야 한다.

③ 돌연변이 : 세포 안에는 핵 속의 염색체와 유전자가 나란히 존재하여 염색체에 변화가 생기면 다른 유전정보를 가진 낭세포***인 돌연변이 세포가 탄생하게 된다. 부모의 생식세포에 유발된 돌연변이가 자손에게 나타난 것을 유전적 장해라 하는데, 유전자 돌연변이와 염색체 이상에 의한 것이다. 돌연변이는 대개 유해하고, 돌연변이가 되는 유전자의 중요도에 따라 장해의 정도가 결정된다.

④ 고사와 괴사 : 임파구, 흉선세포, 장선와세포, 암세포 등이 방사선조사에 의해 고사를 잘 일으키는 세포이다. 고사(말라죽음)가 일어나는 세포는 일반적으로 세포분열간기에 소멸하나, 2차적인 괴사를 일으킬 수도 있다.

4) 조직에 대한 방사선의 효과

방사선 감수성은 세포 또는 조직의 종류에 따라 다르다. 세포분열 빈도수가 높을수록(세포의 재생능력이 클수록), 세포분열기간이 길수록, 미분화세포(형태적, 기능적으로 분화가 적을수록) 감수성이 높다고 하는 Bergonie-Tribondeau의 법칙이다.

① 조직의 감수성 : 조직의 분화 정도에 반비례하고 분열활성에 비례한다. 그러나 Bergonie-Tribondeau 법칙은 세포재생계의 대부분의 세포조직에 해당되지만 항상 그렇지는 않다.

㉠ 림프구는 방사선 감수성이 매우 높지만 거의 분열하지 않는 경우도 있다.

② 종양 초기 : 방사선에 대해 저항성이 매우 높은 저산소성 세포가 있거나 정상조직에서 볼 수 없는 괴사층이 있어 방사선 감수성에 관여하는 점이 정상조직과 다르다.

③ 방사선 감수성 : 여러 개의 인자에 의해 변화된다. 일반적으로 문제가 되는 것은 세포주기, 선형 에너지 전달(Linear Energy Transfer : LET), 선량률, 산소효과, 온도효과, 증감제, 면역능력 등이 있다.

---

* ATP : 아데노신에 인산기가 3개 달린 유기화합물로써 아데노신3인산이라고도 한다. 아데노신은 아데닌이라는 질소함유 유기화합물에 오탄당(탄소 원자가 5개인 탄수화물의 일종)이 결부된 화합물이다.

** 리보솜(Ribosome) : RNA와 단백질로 이루어져 있는 작은 과립이다.

*** 낭세포 : 세포분열에 의하여 생긴 두 개의 세포이다.

(4) 방사선치료 목적

병적 조직과 정상조직의 방사선 효과비를 최대한으로 하여 암세포를 제거시켜 암을 치료하는 것이다. 이를 위해서는 치료기술과 치료방법이 효과적으로 겸용되어야 한다. 계획적인 투여방법 없이 무조건 방사선을 투여한다면 방사선치료가 아닌 단순한 조사로밖에 볼 수 없다.

① 체내에서의 공간적 선량분포, 치료기간에 이루어지는 시간적 선량분포, 방사선 종류의 선택, 방사선 증감제 병용, 온열요법(Hyperthemia) 및 기타 요법의 병용 등을 바탕으로 한 효과적인 방사선조사가 이루어져야 계획된 방사선치료의 목적을 이룰 수 있다.

② 방사선치료를 할 경우에 치료목적은 병을 고치는 치료로 할 것인가 아니면 일시적으로 치료로 할 것인가를 결정하여야 한다.

㉠ 종양을 제거할 목적으로 방사선조사를 근치조사 또는 치유목적을 조사한다.

㉡ 완치의 가능성이 없이 오로지 증상만을 개선하고자 방사선을 투여하는 조사를 고식조사 또는 대증적 조사라고 한다.

〈표 2-9〉는 방사선치료의 목적 및 분류로 나누었다.

〈표 2-9〉 방사선치료 목적의 분류

특 성	근치적 치료	고식적 치료
목 적	완치를 목적으로 한다.	생활의 질을 향상시킨다. 통증, 출혈, 압박, 폐쇄 등에 대한 치료이다.
조사량	작다	크다
선 량	대선량	지선량(치유목적 선량의 2/3)
조사기술	고도의 조사기술을 이용한다.	간단한 조사기술을 이용한다.
적 응	방사선의 감수성이 크고, 크기가 크지 않으며, 국소에 국한되어 있고, 전신상태가 별로 나쁘지 않을 때이다.	종양의 크기, 감수성, 전신상태 등으로 보아 치유를 기대할 수 없다.
정상조직의 장애	회복 가능하면 허용한다.	허용하지 않는다.

(5) 방사선치료 과정

방사선치료의 목적은 종양을 치유하고 삶의 질을 높이기 위하여 종양에는 치유할 수 있는 최적의 방사선량을 조사하면서 주위의 건강조직에는 방사선 손상을 최소로 줄이는 데 있다. 방사선은 그 효력이 조직 내에서 상당기간 영향을 주며 축적되기 때문에 철저한 표준선량계측(Radiation Therapy Detector : RTD), 치료계획, 방사선조사, 치료확인, 정도관리가 필수적이며 의사, 물리학자, 방사선기사, 의공기사, 간호사들이 각각 주어진 임무를 충실히 수행해야 하는 협력체로 이루어져야 한다.

1) 방사선치료 선택

악성종양에 대한 방사선치료 여부를 결정하는 데는 우선 종양의 종류, 발생부위, 전위범위, 병리학적 소견 등에 따라 병기별 Staging, Tumor Lymph Nodes Metastasis(TNM), 치료목적(Cure Palliation), 치료방법(Prescribed Dose, Fraction Size), TDF(Time Dose Fractionation : 시간 → 방사선량 → 조사 횟수를 가르친다.) 등의 치료 계획을 세운다.

2) 종양의 위치와 크기 결정

방사선 조준장치(X-ray Simulator, CT-Simulator)를 이용하여 방사선치료 장치에서 조사되는 것과 똑같은 기하학적, 물리학적 조건에서 해부학적 영상을 촬영하고 종양과 주위 주요 장기의 위치, 모양, 크기를 2차 또는 3차원 영상으로 표시한다.

3) 방사선치료 계획

방사선종류, 에너지, 방사선조사 방향과 조사면, 다중조사 등을 최대한 조율하여 종양에 정확하고 균일하며, 최적의 방사선량을 조사하면서 주위 건강조직의 방사선피폭이 최소가 되도록 계획하고 시행하기 위해서는 방사선치료 계획을 세워야 하는데, 이는 컴퓨터가 필수적이다.

① 인체 내의 방사선 분포를 2차원적으로 구현하여 이상적인 선량분포가 이루어졌는가를 컴퓨터 화면을 통하여 확인한다(그림 2-44(a)).

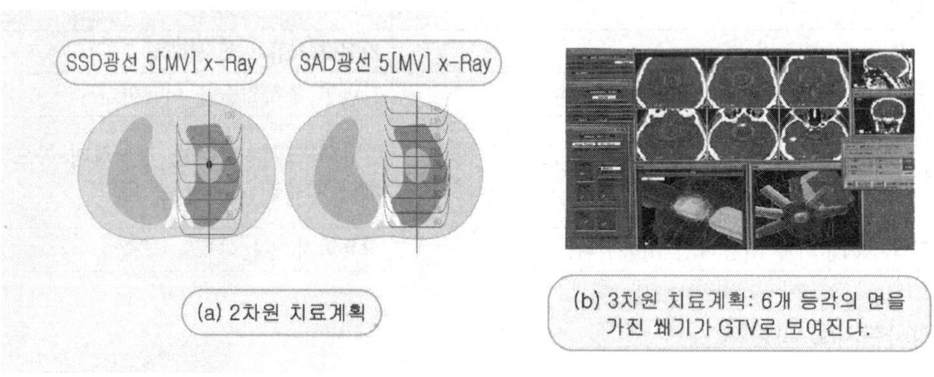

(a) 2차원 치료계획

(b) 3차원 치료계획: 6개 등각의 면을 가진 쐐기가 GTV로 보여진다.

[그림 2-44] 방사선량 분포를 영상 위에 구현하고 있는 치료계획과정 General Television Corporation(GTV)

② 인체 내의 방사선 분포를 3차원적으로 구현하여 이상적인 선량분포가 이루어졌는가를 컴퓨터 화면을 통하여 확인한다(그림 2-44(b)). 방사선치료시 적절한 방사선량을 결정함에 있어서 병부의 치유확률 곡선과 주위 정상적인 장애확률 곡선과의 상호관계를

고려하는 것이 중요하다. 정상조직에 장애가 발생할 확률이 5~10[%] 정도까지이다. 이보다 더 많은 방사선량을 초과하게 되면 장애발생률이 급격히 증가하기 때문에 방사선량을 초과하지 않도록 주의해야 한다. [그림 2-45]는 방사선치료기기와 종양의 치유확률곡선, 정상조직의 장애확률곡선 및 최대 치료효과비를 나타내었다.

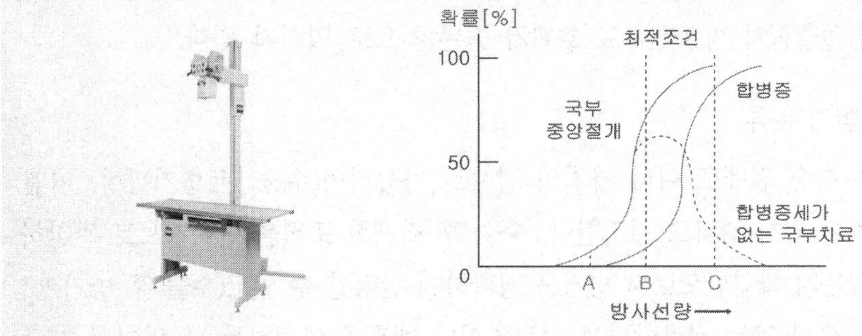

(a) 방사선치료기 (b) 방사선량과 확률관계비

[그림 2-45] 종양의 치유확률곡선, 정상조직의 장애확률곡선 및 최대 치료효과비

③ 심각한 장애를 최대한 작게 하면서 최대의 국소치유율을 얻는 것을 '최적의 치료선량'이라 한다. 이런 최적의 치료선량을 투여하였을 때 환부가 어느 정도 치유될 수 있을 것인가는 병변의 조직학적 소견, 진행 정도 등에 따라 결정된다.

④ 자궁경부암의 경우에 직장 또는 방광에서 10~15[%]의 합병증이 발생할 수 있는 65~70[Gy](Gray : 그레이)의 총선량을 조사하였을 때 병기 Ⅰ~Ⅱ(1기~2기)는 70~90[%], Ⅲ(3기)에서는 50[%], Ⅳ(4기)에서는 20[%] 정도의 국소치유율을 얻을 수 있다.

(6) 방사선치료의 적응

방사선치료를 수행할 경우 환자의 상태, 악성종양이나 그 주변의 정상조직의 방사선 감수성, 종양의 진전상태 등에 따라 방사선치료의 적응이 결정된다. 암환자를 치료하기 위해서는 방사선치료에 외과적 · 내과적 치료법 등 여러 가지 치료방법을 적절히 병행하면 치료효율 및 근치율*을 높이면서 치료로 인한 합병증을 최소화할 수 있다. 이렇게 환자 삶의 질을 향상시킬 수 있는 집학적 치료요법(Multidisciplinary Treatment)을 병행하는 것이 바람직하다.

1) 종양의 병리학적 소견

방사선감수성의 차이점은 종양의 병리학적 소견에 따라 다르다.

① 방사선 감수성 : 조혈장기, 편평상피암, 선암, 성선의 악성종양, 미분화 세포, 결함조직의

---

* 근치율 : 병을 완전히 고치는 비율이다(=완치율).

악성종양의 순으로 낮아진다. 방사선감수성이 좋다고 해서 일반적으로 방사선치료의 적응이 잘되는 것은 아니다.

② 종양은 가시적인 형태가 치료의 도움을 주는 경우가 있다. 인두암(Pharynx Cancer), 구강암(Oral Cavity Carcinoma), 식도암(Esophageal Cancer), 위암(Stomach Cancer), 자궁경부암(Cervical Cancer) 등에서 일반적으로 침윤형*, 궤양형**에 비해 외향 돌출형이 방사선치료 효과가 좋은 것으로 알려져 있다.

2) 종양의 병기 분류

병기판정은 수술 전에도 여러 가지의 검사로 가능하며(수술 전 병기판정) 어떤 치료가 가장 적합할지는 검사 결과로 결정한다. 수술 후 절제한 조직을 현미경으로 관찰하여 어디까지 진행되었는지 확인함으로써 병기를 정확하게 판정할 수 있고(수술 후 병기판정), 이는 추가치료의 필요성 또는 진료방법을 결정하거나 예후를 추정하는 데 있어서 가장 중요한 지표가 된다.

① 종양의 진전도(병기)를 분류하는 방법 : Dukes(Astler-coller) 분류법, UICC(Union Internationale Contre le Cancer)의 TNM(Tumor-Node-Metastasis) 분류법으로 나눌 수 있다.

② 현재 병기판정을 위해 이용하는 분류법은 〈표 2-10〉과 같다.
이와 같이 병기를 정하는 목적은 치료계획 작성에 도움이 되고, 병의 경과 및 결과를 예측할 수 있고, 치료결과의 공동평가와 임상연구의 기초가 되며, 암치료 프로그램을 평가하여 미래 암치료연구에 도움을 주기 때문이다.

〈표 2-10〉 병기판정과 증세

분류법	판정방법		상 태
Dukes 분류법	A기		점막에 국한한다.
	B기	B1 기	고유근층까지 침습한다.
		B2 기	암이 장막층을 뚫고 나간 상태이다.
		B3 기	암이 인접한 장기에 유착되거나 침습한 상태이다.
	C기	C1 기	B1+ 국소 림프절 전이이다.
		C2 기	B2+ 국소 림프절 전이이다.
		C3 기	B3+ 국소 림프절 전이이다.
	D기		원격전이 이다.

* 침윤형 : 악성종양이 차차 번져 나가는 형태이다.
** 궤양형 : 악성종양 따위의 조직이 깊은 곳까지 헐어서 짓무르는 형태이다.

<table>
<tr><th>분류법</th><th colspan="2">판정방법</th><th>상 태</th></tr>
<tr><td rowspan="11">UICC의
TNM
분류법</td><td rowspan="5">종양 : T
(Tumor)</td><td>T0</td><td>종양의 근거가 없다.</td></tr>
<tr><td>T1</td><td>점막층과 점막하층에 국한한다.</td></tr>
<tr><td>T2</td><td>고유근층까지 침습한다.</td></tr>
<tr><td>T3</td><td>장막층을 침습한 결장암 또는 직장간막층을 침습한다.</td></tr>
<tr><td>T4</td><td>인접한 다른 장기까지 침습한다.</td></tr>
<tr><td rowspan="4">림프절 : N
(Node)</td><td>N0</td><td>림프절 전이가 없다.</td></tr>
<tr><td>N1</td><td>1~3개의 국소 림프절 전이이다.</td></tr>
<tr><td>N2</td><td>4개 이상의 국소 림프절 전이이다.</td></tr>
<tr><td>N3</td><td>비전형적인 림프절 또는 큰 혈관 주위의 림프절 전이이다.</td></tr>
<tr><td rowspan="2">원격전이 : M
(Metastasis)</td><td>M0</td><td>원격전이 없다.</td></tr>
<tr><td>M1</td><td>원격전이 있다.</td></tr>
</table>

3) 종양과 주위 장기와의 관계

방사선치료가 국소요법이기 때문에 종양의 방사선에 의한 감수성과 주위 정상조직의 방사선에 의한 감수성과의 차이로 치료 가능성을 결정하는 데 중요하다.

4) 환자의 전신상태, 합병증 유무 등

방사선치료로 종양을 제거하여 고칠 수 있더라도 환자의 나이가 고령이거나 내과질환*이 있는 경우에는 방사선치료로 종양이 치유되어도 생명연장에는 도움을 주지 못하는 경우가 있다. 따라서 방사선치료를 시작하기 전에 환자의 전신상태 및 병변에 대하여 충분히 파악하여야 한다.

2. 방사선치료 방법

(1) 외부 방사선조사법

체외치료는 몸 밖에서 인체에 방사선을 조사하여 치료하는 것이다. 주로 표재치료장치, ^{60}Co(^{60}코발트)**, 원격치료장치, 선형가속치료장치, 심부치료장치 등을 이용한다. 종양의 위치에 따라 적당한 방사선을 선택하여 치료한다.

① 전자선은 특징상 피부 근처의 표재성 종양***치료에 유리하다.

② X-선과 감마선은 깊은 부위의 심재성 종양****치료에 이용한다.

---

* 내과질환 : 동맥경화, 고혈압, 당뇨병, 폐, 심장, 간, 신장 기능 부정 등이다.

** Cobalt^{60} : (코발트^{60}), 코발트의 방사성 동위원소 : 기호 ^{60}Co, Co^{60}, 암치료용이다.

*** 표재성 종양 : 피부면 겉으로 나타나는 종양이다.

**** 심재성 종양 : 피부면 안쪽의 종양이다.

1) 공간적 선량분포에 의한 조사법

방사선 효과를 종양에 집중시키기 위해 여러 종류의 방사선투여방법이 고안되었다. 크게 운동조사법과 고정조사법으로 나눈다.

① 운동조사법 : 환자를 고정시키고 환자 주위를 치료장치가 정해진 속도로 움직이면서 치료하는 방식이 운동조사법으로 전사조사, 회전조사, 외곽조사법 등이 있다. 운동조사는 다문조사와 마찬가지로 주위의 정상조직의 방사선량을 줄이고 환부에만 방사선을 집중시켜 가능한 한 정상조직의 장애를 최소화하는 데 목적이 있다.

② 고정조사법 : 방사선 투여를 고정된 위치에서 하는 것으로 1문 조사법, 대향 2문 조사법, 3문 조사법, 접선조사법, 4문 조사법 등이 있다.

㉠ 종양이 표재성인 경우는 대부분 1문 조사로 치료한다.

㉡ 종양이 깊은 조직에 위치한 경우는 2문 이상의 다문 조사를 시행하게 된다.

㉢ 주위 정상조직의 방사선량을 최대한 줄이고 환부에만 방사선을 집중시킬 수 있도록 치료계획을 수립하고 있다.

2) 시간적 선량배분

방사선의 총 방사선량은 같아도 선량률, 기간, 분할횟수에 따라 치료효과가 다르다. 따라서 시간적 선량분포를 조절하여 결정하는 것이 악성치료 효과의 성패를 결정한다.

① 일반적으로 1회에 모든 선량을 일시에 투여하는 것은 수술 중 방사선치료와 정위적 방사선수술에만 이용된다.

② 단순분할조사법 : 대부분은 1일 1회 1.5~2.0[Gy](Gray : 그레이)* 정도를 주 5회 조사하는 방법을 이용하고 있다.

③ 고분할조사법 : 최근에는 단순분할조사법 외에 주 3회로 나누어 투여하거나, 만성부작용을 감소시킬 목적으로 하루에 2~3회 조사하는 방법을 많이 이용하고 있다.

④ 여러 횟수로 나누어 투여 치료하는 목적은 암조직은 파괴하면서 주위 정상조직의 손상을 가능한 한 최소화하기 위한 것이다.

3) 방사선치료 시행과정

방사선치료는 장기간 동안 수행하므로 매번 같은 부위에 정확하게 투여하는 것이 중요하다. 시행과정은 일반적으로 다음과 같다.

① 방사선치료 과정을 환자에게 자세히 설명한다.

---

* 그레이 : 방사선 흡수선량의 단위, 1[Gy](그레이)는 1[kg]당 1줄[J]의 에너지의 방사선을 흡수하는 것이다.

② X-선 촬영, CT 촬영, 초음파, MRI 촬영 등을 이용하여 체내 환부 위치를 정확히 검사하고 난 다음 시뮬레이터(Simulator)로 치료부위를 결정한다.

③ 조사부위 또는 조사 양을 피부에 표시한다. 치료기간 중에는 피부에 표시한 선이 지워지지 않도록 환자에게 주의시킨다.

④ 치료부위 표시로 문신을 할 수도 있지만 평생 지워지지 않으므로 필요하다고 판단되면 사전에 환자의 양해와 동의를 구한다.

⑤ 시뮬레이터로부터 확인된 치료부위에 적합한 개인 차폐물을 제작한다.

⑥ 방사선치료 부위를 감마그램*(Gammagram) 또는 리낙그램**(Linacgram)으로 확인한다.

(2) 소선원을 사용한 방사선치료법

1) 밀봉소선원 치료

밀봉소선원 치료***는 며칠 동안 체내에 삽입할 수 있는 라듐침(Ra), 이리듐침(lr), 세슘침(Cs) · 금천자침(Au)을 사용한 요법이다. 또 최근 도입된 요오드 천자침(I)은 영구도입도 가능해지고 있다.

① 밀봉소선원(총량으로 3.7[MBq] 이하) 치료는 다른 요법보다 선량분포를 더욱 미세하게 조작할 수 있으므로 외부조사만으로는 충분한 치료효과를 얻기 어려운 암에 대하여 뛰어난 효과를 기대할 수 있으며, 애프터로딩**** 기술도 개발되고 있다. 이 치료는 주위의 정상조직에는 선량을 최대한 줄이면서 종양에는 비교적 짧은 시간에 집중적으로 최대의 선량을 투여할 수 있다.

② 종양이 작을 경우는 처음부터 이용하지만 종양이 큰 경우에는 체외 방사선치료로 환부의 크기를 축소시킨 후 근접치료를 시행한다.

2) 밀봉소선원 이용방법

① 몰드(Mould)법 : 인체 표면의 종양을 치료하기 위한 방법으로 이용되었으나, 현재에는 거의 전자선 치료를 이용하고 있다.

---

* 감마그램(Gammagram) : 무게의 단위로 1감마는 100만분의 1[g]에 해당한다. 기호는 γ이고, 100만 분의 1[g]을 그래프로 나타낸 것이다.

** Linacgram(리낙그램) : 조사영역

*** 밀봉소선원(Brachytherapy) 치료 : 병소에 방사선을 방출하는 물질을 직접 집어넣거나 쏘이게 하여 치료하는 방법이다. 근접치료(近接治療), 단거리요법(短距離療法) 전리방사선원을 치료받을 신체 표면이나 가까운 거리에 두고 실시하는 방사선치료요법이다.

**** 애프터로딩 : 근접치료, 강내 치료법이다.

② 강내조사(Intracavitary Radiation Therapy) : 종자나 관 형태의 선원을 이용하여 상악동, 비강, 식도, 기관지, 담도, 직장, 방광, 자궁암(자궁경부암, 자궁내막암), 질 등의 종양에 이용한다.

③ 조직내조사 : 설암, 구강암, 외음부암, 질암, 연부조직종양, 전립선암의 종양에 바늘형태의 선원을 직접 삽입한다.

④ 원격 후장전법 : 시술자의 방사선 노출을 최소한으로 줄이기 위하여 먼저 환부에 기구를 삽입시킨 후에 모의선원(Dummy Source)으로 위치를 확인하고 선원을 삽입하는 방법이다. 과거에 비해 100배의 강도를 갖는 선원을 이용하여 환자의 치료시간을 1/100 정도로 단축하였다.

3) 비밀봉소선원 요법

비밀봉 방사성 동위원소를 통한 치료는 비침습적이고 간단하며, 고통이 적고 안전하게 치료할 수 있다.

① 경구 또는 정맥주사 등으로 방사성 의약품을 체내에 투입하여, 화합물의 체내대사를 이용해서 일정 장기 또는 조직에만 선택적으로 집적시켜 종양을 치료하는 방법이다.

② 대표적으로 ^{89}Sr(스트론튬)를 이용하여 전신 뼈 전이 암을 치료하기 위한 방법을 이용하거나 ^{131}I(요오드)를 이용하여 갑상선암의 수술 후 보조요법으로 이용된다.

3. 방사선치료 장치

방사선치료 장비는 방사선을 이용하는 방법에 따라 나눌 수 있다.

① 외조사 치료장치 : 환자의 외부에서 고에너지의 X-선이나 전자선이 조사되어 환자의 피부를 통과해서 몸 내부에 있는 종양까지 도달하여 치료하는 방법이다.

② 근접조사 치료장치 : 방사성 물질을 작은 관에 넣어서 몸속의 종양 근처에 설치하거나 종양에 삽입하여 환자의 몸 안에 주입시켜 치료하는 방법이다.

③ 정위적 방사선 수술장치 : 정위적 고정기구를 이용하여 환자의 움직임을 최소화하고 표적부위를 방사선 빔을 이용하여 한 번에 고선량의 방사선을 조사하면서 표적 밖의 부위는 피해를 극소화시키는 치료 방법이다. [그림 2-46]은 방사선치료 장치의 분류를 나타내었다.

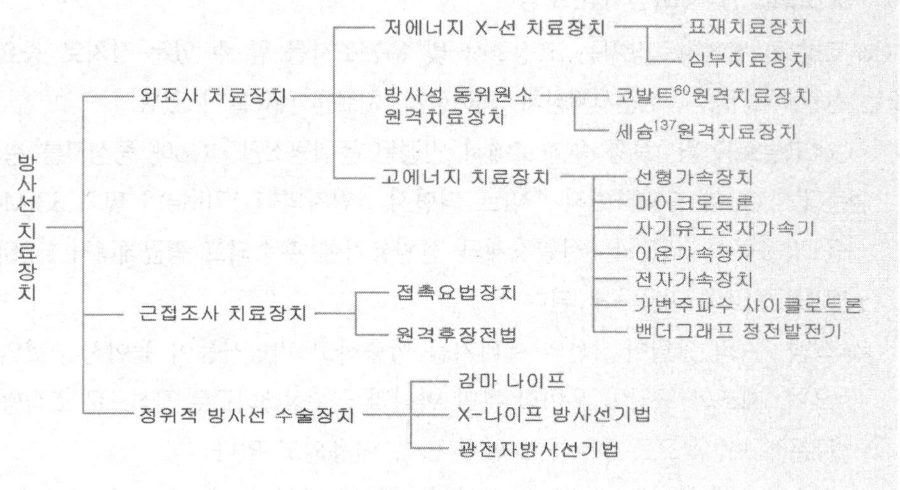

[그림 2-46] 방사선치료 장치의 분류

④ 외부 방사선치료 장치 : ^{60}Co(코발트) 등의 방사성 동위원소를 이용한 방사성 동위원소 원격치료장치, 10~500[kV]의 X-선 치료장치, 입자를 가속시켜 방사선을 방사시켜 치료하는 입자가속장치 등으로 나눌 수 있다.

⑤ 체외조사 : 주로 ^{60}Co(코발트) 원격치료기와 리이낙(Linac)을 이용하고, 강내 조사에 있어서는 원격 후 부하장치를 이용하며, 온열치료기의 이용이 늘고 있는 추세이다.

(1) 저에너지 X-선 치료장치

관전압 50~120[kV] 정도의 X-선을 이용하여 주로 피부질환에 이용하거나 일부 심부치료에 사용된 기기로서 표면치료용 X-선 장치, X-선 심부치료 장치, 체강 X-선 장치 등이 있으나 악성종양에 대해서는 현재 거의 사용되지 않고 있다.

(2) ^{60}Co(코발트) 원격치료장치

방사성 동위원소인 ^{60}Co(코발트)에서 발생하는 감마선을 이용하는 장치로써 평균에너지는 1.25[MeV]로 선형가속기의 4[MV]의 X-선의 평균에너지와 비슷하다. 이 장치는 단순히 선원의 개폐를 이용하여 치료가 이루어지므로 이용이 편리하고 고장이 적다는 장점이 있지만, 평균에너지가 낮아 심부 종양치료에 적절하지 않고 동위원소의 교체비용이 많이 들므로 점차 이용이 감소하고 있다.

1) ^{60}Co(코발트) 원격치료장치의 구성

^{60}Co(코발트) 원격치료장치는 고정조사 및 운동조사를 할 수 있는 장치로 중요한 구성요소는 선원, 조이용기, 회전지지장치, 제어장치, 치료용 테이블이 있다.

① ^{60}Co(코발트)선원 : 보통 원자로에서 안정된 동위원소인 ^{59}Co에 중성자를 충돌시켜서 얻는다. ^{60}Co이 붕괴하여서 ^{60}Ni로 되면서 β입자와 1.17[MeV] 및 1.33[MeV]의 γ선을 방출하여 β입자는 선원자체와 선원용기에 흡수되고 평균에너지 1.25[MeV]인 γ선만을 치료에 이용하게 된다.

㉠ 장점 : 거의 단일한 γ선의 에너지를 방출하고 비방사능이 높아서 γ선의 출력이 크며, 제조와 구입이 용이할 뿐만 아니라 금속상태이므로 자석으로 조작할 수 있기 때문에 보편적으로 우수하여 현재 많이 이용되고 있다.

㉡ 단점 : 반감기가 5.26년으로 짧아서 선원의 교환이 번거롭고 누설선량이 크다.

② ^{60}Co(코발트) 원격치료장치의 조이용기 : Source head라고도 하며 방사선의 방어 목적으로 많이 사용한다. 현재 원격치료장치의 소형화로 인해 납용기보다 텅스텐합금을 주로 많이 사용하고 있다.

㉠ 조이용기는 선원용기와 방사선을 조사하거나 차단하기 위해 선원을 개폐하는 개폐장치로 구성된다.

㉡ 방사선의 조사면적인 조사야의 크기를 결정하기 위한 조리개의 역할을 하는 콜리메터로 구성된다.

㉢ 광원을 방사선선원과 기하학적으로 일치시켜 치료 전에 방사선의 조사야를 확인할 수 있는 조사야 표시장치로 구성된다.

③ ^{60}Co(코발트) 원격치료장치의 회전지지장치 : 약 1[t]의 무게를 가지는 조이용기를 지지하며 360[°]회전이 가능하여 여러 각도로 다양한 방법으로 치료할 수 있으며, 특히 회전조사를 할 수 있도록 설치되어 있다.

④ ^{60}Co(코발트) 원격치료장치의 제어장치 : 선원의 개폐와 치료방법 및 치료조건을 제어하는 장치로서 선원을 개폐하는 전원스위치, 방사선 조사시간을 제어할 수 있는 타이머, 갠트리의 회전 및 방향설정을 하는 장치와 치료실문의 개폐를 알려주는 표시 램프 등으로 구성되어 있다.

⑤ ^{60}Co(코발트) 원격치료장치의 치료테이블 : 선원과의 거리조정을 위해 높낮이를 조절하며 조사야의 중심을 맞출 수 있도록 되어 있다.

(3) ^{137}Cs 원격치료장치

방사성 동위원소 ^{137}Cs(Cesium)*에서 방출되는 γ선을 치료에 이용하는 장치로써 ^{60}Co(코발트) 치료장치와 구조가 비슷하다. 반감기가 길고 선원이 값싸긴 하지만 비방사능(22~23[Ci/g])이 작아서 선원의 용적이 커지므로 반음영이 커지게 된다. 현재는 특수한 실험용의 경우를 제외하고는 이용되지 않는다.

(4) 선형 가속장치

방사선치료의 표준장비로서 제2차 세계대전 중 마이크로웨이브의 발전에 힘입어 1950년 Sranford Hospital에 처음 설치된 이후 계속적인 개발이 진행되어 왔다. 일명 직선가속장치라고 하는 이 장치는 균등조사에 효과가 있으며, 투과력이 높고 표면선량이 적으며 부작용도 적기 때문에 가장 이상적인 치료효과가 있다.

① X-선 및 전자선의 출력이 가능하며 다양한 에너지 높은 선량률, 빔 모양을 조정할 수 있다. 일반적으로 치료용으로 이용되는 X-선 에너지의 범위는 4~15[MV], 전자선은 6~20[MeV]이다.

② 최근에는 컴퓨터로 제어되는 최신형 선형 가속기가 개발되고 첨단 보조장치들이 개발되어 부작용 없이 완치율을 높일 수 있는 3차원 입체 조형치료가 가능하게 되었다.

③ 입자선형가속기(Linear Accelerator) : 양자 등 무거운 입자를 가속하는 선형양자가속장치와 전자를 가속하는 선형 전자가속장치가 있다.

1) 선형 양자가속장치

대형 사이클로트론**(Cyclotron) 입사기로 이용되고 속중성자(106[eV], 2만[km/s]), 양자, 중간자***를 발생시키는 가속기로 주로 이용된다.

2) 선형 전자가속장치

의료분야에서 이용되고 있는 리이낙(Linac)은 전부 선형 전자가속장치로 [그림 2-47]과 같다. 리이낙은 에너지가 다양한 전자선이나 X-선을 발생할 수 있으므로, 체외조사 암치료에 있어서 중요한 역할을 하고 있다.

---

* 137Cs(세슘) : 세슘의 인공 방사성 원소(기호 $_{137}Cs$)

** 사이클로트론(Cyclotron) : 원자핵의 인공 파괴장치이다.

*** 중간자 : 전자보다 무겁고 양성자보다 가벼운 질량을 가진 소립자이다.

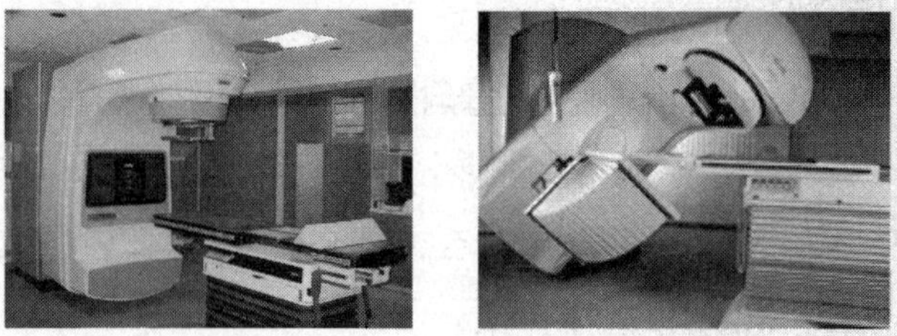

[그림 2-47] 선형 입자가속기(Linac)

3) 선형 가속장치의 작동원리

전자총에서 발생된 전자를 고주전자파에 실어 가속하는 장치로서 이때 고주전자파는 Magnetron 또는 속도변조관(Klystron)에서 발생되어 도파관을 통해 가속관에서 공급된다. 전자는 6~45[MeV]의 에너지를 얻어 타깃에 충돌하여 X-선을 발생시킨다.

마그네트론과 클라이스트론의 차이점은 다음과 같다.

① 마그네트론은 단지 마이크로 펄스파를 만드는 것이다.

② 클라이스트론은 마이크로 펄스파를 만들어 증폭시키는 역할을 겸한다.

③ 마그네트론과 클라이스트론의 차이점 때문에 마그네트론은 저에너지 리니악에 클라이스트론은 고에너지 리니악에 부착되는 장치이다.

4) 선형 가속장치의 구성

현재 이용되고 있는 선형 가속장치는 고주파 발진부와 가속부, 조사헤드부, 회전지지장치, 조사제어장치, 치료대로 구성되어 있다.

① 고주파 발진부 : 전자를 가속시키기 위한 3000[MHz] 전 · 후의 고주파를 발생시키는 장치이다.

㉠ 마그네트론 : 고주파를 발생시키는 것으로 약 3000[MHz]의 고주파를 발생시킨다. 이들 고주파는 도파관을 따라 가속관으로 들어가게 된다. 구조는 원통형으로 되어 있으며, 중심에 음극이 있고 그 주변으로 몇 개의 발진 구멍을 갖추고 있는 양극으로 둘러싸여 있다. [그림 2-48]은 마그네트론의 원리를 나타내었다.

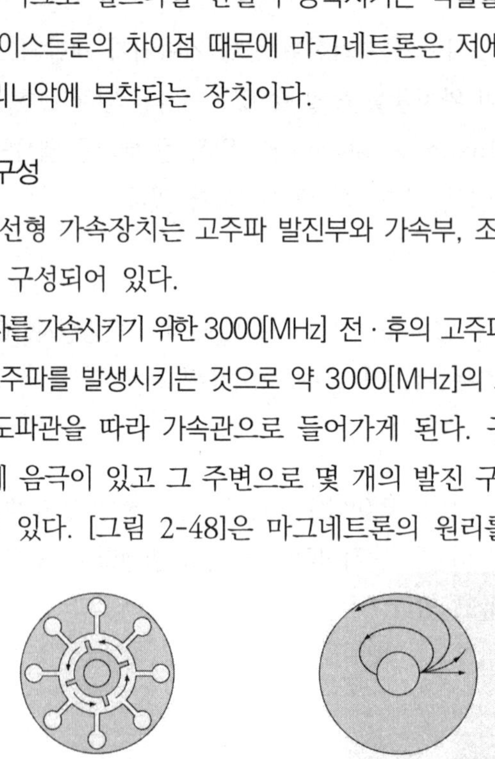

[그림 2-48] 마그네트론

ⓐ 장점 : 마그네트론은 클라이스트론에 비해 구조가 간단하고 소형이며, 조작이 간단하고 가격이 저렴하여 실용적이다.

ⓑ 단점 : 클라이스트론에 비해 주파수나 출력의 안전성이 나쁘고 수명이 짧다.

㉡ 클라이스트론(고주파 증폭기) : 구조로는 기본적으로 2개의 구멍이 있으며, 이때 음극에 의해 발생된 전자는 양극에 의해 가속되어 4~5단계의 Buncher를 통과하면서 마이크로파와 같이 밀도가 변조된다. 또한 밀도 변조된 전자군을 공진전자파로 전환시켜 5~7[MW]의 대출력을 가진 고주파를 얻은 다음 이것을 도파관을 통해 가속관에 보내어 전자총에서 발생된 전자를 실어 가속시켜 에너지를 얻게 된다. [그림 2-49]는 클라이스트론의 구조를 나타내었다.

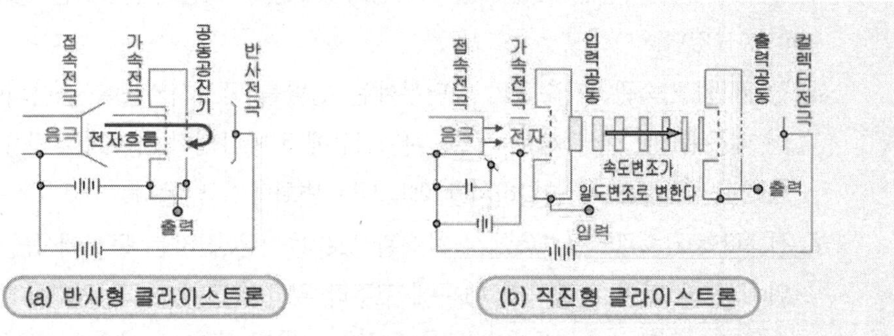

[그림 2-49] 클라이스트론

ⓐ 장점 : 주파수의 안정화는 저출력 부분에서 별도로 행하고 있기 때문에 마그네트론에 비해 수명이 길고 발진주파수가 안정되어 X-선과 전자선을 발생시킬 수 있는 이중선질장치에 유리하며, 안정된 대출력의 마이크로파를 얻을 수 있다.

ⓑ 단점 : 가격이 비싸다.

㉢ 도파관* : 마그네트론 또는 클라이스트론에서 발생된 마이크로파를 구리로 만든 금속관 내부를 통해 가속관으로 전달하는 금속관이다.

㉣ 펄스전원 : 전자총에서 전자를 발생시킬 경우나 마그네트론 또는 클라이스트론이 마이크로파를 발생시키는데 필요한 대출력의 펄스를 만들어주는 전원 즉 펄스변조기라고 한다. PFN(Pulse Forming Network)에 전기에너지를 모아 순간적으로 스위치를 동작시켜 에너지를 방출하여 구형 펄스를 발생시키는 원리이다.

② 선형 가속장치의 가속부 : 고에너지 전자선 및 X-선을 발생시키기 위해서는 전자를 진

* 도파관(Waveguide) : 두 경계면 사이에서 반복적인 파의 반사를 일으키게 하는 통로이다.

공상태의 관에서 가속시켜야 얻을 수 있다. 이를 위한 장치들을 선형 가속기의 가속부라고 한다.

㉠ 전자총(Electron Gun) : 가속관에 전자를 공급하기 위해 이용하는 것으로 2극 진공관 방식과 3극 진공관 방식이 있다. 두 방식 모두 음극과 양극 사이에 10~70[kV]의 전압을 인가하면 음극에서 방출열전자가 양극으로 가속되어 진행하게 되어 전자가 가속관에 입사한다.

㉡ 가속관(Accelerating Tube) : 전자총에서 발생된 전자를 클라이스트론 또는 마그네트론에서 발생된 마이크로파의 위상속도와 같게 하여 전자를 실은 다음 가속시켜 높은 에너지를 얻게 하는 장치이다. 가속관 벽면의 에너지 손실을 최소화하기 위해서 구리를 이용한다. 전자를 가속시키기 위한 가속관의 종류로는 정재파형과 진행파형이 있다.

ⓐ 정재파형 가속관 : 가속관의 종단부에는 전파를 반사시키도록 종단되어 있으며, 이 때문에 입사한 전파는 전부 같은 위상에서 반사되어 가속으로 작용하게 된다. 따라서 위상속도가 변화하지만 에너지는 변화하지 않는다.

ⓑ 진행파형 가속관 : 전자총에서 가속관으로 들어온 전자는 동시에 공급된 고주파 위에 실려 같이 진행하기 때문에 고주파 위상의 진행방향과 일치하여 전자를 가속시키는 형태이다. 전자 입사부에서는 전자의 속도가 가속을 받아 변화하기 때문에 전자의 속도와 고주파의 위상속도를 일치하도록 연속적으로 변화시켜 주어야 한다. 이를 위해 유용원판 간격 및 구멍 크기가 다른 Buncher부와 간격이나 구멍의 크기가 일정한 레귤러부로 구성되어 있다.

ⓒ 이온펌프 : 가속관 내는 방전이나 전자와 공기의 충돌로 인한 빔의 손실이 생기지 않도록 약 10^{-8}[torr], [mmHg] 고진공도를 유지할 필요가 있어 전원이 꺼져도 항상 이온펌프를 작동시킨다.

ⓓ 편향부 : 가속관을 통하여 가속된 전자류는 편향 마그네트에 의해 편향시켜 Ti(티타늄)으로 된 얇은 판막에 투과시킨 다음 공기 중으로 내보냄으로써 진공을 유지한다.

ⓔ 본체 냉각부 : 가속관 본체 온도가 약간만 변화하여도 마이크로파 위상변화가 상당하기 때문에 가속관의 외벽에 냉각수를 흘려서 온도변화를 ±0.5[°] 이내로 제어하고 있다.

③ 선형 가속장치의 조사헤드부 : 조사헤드는 납 또는 텅스텐과 납의 합금으로 된 물질로 이루어져 있어 이용선추 외의 불필요한 방사선을 이용선추의 1/1000이하로 차폐한다.

㉠ 조사헤드는 고에너지의 전자선과 X-선을 선별적으로 발생시키는 타깃으로 구성된다.
㉡ 전자빔을 통로에 삽입하여 산란 또는 확산시켜 균등한 선량 분포의 조사야로 이용하기 위한 산란박으로 구성된다.
㉢ X-선을 조사야 전체에 균등하게 조사하는 선속평탄 여과판으로 구성된다.
㉣ 조사되는 X-선의 전량을 측정하여 수치를 알려주는 이온선량계로 구성된다.
㉤ 치료에 이용하는 1차선 조사야를 결정해주는 콜리메터로 구성된다.
㉥ 조사야와 선원중심을 맞춰 주는 빛조사장치인 조사야 표시장치 등으로 구성되어 있다.

④ 회전지지장치(Gantry) : 조사헤드부를 지지하고 있으며 360[°] 회전이 가능하기 때문에 고정조사 및 운동조사를 할 수 있다. 선속저지체가 부착되어 있어 회전축의 균형유지와 방어벽의 보조역할을 하고 있다.
⑤ 조정제어기 : 조정실에 설치되어 있는 장치로서 선형 가속장치에서 발생되는 X-선 또는 전자선을 선택, 조정하여 이용할 수 있고 에너지와 조사야 선량을 선택할 수 있다. 또한 선량률 및 조사선량, 갠트리각도, 회전조사 등을 조정할 수 있다.

(5) 베타트론

원형궤도상에서 전자를(β입자) 같은 궤도반경을 회전시키면서 고속으로 가속시키는 장치로 자속의 시간변화에 의해 생기는 전자력이 전자에 작용하여 가속을 행하는 것이기 때문에 유도 가속장치라고 할 수 있다. 교류자장에 의해 원형 가속진공관 내에서 전자를 일정하게 회전시키면서 가속하는 원리를 이용한다. 즉 전자총에서 발생시킨 전자를 원형 가속관 내에 주입하면 전자는 원형 가속관 주변에 설치된 교류변압기에 의해 발생된 자계의 수직방향으로 힘을 받아 회전운동을 하게 되고 시간당 변화하는 자속에 의해 발생된 전계의 작용으로 가속된다.

(6) 마이크로트론

선형 가속장치와 사이클로트론의 원리를 합한 형태로 전자를 가속시켜서 에너지를 얻는다. 마이크로트론(Microtron)은 전자 가속 효율이 뛰어나고 비교적 쉽게 임의의 높은 강도의 전자선 에너지를 발생시킬 수 있어서 방사선치료상 특별한 선량률 효과를 지니고 있다. 전자총에서 발생된 전자를 클라이스트론 또는 마그네트론에서 발생된 고주파에 실어 공진공동(Resonance Cavity)에 도달시키면 자계의 힘을 받아 가속된 전자가 원형의 직류자장용 진공관 내를 물결파가 퍼져나가는 형태로 회전 가속하면서 필요한 에너지를 얻게 된다. 가속이 되풀이되면서 가속전자의 에너지가 점점 높아지게 되고 회전반경도 점차 커지게 된다. 또한 원형의 전자석을 2개로 나눠 분리시키고 그 사이에 정재파형 가속관을 삽입시킨 레이스 트랙 마이크로트론 가속원리도 있다.

(7) 사이클로트론

전자석의 중간에 두 개의 반원형 전극으로 되어 있는 'Dee'라고 하는 가속관에 일정하고 강한 자장과 교번고주파의 전장을 바꾸어 줌으로써 이온원으로부터 나온 하전입자는 균일한 자계 B(전극에서 만들어진 자속밀도)의 힘을 받아서 궤도반경을 따라 회전운동시키면서 15~50[MeV] 정도의 에너지로 가속하는 장치이다.

사이클로트론(Cyclotron) 장치는 하전입자를 가속시키는 Dee라는 가속관과 고압고주파를 제공하는 고주파 발진기, 전극의 중심부에 위치하여 하전입자를 발생시키는 이온 소스, 발생된 하전입자를 회전운동시키기 위해 강한 자장을 일으키는 전자석 코일과 전자석 철심, 그리고 발생된 소스를 외측으로 편향시키기 위한 Deflector 등으로 구성되어 있다.

(8) 싱크로사이클로트론

사이클로트론과 같은 원리지만 하전입자의 에너지가 높게 되면 질량이 증가해서 입자의 속도가 변화하여 사이클로트론의 주기가 성립되지 않게 된다. 따라서 속도에 맞춰 주파수를 변경시켜 입자를 가속하는 장치이다.

사이클로트론과 차이점은 하전입자의 회전주기에 위상이 좀 더 안정적이며 출력전류가 펄스형태로 약 1/100 정도 밖에 되지 않으며 높은 가속 전압이 필요하지는 않다. 또한 상당히 높은 에너지 약 500~800[MeV]까지 가속할 수 있다.

(9) 싱크로트론

싱크로트론(Synchrotron) 가속장치는 증가하는 자장을 이용하여 하전입자를 일정한 원형궤도 위를 회전시키고 그 도중에 고주파를 걸어 가속하는 장치로서 전자 싱크로트론과 양자 싱크로트론이 있다. 일정한 궤도반경을 유지하기 위해서는 에너지가 증가함에 따라 자장을 강하게 해줘야 하며 이로 인해 싱크로사이클로트론(Synchrocyclotron)에 비해 자장 공간이 적어 경제적이다.

(10) 정전형 고전압 발생장치

정전형 고전압 발생장치(Van de Graaff Generator)는 집전극에 많은 정전기를 집적시켜 직류 고전압을 얻어 하전입자, 즉 전자, 양자를 가속하는 장치로서 치료용으로 이용되는 정전형 고전압 발생장치는 주로 2[MV] 정도의 고에너지 X-선을 발생시킨다. 고압의 절연과 장치 크기의 제한에 의해 현재는 이용하지 않고 있다.

(11) 감마나이프

감마나이프(Gamma Knife)는 감마선과 나이프의 합성어로 201개의 작은 ^{60}Co(코발트) 밀봉소선원이 센트럴 바디라고 하는 반구형 차폐로 되어 있으며, 또한 이것과 연결된 좁은 원통형의 구멍이 있는 콜리메터가 장착된 헬멧을 통하여 뇌 속에 있는 병소에 집중적으로 방사선을 조사하는 정위적 치료장치이다.

이 때문에 정상 뇌조직에는 전혀 손상 없이 동정맥 기형, 각종 뇌종양 등을 종래의 머리를 절개하는 뇌수술 대신에 비침습적으로 감마선에 의하여 치료하는 정밀한 장비이다(그림 2-50).

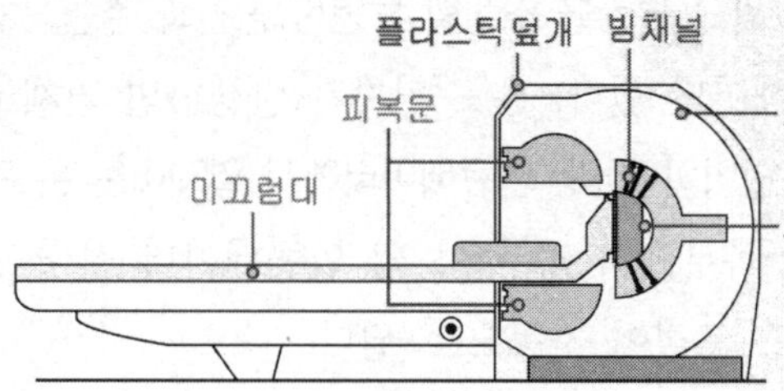

[그림 2-50] 감마나이프의 구조도

1) 감마나이프의 구성

감마나이프는 201개의 ^{60}Co(코발트)선원을 내장하고 있는 조사부와 방사선원에서 조사되는 방사선을 두개 내의 목표물까지 유도해주는 반구형태의 콜리메터 헬멧 4종류, 환자가 치료를 받는 환자테이블 그리고 조정장치로 구성되어 있다. 또한 목표물의 위치를 3차원 공간 내에서 확인할 수 있는 정위적 기구와 목표물에 조사되는 방사선량을 설정하는 치료계획 시스템이 포함된다.

2) LINAC 조사법

감마나이프와 비슷한 원리이지만 상대적으로 치료시간이 길다. 치료시 기존의 선형가속기보다 높은 정확도를 유지할 수 있게 되었다. [그림 2-51]은 감마나이프 의료기기이다.

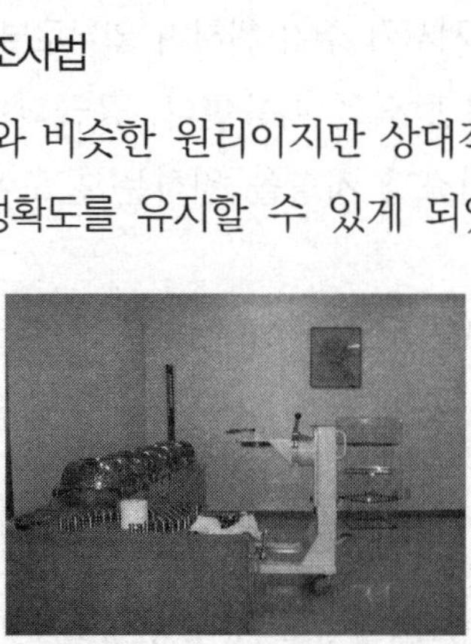

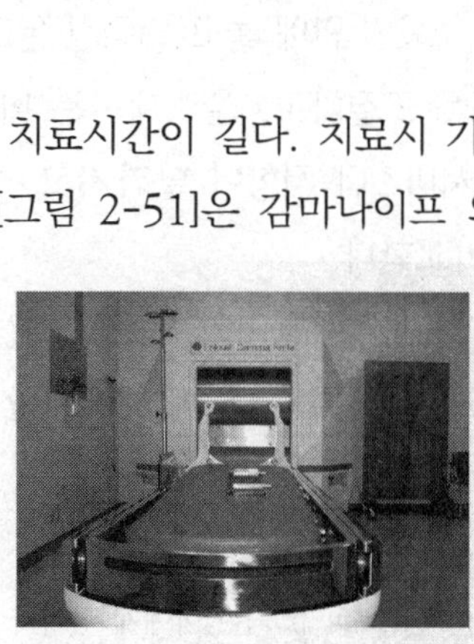

[그림 2-51] 감마나이프의 실제도

09 신생아 보육기

조산아*는 자신의 체온을 조절할 수 있는 능력이 없기 때문에 주위의 온도를 높여 주어 조산아 체온을 알맞게 조절해 주어야 한다. 주위온도를 일정 범위 내에 유지시켜 주면 산소요구량이 줄어든다. 이런 방법이 특히 조산아에게 꼭 필요한 이유는 조산아의 허파는 정상적으로 태어난 아이의 허파보다 산소를 공급하는 능력이 떨어지기 때문에 호흡계에 문제가 많이 생길 수 있기 때문이다. 따라서 보육기**(Incubator) 내의 온도를 일정 범위 내에 유지시켜 준다. [그림 2-52]는 보육기(Incubator)를 나타내었다.

인큐베이터는 온도, 습도 그리고 통풍을 조절할 투명한 공간과 주변장치를 포함한다. 인큐베이터는 일정한 온도를 유지해야만 한다. 온도 편차가 발생하면 인체조직의 손상을 가져오게 되므로 온도 편차가 크지 않아야 하며, 인큐베이터에서 열제어는 온도조절장치에 의해 자동으로 유지, 제어된다. 신생아 복부에서 피부온도와 인큐베이터 실내의 공기온도는 24시간 계속해서 모니터링되며 온도 조절이 자동으로 된다.

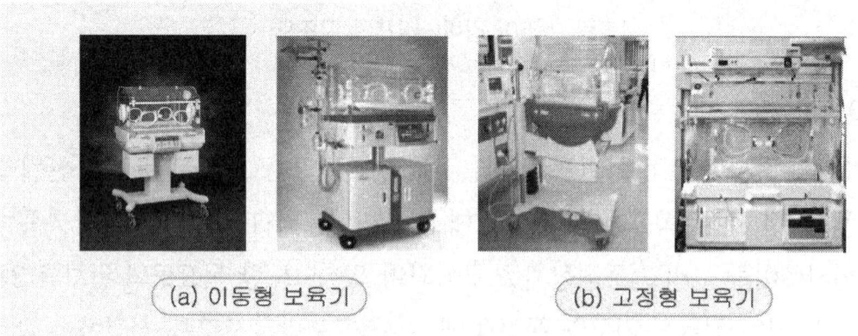

[그림 2-52] 보육기(인큐베이터)

① 신생아를 보육기 안에 놓고 일정한 온도를 유지시켜 주기 위하여 외부로부터 유입되는 공기의 온도를 조절하고, 온도제어는 비례제어 방식을 이용한다. 공급되는 공기의 온도에 의해 서미스터 저항이 달라지고, 이 서미스터 저항을 원하는 온도에 해당하는 저항값과 비교한다.

② 보육기에 들어가는 공기의 온도가 설정온도보다 낮으면 히터의 공급전력을 높여 주어 온도 차이를 없애도록 한다. 비례제어방식을 이용할 때에는 히터에 공급하는 전력의 양

---

* 조산아 : 태아의 이상이나 기타 질병 때문에 달을 채우지 못하고 태어난 아기이다.

** 보육기(Incubator : 인큐베이터) : 신생아에게 있어서 온도의 필요성을 강조하였다. 32.5~33.5[℃]의 온도에서 생후 1개월 내 신생아의 생존비율이 10[%]인 반면, 36~37.0[℃]의 온도에서는 유아들의 생존비율이 77[%]까지 증가된다.

이 실제 보육기 온도와 설정온도와의 차이와 비례한다. 즉 보육기 온도가 설정온도에 가까이 가면 공급전력의 양이 줄어든다. 비례제어 방식을 함으로써 보다 정확한 제어가 가능하고 설정온도에서의 초과량을 줄일 수 있다.

③ 공기의 온도를 직접 조절하는 대신에 어떤 보육기는 아기의 피부온도를 측정하여 온도제어에 이용한다. 아기의 피부에 서미스터를 붙이고, 제어기를 이용하여 피부온도가 일정 온도를 유지하도록 한다. 피부온도가 설정온도보다 낮으면 온도 차이에 비례하여 보육기로 들어가는 공기에 열을 가한다.

④ 보육기에 달린 간단한 경보장치를 통해서 보육기의 온도가 너무 올라가면 의료진에게 알려준다. 만약 보육기 내의 온도가 설정한 범위를 초과하면 온도에 의하여 작동되는 스위치가 알람을 울리게 한다. 바이메탈*(Bimetal)에 의해 작동하는 스위치가 버저(Buzzer)에 연결되어 온도가 변화하면 작동하여 정확도도 높다. 응급시 위급상황에선 회로가 전원으로부터 모터에 공급되는 전력을 순간 제어하여 과도한 온도상승을 막아준다.

⑤ 복사**는 신생아들의 체온을 뺏는 큰 원인 중 하나이다. 출산예정시에 정상분만한 신생아뿐만 아니라 조산아도 의사진단시 필요한 검사를 하거나, 응급상황일 때 특별한 조치를 취하기 위해, 또는 측정 장치를 몸에 부착시키기거나 다양한 치료를 위해 신생아의 옷을 벗김으로써 몸의 대부분이 외부공기에 노출된다. 이럴 경우 온도가 올라간 공기의 대류작용(Convention Movement)으로 온도를 유지하는 보육기에 신생아를 두는 것이 좋지 않을 수도 있다. 이런 이유로 복사가열기(Radiant Heater)가 부착된 보육기가 만들어졌다.

⑥ 아기의 상단 쪽에 복사가열기를 위치시키고 아기 주위에 벽을 만들어 세워 굴러 떨어지지 않게 한다. 의료진이 아기를 자유롭게 검진할 수 있도록 다른 장치는 설치하지 않으며, 복사가열기는 가열된 공기의 대류작용으로 온도를 유지해야 하기 때문에 아기를 만지고자 할 때 뚜껑을 열지 않고 암 포트***(Arm Port)를 이용해야 한다는 점이 다른 보육기와 다르다.

⑦ 복사가열기의 열을 방출하는 부분은 보편적으로 전열기와 같은 저항이 큰 코일 등을 사용한다. 열부분 위에 표면이 매우 매끄러운 금속반사경을 씌우고 아기가 누워 있는 부

---

* 바이메탈(Bimetal) : 열평창계수가 다른 2종이 금속원판을 압연법으로 붙여 온도의 변화에 따라 두 금속판의 팽창 차이로 휘도록 한 것이다.

** 복사 : 자연적 · 인공적 현상작용에 의해 입자 빔 또는 전자기파가 방출되는 현상이다.

*** 암 포트(Arm Port) : 손을 넣을 수 있는 출입구이다.

분에 열을 모이도록 한다. 일반적으로 비례제어기(Proportional Controller)를 사용하여 발열부분으로 흐른 전류가 적당히 조절되어 아기의 체온이 적당하게 유지되고, 과열현상이 일어나지 않게 한다.

⑧ 비례제어기는 외부에 노출된 아기의 복부나 가슴에 서미스터*(Thermistor)를 부착하여 체온을 측정한다. 서미스터 자체도 복사열에 의해 가열되면 체온측정에 오류가 올 수 있으므로 서미스터를 붙일 때 복사열을 반사할 수 있는 매끄러운 금속이 포함된 거품 패드로 만든 특수 테이프를 이용한다. 이 특수 테이프는 거품이 열의 전도를 막아주고, 표면이 매끄러워 복사열이 서미스터 자체를 가열하는 효과를 줄여주며, 서미스터의 위치를 고정하는 역할을 한다.

⑨ 조산아뿐만 아니라 정상 분만한 태아라도 종종 호흡곤란 또는 기타 이상증상이 나타날 때도 있다. 아기들은 때때로 숨을 쉬지 않는데, 이럴 경우 생명이 위험할 수도 있다. 이럴 때 보육기벽을 두드리거나 아기의 발바닥을 살짝 때려 주면 보편적으로 다시 숨을 쉬기 시작한다. 따라서 아기가 무호흡 증상을 보일 때면 즉시 감지하여 의료진에게 알려 응급조치를 할 수 있도록 하는 것이 중요하다.

⑩ 현재 여러 종류의 무호흡감지기(Apnea Monitor)가 개발 이용되고 있다. 무호흡감지기(Apnea Monitor)는 아기의 움직임을 감지하는 패드(Pad), 복부 임피던스(Abdomen Impedance), 또는 호흡작용, 아기 가슴의 움직임 등 환자상황을 감지하여 미리 설정된 범위를 초과하면 경보가 울리도록 한다.

10 전기자극치료기

1. 전기자극장치의 정의

전기자극치료는 인체에 전류를 직접 흐르게 함으로써 유용한 생리적 반응을 유발시켜 질병을 치료하는 모든 방법을 전기치료라고 할 수 있다.

① 의료용으로는 평류전기, 감응전기, 교류전기의 세 가지가 쓰인다.

㉠ 평류전기 : 직류전기와 같은 종류로서 건전지나 축전지 등을 이용하거나, 콘덴서에 축전시켜 일정한 전압을 유지하여 소정의 전류를 가진 전기를 일정한 방향으로 흘리는 것이다. 이른바 단형파로서 치료용일 때는 4.5~45[V], 0.1~10[mA]의 전

---

* 서미스터(Thermistor) : 온도에 따라 전기 저항값이 달라지는 저항체를 이용한 저항기이다.

류가 신경이나 근육에 흐른다. 양극은 지각, 운동신경의 흥분을 가라앉히는 데에 효과가 있고 진동, 신경의 목적으로 쓰인다. 또한 음극은 마비된 부위를 자극하므로 신경마비 등에 사용된다.

㉡ 감응전기 : 감응코일을 써서 전력의 경우와 같이 전류를 빨리 단속시키면서 변화 있는 전류를 통하게 하는 것이며, 단속적인 고주파인 2~10[mA]를 치료용으로 쓴다.

㉢ 교류전기 : 저주파 전류, 중주파 전류, 고주파 전류가 포함되어 의료에 이용되고 있다.

② 오늘날의 전기치료는 다양한 형태의 전류를 사용하여 치료에 이용하고 있는데 이는 인체 전기자극치료, 기능적 전기자극, 고압맥동전류 등을 이용하여 신경근자극, 통증치료, 근육재교육, 근력강화 혈액순환촉진, 상처치유촉진, 부종완화, 경련완화, 관절가동역 증가 등 다양한 분야에 활용되고 있다.

(1) 전류흐름에 따른 분류

① 직류전류(Direct Current : DC) : 전자의 흐름이 변하지 않고 계속 한 방향으로 흐르며, 전류의 크기도 항상 일정한 전류이다. 임상적 목적에 따라 의용평류치료, 이온도입치료에 사용하는 연속 직류전류(Continuous Direct Current : CDC)와 탈신경근의 전기자극치료(Electric Stimulation Therapy : EST), 전기진단에 사용하는 단속직류전(Interrupted Direct Current : IDC)로 나뉜다.

② 교류전류(Alternating Current : AC) : 전자의 흐르는 방향과 전류의 크기가 일정한 주기에 따라 연속적으로 바뀌는 전류이다. 교류전류는 그 특성에 따라 정현파 전류(Sinusoidal Current), 감응전류(Faradic Current), 가시전류(Spike Current), 간섭전류(Interferential Current), 러시안 전류(Russian Current), 고주파 전류 등으로 나뉜다.

(2) 주파수에 따른 분류

① 저주파 전류(Low Frequency Current) : 주파수가 1[Hz]~1[kHz]까지의 전류이다. 전기자극치료(Electrical Stimulation Therapy : EST), 기능적 전기자극치료(Functional Electrical Stimulation : FES), 경피신경 전기자극치료(Transcutaneous Electrical Nerve Simulation : TENS) 등에 이용한다.

② 중주파 전류(Middle Frequency Current) : 주파수가 1~10[kHz]까지의 전류이다. 간섭전류치료(Interferent Current : ICT), 러시안 전류치료(Russian Stimulation) 등에 사용한다.

③ 고주파 전류(High Frequency Current) : 주파수가 100[kHz] 이상인 전류이며 심부열치료(Medical Diathermy)에 사용하는데 Shortwave의 주파수는 10~100[MHz]이며, Microwave의 주파수는 300~3000[MHz] 정도이다.

(3) 전압 또는 전류의 크기에 의한 분류

① 저전압 전류(Low Voltage Current) : 전압이 100[V] 이하인 전류를 저전압 전류라고 하며 직류전류(Direct Current : DC), 저주파 전류(Low Frequency Current : LFC), 중주파 전류(Middle Frequency Current : MFC)가 있다.
② 고전압 전류(High Voltage Current) : 전압이 수백 [V] 이상인 전원으로부터 발생한 전류로 고전압 맥동전류(High Voltage Pulsed Galvanic Current : HVPC), 고주파 전류(High Frequency Current : HFC) 등이 있다.

(4) 전류강도에 의한 분류

① 미세전류(Micro Amperage Current) : 전류강도가 1[mA](1000[μA]) 이하이다.
② 저전류(Low Amperage Current) : 전류강도가 1~30[mA]이다.
③ 고전류(High Amperage Current) : 전류강도가 500~2000[mA]이다.

(5) 열의 전달방법에 의한 분류

① 전도(Conduction) : 초욕, 온습포, 회전욕 등이다.
② 대류(Convection) : 증기욕, 사우나탕 등이다.
③ 복사(Radiation) : 열등, 적외선 등이다.

2. 전기자극장치의 특성

전기진단 및 전기치료 장비들은 전기자극기와 자극용 전극을 사용하여 인체조직에 전기흐름을 유발한다. 여러 가지 구성요소들은 일반적으로 전기자극기로 사용되어 전기진단 및 전기치료 장비로 적용된다. 이러한 것들은 신호발생기와 전기자극 조절용 회로로 구성되어 있다. 흥분된 조직의 생리학적인 특성이 특정부분에 치료적 적용을 위해 자극매개변수를 선택한다. 진폭과 주파수가 같은 전기적 자극변수들은 흥분된 조직들이 활성화될 수 있도록 적절하게 선택한다.

3. 전기자극장치의 구성

치료용 전기자극은 전원장치로부터 직류나 교류전원을 신호발생기에 공급함으로써 생성된다. 이러한 신호발생기는 기본적으로 전원공급회로, 발진회로, 출력증폭회로로 구성되어 있다.

전기 치료자극기들은 전원공급장치에 의한 자극과는 다르다. 따라서 변압기, 정류기, 여과기, 조절기로 구성된 장치들을 이용해서 전원공급장치에 의해 제공된 전류를 치료용으로 우리 몸에 유익하도록 변환시켜야 한다.

(1) 신호발생기

1) 신호발생기의 전원공급

① 변압기 : 전류공급으로부터 전자유도 현상을 통하여 제공된 교류전류를 승압이나 강압하여 사용하는 장치이다. 이는 전원공급에 의하여 제공된 전압을 변압기로 인체조직에 효과적이고 안전한 자극을 위하여 적절한 수준으로 변환시켜준다.

② 정류기 : 주기적으로 양과 음 두 가지 방향으로 변화하는 교류전류를 한 가지 방향만 갖는 직류전류로 변환시키는 장치로서 전원이 공급된 교류파형을 직류파형으로 변환하여 이온도입에 적용하거나 단상파형으로 변환하여 전기적으로 말초신경 섬유가 활성화되게 한다.

③ 여과기 : 특정 교류주파수를 차단함으로써 다른 교류주파수를 통과시켜 전기자극을 발생하도록 하는 장치이다.

④ 조절기 : 전류가 지속적으로 흐르게 하여 전류의 흐름이 일정하게 유지되도록 조절하는 장치이다.

2) 신호발생기의 발진기 회로

치료적 회로의 주파수 특성을 조절할 수 있는 역할을 함으로써 주파수, 전동시간, 순환주기, 상승 및 붕괴시간 등을 조절할 수 있게 된다.

3) 신호발생기의 증폭기의 출력회로

입력신호의 에너지를 증가시켜 출력 측에 큰 에너지의 변화로 출력하는 장치로서 반파의 전류, 전압 등의 강도를 최종적으로 조절, 증폭시킨다. 특정범위 안에서의 전극에서 조직의 임피던스 변화는 고려하지 않는다.

4. 전기자극 치료기의 형태

치료 또는 진단을 위한 전기자극 치료기들은 외부전원의 종류와 환자에게 제공되는 전기신호의 형태, 치료적 또는 진단의 목적에 따라 형태가 다르다.

① 정전류(Constant Current Stimulator)와 정전압 자극기(Constant Voltage Stimulator)

치료용으로 사용되기 위해서는 정전압 자극기보다는 정전류 자극기가 더 바람직하다. 이는 정전류에 의한 자극을 이용할 경우 인체조직을 통과할 때 임피던스에 일어나는 변화에 의해서 전류의 흐름이 영향을 받지 않고 일정하게 유지되기 때문이다.

㉠ 정전류 자극기(Constant Current Stimulator) : 특정한 범위에 한해서 조직의 임피던스와 무관하게 전류가 동일한 진폭으로 흐르도록 하는 장치이다.

㉡ 정전압 자극기(Constant Voltage Stimulator) : 특정 조직의 임피던스의 범위에 한해서 무관하게 전압이 일정하게 유지되어 공급하는 장치이다. 〈표 2-11〉은 정전류와 정전압의 저항변화를 나타내었다.

〈표 2-11〉 정전류와 정전압의 저항변화

저항변화		정전류 자극기	정전압 자극기
저항감소	전 류	고 정	증 가
	전 압	감 소	고 정
	전 력	감 소	증 가
저항증가	전 류	고 정	감 소
	전 압	증 가	고 정
	전 력	증 가	감 소

② 휴대용(직류) 전원 자극기와 코드 전선(교류) 전원용 자극기

㉠ 휴대용 자극기 : 치료목적의 자극기들은 낮은 전력이 요구되기 때문에 전원으로 건전지를 이용하여 환자가 움직일 때 사용하기 유용하다. 그러나 전원용량이 작기 때문에 수시로 건전지를 교체해야 한다.

㉡ 전선용 자극기 : 가정에서 쓰이는 전기(교류)를 전원으로 이용하며, 코드 전선전원용 자극기는 출력이 일정하며 흔히 전기진단용 장치에 많이 사용된다.

5. 전기자극장치의 종류

(1) 경피전기신경자극

경피전기신경자극(Transcutaneous Electrical Nerve Stimulation : TENS)은 표면전극(Surface Electrode)을 검사자의 피부에 밀착시키고, 경피전기신경자극기를 이용하여 자극을 주면 통증이 말초신경에서 척추신경으로 전달되지 못하게 하는 것으로 많은 통증을 완화시킬 수 있다(그림 2-53).

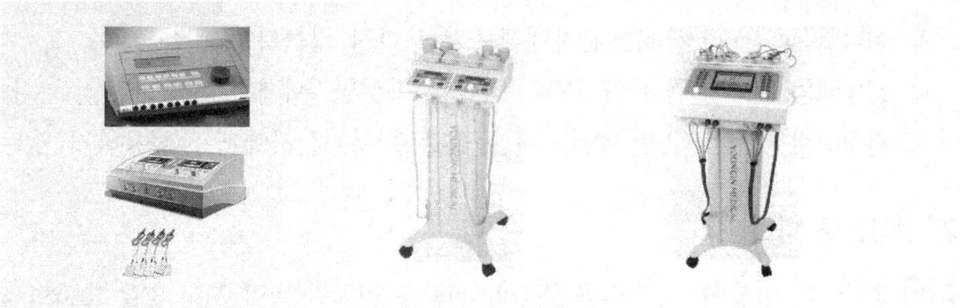

[그림 2-53] 경피전기신경 자극기

① 경피전기신경자극의 종류 및 유형

㉠ 고빈도-저강도(Conventional) : 흔히 사용하는 치료방법으로 75~125[pps] 혹은 80~120[pps]의 높은 맥동빈도를 이용한다. 비교적 진통유발이 빠르게 나타나지만 진통지속시간이 짧은 편이며, 주로 급성통증 치료에 많이 사용한다.

㉡ 고빈도-고강도(Brief Intense) : 전기자극을 150[pps] 이상의 높은 맥동빈도를 이용하고 맥동기간은 200[μs] 이상으로 하며 견딜수 있는 범위 내에서 근수축이 일어나도록 매우 강한 강도로 자극한다. 비교적 진통유발이 빠르게 나타나지만 진통지속시간이 짧다. 통증을 매우 빠르게 제거할 목적으로 사용한다.

㉢ 저빈도-고강도(Acupuncture-Like) : 전기자극을 10~20[pps] 이하 대개는 1~4[pps]의 낮은 강도로 자극한다. 주로 심부통증 및 만성통증을 치료하는데 이용되며 비교적 진통유발은 느리지만 진통지속시간은 길다.

② 경피전기신경자극의 치료적 효과

㉠ 전기적으로 감각신경을 자극하여 통증을 제거하고 감각을 조절한다.

㉡ 약간의 미열효과와 마사지 효과가 있으며, 근경축 완화의 효과가 있다.

③ 경피전기신경자극의 효과

㉠ 통증을 동반하는 근골격계 질환들과 손상 : 관절의 염좌, 활액낭염, 건초염, 동결견,

퇴행성관절염, 류마티스 관절염 등에 효과가 있다.

ⓛ 통증을 동반하는 신경계의 질환들과 손상 : 신경통, 작열통, 두통, 편두통, 긴장성두통, 환상지통, 대상포진 등에 효과가 있다.

ⓒ 수술 후 통증에 효과가 있다.

ⓡ 암으로 인한 동통, 만성복통, 분만통, 생리통, 심인성 통증 등에 효과가 있다.

④ 경피전기신경자극의 사용주의

㉠ 심부전증환자, 급성심근경색증환자 등의 심장질환환자에게는 사용하지 않는다. [그림 2-53]은 경피전기신경 자극기이다.

㉡ 심박조절기를 사용하는 환자에게는 사용하지 않는다.

㉢ 경동맥동 위, 눈 위나 그 주위, 임산부 복부환자에게는 사용하지 않는다.

㉣ 감각마비 및 감각과민 부위, 뼈가 돌출된 부위환자에게는 사용하지 않는다.

(2) 간섭전류 치료기

두 개 혹은 그 이상의 서로 다른 중주파 전류를 인체의 동일 지점 혹은 일련의 지점에서 교차통전시켰을 때 간섭현상으로 새로운 저주파 전류가 발생한다. 신경, 근육계를 자극하는 치료로 저주파, 간섭파, 중주파, ENDOSONO치료, 직류치료 등 다양한 타입의 전류를 사용하고 통증관리, 부종치료, 근육강화 등의 목적으로 사용된다. 즉 간섭전류를 이용하여 전기치료하는 방법을 간섭전류치료(Interferent Current : ICT)라고 한다.

① 간섭전류 치료기의 개요 : 간섭파를 이용한 치료법은 1950년 Nemec에 의해 처음으로 소개되었다. 이 치료의 목적은 '피부저항을 최소화하면서 심부조직을 효과적으로 전기자극'하는 데 있다. 먼저 간섭파를 이해하려면 맥놀이 파동의 전파 및 중첩*, 간섭** 등에 대해서 알아야 한다.

② 간섭파 전류(Interferent Current : ICT)는 피부저항이 거의 없을 정도의 높은 주파수(약 4[kHz])의 서로 다른 중주파를 교차시키면 두 주파수의 차이만큼 새로운 주파수 파형이 발생되는 것이다. 보통 저주파 치료기보다 자극감각이 부드러우며, 피부 근육조직 깊이 침투하여 근육골격계의 만성질환에 효과가 있다. 특히 흡입 마사지를 겸용할 수 있는 장치가 있어서 치료효과를 극대화시킬 수 있는 장점이 있다.

③ 간섭전류 치료기(Interferent Current : ICT)의 효과 : 신경근육계를 치료하고 통증완화 등의 효과가 있다. 즉 서로 다른 중주파(약 4[kHz])를 교차시킬 때 인체 안에서 만들

---

* 중첩 : 두 개의 파동변위가 같은 방향이면 서로 커지고, 반대방향이면 상쇄되어 작아진다는 것이다.

** 간섭 : 두 개의 파동이 한 매질에서 전파하다 중첩될 때 파동이 강해지는 부분과 약해지는 부분이 생기는 현상이다.

어지는 파형이다. Nemec이 가장 먼저 발견하였고 이를 네멕 간섭이라고 한다. 이러한 파형을 대각선으로 교차시키면 흔히 발생하는 크로버형태의 간섭파형이 몸 안에서 만들어지게 되며, 높은 주파수는 피부저항이 적기 때문에 상대적으로 많은 전류를 인체 내에 효과적으로 보낼 수 있는 것이다. 또한 인체 내에서 발생하는 간섭파로 치료하기 때문에 경피신경만을 자극하는 일반 저주파치료기보다 침투깊이가 더욱 깊으며 더욱 넓은 부위를 자극할 수 있다.

④ 간섭전류 치료기의 치료 : 주파수 신호를 디지털로 발생시킴으로써 신호발생의 정확도를 높이고, 주파수 신호를 병변에 따라 치료시간에 대해 프로그램화하여 치료효과를 높인다. 마이크로프로세서 제어를 이용하여 손상된 인대, 근육, 건통 연부조직의 재생과 통증제거를 위해 지금까지 사용되어 온 전기치료와는 달리 Micom에 의해 제어되는 전기파가 인체조직에 대한 세포전달로 근육 및 연부조직의 치유와 마비된 신경을 자극하여 급성·만성통증을 제거하며 특히 만성의 고질적인 디스크성 요통, 운동부족으로 인한 관절 통증, 수술 후의 근력강화에 탁월한 효과를 보이고 있다.

(3) 고주파 치료기

고주파(High Frequency) 치료기는 심부열을 발생하여 인체 내·외부를 관리하는 장비로서 비만, 노화방지 등 건강과 삶의 본질을 향상시킬 수 있는 의료장비이다.

① 건강에 대한 관심이 높아짐에 따라 다이어트에도 식품, 의료기기, 운동기구 등 다양한 아이템이 등장했는데, 그 중 가장 인기를 끌고 있는 것이 고주파를 이용한 체지방 분해방식이며, 특히 고주파를 이용한 체지방 분해기술은 불규칙한 생활과 음주가 잦은 20~30대의 직장여성들에게 호응을 얻고 있다.

② 운동이나 식이요법으로 관리를 하기 어려운 직장인들의 경우 간편한 시술만으로 큰 효과를 볼 수 있으며 고주파 시술의 가장 큰 장점이다.

③ 고주파 치료기는 비만, 셀룰라이트 제거, 탈모 및 통증치료 등 다양한 분야에 활용되고 있다.

(4) 극초단파 치료기

극초단파(Microwave Diathermy)는 고주파에 속하며, 주파수가 300~3000 또는 30000[MHz], 파장이 1[cm]에서 1[m]인 전자기파로 단파와 적외선 사이의 주파수 범위이나 극초단파 심부투열치료에는 2450[MHz](12.25[cm]), 915[MHz](33[cm]), 433.92[MHz](69[cm])를 사용하고 이 중 2450[MHz]를 가장 많이 사용하며, 인체의 각 조직을 거의 균등하게 가열하여 효과가 크고 지속성이 좋은 치료기기이다.

① 초점 조절이 가능하며 단파에 비해 근육, 혈액 수분이 많은 부위에 흡수량이 많은 반면 지방에 흡수가 적다.

② 경계면에서는 반사되며, 근육조직이나 심부조직에는 흡수가 많고 골조직에서 흡수가 적다. 이 온열효과로 인해 치료부위에 혈류가 증대되어 신진대사가 촉진된다.

(5) SSP

SSP(Silver Spike Point Therapy)치료법은 침을 이용하지 않고 침치료와 똑같은 효과를 기대할 수 있는 '저주파 경혈 표면자극 요법'이다. 전기 통전성을 높이기 위해 은으로 도금한 삼각 원뿔모양인 SSP 전극을 경혈점 표면에 놓고 흡착시켜 저주파전기를 통전하는 치료기기이다. 이용법이 간편하여 매우 용이하고, 환자에게 주는 고통이 적기 때문에 어린이들이나 과민증 환자를 대상으로 치료하기 좋고 장기간 반복해도 합병증과 부작용이 없다. [그림 2-54]는 SSP의 실물사진이다.

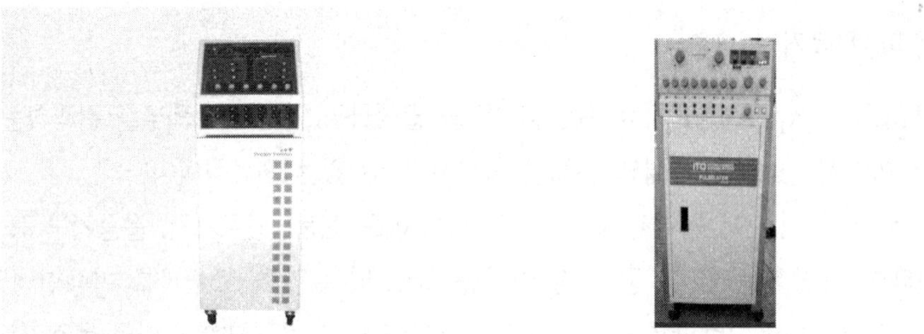

[그림 2-54] SSP(Silver Spike Point Therapy)

① SSP의 특성

㉠ 전류 : 저전압 맥동전류를 사용하는 정전류 자극기를 사용한다.

㉡ 파형 : 이상 비대칭 가시파나 이상 비대칭 직사각형파를 사용한다.

㉢ 맥동빈도 : 1~200[PPS]나 1~999[PPS]까지 다양하다.

㉣ 맥동기간 : 50~150[μs]를 사용한다.

② SSP(Silver Spike Point therapy) 전극 : 은으로 도금한 삼각 원뿔 모양의 전극으로 원뿔을 중심으로 원반위의 전선연결 부위는 원통모양으로 만들고 원뿔의 뾰족한 끝을 피부에 접촉하고, 침이랑 비슷한 자극 효과를 얻기 위해서 반창고 등으로 고정을 한다. SSP 전극의 종류로 표준 SSP 전극, 작은 크기의 와이용 SSP 전극, 진공상태로 피부에 밀착하는 흡입식 SSP 전극이 있다.

(6) 기능성 전기자극치료기

전극을 환자가 참을 수 있는 강도로 자극하여 근수축을 유발시켜서 중추신경계 환자의 재활에 사용하는 기기이며, 기능성 전기자극치료기(FES) 치료효과는 다음과 같다.

① 관절가동범위를 증진하며, 근력을 증강한다.
② 신경마비환자의 자발적인 조절을 위한 재교육적 효과가 있다.
③ 중추신경장애를 가진 환자의 감각지각력 증가한다.

(7) 신경 · 근 전기자극치료기

전기자극치료는 전기적으로 근육이나 신경을 자극함으로써 근수축을 유도해내는 치료기기로서 신경지배가 비정상적인 탈신경근인 경우에는 근위축 발생을 예방하거나 진행속도를 늦추고 신장성 감소방지, 근육이 마비되어 있는 동안 근수축 감각유지를 위해 사용한다.

① 신경 · 근 전기자극치료기(EST)의 치료효과
  ㉠ 탈신경근의 전기자극효과가 있다.
  ㉡ 신경지배근의 전기자극효과가 있다.
② 신경 · 근 전기자극치료기의 활용
  ㉠ 근육마비 등에 사용하며, 경련성을 완화할 수 있다.
  ㉡ 관절운동범위를 유지할 수 있으며 조절할 수 있으며, 근을 재교육할 수 있다.
  ㉢ 배뇨장애를 제거할 수 있으며, 척추측만증을 치료할 수 있다.
③ 신경 · 근 전기자극치료기의 사용주의
  ㉠ 부종환자, 피부손상환자에게는 사용을 금한다.
  ㉡ 악성종양환자에게는 사용을 금한다.
  ㉢ 감각마비 부위환자, 결핵환자에게는 사용을 금한다.

(8) 저주파 치료기

전자기파의 주파수에 의한 분류로서 고주파 주파수 범위에 들지 않는 낮은 주파수인데 보통 10[kHz] 이하이다.

① 저주파에서는 전자기파의 공간방사, 유전체손실, 피층효과가 작으며 측정기술이 충분히 확립되어 있다.
② 저주파는 1~10[Hz]의 전기자극을 줄 때, 즉 작은 도자로 큰 자극을 줄 때 수축성 구조의 치료에 주안점을 두어야 한다. 0.1[Hz]는 기브스 등을 오랜 시간 했을 때 3[Hz]는 근육 재활교육을 시키거나 근육을 풀어줄 때 엔돌핀 분비가 가장 많은 주파수이다.

③ 저주파를 이용해 지방을 제거하면서 탄력을 유지시켜 주는 비수술적인 방법으로 지방을 분해하고 신진대사를 원활히 해주며 피부재생효과도 있다.

④ 특정부위의 지방이나 근육에 자극을 주므로 조직액을 제거하거나 감소시키고 혈액순환을 촉진시켜서 지방을 배출한다. 단백질의 일종인 콜라겐을 합성시켜주며 산성도의 밸런스를 조절해 주는 화학적 효과와 세포활성화와 피부탄력을 증가시키는 물리적인 효과 등을 나타낸다. 따라서 팔, 복부, 엉덩이, 허벅지, 눈두덩이, 이중 턱부위의 지방감소에도 효과를 거둘 수 있다.

⑤ 저주파 관리의 특징 : 시술시간은 30여분이고, 시술주기는 주 2~3회이다.

⑥ 저주파 치료기의 시술방법 : 저주파로 피하지방층을 자극하여 지방분해를 촉진시키는 방법이 있다.

⑦ 저주파 치료의 효과 : 통증의 진정작용으로 아픔을 신속히 가라앉힌다. 신경통, 류마티즘, 두통, 위경련, 기타 통증을 수반한 질병에 효과가 있다. 특히 신경조직의 진정 및 고무작용, 혈행촉진, 모든 분비선의 기능을 조정, 흡수력을 좋게 한다.

(9) 초음파 기기

진동주파수가 17~20[kHz] 이상인 불가청 진동음파를 이용하여 치료하는 기기로서 교류전류를 발생시키는 심부 열치료기로 음파의 형태이기 때문에 금속삽입물이 인체조직 내에 있을 경우에도 사용이 가능하다. 초음파 치료는 0.5~5[MHz], 대개 1[MHz] 내외의 초음파를 사용하여 치료한다.

① 초음파의 흡수 : 조직에 초음파를 적용하면 조직의 분자에서 초음파 에너지를 흡수하여 열에너지로 전환시킨다.

㉠ 초음파 에너지 흡수는 조직의 음향 임피던스, 전파속도, 조직의 밀도, 주파수, 단백질, 지방, 수분함량, 입사각, 반사, 굴절 등에 영향을 받는다.

㉡ 구조단백질의 함량이 높을수록 뼈, 관절낭이 같은 교원조직의 함량이 많을수록 흡수가 많다.

㉢ 주파수가 높고 파장이 짧을수록 흡수량이 증가하지만, 멀리 전파되는 에너지의 양은 줄어들게 된다.

② 초음파 기기의 구성

㉠ 전원공급회로 : 완파장 정류기와 여과기로 이루어져 있으며, 진동회로에 안정된 출력을 공급한다.

㉡ 진동회로 : 50~60[Hz]의 교류전류를 고주파 전류로 바꾸고 500[V] 또는 그 이상의

고전압 전류로 만들어 동축케이블을 통해 변환기의 금속전극에 전달한다.

ⓒ 변환기 초음파를 발생하는 부위로 변환기의 압전재*에 고주파 교류전류가 전달되면 압전재가 변형되면서 압축과 비압축이 반복적으로 일어나 전극판의 두께가 1~2[μm] 정도 변화하여 진동을 발생시킨다. 변환기의 면적은 방산각과 반비례한다. 종류로는 Transducer, Applicator, Sound head, Probe 등이 있다.

③ 초음파의 발생

㉠ 압전효과(피에조) : 기계적인 자극을 주면(압축과 비압축) (+), (-)전하가 생겨 전류가 발생한다.

㉡ 역압전효과 : 전기적인 자극을 주면 기계적인 진동이 발생한다.

④ 초음파의 전파 매개물질

㉠ 물 : 쉽게 구할 수 있으나 변환기를 유연하게 움직일 수 없다.

㉡ 오일과 수성 파라핀 : 적당한 점성, 조직과 저항이 맞지 않아 국소부위 가열의 원인이 된다.

ⓒ 글리세롤 : 점성, 피부에 대한 친화성이 있다.

㉣ 초음파용 겔 : 가장 많이 이용한다.

6. 기타 전기자극치료기

(1) 요실금치료기

요실금치료기(Urinary Incontinence Treatment)는 요도 주위의 괄약근의 수축력과 이완력을 최적으로 향상시켜주기 위해 남자는 항문에 삽입하는 전극을, 여자는 자궁에 페서리 전극 등을 사용한다. 환자상태에 따라 자극장치를 인체 내에 삽입하고 경피적으로 에너지를 전달하는 경우도 있다(그림 2-55).

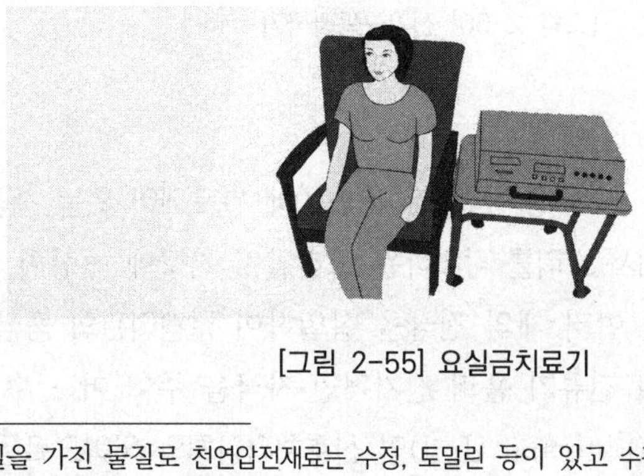

[그림 2-55] 요실금치료기

* 압전재 : 압전성질을 가진 물질로 천연압전재료는 수정, 토말린 등이 있고 수정을 가장 많이 사용한다. 인공압전재료는 티탄산바륨, 지르콘산염을 많이 사용한다.

(2) 방광자극기

방광자극기(Bladder Stimulator)는 방광조절기능을 상실한 환자의 경우 요도의 괄약근이나 방광을 관장하는 척추신경에 전극을 부착하고, 외부에 전기자극을 주어 원하는 때에 배뇨(Urination)할 수 있게 해준다. 소변실금(Urinary Incontinence) 환자의 치료시 이용된다.

이 장치는 심박조율기보다 고전력이 필요하여 경피성(Transcutaneous)의 자극기법으로 이용된다.

(3) 통증제거기

통증제거기(Pain Suppression)는 통증이 있는 피부, 말초 및 척추신경 뒷부분에 전기자극 혹은 기계적으로(침술) 자극을 가하여 진통효과를 유발하는 장치이다.

(4) 근육자극기

근육자극기(Functional Electric Stimulation)는 기능적 전기자극 시스템으로 골격 근육의 기능을 회복할 수 있다. 근육을 전기자극하여 물리치료시 근육의 수축능력을 검사하고 근육의 수축기능이 상실되었을 때 운동치료 효과를 얻을 수 있다. 또 신경손상시 근육 대신 사용되고 있다. [그림 2-56]은 전기근육자극기이다.

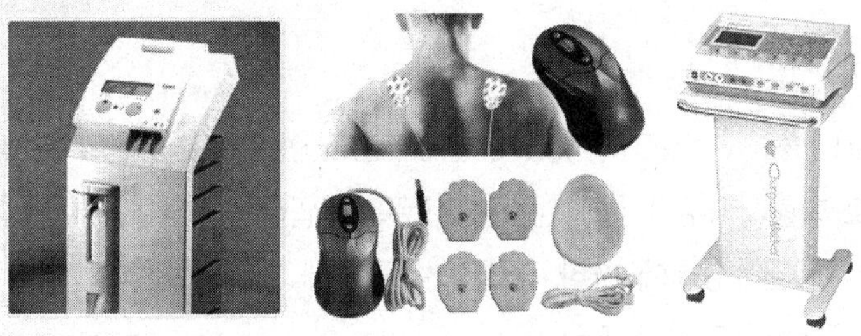

[그림 2-56] 전기근육자극기

(5) 인공와우

인공와우(Cochlear Cochlea : 보청기)는 내이(속귀)에 분포되어 있는 순감각신경인 청신경은 살아 있으나 중이와 내이에서 소리를 감지하는 소리감지 기구에 이상이 있는 경우 내이의 고실계(Scala Tympani)에 여러 개의 전극을 삽입하여 달팽이관의 중심을 따라 내이의 와우곽(Cochlear) 중심을 따라 전류가 흘러 전기적인 자극을 주어 어느 수준의 청력을 회복시키는 것이다. 외부의 장치(External Unit)인 신호처리장치와 마이크로폰에 의해 자극신호가 주어진다. 인공와우(청각보조)장치는 체내에 이식되어 있는 내부장치(Internal Unit)와 외부장치(External Unit)로 구성된다. [그림 2-57]은 인공와우의 원리를 나타내었다.

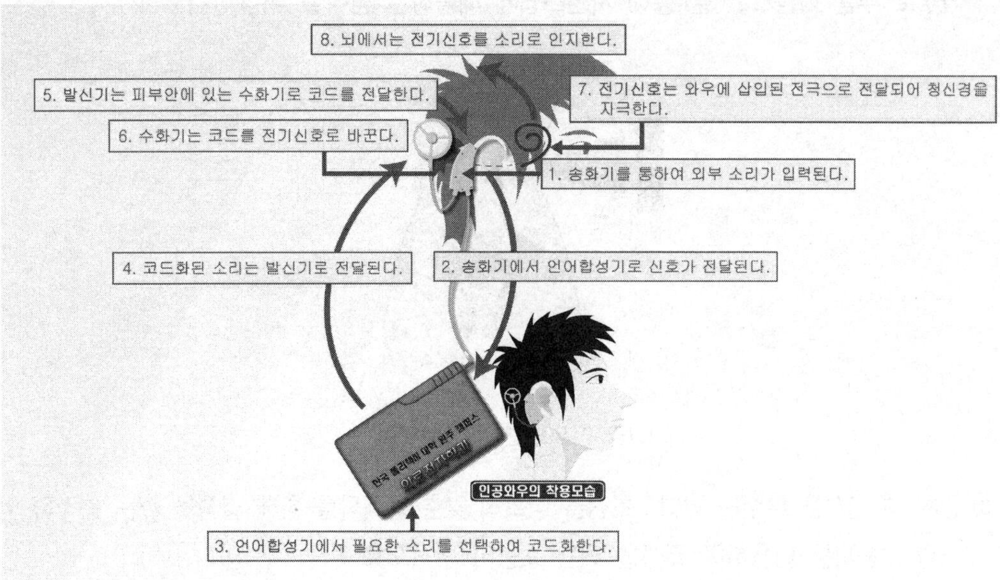

[그림 2-57] 인공와우의 원리

11 체외충격파쇄석기

1. 체외충격파 쇄석술

초음파의 기계적인 효과를 이용하여 체외충격파 쇄석술(Extracorporeal Shock Wave Lithotripsy : ESWL)을 개발하였다.

① 치료방법 : 특수 전자장치에 의해 발생된 고에너지의 충격파가 인체 내 한 곳에 집중될 때 강력한 충격효과를 나타낸다는 원리를 이용하여 이루어진다. 이러한 시술을 할 수 있는 장치를 쇄석기라고 하며 실제 치료 모습은 [그림 2-58]과 같다.

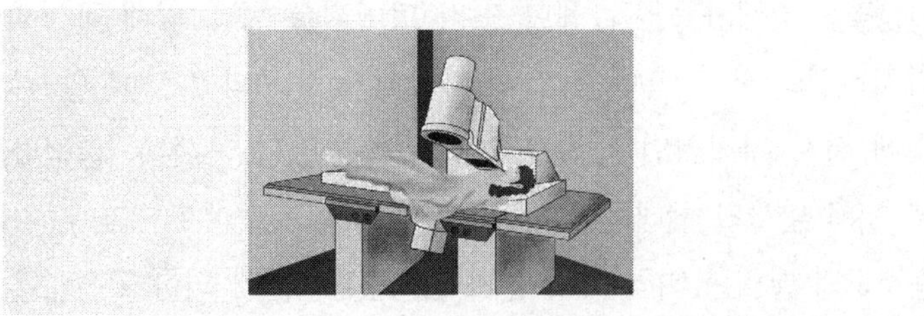

[그림 2-58] 체외충격파 쇄석기로 치료하는 장면

② 체외충격파 쇄석술 치료기의 치료방법 : [그림 2-59]와 같이 체외에서 발생시킨 충격파의 초점을 체내의 결석에다 맞추어 충격파를 발사함으로써 직경 2[mm] 이하의 작은 가루로 부순 다음 소변을 통해 자연스럽게 배출하는 방식을 이용한다.

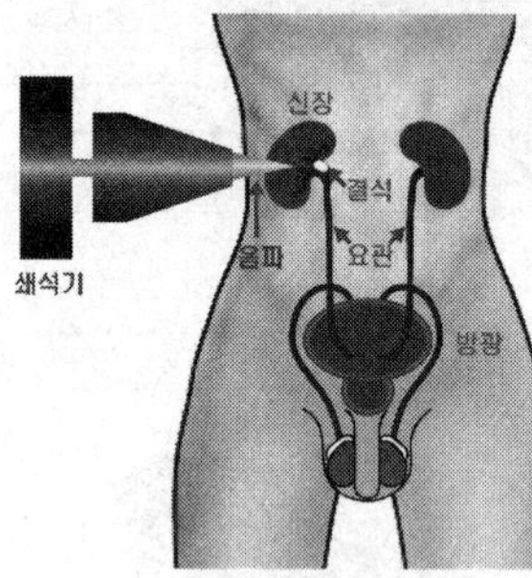

[그림 2-59] 결석의 분쇄방법

③ 인체 내 결석을 부수는 방법 : 초점을 정확히 맞춘 충격파를 통해 결석을 깨는 충격파 방식과 초음파를 이용하여 결석을 깨는 초음파 방식으로 나눌 수 있다.

㉠ 충격파 방식 : 의료용으로 이용되는 충격파는 액체상태에서 널리 전파되며 의료용 충격파는 높은 에너지를 갖고 있으며, 펄스형태의 파동을 이용한다.

ⓐ 의학 목적에 사용된 첫번째 충격파는 전광 스트로크에 의한 불꽃 방전으로 발생하였다.

ⓑ 고에너지의 정현파 펄스는 물의 음향특성이 있는 조직에 투사될 때 반사파를 최소로 하여 그 효과가 극대화된다.

ⓒ 1947년 미국의 리브의 두뇌 종창의 치료를 위해 이용된 충격파 발전기가 그 효시이며 1960년에 초 충격파를 이용한 연구는 재료 분석에서부터 의학용 치료법의 시도 등 다양하게 산업과 의학 전문분야로 확대되어 연구하기 시작되었다.

㉡ 체외충격파 시술 : 신장과 요관, 췌장 등의 담석제거 등에 이용하였고 특히 돌을 잘게 분해하도록 이용되었다.

ⓐ 신장결석 파쇄기들은 파쇄할 조직 덩어리를 물에 의해 둘러싸여진 상태, 즉 물리치료실의 욕조 속에 잠긴 환자상태가 요구되었으며, 환자는 편한 자세로 물 속에 서서 직접적인 접촉으로 치료를 받았다. 사실상 충격파는 일정한 물 쿠션에 의해 환자의 체내로 전파될 수 있다.

ⓑ 충격파의 발생은 여러 가지 전기 음향변환기들에 의한 고전압을 가지는 전기적 축전방식을 이용한다.

ⓒ 의학용 충격파 발생에서는 평평한 코일, 원통모양의 코일, 그리고 포물선 형태의 반사물을 이용한 음향렌즈로 이루어져 있다. 주로 전기유체학적으로 압전방식과 전자계방식 등이 이용된다. [그림 2-60]은 세대별 압력파형 방식을 나타내었다.

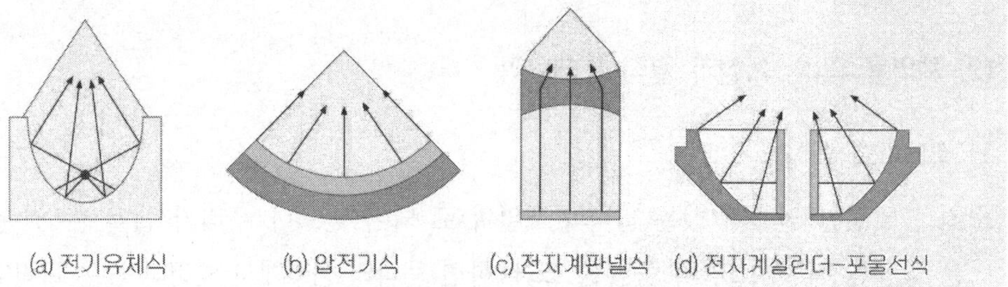

[그림 2-60] 세대별 압력 파형방식

(1) 체외충격파의 의료적용 배경

체외충격파 쇄석술은 초음파의 의료시술에 대한 응용과 마찬가지로 군사적 이용에서 개발되었다. 제2차 세계대전 중 B-29 폭격기가 예상치 못한 공중폭발에 의한 문제를 연구하다가 빠른 속도의 충격파로 인해 발생하는 힘은 대상물을 잘게 부술 수 있다는 것을 발견하였고, 이를 바탕으로 도니어(Dornier) 항공회사에서는 충격파를 의학적으로 활용하기 시작되었다. 그 후 8년간의 기초실험과 동물실험을 거쳐 도니어(Dornier)는 세계 최초의 충격파 결석 분쇄장치인 Dornier HM-1(Extracorporeal Shock Wave Lithotripsy : ESWL) = 체외충격파 쇄석술)을 개발하였고, 그 후 Dornier HM-2를 출시하여 800여 명의 환자를 시술하게 되었다. 또한 1983년 10월에 Dornier HM-3이 개발되면서부터 본격적으로 체외충격파 쇄석술(Extracorporeal Shock Wave Lithotripsy : ESWL)이 상업적인 목적으로 병원에 보급되기 시작하였다.

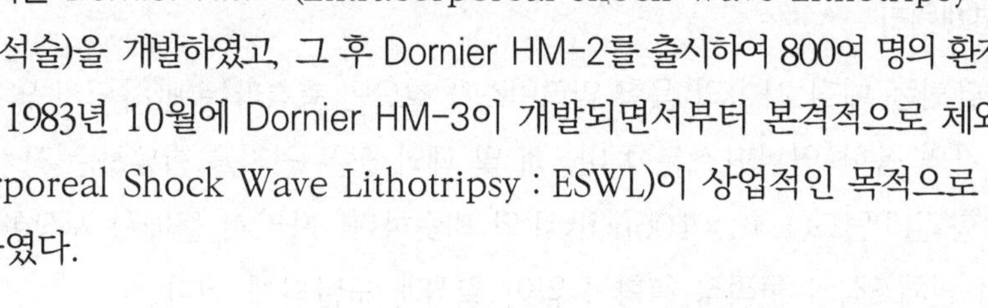

[그림 2-61] 체외충격파 쇄석기

Dornier HM-3은 가격은 고가이며 크기가 매우 커 치료하기 위해서는 개인치료방이 필요하며 상당히 큰 소음을 발생하는 단점이 있기 때문에 1986년경부터는 이러한 문제점들을 개선한 다양한 기종이 여러 회사에서 제작되어 보급되기 시작하였으며 계속적인 발달을 통해 오늘날에는 [그림 2-61]과 같이 체외충격파 장비의 혁신적인 향상을 가져왔다.

(2) 체외충격파의 특성과 결석 분쇄원리

1) 충격파의 특성

소리는 일정한 진폭이 있는 압력파(소밀파)로 되어 있으나 우리가 들을 수 있는 소리의 진폭은 상당히 작다. 소리의 음압을 크게 하면 음파의 성격에서 벗어나 높은 압력부는 다른 부분에 비해서 상당히 빨리 퍼져나가는 비선형성을 보인다.

① 비선형성 음파는 재질을 투과하면서 초기의 약한 압력진폭을 급격히 증강시킨 파형이 만들어지고 공기, 물과 같은 매체와의 압축, 점성 등의 경합 · 조합의 결과로서 충격파를 형성하게 된다.

② ESWL 충격파의 물리적 특징 : 진단용 초음파 펄스(Pules)와는 차이가 있다.

㉠ 진단용 초음파 : 시간에 따라 주기적으로 음압 · 양압이 변한다.

㉡ 충격파 : 급격한 압력 증가와 비교적으로 매우 완만한 압력감소가 이어지는 파형의 특성을 보인다.

2) 결석 분쇄원리

소리가 전달되는 매질 사이의 음향 임피던스가 같으면 충격파는 반사되지 않고 투과된다.

① 인체장기의 음향 임피던스는 치아, 뼈 및 폐와 같은 공기를 함유하는 장기를 제외하면 물의 음향 임피던스(1.48×106[ralys])와 비슷하다. 따라서 물에서 시작한 충격파가 물을 거쳐 인체조직의 물리적 영향이 없이 결석에 도달되게 된다.

② 결석에 도착한 충격파는 조직과 결석 사이의 음향 임피던스 차이로 반사하면서 압축력이 세어지고, 또한 반대쪽 면에서는 강한 장력이 발생하여 결석의 균열을 일으킨다. 이와 같이 충격파가 음향 임피던스가 서로 다른 물체를 지날 때에는 전면부에는 압축이, 후면부에는 장력확장이 나타난다. 이 압축력과 장력이 결석 자체의 결속력을 초과하게 되면 마침내 결석은 부서지게 된다.

③ 충격파가 통과하는 곳에 공기나 뼈 등과 같이 음향 임피던스차가 큰 장기들이 있다면 충격파 에너지에 의한 위험성이 따른다. 그러므로 결석의 위치, 충격파의 통과경로를 확인하여 뼈나 가스층을 통과하는지를 확인하고 치료에 주의해야 한다.

2. 체외충격파 쇄석기의 구성

체외충격파 쇄석기 시스템은 충격파의 발생 및 집속장치, 충격파 전달매체, 결석위치 측정장치, 환자장치 등으로 구성된다.

(1) 충격파 발생장치

충격파를 발생시키는 방법은 크게 편선원과 점선원 방식으로 나누어진다. 방출자, 압전방출자 등이 편선원 방식이고 수중방전 방식(Spark Gab), 레이저, 미소폭발 등에 의한 충격파 발생이 점선원 방식이다.

① 점 에너지원으로는 수중에 놓인 전극 사이에서 20[kV], 1[μs] 정도의 방전을 일으켜 이때 발생하는 충격파를 이용하는 수중방전 방식(Spark Gab)이 있다.

② 미량의 화약을 폭파하여 발생하는 충격파를 이용하는 미소폭발 방식이 있다.

③ 금속막을 전자석으로 진동시켜, 이때 방생되는 압력파를 집속시켜 충격파를 만드는 전자진동 방식이 있다.

④ 세라믹 소자에 고주파를 인가하여 발생하는 초음파를 이용하는 압전소자 방식이 있다.

1) 수중방전 방식에 의한 방식

수중에 두 개의 전극을 설치하고 매우 짧은 시간에 고전압을 인가하면 스파크*(Spark)가 발생함과 동시에 충격파가 생성되고 이를 타원 반사경에 집속시켜 결석에 투사한다.

2) 편선형 방법

① 압전 방출자에 의한 방식 : 많은 수의 압전기판을 구형 접시형으로 배열하여 압전효과에 의해서 충격파를 발생시키고, 자체적으로 한 곳에 충격파를 집결시킬 수 있다. 이러한 방식을 통해 얻어진 충격파는 초점부위에서 최대 70[MPa]의 충격파 압력이 만들어지며, 다른 방식에 비해 압력이 작으므로 상대적으로 통증도 적다.

② 전자기 방출자에 의한 방식 : 금속판과 코일 사이에 자장을 형성하여 금속판의 떨림을 통해 충격파를 만들고, 이러한 충격파를 음향 렌즈를 이용하여 한 곳으로 집중시킨다. 이 방식으로 얻어진 충격파는 초점부위에서 최대 120[MPa] 정도의 압력을 가지며, 통증이 매우 미약하여 국소마취를 통해서도 치료할 수 있다.

---

* 스파크 : 불꽃, 특히 전기의 방전 때 일어나는 불꽃, 전기 불꽃 등이다.

(2) 충격파의 집속

충격파의 집속 방식은 타원 모양의 반사경과 접시 모양의 배열형 및 음향렌즈형이 있으며, 충격파의 방식은 발생장치의 종류에 따라 선택한다. [그림 2-62]는 충격파의 집속 방식 중 구면 방식*을 나타낸 것이며 이 밖의 다른 방식의 특징은 다음과 같다.

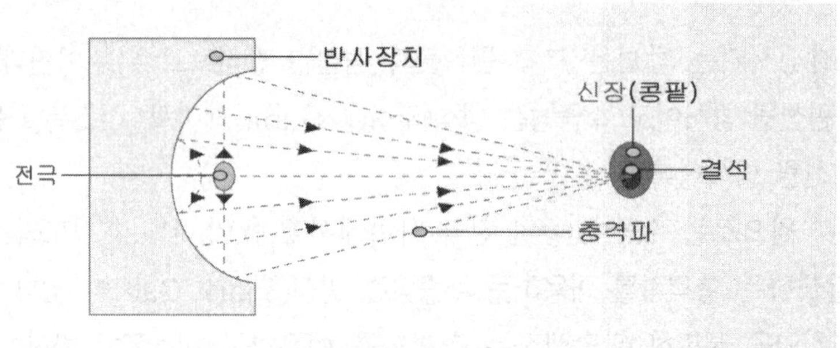

[그림 2-62] 충격파 집속(구면방식)

① 회전타원체 방식 : 타원에는 두 개의 초점이 있으며 발생한 에너지(충격파)를 제1초점에 놓고, 제2초점에 충격파를 모아 이용한다.
② 방물면 방식 : 원통의 측면에서 나온 압력파를 초점에 접속하여 충격파로 한다.
③ 음향 렌즈 방식 : 원통에서 나온 압력파를 렌즈로 접속하여 충격파로 한다.

(3) 충격파 전달매체

체외에서 발사된 충격파는 체내를 투과할 때 피부에서 반사될 수도 있으며 충격파가 전달도중 감소할 수도 있다. 이러한 작용을 커버하기 위해서 충격파 전달매체를 이용하는 경우 인체조직과 음향 임피던스가 비슷한 물을 이용하므로, 충격파를 물속에서 만들고 물을 통해서 조사하고 있다.

① 제1세대 기종인 Dornier HM-3은 물리치료실의 환자가 완전히 물에 잠기는 욕조에서 치료를 하였다. 그 후 충격파의 안전성이 확인된 후 제2세대 기종은 환자의 허리 부분까지만 침수시키는 방법이나 물베개를 대고서 물베개에서 발생시킨 충격파를 체내에 투여하는 방식을 이용하였다.
② 단점 : 전달매체는 일정기간 이용 후 바꾸어 주어야 한다. 이를 보완할 수 있는 쉽게 훼손되지 않는 매체를 연구중이다. 수중방전 방식(Spark Gab)과 같은 발생기를 이용할 경우에는 물속에서 스파크(Spark : 불꽃)에 따른 기포가 발생되어 충격파를 흡수

---

* 구면 방식 : 구면사에서 나온 압력파를 초점에 모아 충격파로 이용한다.

하며 유사공동현상(Pseudo Cavitation)이 발생하여 기생 파장을 발생시켜서 원래의 충격파를 방해하기도 한다.

(4) 결석의 위치측정방법

결석의 탐사와 위치결정 그리고 분쇄상태를 확인할 때는 X-선을 이용하는 방식과 초음파를 이용하는 방식을 이용한다.

1) 초음파 방식

X-선 방식에 비해 영상정보의 질은 떨어지나 비전리 방사선을 이용하기 때문에 안전성이 높다.

① 초음파 방식의 장점 : 특수성분의 결석 · 담석은 X-선 영상으로는 진단이 불가능하지만 초음파 영상으로 확인할 수 있다.

② 초음파를 이용하는 기기

㉠ 장점 : 방사선 노출위험이 없고 X-선 투과성 결석도 발견할 수 있으며, 가격이 저렴하다.

㉡ 단점 : 영상 해상력이 X-선 영상정보보다 낮고, 시술 중 또는 시술 후에 정확한 결과판정이 불확실하며, 뼈와 겹치는 부분의 결석 분쇄를 할 수 없다.

③ 뼈와 겹치지 않는 부위의 결석의 크기가 5[mm] 이하인 경우에는 X-선 방식보다 초음파를 이용하여 측정하는 것이 더 용이하다.

2) X-선 방식

2방향에서 X-선을 조사하여 X-선 화면으로 결석상황을 확인하는 것으로 신결석 뿐만 아니라 작은 요관결석*(Ureteral Calculus)도 장소에 상관없이 위치측정을 할 수 있어 정확한 조준이 가능하다.

① X-선 방식의 장점 : 연속투시에 의해 실시간으로 파악할 수 있고, 시술 중 결석의 부서진 정도나 시술 후의 평가를 정확히 할 수 있다.

② 최근에는 시술 전, 시술 중, 시술 후에도 정밀한 진단을 위해 X-선 영상을 이용하고, 충격파로 결석을 분쇄하는 도중에도 초음파 영상을 이용하여 관찰할 수 있도록 하여 환자에게 가해지는 방사선 피폭량(대상이 받은 방사선의 양)을 최소화하였다.

---

* 요관결석 : 신장에서 생긴 결석이 요관으로 내려와 그 곳에서 정체한 현상이다.

(5) 환자장치 - 호흡 · 심박 측정

충격파는 공기층과 만나면 경계 면에서 큰 에너지를 남기며 반사하므로 폐에 충격파가 입사될 수 있으므로 항상 조심하여야 한다.

① 폐에 충격파가 입사하면 기포 내 파열이 일어날 수 있다.
② 결석은 호흡에 의하여 움직이므로, 충격파의 발사는 대상자가 숨을 호기 때와 맞추어 이루어지도록 호흡측정장치를 이용하기도 한다.
③ 호흡측정장치에 의하여 정확성이 높아지고 결석 이외에 조사되는 것이 없어 부작용도 낮아진다.
④ 충격파에 의해 전기적 심장자극으로 생길 수 있는 기외수축*을 예방하기 위해 필요에 따라 심전도 동기법(ECG lead)이 있다.

3. 체외충격파 쇄석술의 특징

체외충격파 쇄석술은 [그림 2-63]과 같이 거대한 담석을 몸 안에 가지고 있는 경우의 필름 사진이다.

체외충격파 쇄석술시술을 통해 [그림 2-64]와 같이 담석을 작게 분해할 수 있으며, 다음과 같은 특징을 가지고 있다.

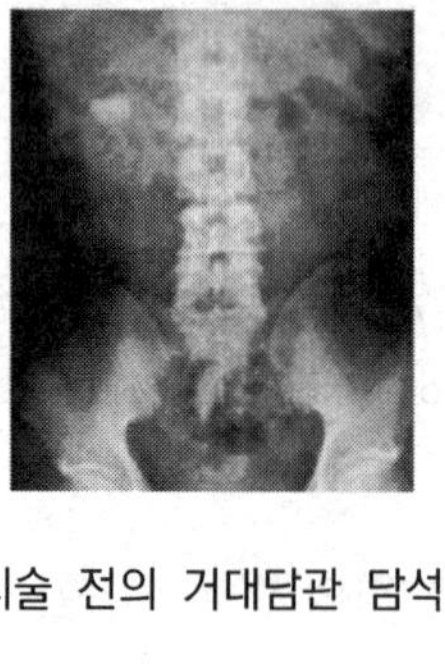

[그림 2-63] 시술 전의 거대담관 담석

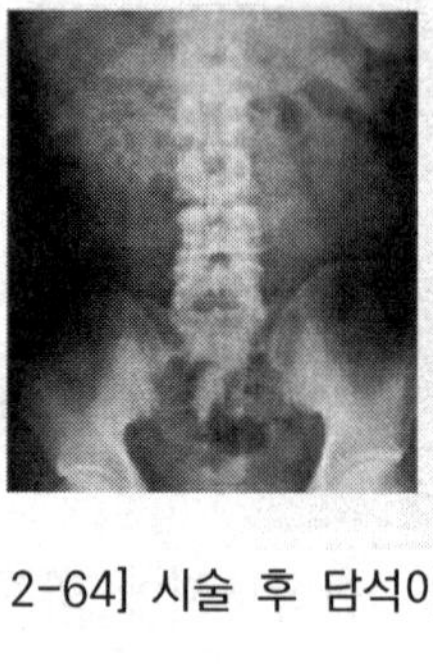

[그림 2-64] 시술 후 담석이 작게 파쇄된 모습

① 신장, 뼈, 피부 등 주위 조직의 손상이 없을 뿐만 아니라 통증이 없다.
② 입원하지 않고 통원치료가 가능하다.
③ 결석이 너무 크거나 중한 전신질환이 없는 한 입원이 필요 없으며, 약 30~40분간의 시술 후 곧 정상생활이 가능하다.

---

* 기외수축 : 심장의 일부에 이상 자극이 형성되어 정맥동으로 인해 발생하는 정규 박동 이외에 다른 박동이 일어나는 수축현상이다.

④ 반복치료가 가능하며, 피부절개나 마취가 필요 없다.

⑤ 결석은 점점 자라거나 자주 재발하는 성질이 있으며, 다른 수술법은 반복시술이 어려운 반면에 충격파 쇄석술은 얼마든지 반복치료가 가능하다.

⑥ 타 절개수술에 비해 입원이나 마취, 투약 등이 필요 없기 때문에 인체적 · 경제적 부담이 적다.

⑦ 안정성이 가장 높은 치료법이며, 경제적인 치료법이다.

⑧ 시술 후 합병증이나 후유증이 극히 적으며, 노약자나 대사성 질환자에 대해서도 안전하게 시술할 수 있다.

4. 체외충격파치료의 치료기전

체외충격파 쇄석술(ESWL)과 다르게 체외충격파치료(ESWT)의 치료기전은 아직까지 확실히 밝혀지지 않았으나 다음의 3가지 방법이 치료기전으로 작용한다.

① 화학적 변화 : 체외충격파가 병변부위의 화학적 조성을 변화시키거나 새로운 성분합성을 유도하여 통증을 감소시킨다.

② 신생혈관 생성을 촉진 : 체외충격파가 병변부위에 혈액공급을 증가시켜 염증과 통증을 감소시킨다.

③ 과도한 자극에 의한 진통작용 : 체외충격파가 신경섬유를 과도 자극하여 관문조절효과(Gate Control Theory)에 따라 환자의 통증 역치를 증가시켜 진통효과를 유발한다.

5. 맹인용 초음파 보행 보조장치

박쥐나 돌고래의 경우 초음파를 발산하여 반사된 초음파를 감지하여 대상물의 존재여부 및 위치를 확인하는데, 이러한 행위를 반향정위(Echolocation)라고 한다.

박쥐는 후두* 안쪽 벽에 초음파 발생장치를 가지고 있어 이곳에서 약 20~100[kHz]의 펄스 초음파를 지속적으로 발사한다. 넓은 공간을 날고 있을 때에는 이 펄스 발사빈도는 1초에 수회 정도이지만 곤충이나 장애물이 가까워지면 펄스 발생빈도를 상당히 빠르게 증가시키는데 때로는 1초에 2천 번까지도 높일 수 있다. 이때의 발사 초음파 주파수는 15~30[kHz]가 되고, 펄스 지속시간은 현저하게 짧아져서 약 0.5[ms]로 된다.

---

* 후두 : 기도의 상단에 있는 판상기구를 가진 중요한 발성기관이다.

12 인공심장

심장은 체내에 혈액을 순환시키며 산소와 영양분, 그리고 노폐물을 이동시키는 중요한 기관이다. 심장에 이상이 있으면 생명에 치명적인 영향을 주게 되며, 노화나 질환에 의한 심장 기능의 이상은 수술이나 약물로 치료가 가능하지만 수술이나 약물로도 심장기능이 회복되지 못하는 경우 인공심장 의료기기에 대해서 설명한다.

1. 심장보조기기

(1) 심장보조기기의 정의

박동형 펌프(Pulsatile Flow Blood Pump)에 속하는 심장보조기기(Cardiac Assist Device : Aortic-Balloon System)는 심장의 기능저하시 기능회복을 돕기 위하여 대퇴동맥(Femoral Artery)이나 말초동맥을 통해 일정한 체적의 풍선(Balloon)을 카데터 끝에 달아 좌쇄골하동맥 아래에 풍선을 삽입시켜 환자의 심장박동에 동기시켜 풍선을 확장하여 심장의 회복을 돕는 장치이다.

(2) 심장보조기기의 원리

심전도신호를 검출하여 심실수축기를 검출한다. 체내에 삽입된 풍선은 심장의 수축기에는 풍선을 수축시켜 공간을 확보하여 좌심실압을 저하시켜 수축을 보조한다. 또한 확장기에는 풍선을 확장시켜 혈액유통을 보조함으로써 좌심실의 기능을 보조하며, 심장의 확장기에 추가의 심박출을 제공함은 물론 심장에 혈액을 공급하는 관상동맥으로의 혈류공급을 제공한다. 이산화탄소(CO_2)를 사용하여 풍선이 파괴되었을 때 발생하는 가스 색전증*(Gas Embolism)을 최소화할

---

* 색전증 : 혈류나 림프류에 의해 맥관계(脈管系 : 혈관 및 림프관) 속으로 운반되어 온 여러 부유물이 가는 혈관강(血管腔)의 일부 또는 전부를 막은 상태를 색전증이라 한다.

① 색전증의 원인이 된 물체를 색전(Embolus)이라 하며, 색전 중 가장 많은 것은 혈관 내에서 만들어진 혈전(血栓)이다.

② 색전은 정맥에 의하여 운반되는 경우(정맥성 혈전증)와 동맥에 의하여 운반되는 경우(동맥성 혈전증)가 있다.

㉠ 정맥성 혈전증은 폐에서 자주 발생하는데 반드시 혈류에 따라 일어나는 것은 아니며, 때로는 혈류의 흐름과는 반대 방향으로 색전이 생기는 경우도 있다(역행성 색전증).

㉡ 류머티즘성 심내막염(心內膜炎)이 있을 때 뇌색전(뇌연화)을 일으키는 수가 있는데, 이것은 동맥성 색전증의 예이다. 때로는 정맥에 유래하는 색전이 폐에 걸리지 않고 동맥을 통하여 그 말초에서 색전되는 수가 있다. 이것을 기이한 색전증, 또는 교차성 색전증이라고 한다. 이것은 심장에 난원공개존(卵圓孔開存)이 있기 때문에 색전이 우심방에서 좌심방을 거쳐 동맥혈류로 들어가 일어난다.

③ 색전을 형성하는 것으로서 가장 중요한 것은 유리된 혈전이며, 이로 인한 색전증을 혈전성 색전증이라 한다. 그 밖에 가스색전증(잠함병 · 공기색전증) · 지방색전증 · 세포색전증 등이 있다.

④ 혈전성 색전증(Thrombo Embolism) : 혈전의 파편에 의해 색전이 된 것이다.

수 있다.

IABP(Intra Aortic Ballon Pump)의 심기능 보조 메커니즘을 정리하면 다음과 같다.

① 풍선의 수축과 확장에 의한 심장의 후부하는 감소하며, 심박출량은 증가한다.

② 관상동맥 혈류량이 증가하며 심장의 산소소비량이 감소한다.

2. 심실보조장치

(1) 심실보조장치의 정의

심실보조장치(Ventricular Assist Device : VAD)는 심장질환이나 개심수술 후의 심부전 또는 급성 심근장애로 인하여 심장의 심박출량이 부족하여 회복되지 못하는 환자의 심장기능의 회복을 도모하기 위하여 심실로 유입되는 혈류의 일부를 받아서 동맥 쪽으로 우회시켜 박출시켜 줌으로써 심실의 부하를 감소시켜 회복을 돕는 장치이다. 심실보조장치를 환자의 심장기능 중 저하되는 심실을 보조하는 역할에 따라 좌심실 보조장치, 우심실 보조장치, 양심실 보조장치로 나눠진다. 현재 임상에서 이용가능한 장치는 Novacord LVAD, Heartmate LVAD, Thoratec's LVAD 등이 사용된다.

(2) 심실보조장치의 원리

직접 심실에 유입관을 설치하거나 심실 유입구인 심방에 설치하고 연속형 펌프나 박동형 펌프를 이용하여 동맥 쪽으로 박출시킨다. 임상에 많이 사용되는 체외순환형은 체외에 구동장치 또는 펌프를 부착시키는 것이고, 체내에 모든 장치를 이식시켜 심실보조장치 장착 후 환자의 퇴원 및 재활이 용이한 체내삽입형 심실보조장치(Implantable VAD, Imp-VAD)가 개발되었다.

최근에는 심실보조장치의 장기간 사용이 가능해지면서 심장이식 후 면역억제, 재사용에 의한 부작용 등에 관한 연구가 활발하고 환자에게 사용된다. 또한 체내형 · 체외형 심실보조장치와의 효과를 비교하여 연속형 펌프로서 원심성 펌프나 축류 펌프 등이 체외형 및 체내삽입형으로 개발되어 사용되고, 체외에서 전기를 공급하여 구동하거나 체내에 이식된 전기

---

⑤ 종양색전증(Tumor Embolism) : 소수의 종양세포가 혈류에 유입돼 여러 장기의 모세혈관에 색전된 것이다.

⑥ 지방색전증(Fat Embolism) : 골절이나 골수염이 있을 때 지방이 정맥 내 음압에 의해 유입돼 색전된 것이다.

⑦ 공기색전증(Air Embolism) : 가끔 정맥 주사에서도 발생하고, 주사기 속의 공기를 완전히 제거하지 않아서 생긴다.

⑧ 가스색전증(Gas Embolism) : 잠수부 등에서 빈발(=잠함병) 높은 기압상태에서는 가스가 혈액 속에 많이 용해되어 있다. 그러한 상태 하에 있던 사람이 갑자기 평압상태(平壓狀態)로 되돌아오면 혈액 속에 녹아 있던 가스가 기포를 만들어서 혈행(血行)을 막기 때문에 일어나는 증세로, 잠수부 등에게 있을 수 있는 직업병의 하나이다.

⑨ 기타 : 세포 색전증, 기생충 색전증 등이 있다.

모터로 구동하고 일시적 심장기능의 대체 및 영구이식용으로 사용하고 있다.

연속형 펌프(Continuous Flow Blood Pump) : 연속류가 생성되어 혈액펌프는 원심형과 축류형의 두 가지로 분류할 수 있다. 축류형 펌프의 임펠러는 통상적으로 매 분당 1만회의 회전속도를 가지고, 원심형 펌프는 축류형 펌프의 1/5~1/3 정도의 회전속도를 가진다.

① 원심형 혈액펌프(Centrifugal Blood Pump) : 최근에 장기간 동안 체내에 이식하여 좌심실 또는 양 심실 보조기능을 가지는 원심형 혈액펌프의 개발이 진행되고 있으며, 초기에는 자석커플링을 이용하여 축에 고정된 임펠러를 회전시키는 방식이 시도되었다. 하지만 임펠러 중심축에 고정된 베어링 내부에 혈액이 누출되거나 마찰에 의한 과도한 발열, 그리고 장기간 사용시 베어링에서 혈전이 고착되는 점 등의 단점이 있다.

㉠ 3세대로 개발된 혈액펌프는 자기부상 방식을 이용하여 접촉부가 완전히 없어진 모델이 개발되고 있는데, 이는 기존의 접촉형 베어링 채용에 의해 발생하는 문제가 완전히 해결될 수 있었다. 최근에는 유체베어링을 이용하여 임펠러의 회전에 의해 동적으로 부상되는 임펠러를 사용하는 혈액펌프가 소개되고 있다.

㉡ 자기부상형과 유체부상형 혈액펌프 두 가지 모두 장기간 체내 이식에 이상적인 모델이라고 할 수 있다.

② 축류형 심실보조장치(Axial Type Ventricular Assist Device) : 회전식 펌프가 끊임없이 회전하는 부분에 의해 비박동성 혈류를 생성하며, 축류형 혈액펌프의 회전부는 임펠러 형상을 가지고 있고 아르키메데스의 스크류펌프와 근본적으로 동일하다. 회전중심에 위치하는 작은 곡선형 임펠러는 분당 약 1만회의 속도로 회전하며 각각의 날개는 혈액을 뒤쪽으로 밀어낸다. 이 효과적인 메커니즘은 원심형 혈액펌프에 비해 1/3밖에 안 되는 부피의 펌프가 가능하도록 하였다.

3. 완전 이식형 인공심장

(1) 완전 이식형 인공심장의 정의

완전 이식형 인공심장(Total Artificial Heart : TAH)은 말기 심장질환 환자로서 심장이식을 하여야 하는 경우 자연심장을 떼어내고 양쪽 심실의 기능을 가진 소형화된 인공심장을 이식하여 심장 대신 작동하는 순환장치이다.

① 우심실용 펌프 : 혈액의 폐순환을 담담하여 산소교환이 되도록 하고 좌심실용 펌프는 산소가 공급된 혈액의 체내 순환을 담당하며 이식수술시 자연심장의 좌심방과 우심

방을 남긴 채 좌심실과 우심실을 제거한 후 이식한다.

② 체외의 압축공기(Pneumatic Energy)를 공급하여 구동하는 공압식*은 이미 임상에서 이용되고 있으며, 전기 에너지를 사용하여 피부를 관통하는 연결선을 모두 없애고 체내에 이식된 전기 모터로 구동되는 완전 이식형은 현재 연구개발 중이다. 현재 사용하고 있는 제품으로는 Cardiowest TAH, Abiocor TAH** 등이 있다.

(2) 완전 이식형 인공심장의 구성

① 혈액펌프 : 인공 좌우 심실이 되는 두 개의 혈액펌프가 있는데 혈액펌프에 이용되는 재질로는 티타늄 합금이나 폴리우레탄을 사용한다. 또한 생체 적합성을 뛰어나게 하기 위해 표면처리를 하고, 각각의 인공심실에는 동맥이 연결되는 출구에 2개씩의 인공 심장판막과 심방과 연결되는 유입구가 있다(그림 2-65).

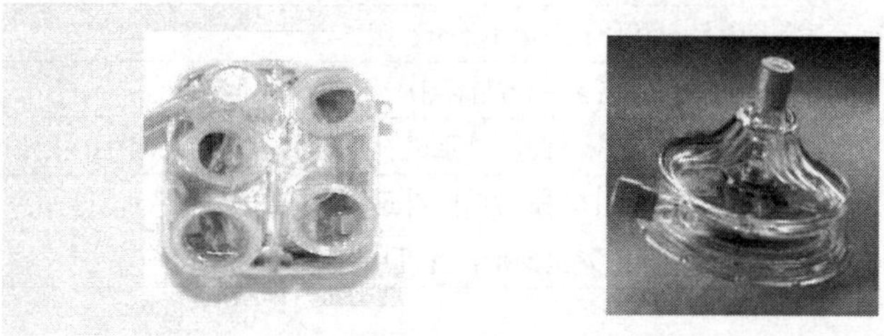

[그림 2-65] 아비오코(Abiocor) 및 혈액펌프

펌프는 자연심장의 박동성을 기준으로 하는 박동형 혈액펌프와 연속류 혈액펌프로 나눌 수 있다. 〈표 2-12〉에 인공심장용 혈액펌프의 분류를 나타내었다.

② 작동기 : 에너지원에 따라 공기압 구동 방식과 전기구동 방식으로 나눌 수 있다.

㉠ 공압식 구동 방식 : 작동기는 진공과 압축공기이며 이들의 흐름을 제어하는 밸브 등으로 구성된다.

---

* 전기공압식 인공심장 : 압축공기를 혈액펌프의 원동력으로 사용하는 공기구동형 펌프로는 세계최초의 인공심장인 Jarvic-7이 있다.

① 인공심장은 좌우 두 개의 Chamber로 구성되어 있다. 입출구에는 기계식 인공판막이 장착되어 있으며, 각 Chamber 안에는 여러 겹으로 된 탄성막이 있어서 압축공기가 혈액을 짜낼 수 있게 하였다.

② 공기의 압력은 빠른 속도로 떨어지도록 조절되어 Chamber 내의 공기 압력이 심방압보다 더 낮게 떨어지도록 해 혈액을 유입하게 하였다. 다른 구동력이 공압이기 때문에 혈액적합성이 다른 것들에 비해 뛰어나지만 작동기가 외부에 있기 때문에 환자가 이동하기에 어려움이 있다.

** Abiocor TAH : 2001년 7월에는 미국의 아비오메드사가 세계 최초로 병든 심장을 완전히 제거하는 대체형 인공심장인 '아비오코(Abiocor)'를 이식하므로 완전 인공심장시대를 열었다. 아비오코가 10명의 환자에게 이식돼 최장 17개월의 생존 기록을 달성하자 미국 식품의약국(FDA)도 15명의 말기 심장병 환자에게 아비오코 임상이식을 허가했다.

〈표 2-12〉 인공심장용 혈액펌프의 분류

분 류	구 분
박동성 유무 (Pulsatility)	박동성(Pulsatile)
	페리스탈틱(Peristaltic)
	연속류형(Continuous)
	원심형(Centrifugal)
	축류형(Axial)
구동메커니즘 (Driving Mechanism)	전기기계식(Electromechanical)
	전기유압식(Elecrtohydraulic)
	전기공압식(Electropneumatic)
	유체기계식(Fluid Machinary)
	원심형(Centrifugal)
이식성 여부 (Implantation)	이식형(Implantable)
	체외형
	비부착형(Extracorporeal)
	부착형(Paracorporeal)
인공심장 역할 (Therapy)	심장이식을 위한 가교역할(Bridge To Transplantation)
	혈액펌프이식을 위한 가교역할(Bridge To Bridge)
	영구이식(Destination Therapy)

커다란 압축공기용 압박기(Compressor) 때문에 생체 내 완전 이식이 불가능하고, 이식받은 환자는 활동하는데 제한받는 단점이 있다.

㉡ 전기기계식 인공심장 : 전기 에너지를 기계적인 박출 에너지로 변환시키기 위한 각종 기계장치가 사용되며 대부분 브러시 없는 직류 전동기나 전자석 등이 사용된다. 이는 공압식 인공심장과 달리 작동기가 내부에 있어 이동성이 뛰어난 내장형 맥동 펌프가 이에 속하며 이들의 기계적인 작동을 인공심실 내의 혈액 박출로 변환시켜 주기 위한 기계장치들이 사용된다. [그림 2-66]은 현재 사용하고 있는 제품으로 Novacor LVAD, Heartmate LVAD, Heartsaver VAD 등이 있다.

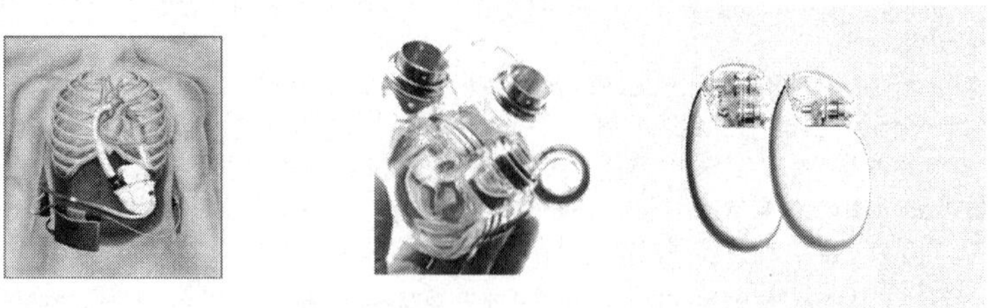

[그림 2-66] 보조 인공심장

③ 제어 및 파워장치 : 환자의 생리적 요구에 응답하는 출력을 제공하도록 하기 위해 인공심장에 마이크로프로세서가 부착된 제어장치가 이용된다.

㉠ 제어장치 : 인공심장 이식시에 고도의 안전성을 제공하기 위해 체내에 이식되며 인공심장 작동에 필요한 에너지는 피부 위에 놓이는 1차 코일과 피하에 이식된 2차 코일 간의 자기유도방식에 의해 에너지 전달식으로 체내로 전달되는 역할을 하고 필요한 경우를 위해 체내 · 외에 개별 보조 배터리가 연결된다.

㉡ 심장수술시 심장운동을 정지시켜야 한다. 심폐기의 우회경로(Bypass Route)를 확보하여 정맥에서 혈액추출 후막형 산화기(Membrane Type Oxygenator)에서 기체교환을 달성하고 다시 동맥으로 혈액을 주입함으로써 심폐기능을 구성할 수 있다(그림 2-67).

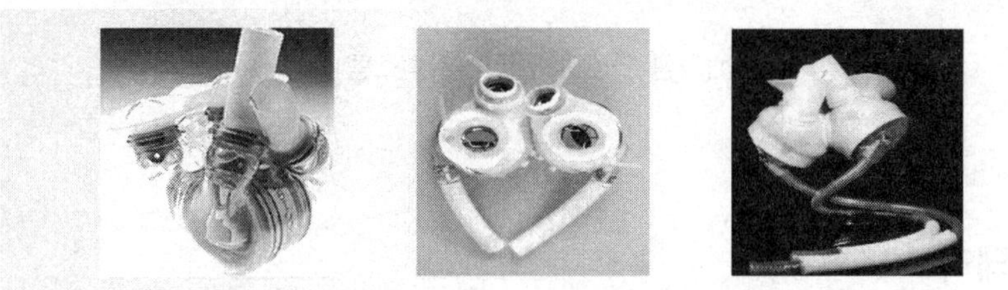

[그림 2-67] 완전 인공심장 Abiocor

13 마취기

1. 마취기의 정의

마취기(Anesthetic Gas Machine)는 산소, 이산화질소, 압축공기를 이용하여 기화기의 휘발성 마취제를 적정 농도로 기화시킨 다음 환자의 호흡기를 통하여 흡입케 함으로써 마취하는 기기로 신경세포를 부풀려 본래의 기능을 억제시킨다. 원래의 고통은 있으나 대뇌에 고통정보를 주고받지 못해 감각을 느끼지 못한다(그림 2-68).

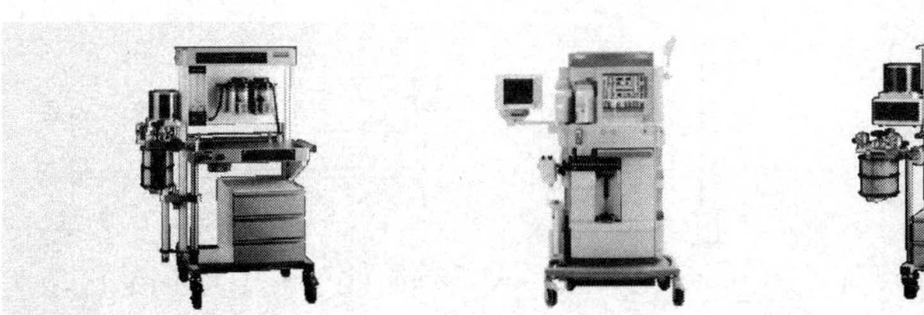

[그림 2-68] 마취기

2. 무통마취 시스템

무통마취 시스템(Nonpain Anesthetic Gas System)은 국소마취를 할 때 마취 후에는 통증이 없지만 마취주사를 놓는 과정에서 무척 아픔을 느낀다. 이러한 과정에서 아픔을 느끼지 못하게 하기 위하여 정맥주사를 놓는 방법을 이용해 약제를 주입하게 되고, 수면이 유도되어 통증을 느끼지 못하게 된다(그림 2-69).

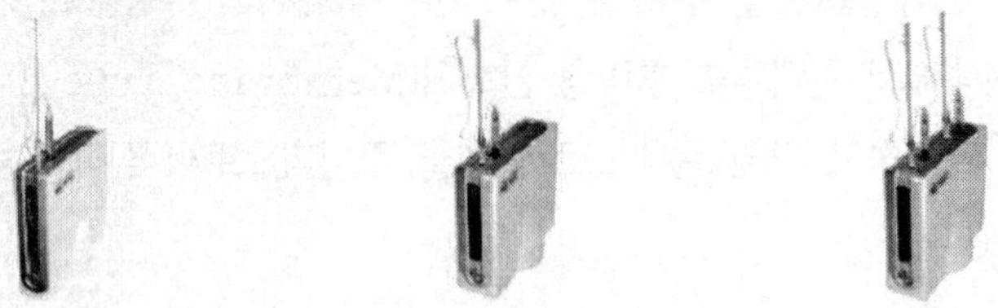

[그림 2-69] 무통마취 시스템

14 카테터

카테터(Catheter)는 혈전에 의해 혈역학적 상태가 불안정하거나 동맥혈이 계속적으로 필요한 경우, 저혈압이 심하거나 Tissue perfusion이나 Oxygenation 정도를 계속 사정해야 하는 경우, 쇼크 상태, Vasoactive drug(혈관의 수축이나 확장에 작용하는 약)나 Vasodilator(혈관을 확장)를 사용하는 경우 지속적인 혈역학적 상태를 관찰하기 위해 요도 혹은 혈관에 삽입하는 일종의 길고 얇은 융통성을 가지는 관으로 주로 형상기억합금을 이용해 온도에 의해 관의 확장을 제어한다. 보조적인 기구가 더해진 카테터들은 식도, 위의 압력의 계측 및 호흡기 계통의 생리학의 윤곽을 그리기 위하여 오랫동안 사용되어 왔다. 식도, 위 압력측정법으로부터 평가된 흉막 압력과 복부 압력은 호흡을 위한 근육의 기능, 그리고 횡격막 마비에 대한 처치를 위해 매우 유용하다. 카테터의 대표적 구조는 [그림 2-70]과 같다.

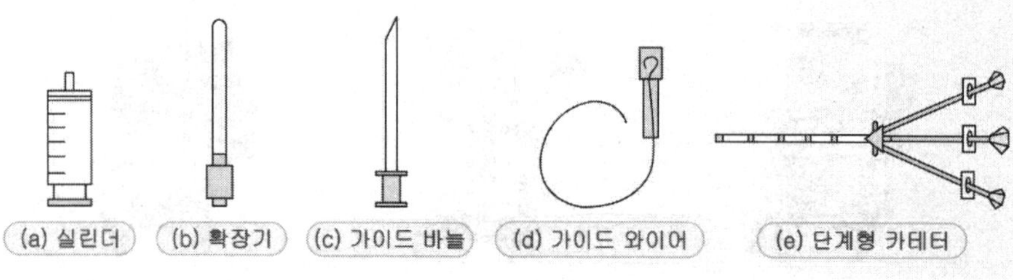

[그림 2-70] 카테터의 대표적 구조

1. 카테터의 원리

고대 이집트인들이 갈대숲으로부터 카테터(Catheter)를 만들었다고 전해지고 있다. Catheter는 원래 플러그와 같이 삽입기구로 언급하고 있다. 고대 그리스인들은 방광을 비우기 위해 여기 포로 요도를 통하여 금속관을 끼워 넣었다. 그 후 금속관은 Catheter로 알려지게 되었다. 카테터는 유액, 실리콘 또는 유동체의 통행에 대한 채널 역할을 하며, 내과용 의료장치들을 체내로 삽입하기 위하여 테프론 재질로 만들어진 융통성 있는 관이다.

2. 카테터의 종류

카테터의 주요 형태는 관과 같고, 신장성이 있고 주입을 위한 도구이다. 특히 카테터들은 혈관조영술이나 혈관성형술에서 주로 많이 사용하며, 심장 또는 심장주변 정맥들과 동맥에 초음파 진행을 위해서 사용되기도 한다. 가장 유명한 신장 카테터들은 Foley 카테터로 1930년대 이후 사용하였으며, 이 카테터는 끝에 부풀릴 수 있는 풍선과 같은 기구를 갖추고 있다. 이것은 소변 제어력이 없는 환자들에게 사용되고 위독한 환자들, 그리고 외과수술 후 방광배수로서 Foley 카테터를 쉽게 사용할 수 있다. 실리콘 또는 고무유액으로 만들어진다.

특히 카테터의 끝부분에 풍선장치를 부착하는 타입, 즉 카테터를 안전하게 장착해 놓고 바깥쪽에서 부풀릴 수 있는 장치가 있는 것이 Ballon 카테터이다. 1934년까지는 Foley 카테터들이 주류였고, Foley 카테터는 오늘날까지 사용되고 있다. 또한 2~3개의 배출구를 가지고 있는 기능성 카테터가 사용되기도 하는데, 1개는 배출구막으로 소변 출구로 사용되며, 또 다른 것은 풍선모양으로 부풀리는 타입도 있다. 기구의 사이즈는 5~30[cc]까지 다양하며 필요 용도에 따라 활용할 수 있다. 데이비드 세리단은 1940년대 현대적인 기능방식을 도입한 카테터를 발명하였다. 플라스틱 기관을 활용한 방식의 카테터는 지금까지 외과수술에 일상적으로 사용하고 있다(그림 2-71).

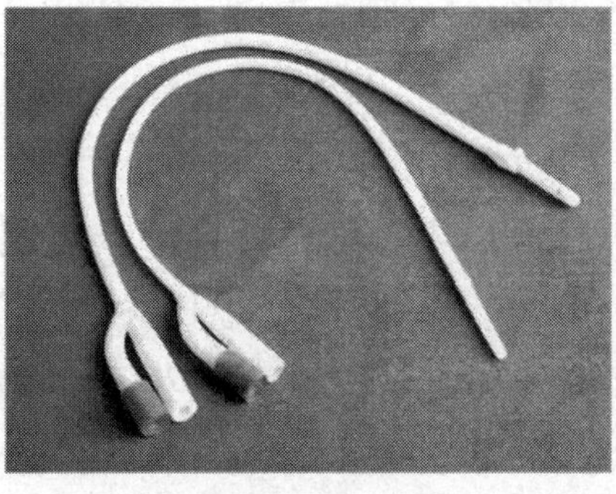

[그림 2-71] 카테터

15 인공관절

1. 인공고관절의 역사

인체에 처음으로 인공물체를 관절대용물로 삽입하여 처음으로 성공한 예는 1938년 Smith Peterson이 신소재인 코발트-크롬 합금인 Vitallium cup 관절성형술을 시행한 것이었다.

① 1921년 Jones는 재건 관절성형술(Reconstructive Arthroplasty)을 시행하였으며, 1945년 Girdlestone의 대퇴골두 절제술은 오늘날에도 사용되고 있다. 질병으로 손상된 대퇴골두만 치환하여 관절기능을 개선하려는 시도가 Vitallium을 이용하여 1940년 Bohlman과 Moore에 의해 소개되면서 부분 관절 치환술(Partial Replacement Arthroplasty)에 대한 관심과 연구가 활발하며, 오늘날 인공고관절 대퇴골두의 최초 모델이다.

② 1950년대 초 Charnley는 여러 가지 실험을 통하여 스테인리스강으로 된 대퇴스템과 테프론(Teflon)의 비구컵으로 된 고관절 인공관절을 개발하여 골시멘트를 이용한 고정으로 시술결과가 급속도로 발전했다.

③ 1961년도에 오늘날 사용하는 고농도 폴리에틸렌으로 된 컵을 만들어 사용하였지만 수술 후 10년 이상 장기 추시결과 초기에는 관절기능이 좋은 결과를 얻었지만 골시멘트 주위에 심한 골흡수 등이 관찰되는 시멘트병(Cement Disease)을 경험하게 되었다. 이후 많은 정형외과 의사들이 골시멘트를 사용하지 않고 인공고관절 치환을 시행하게 되어 인공삽입물의 설계와 디자인을 비롯한 표면 처리 등에 관심을 갖게 되었다.

④ 1970년 프랑스의 Boutin은 세라믹으로 인공관절을 만들어 처음에는 골시멘트를 사용하였으나 후에는 골시멘트를 사용하지 않고 골에 인공관절을 직접 삽입하였다.

⑤ 1973년 Mittermeier등은 산화알미늄 요업제품(Aluminumoxide Ceramic)을 인공관절에 사용하였다. 골시멘트를 사용하지 않을 때는 인공삽입물 표면에 작은 구멍을 만들거나 표면을 거칠게 처리하여 신생골이 이들 표면 속으로 자라 들어가 생물학적으로 견고한 고정을 얻도록 하였다.

⑥ 최근 마모에 의한 골용해를 줄이기 위한 여러 신소재들이 연구 개발되어 임상에서 사용되고 있다. 현재 비구부에는 시멘트를 사용하지 않는 반구형 비구컵과 대퇴스템은 골시멘트로 고정하여 시술하는 것이 일반적이나 나이가 젊고 활동력이 많은 사람은 무시멘트 인공관절 치환술을, 고령이거나 활동력이 적은 경우에는 골시멘트를 이용한 치환술이 사용된다. [그림 2-72]는 인공관절을 나타낸 것이다.

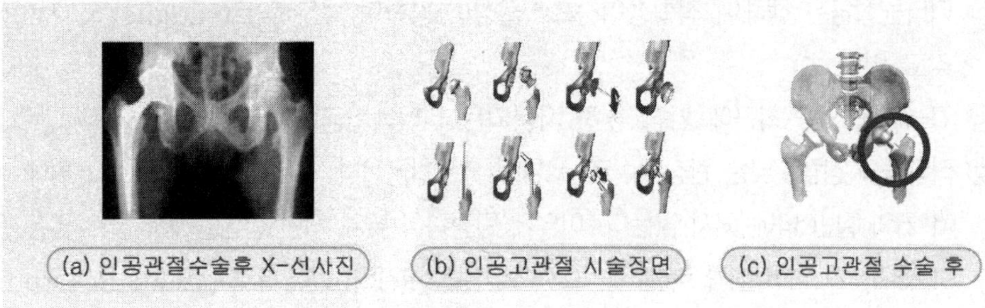

[그림 2-72] 인공관절

2. 인공관절에 사용되는 생체재료

정형외과 영역에서 사용되고 있는 생체재료는 크게 합성 고분자재료, 금속재료, 세라믹 재료 등으로 나눌 수 있다.

인공관절에 많이 사용되고 있는 소재는 크게 두 가지로서 금속성과 비금속성으로 나뉘며 금속성에는 스테인리스 스틸, 코발트 크롬합금, 티타늄 합금 등이 있으며, 비금속성으로는 중합체와 세라믹이 사용되고 있다.

(1) 금속성 생체재료

① 스테인리스 스틸 : 1938년 스테인리스 스틸로 만든 인공관절이 처음으로 사용되었으며, 1950년대에는 스테인리스 스틸로 만든 금속 대 금속(Metal to Metal)의 인공관절이 사용되었으나, 스테인리스 스틸은 코발트 크롬합금(Co-Cr-Mo)이나 티타늄합금보다 부식에 대한 저항이나 강도면에서 많이 떨어지기 때문에 최근에는 잘 사용하지 않는다.

② 코발트 크롬합금(Co-Cr-Mo) : 1900년대 초에 개발되어 공장에서는 이미 사용되고 있다가 의료재료로는 1930년대 치과재료로 처음 사용되었다. 이때 사용된 코발트 크롬합금을 Vitallium이다. 코발트 크롬합금은 이후 1970년대 까지 인공관절의 주재료이었다. 코발트 크롬합금은 염소(Chloride)를 함유하는 용액에 대한 부식저항이 매우 높을 뿐 아니라 기계적인 강도가 크고 경도가 커서 표면의 기형변형에 대한 저항성이 높다. 즉 마모에 대한 저항이 매우 높아 인공관절의 관절표면에 이용되고 있다.

③ 티타늄합금 : 코발트 크롬합금과 함께 보다 더 좋은 재료의 개발이 계속되었는데 1950년대 비행기 산업에서 보다 가볍고, 강하며 부식에 강한 금속으로 티타늄 합금이 개발되었다. 티타늄합금의 장점을 살려 1950년대 후반과 1960년대부터 인체에 사용되면서 현재까지 널리 사용되고 있다.

㉠ 티타늄합금은 생체에 적합성이 높고 물성이 강하며 높은 피로(Fatigue)*와 저항성을 갖고 있다.

㉡ Ti-6Ai-4V가 최근에 가장 흔히 사용되는 티타늄합금이다.

㉢ 티타늄의 장점 : 낮은 탄성계수로, 코발트 크롬합금이나 316[L] 스테인리스 스틸에 비해서 거의 절반 밖에 되지 않는다. 이렇게 탄성력이 낮게 되면 삽입물에서 골로 많은 응력이 옮겨지게 되어 뼈가 약해지는 효과(Stress Shielding)나 골흡수(Bone Resorption)를 최소화하는 데 효과가 있다.

(2) 비금속성 생체재료

① 폴리에틸렌 : Charnley는 처음에는 인공관절의 베어링으로 폴리 테트라플루오르 에틸렌(Poly Tetra Fluoro Ethylene : PTEE)을 사용하면 그 물질이 인체 내에서 화학적으로 안전하며, 마찰계수가 낮기 때문이다.

㉠ 마모가 잘 발생하여 수술 후 3년이 경과되지 않았는데도 불구하고 무려 7~10[mm]의 마모가 발생하였으므로 Charnley는 이를 대체할 수 있는 새로운 물질을 찾던 중 고밀도 중합체를 사용하여 1962년 처음으로 인공관절을 시행하고 이후 초고밀도 중합체가 인공관절의 새로운 베어링 물질로 가장 많이 사용되어 왔다.

㉡ 초고밀도 중합체도 장시간 사용하면서 마모에 의해 조그만 중합체 미립자가 떨어져 나와 이 미립자에 대한 생체반응으로 골용해(Osteolysis)가 발생하여 최근의 인공관절의 가장 큰 문제점으로 대두되면서 새로운 중합체의 개발이나 중합체의 물성을 강화시키는 연구가 활발히 진행되고 있다.

㉢ 최근에는 마모가 적은 폴리에틸렌을 만드는 방법을 개선하고 가교상태(Cross Linking) 등을 증가시키는 폴리에틸렌의 물성을 변화시키는 방법들을 개선하고 있다.

② 세라믹(Ceramic) : 금속과 비슷한 물성이 있는 생체에 적합한 물질을 개발하려는 연구는 이미 1960년대부터 시작되었으나, 최근 인공관절 수술 후 발생하는 마모를 줄이기 위한 노력의 일환으로 세라믹을 이용한 인공관절이 마모를 해결책일 수 있다는 생각이 확산되면서 세라믹에 대한 관심이 증가되었다.

㉠ 세라믹의 특징 : 경도가 높고, 녹는점이 높으며, 전기와 열에 대한 전도가 낮다.

---

* 피로(Fatigue) : 고체재료가 작은 힘을 반복하여 받음으로써 틈이나 균열이 생겨 마침내 파괴되는 현상이다. 재료에 변동하중 혹은 반복하중이 작용하면 재료 내부에 생기는 응력이 탄성한도를 넘지 않아도 피로에 의하여 재료는 차츰 약해지고, 마침내는 파괴되는 경우가 있다. 이 현상을 피로라고 한다. 재료에 반복하중 등이 가해져도 피로에 의하여 재료가 파괴되지 않는 한계를 피로한계라고 한다. 반복하중을 받는 기계의 설계에서는 이때의 응력값을 기준강도로 사용한다.

ⓐ 장점 : 골과의 부착력이나 융합이 아주 좋으며 관절면에 사용시 마모가 감소되고 마모가 발생하여도 중합체나 금속보다는 훨씬 골용해가 적게 일어난다.

ⓑ 단점 : 유연성이 없고 상온에서 점진적인 변형이 거의 일어나지 않고 미세한 부스러짐에 매우 예민하여 변형이 일어나는 대신에 골절파괴가 발생한다.

㉡ 세라믹의 종류 : 세라믹의 생체재료에는 여러 종류가 있으나 체중을 오랫동안 받아야 하는 인공관절에서 주로 사용되는 세라믹에는 알루미나(Alumina) 세라믹과 지르코니아(Zirconia) 세라믹이 있다.

ⓐ 알루미나 세라믹은 강도면에서는 금속보다 훨씬 강하나 물성의 특징상 합금이나 중합체에 비해서 쉽게 깨어지고, 탄성계수가 높아 충격을 흡수하지 못하며 Ti-6Ai-4V, 티타늄합금, 코발트 크롬합금 등에 비해 긁힘에 대한 저항(Scratch Force)에서 30~40배 약한 단점이 있다.

ⓑ 단점을 개선할 목적으로 개발된 것이 지르코니아로 알루미나에 비해서 물성이 더 강하고 탄성계수가 낮다는 장점이 있으나 지르코니아는 증기 소독시 표면이 거칠어져 폴리에틸렌과 같이 사용시 많은 마모를 초래할 수 있다.

③ 골시멘트(Polymethylmethacrylate) : 1960년 Charnley는 인공고관절 고정시술시 골시멘트를 사용함으로써 인공고관절은 급속도로 개선되었다.

㉠ 인공고관절 치환술에 있어서 골시멘트는 두 부분으로 되어 있는데 한 부분은 분말형으로 40[gm], 다른 한 부분은 용액으로 그 양이 20[cc]로 되어 있어 이를 혼합시키면 처음 4~5분 이내는 죽모양으로 되어 있다가 그 후 처음의 8~12분후엔 단단한 고형체가 되는데 고형체 형성의 시간은 기온과 관계가 있다. 온도가 높을수록 골시멘트가 고형체가 되는 시간이 짧아진다.

㉡ 골시멘트의 고형체 형성시간을 연장시키고 싶을 때는 실온을 낮추든지 골시멘트를 냉장고에 넣어 차게 한 후 사용한다.

㉢ 골시멘트(Simplex Acrylic Cement) 분말 : 방사능 소견에 골시멘트 [그림자를 만들기 위해서이고 과산화 벤질(Benzly Peroxide)은 중합체 결함을 위한 촉매제로 첨가된 것이다.

ⓐ 용액 중 n, n-Dimethylparatoluidine은 중합 형성에서 냉간의 자가 중합체 형성을 예방하는 일종의 안정제 역할을 한다.

ⓑ 중합체 형성시에는 상당한 열이 발생되는데 표면온도가 60[°] 내부온도가 115[°]까지 오를 수 있다.

㉣ 골시멘트는 피질골에 비하면 약하며, 깨지기 쉬운 물질이다. 더욱이 인공관절 수술시

골시멘트를 골수강내 삽입시에는 피와 다른 세척액과 섞여 들어가 골시멘트 자체 내 흠을 만들고 골과의 접촉을 약화시켜 그 강도를 감소시킨다.

3. 인공관절의 문제점

인공관절이 생체의 정상관절과 똑같이 안정적일 수는 없기 때문에 간혹 발생하는 수술 후 탈구나 심부 상처의 감염증으로 인한 기능상실 등이 있으며 이를 예방하기 위해 세심한 주위가 요구된다.

① 인공관절면의 마모현상을 들 수 있는데 인공고관절 수술 후 시간의 흐름에 따라 관절면이 마모하면 폴리에틸렌이나 금속 그리고 세라믹에서조차 미립자가 떨어져 나와 생체반응을 일으킴으로써 점차 뼈가 녹아내리고 고정면이 느슨해지는 해리현상이 발생하고, 이는 인공관절의 가장 큰 문제점이다.

② 마모를 해결하기 위해 새로운 초고밀도 중합체의 개발이나 금속 대 금속관절, 세라믹 대 세라믹 관절 등의 개발 및 사용되고 있다.

4. 현 인공고관절 치환술 시 사용되는 첨단관절의 조합

① Cross linked 폴리에틸렌의 사용 : 인공관절의 베어링으로 초고밀도 중합체가 사용되었으나 초고밀도 중합체도 장기간 사용시에 마모가 되어 최근에는 폴리에틸렌을 만드는 방법을 개선하고 가교상태(Cross Linking) 등을 이용한 물성을 증가시키는 방법이 있다.

㉠ 고농도의 방사선투과나 전자광(Electron Beam)을 쪼이면 폴리에틸렌 내부에서 가교상태를 형성하여 마모가 적은 폴리에틸렌을 만들 수 있다.

㉡ 가교상태의 폴리에틸렌은 마모에 있어서 상당한 감소를 보여 기존의 폴리에틸렌이 다른 신소재 관절을 대신할 수 있으나 보다 장기간의 주시관찰이 필요하다.

② 금속 대 금속(Metal to Metal)관절 : 마모의 양이나 마모의 미립자수가 적어 조직 반응이 경미하게 되고 골용해 또한 감소하게 되는 장점이 있어 최근에 많이 사용되고 있다.

③ 세라믹 대 세라믹(Ceramic to Ceramic) 관절 : 세라믹 표면경도가 높고 표면이 아주 매끄러워 마모의 발생이 적고 긁힘에 대한 저항도 매우 높을 뿐 아니라 마찰계수가 낮고 오랜 기간 인체 내에 있어도 표면이 안정되는 장점이 있으나 제작시 좋은 품질의 것을 만드는 것이 힘들다.

㉠ 미세한 선이나 흠이 발생하면 바로 부서지며, 탄성계수가 커서 충격흡수 능력이 낮다는 것은 더 연구해야 할 점이다.

㉡ 일반적으로 인공고관절 치환술시 발생하는 선상마모(Linear Wear)는 금속-폴리에틸렌 관절시 1년에 0.1~0.2[mm], 금속 대 금속관절은 0.001[mm] 정도, 지금 사용하고 있는 알루미나-알루미나 관절은 1년에 0.005[mm] 정도로 마모가 발생하였으나 최근 개발된 알루미나는 0.001[mm]까지 마모를 낮출 수 있다.

㉢ 현재 많은 연구결과 마모가 적게 일어나는 폴리에틸렌(Cross-linked Polyethylene)과 세라믹과 세라믹 관절면 그리고 금속과 금속 관절면을 이용한 인공관절이 개발되어 사용되고 있으며 보다 많은 연구와 장기간의 추시관찰이 필요하다.

치료기기 연습문제

〈1〉 제세동기

01 다음 중 심실세동과 심실빈맥 현상을 제거하기 위해 흉곽을 개방하여 직접 심근에 전류를 인가하거나 비간접적으로 흉곽 외부에 전류를 인가하여 심근에 전기적 역충격을 가하는 의료장비는?

① 제세동기 ② 환자감시장치 ③ SpO_2 ④ NIBP

해설 제세동기 : 심실세동과 심실빈맥 현상을 제거하기 위해 흉곽을 개방하여 직접 심근에 전류를 인가하거나 비간접적으로 흉곽 외부에 전류를 인가하여 심근에 전기적 역충격을 가하는 의료장비이다.

02 다음 중 응급 관련기기 중 제세동기의 특징이 아닌 것은?

① 부정맥 치료에 사용된다.
② 심방세동, 심실세동을 정상조율로 되돌릴 때 사용된다.
③ 체내자극법은 사용되지 않는다.
④ 순간적으로 상당히 높은 고전압이 흐르게 되므로 주의하여 사용하여야 한다.

해설 자극방법 : 체외에서 자극하는 방법과 이식제세동기를 통한 체내자극법이 사용된다.

03 다음 중 진찰·진단 관련기기가 아닌 것은?

① 산소포화도 측정기 ② 심전도 측정기 ③ 혈류계 ④ 심실제세동기

해설 심실제세동기 : 응급의료기기에 속한다.

04 다음 중 환자의 심전도검사 결과를 자율적으로 판독하여 세동제거가 필요할 시 사용자에게 세동제거를 시행하라는 경보로 알려주며, 세동제거의 에너지 등을 자동적으로 판단하는 기능을 가진 기기는?

① EEG/PSG system ② MRI ③ AED ④ CT

해설 AED(Automated External Defibrillato) : 자동세동제거기는 환자의 심전도검사 결과를 자율적으로 판독하여 세동제거가 필요할 시 사용자에게 세동제거를 시행하라는 경보로 알려주며, 세동제거의 에너지 등을 자동적으로 판단하는 기능을 가진 기기이다.

05 다음 중 세동제거기의 전극에 페이스트를 도포하는 목적이 아닌 것은?

① 감전방지 ② 임피던스 줄이기 ③ 전극 화상방지 ④ 공기유입방지

해설 세동제거에 동반되는 사고 : 세동제거기는 환자에게 2천~7천[V]전압을 주는 상당히 위험한 치료법이므로, 이를 사용한 치료에선 상당한 주의와 전기에 대한 숙지가 되어 있어야 한다.

정답 〈1〉 01.① 02.③ 03.④ 04.③ 05.①

㉠ 일반적으로 발생하는 사고에는 화상이 있다.
㉡ 환자의 신체에 전류를 흐르면 피부저항에 의해 열이 발생되고 화상을 입을 수 있다.
㉢ 세동제거기 전극의 페이스트 때문에 시술자에게 감전의 위험이 있으므로 시술자는 고무장갑을 항상 착용한다.

06 다음 중 세동제거기에 대한 설명이 아닌 것은?

① 출력회로는 R, L, C 공진회로 방식으로 구성한다.
② 커패시터에 저장된 전하로 전기적 충격을 인가한다.
③ 심근에 전기적인 충격을 주는 장치이다.
④ 고전압의 교류전압을 환자의 흉곽에 인가한다.

해설 세동제거기 : 커패시터에 충전된 고전압의 직류전압을 인가한다.

07 다음 중 심장의 전기적 증세가 이상한 혼돈상태로 심근이 불규칙적으로 제각기 이완, 수축하는 현상은?

① 박동 ② 세동 ③ FES ④ 전기자극

해설 ㉠ 세동 : 심근(心筋)의 여러 부분이 무질서하게 수축하는 심장조율, 흔히 심장판막증, 심장경화증, 심근경색 때에 나타나는 증상이다. ㉡ FES : 기능적 전기자극치료

08 다음 중 세동제거기 방식 중 현재 많이 사용되고 있는 방식은?

① 직류방식 ② 맥류방식 ③ 교류방식 ④ 의류방식

해설 직류방식의 장점 : ㉠ 송전효율이 좋다 : 직류에서는 주파수가 없기 때문에 역률이 항상 1(100[%])이 된다. 무효전력이나 표피효과에 의한 손실 등이 없으므로 그만큼 효율이 좋아진다.
㉡ 절연 레벨을 낮출 수 있다 : 직류방식은 그 전압이 교류전압 최고치의 약 70[%]에 해당하므로 절연이 용이하며 절연비가 적게 든다.
㉢ 안정도가 좋다 : 직류방식에서는 리액턴스나 위상각을 고려할 필요가 없고, 안정도에 대한 문제가 발생하지 않으므로 본질적으로 송전용량이 제한되지 않는다.

〈2〉 인공심폐기

01 다음 중 외과 수술동안 심장을 일시적으로 멈추게 한 다음 혈액과 함께 몸 세포조직의 관류를 외용펌프로 유지시키며, 혈액에 산소를 공급해 주고 환자의 체내에서 흐르는 혈액은 캐뉼러라 불리는 살균한 깨끗한 관을 통해서 운반하는 장치는?

① 심박조율기 ② 캐뉼러 ③ 인공심폐기 ④ 제세동기

해설 ㉠ **인공심폐기 또는 인공심폐장치기** 또는 Heart Lung Machine 또는 Cardiopulmonary Bypass Machine : 심폐수술시 심장과 폐의 대체역할을 위한 의료기기로 혈액에 산소를 공급하여 순환시키는 기능을 한다.
㉡ **캐뉼러**(Cannula) : 환자의 환부에 꽂아 액을 빼내거나 약을 넣는데 쓰는 금속관이다.

정답 06.④ 07.② 08.① 〈2〉 01.③

02 다음 중 혈액에 의한 산소가스 운반의 설명이 아닌 것은?

① 혈색소와 산소와의 결합은 산원 - 환원반응에 의한다.
② 산소분압에 따른 산소와 혈색소의 결하빙도는 S자상 곡선을 나타낸다.
③ 산소분압 100[mmHg]에서 혈색소의 산소포화도는 거의 100[%]이다.
④ 혈액에 용해되어 운반되는 산소의 양은 전혈에 의해서 운반되는 산소의 20[%] 정도이다.

해설 혈액에 용해되어 운반되는 산소의 양은 전혈에 의해서 운반되는 산소의 2[%] 미만이다.

03 다음 중 산소포화도가 낮은 정맥혈이 흐르는 혈관은?

① 폐동맥(Pulmonary Artery) ② 폐정맥(Pulmonary Vein)
③ 정맥혈(Venous Blood) ④ 대동맥(Aorta)

해설 ㉠ 폐동맥(Pulmonary Artery) : 체순환을 마친 정맥혈을 폐로 보내는 혈관으로 이산화탄소가 더 많다. ㉡ 폐정맥(Pulmonary Vein), ㉢ 정맥혈(Venous Blood), ㉣ 대동맥(Aorta)

04 다음 중 인공심폐기(Heart Lung Machine)에 대한 설명이 아닌 것은?

① Cardiopulmonary Bypass Machine라고도 한다.
② 좌심방에서 나온 혈액을 산화기를 거쳐 대동맥으로 다시 보낸다.
③ 임공심폐기는 심장과 폐의 역할을 위한 의료기기이다.
④ 산소를 공급하고 이산화탄소를 제거한다.

해설 ㉠ 좌심방이 아닌 우심방으로부터 나온 혈액을 대동맥으로 보낸다.
㉡ 인공심폐기 : 심폐수술시 심장과 폐의 대체역할을 위한 의료기기로 혈액에 산소를 공급하여 순환시키는 기능이며, 혈액을 심장의 우심방에서 산소공급기라고 불리우는 특별저장소로 보내고 산소공급기안에서 특별 투과막에 의해 산소가 공급된다.
㉢ 심장수술이 가능하도록 체외순환을 담당하는 기계이다.

05 다음 중 인공심폐기의 구성요소가 아닌 것은?

① 흡착필터(Adsorbent) ② 산화기(Oxygenator)
③ 정맥 캐뉼러(Venous Cannular) ④ 혈액펌프(Blood Pump)

해설 ㉠ 흡착필터 : 인공심폐기에서는 필요없고 독소제거용으로 사용한다.
㉡ 여러 개의 펌프와 산소와 이산화탄소를 교환하는 막형 산화기
㉢ 일정량의 피를 저장하는 저혈조, 체온도절기, 펄프 필터 및 도관과 심장에 삽입하는 캐뉼러로 구성되어 있다.

06 다음 중 인공심폐기를 사용함으로써 생길 수 있는 합병증이 아닌 것은?

① 뇌졸중 ② 급성신부전 ③ 저심박출증후군 ④ 당뇨

해설 ㉠ 당뇨 : 인공심폐기를 사용함으로써 생길 수 있는 합병증이 아니다.
㉡ 급성신부전증 : 외상, 약물오남용, 패혈증 등에 의해 갑작스럽게 세뇨관이 손상되거나 사구체 여과율의 감소로 인하여 신기능이 급속히 저하된 상태이다.
㉢ 뇌졸중 : 뇌혈류 이상으로 인해 갑작스레 유발된 국소적인 신경학적 결손 증상이다.

정답 02.④ 03.① 04.② 05.① 06.④

07 다음 중 인공심폐기에 사용되는 산화기에 대한 설명이 아닌 것은?

① 막형 산화기의 재료로서 Polypropylene과 같은 친수성을 사용해야 한다.
② 막형 산화기의 멤브레인 재료로서 Polypropylene이 많이 사용된다.
③ 기포형 산화기는 70~80년대 초에 많이 사용하였으나 현재는 사용되지 않는다.
④ 막형 산화기는 반투과막을 통해 가스 전달이 일어난다.

해설 산화기 : 산소공급기라고도 한다. 막형 산화기의 재료이며 소수성이다.

〈3〉 수액펌프

01 다음 중 수액펌프에 대한 설명은?

① 환자에게 정해진 수액량을 일정하게 주입시켜 주는 기기이다.
② 의료기기를 세정하는 기기이다.
③ 부정맥 치료에 사용되는 기계이다.
④ 비만을 측정하는 기기이다.

해설 수액펌프 : 수액을 지속적으로 투입하거나 미세한 수액량까지 조절하여 투여할 수 있게 해주는 장비이며, 환자에게 정해진 수액량을 일정하게 주입시켜 주는 기기이다.

02 다음 중 수액펌프를 사용하는 목적은?

① 환자의 체온을 유지하기 위해 ② 수압을 낮추기 위해
③ 정확한 수액을 제어하기 위해 ④ 환자의 혈액순환을 돕기 위해

해설 정맥으로의 약물 및 혼합물 주입을 위해 정확하고도 정량 주입을 위한 제어가 필수적이다.

03 다음 중 수액펌프의 경보사항은?

① 회로 내 기포발생 ② 수액완료 ③ 전원전압저하 ④ 수액농도

해설 수액의 농도에 대한 경보가 요구된다.

04 다음 중 일반적으로 환자의 설정치를 확실하게 투여하는 수액펌프의 종류의 펌프 방식은?

① 연동펌프 ② 로타리펌프 ③ 원심펌프 ④ 롤러펌프

해설 ㉠ 롤러펌프 : 흡입용으로 사용, ㉡ 원심펌프 : 환자의 설정치에 대해 확실한 방식

05 다음 중 롤러펌프의 용도는?

① 흡입용도 ② 압력변화에 대응 ③ 부하용량이 커짐 ④ 유량계의 필요성

해설 롤러펌프 : 흡입용으로 사용된다.

정답 07.① 〈3〉 01.① 02.③ 03.④ 04.③ 05.①

06 다음 중 수액펌프의 유량오차가 발생하는 가장 큰 원인은?

① 약품농도 ② 약품의 표면장력 ③ 복원력 저하 ④ 실내온도

해설 온도차에 민감하다. 일반적인 사용 온도조건은 5~40[℃] 정도이다.

07 다음 중 안정상태와 유량오차에 대한 변동을 표시하는 수액펌프의 성능을 표시하는 곡선은?

① 수직곡선 ② 히스테리시스 곡선 ③ 수평 2곡선 ④ 수평곡선

해설 수평 2곡선 : 안정상태와 유량오차에 대한 수평으로 평행선을 표시한다.

08 다음 중 작은 수액펌프에 사용되는 힘은?

① 흡수력 ② 삼투압 ③ 모터구동 ④ 강제 투입력

해설 삼투압을 이용한다.

09 다음 중 Small-volume 펌프가 사용되는 용도는?

① 물리치료용 ② 침대용 ③ 수술용 ④ 보행용

해설 주로 보행용으로 사용된다.

10 다음 중 인퓨전 펌프를 사용하는 이유는?

① 수압을 낮추기 위해서이다.
② 환자의 혈액순환을 돕기 위해서이다.
③ 미세한 수액량까지 제어하여 투여하기 위해서이다.
④ 환자의 체온을 일정하게 유지하기 위해서이다.

해설 수액펌프(Infusion Pump) : 수액을 지속적으로 투입하거나 미세한 수액량까지도 조절하여 투여할 수 있게 해주는 장비로 환자에게 정해진 수액량을 일정하게 주입시켜 주는 기기이다. 환자의 순환계로 치료약물 또는 영양소 등을 인체로 주입하는데, 일반적으로 피하, 정맥, 동맥 그리고 경막으로 약물을 정확하게 투입하기 위해 사용된다.

〈4〉 전기수술기

01 다음 중 전기수술기(Electronsugical Unit)의 기기안전 점검항목 요인이 아닌 것은?

① PC 출력의 확인 ② 안전회로 점검
③ 누설전압의 측정 ④ 대극판과 접지상태의 점검

해설 ㉠ 전기수술기의 안전점검 : 출력파형관찰, 출력의 확인, 누설전류의 측정, 대극판 및 접지상태 점검, 안전회로 점검이 있다.

㉡ 전기수술 : 스파크를 발생시켜 국부적으로 가열시켜 조직절개 및 빠른 응고로 환자를 시술하는 장치로 수술을 시행하는 경우 인체조직의 일부를 절개하고, 수술시 출혈을 줄이기 위하여 사용되는 필수 장치이다.

정답 06.④ 07.③ 08.② 09.④ 10.③ 〈4〉 01.③

02 다음 중 전기수술기에서 사용하는 전류의 설명이 아닌 것은?

① 조직에 따라 저항이 다르므로 사용하는 전류의 세기도 달라야 한다.
② 전기수술기에서는 20[kHz] 이상의 고주파 교류전류를 사용한다.
③ 직류전류나 낮은 주파수의 교류전류는 전력이 약하기 때문에 사용하지 않는다.
④ 고주파 교류전류는 체내로 잘 흐르지 않고 피부로만 흐른다.

해설 ㉠ 전기수술기 : 전류를 몸 전체에 흐르게 하지 않고 표피에만 흐르게 하는 방법으로 300[kHz]~3[MHz], 1~10[kV]의 고주파 교류전류를 이용한다.
㉡ 교류전류를 인가하면 도선 내부에 표피보다 많은 자력선이 분포하게 되어 표피 쪽으로 전류가 흐르기 쉽다. 이러한 현상을 표피효과라 한다.
㉢ 교류전류의 주파수가 높을수록 표피효과는 강해진다.

03 다음 중 전기수술에서 사용하는 대극판의 조건이 아닌 것은?

① 접촉저항이 작아야 한다.
② 면적이 충분히 커야 한다.
③ 유연성이 있어야 한다.
④ 최소한의 작은 일부분에서 접촉상태가 매우 우수해야 한다.

해설 대극판이 필요한 이유 : 전기 메스를 사용할 때는 체내에 흐르는 전류를 본체에 되돌려야 하는데 메스 끝 전극처럼 접촉면이 좁으면 그 전력 출구에서도 메스 끝 전극과 같은 현상이 나타나 접촉면이 넓은 대극판이 필요하다.
※ 대극판 : 대극판은 본체로 환자 플레이트라고도 부르며, 고주파 전류를 안전한 형태인 낮은 전류밀도로 회수할 수 있는 면적이 큰 전극이다.

04 다음 중 대극판의 설명은?

① 전류를 본체로 돌려보내는 역할을 하는 것으로 일회용이다.
② 대극판의 크기는 전기수술기의 안전성과 크게 관련이 없다.
③ 대극판을 부착하는 위치는 몸의 어디라도 괜찮다.
④ 대극판이 몸에 닿는 면적은 전극이 닿는 면적보다 크다.

해설 ㉠ 대극판은 체내에 흐르는 전류를 다시 본체로 돌려보내는 역할을 한다.
㉡ 대극판은 납이나 스테인리스 판으로 된 재사용 가능한 종류도 있고 일회용으로 나온 종류도 있다.
㉢ 대극판과 피부에 닿는 면이 좋으면 열이 집중되어 절개되거나 화상을 입을 수 있으므로 인체와 접촉면은 항상 넓어야 한다.

05 다음 중 단극방식 전기수술기와 양극방식 전기수술기를 비교한 것이 아닌 것은?

① 단극방식은 막대모양의 전극이, 양극방식은 핀셋 모양의 전극이 사용된다.
② 양극방식을 사용할 때 수술의 정확도가 더 높아진다.
③ 전류를 돌려보내는 역할은 단극방식에서는 전극이, 양극방식에서는 대극판이다.
④ 단극방식보다 양극방식이 더 낮은 출력을 요구한다.

해설 ㉠ 단극 방식 : 대극판을 통해 전류가 돌아가지만 양극방식에서는 전류를 가하는 곳과 돌아가는 곳이 같다. ㉡ 양극방식 : 단극방식에 비해 출력이 작아 50~70[W] 정도이다.

정답 02.③ 03.④ 04.④ 05.③

06 다음 중 아르곤(Ar) 빔 전기수술기의 특징이 아닌 것은?

① 전극의 끝에서 아르곤 기체를 분사해서 주변의 다른 공기가 차단된다.
② 조직이 타지 않고 응고되며, 응고되는 경우 조직의 저항이 증가한다.
③ 아르곤 기체로 인해 보다 많은 연기가 발생할 수도 있다.
④ 일반 전기수술기에 비해 조직의 손상이 적어 안전하다.

해설 아르곤 빔 때문에 주변공기가 차단되는 효과가 있기 때문에 조직이 타지 않고 응고되는데, 응고가 진행되어 건조되면 조직의 저항이 증가해 전류의 전달이 제한된다.

07 전기수술기는 사용분야에 따라 출력이 다르다. 다음 중 출력과 사용분야의 설명은?

① 수술이 복잡할수록 사용하는 출력이 강하다.
② 조직의 저항과 출력은 관계가 없다.
③ 종양은 상대적으로 낮은 출력을 사용해도 제거할 수 있다.
④ 주변 조직의 손상이 치명적일 수 있는 수술에는 약한 출력을 사용한다.

해설 수술의 복잡성과는 무관하게 조직의 손상이 우려되면 약한 출력을 사용한다. 또 종양제거에는 150[W] 이상의 높은 전력을 사용한다. 조직의 저항에 따라 전류의 전달이 변할 수 있기 때문에 사용 출력에 영향을 줄 수 있다.

〈출력에 따른 사용분야〉

전력의 크기	사용분야
낮은 전력 : 절개 및 응고시 30[W] 미만	신경외과, 피부과, 성형외과, 구강외과, 복강경 수술, 정관수술 등
중간 전력 : 절개시 30～150[W], 응고시 30～70[W]	일반외과, 정형외과, 흉부외과, 폴립절제술
높은 전력 : 절개시 150[W] 이상, 응고시 70[W] 이상	요도 경유 절제술(요도를 통한 수술), 종양제거, 유방절제술

08 다음 중 전기수술기 본체의 최대 출력 에너지 중 잘못된 것은?

① 고주파 발진기는 300[Hz]～5[kHz]
② 절개에서 200～400[W]
③ 응고에서는 100～200[W]
④ 부하저항은 보통 200～1000[Ω](표준 500[Ω])

해설 ㉠ 신체 : 고주파 전류에 대하여 느낄 수 있는 최소한의 값이 높기 때문에 고주파 전류라도 감전되지 않아 고주파 전류를 에너지로 쓸 수 있는 것이다.
㉡ 고주파 발진기 : 300[kHz]～5[MHz]

09 다음 중 전류를 짧은 시간 단속하여 흘리면 연속적으로 열은 발생하지 않으므로 증기폭발이 일어나지 않고 발생하는 고열이 혈액이나 단백질을 응고시키는 동작원리는?

① 응고작용 ② 절개작용 ③ 혼합작용 ④ 간접작용

해설 ㉠ 절개작용 : 고주파 전류는 전극에서 집중적으로 인체에 주입되어 퍼져 흐른 뒤 대극관 으로 회수된다.
ⓐ 전극 끝은 보통 직경 1[mm] 정도 이하의 불꽃기둥 모양으로 인체에 닿아 있고, 피부접촉부에서

정답 06.③ 07.④ 08.① 09.①

접촉저항은 200~1000[Ω] 정도이다.

ⓑ 접촉저항을 500[Ω]으로 하고, 접촉부분에 고주파 전류를 1[A] 흐르게 하면 줄의 법칙으로부터 초당 500[J]의 열량이 발생한다.

ⓒ 고열로 인해 세포는 순식간에 증기가 되어 날아가고, 이것을 증기폭발이라 한다. 전기수술기의 절개작용을 한다.

㉡ 혼합작용 : 응고 파형과 절개파형의 중간적인 파형을 이용하여 인체의 응고 · 절개에 사용한다.

㉢ 간접작용 : 세포 내 분자가 방사선에 의해 변화를 일으키는 작용으로 표적 밖에서 에너지 조사에 의하여 이온라디칼이 퍼져서 인체에 작용한다.

〈5〉 페이스메이커

01 다음 중 동방결절에서 서맥이나 부정맥 발생시 치료하기 위해 전기펄스로 심장를 자극하는 기기는?

① 심전계 ② 페이스메이커 ③ 세동제거기 ④ 심장변환기

해설 페이스메이커(Pacemaker) : 심장의 박동이 불규칙해질 때 심장에 주기적인 전기자극을 주어 심장을 수축시킴으로써 심장의 박동을 정상으로 유지하는 장치이다.

02 다음 중 페이스메이커의 범주에 들지 않는 것은?

① 비동기형 ② R파 억제형 ③ 동기형 ④ P파 억제형

해설 인공심장박동기(Pacemaker) : 서맥(동기능 부전 및 방실 차단)환자의 경우 정상적인 맥형성을 위해 체내에 삽입하는 기구로서 배터리로 이루어진 Generator와 심장 내에 위치할 Lead로 구성한다.

㉠ 인공심장박동기 적응증 : 동기능 부전 : 동방결절에서 규칙적인 율동 형성의 장애로 서맥이 유발되는 부정맥이다.

㉡ 완전 방실차단 : 완전 방실차단은 방실결절, 히스속 이하를 통한 전기적 전도가 완전히 차단되며 심전도상 심방(P파)과 심실(QRS군)의 박동은 독립적으로 나타난다.

㉢ 인공심장동기 분류 코드(SASPE)

순서	Ⅰ	Ⅱ	Ⅲ	Ⅳ
분류	조율부위	감지부위	감지반응형	심박반응기능
기호	O(없음)	O	O	O R(심박반응형)
	A(심방)	A	T(박출형)	
	V(심실)	V	I(억제형)	
	D(A+D)	D	D(T+I)	

03 다음 중 인공 페이스메이커에 대한 설명이 아닌 것은?

① 증상에 따라 사용하는 형태가 다르다.

② 부정맥, 특히 서맥을 치료하는 기기로 이식하는 형태만 존재한다.

③ 약한 전류로 심근을 탈분극시켜 심박을 조율한다.

④ 드물게 염증반응이나 혈전생성 등의 부작용이 있을 수 있다.

정답 〈5〉 01.② 02.④ 03.②

해설 ㉠ 인공 페이스메이커 : 심장이 정상적으로 뛰도록 해주는 장치이다.

㉡ 페이스메이커 : 각종 심장질환의 증상인 부정맥, 특히 서맥을 치료하는데 효과적이라서 비후성 심근증, 심부전증 등 부정맥을 유발하는 질병에도 효과가 있다. 심장의 박동이 불규칙해 질 때 심장에 주기적인 전기자극을 주어 심장을 수축시킴으로써 심장의 박동은 정상으로 유지하는 장치이다.

ⓐ 전극선은 심근에 고정되어 본체에서 전달된 전류를 심장에 전달하는 역할을 한다.

ⓑ 전극선은 기능에 따라 접속핀, 몸체, 고정부위, 전극으로 나눌 수 있다.

04 다음 중 인공 페이스메이커의 요소 중 심근에 고정되어 본체에서 전달된 전류를 심장에 전달하는 역할을 하는 것은?

① 접속선 ② 고정핀 ③ 연결선 ④ 전극선

해설 ㉠ 페이스메이커(Pacemaker) : 심장의 박동이 불규칙해질 때 심장에 주기적인 전기자극을 주어 심장을 수축시킴으로써, 심장의 박동을 정상으로 유지하는 장치이다.

㉡ 전극선 : 심근에 고정되어 본체에서 전달된 전류를 심장에 전달하는 역할을 한다. 기능에 따라 접속핀, 몸체, 고정부위, 전극으로 나눌 수 있다.

05 다음 중 영구형 페이스메이커를 이식한 후에는 장기적으로 점검을 받아야하는데 실시하는 검사가 아닌 것은?

① 조율역치를 구하고 조율 자극의 세기를 약 2배 정도로 조절한다.
② 심장의 비정상수축을 잘 감지할 수 있는지 확인한다.
③ 심장 및 페이스메이커의 전기적인 활동을 검사, 기록한다.
④ 심박률 반응성 검사를 모든 종류의 페이스메이커에서 실시한다.

해설 심박률 반응성 검사 : 특수한 종류의 페이스메이커에서만 실시한다. 이 검사가 필요한 페이스메이커는 환자의 신체대사 요구량에 따라 전기자극 주기가 조절되는 기능을 가진 페이스메이커이다.

06 다음 중 심장이나 신체의 현상태에서 관계없이 일정한 비율의 전기자극을 공급하는 심박조율기는?

① 비동기성 심박조율기 ② 인공심장박동기
③ 심장세동제거기 ④ 심장변환기

해설 심박조율기 : 심박동수를 정상화하여 우리 몸의 여러 기관에 혈액을 충분히 공급하기 위하여 몸 안에 장치하는 인공적인 기계이다. 생활을 할 때 우리 몸이 필요한 만큼 심장이 박동하도록 심박조율기는 심장을 전기자극한다. 심박조율기는 심박발생기(Pulse Generator)와 전극선(Lead)의 두 부분으로 되어 있다.

㉠ 심박발생기 : 일정한 간격으로 전기자극을 적절히 조절하는 전자회로와 전지가 들어 있는 금속으로 된 케이스이다.

㉡ 전선 : 심박발생기에서 심장으로 전기를 전달하여 심장을 박동하게 하거나 심장자체에서 발생하는 전기적 신호를 심박조율기에 보내는 역할을 한다.

정답 04.④ 05.④ 06.①

〈6〉 인공신장

01 다음 중 인공신장기의 구성요소가 아닌 것은?

① 혈액펌프 ② 유량 센서 ③ 압력 센서 ④ Dialyzer

해설 현재의 인공신장기에서 유량센서는 없고 펌핑 비율로서 유량을 예측하고, 따로 유량계를 두지는 않는다.

02 다음 중 인공신장기의 구조 중에서 투석액을 바꿔주는 역할을 하는 교환기의 종류가 아닌 것은?

① 반투막 투석기 ② 평행판 투석기 ③ 코일 투석기 ④ 공동섬유 투석기

해설 교환기(Exchanger)의 구성 : ㉠ 코일 투석기(Coil Dialyzer) : 반투과성 막의 특성을 갖는 물질을 코일처럼 감아서 투석액과 혈액이 나선형 사이에서 순환하도록 하는 장치이다.

㉡ 평행판 투석기(Plate Dialyzer) : 여러 층의 평행판 구조로 반투과성 막의 특성이 있는 물질을 판의 모양대로 놓고 각각의 판 사이로 투석액과 혈액이 순서대로 순환되도록 하는 장치이다.

㉢ 공동섬유 투석기(Hollow-Fiber Dialyzer) : 길이가 150[mm] 정도이고, 안지름 0.2[mm] 정도의 속이 뚫린 가는 섬유가닥을 10,000~15.000개 정도를 묶어 안쪽으로는 혈액이 흐르고 바깥쪽으로는 투석액이 둘러싸고 있으며, 반투과성 막의 역활을 하는 것은 섬유의 벽이다.

03 다음 중 투석기 환자에게 들어가는 관과 나오는 관이 올바르게 짝지어진 것은?

①정맥 - 동맥 ② 동맥 - 정맥 ③ 동맥 - 동맥 ④ 정맥 - 정맥

해설 인공신장기 : 혈액에서 노폐물을 걸러내는 장치이다. 인공신장기는 바로 혈액을 몸밖으로 꺼내서 인공신장기 안에서 노폐물을 투석시킨 후 다시 우리의 몸속으로 혈액을 넣어준다. 그러므로 혈관을 찾기 쉬운 손에서 동맥을 찾고, 손에서 정맥을 찾아서 동맥과 정맥 사이에 인공신장기를 넣어주면 된다. 이때 동맥에 연결하는 이유는 심장에서 나온 혈관(=동맥)에 연결하면 심장에서 나오는 힘에 의해서 혈액이 인공신장기로 들어갈 수 있기 때문이다. (만약 정맥에 연결하면 인공신장기로 들어가게 하기 위해서는 어떠한 장치를 사용해서 정맥에서 피를 뽑아서 인공신장기로 보내야 한다.)

04 다음 중 인공신장기의 전자제어장치가 하는 역할이 아닌 것은?

① 전해질 농도측정 ② 투석액 혈액누출감지
③ 기포검출 ④ 교환기

해설 ㉠ 인공신장기의 전자제어장치 : 전해질 농도측정, 투석액 혈액누출감지, 혈액온도유지, 기포검출 등에 사용된다.

㉡ 교환기 : 투석액이 들어 있는 공간과 환자의 혈액이 담겨 있는 공간이 반투막을 사이에 두고 분리되어 있으며, 혈액 펌프와 관을 통해 환자에게 연결되어 있다.

㉢ 투석액을 바꿔주는 역할을 하는 것이 교환기이다.

05 다음 중 투석기를 이용하여 체외 회로로부터 입자를 제거하는 과정을 이르는 용어는?

① 투석 ② 막간입력 ③ 혈액누출 ④ 초여과

해설 ㉠ 초여과(Ultrafiltration) : 혈액구획에 양압을 걸고 투석액 구획에 음압을 걸어 이것의 합이 막간 정수압(Transmembrane Pressure)을 형성한다. 따라서 일정한 막간 정수압에서 일정 시간 동안

정답 〈6〉 01.② 02.① 03.① 04.④ 05.④

제거할 수 있는 수분량을 투석기 초여과계수라고 할 때 초여과율은 초여과계수와 막간 정수압, 투석시간 등에 의해 결정된다.

㉡ 혈액투석 : 확산과 초여과가 동시에 이루어지고, 순차적 초여과-혈액투석은 초여과만 먼저 시행하고, 혈액투석은 그 다음에 시행하는 것이다.

㉢ 혈액여과 : 초여과된 체액을 수액으로 보충하는 것이다.

㉣ 혈액투석 여과 : 혈액투석과 혈액여과를 합친 것이다.

06 고유량 혈액투석(High Flux Hemodialysis) 시스템은 기존의 혈액투석 시스템보다 독소제거효율이 더 높다. 다음 중 추가로 어떤 메커니즘에 의한 독소제거가 수반되었기 때문인가?

① 증발(Vaporization) ② 확산(Dirrusion)
③ 초여과(Ultrafiltration) ④ 흡착(Adsorption)

해설 ㉠ 혈액투석 : 확산과 초여과가 동시에 이루어지고, 순차적 초여과-혈액투석 : 초여과만 먼저 시행하고 혈액투석은 그 다음에 시행하는 것이다.

㉡ 초여과(Ultrafiltration) : 혈핵구획에 양압을 걸고 투석액 구획에 음압을 걸어 이것의 합이 막간 정수압을 형성한다. 따라서 일정한 막간 정수압에서 일정 시간 동안 제거할 수 있는 수분량을 투석기 초여과계수라 할 때 초여과율은 초여과계수와 막간 정수압, 투석시간 등에 의해 결정된다.

07 다음 중 혈액투석에 비해 복막투석이 가지는 단점은?

① 신체에 카테터를 달고 다녀야 한다. ② 기계에 의존해야 하는 번거로움이 있다.
③ 치료때마다 주사에 찔려야 한다. ④ 주 2~3회 복막식에 와야 한다.

해설 ㉠ 복막투석 장점 : 혈액투석과 비교하여 주사바늘에 찔리는 불안감이 없고, 집에서 자가치료하기 때문에 한달에 1~2회 방문치료가 가능하다. 일주일에 2~3회 노폐물을 제거해 주는 혈액투석에 비해 신체적 부담도 적고 혈압조절도 되며, 꾸준히 노폐물이 제거되므로 혈액투석에 비해 식사제한이 거의 없고, 일과 여행도 자유롭게 할 수 있다.

㉡ 단점 : 매일 4회 청결한 환경에서 투석액을 갈아 주어야 하는 번거로움이 있고, 연결구를 통해 균이 들어가 염증을 유발할 수도 있다. 신체(몸)에 달려 있어서 불편하다.

〈7〉 인공호흡기

01 다음 중 호흡보조기의 종류가 아닌 것은?

① 압력주기형 호흡보조기 ② 압력측정형 호흡보조기
③ 부피제어형 호흡보조기 ④ 시간주기형 호흡보조기

해설 호흡보조기 : 환자의 호흡상태에 맞게 조정되어 환자의 호흡활동을 향상시키는 기기이다. 호흡보조기의 주기는 부피(Volum), 압력(Pressure), 시간(Time)으로 제어할 수 있다. 이들을 각각 부피주기형, 압력주기형, 시간주기형이라 한다.

02 다음 중 호흡기 기능평가법에서 분포능(Distribution)에 대한 설명은?

① 폐 내에 방사선이 모세혈관으로 전달되는 기능

정답 06.③ 07.① 〈7〉 01.②

② 외부공기가 기도를 통하여 폐포로 잘 전달되는 기능
③ 폐 내에서 공기가 폐포간에 균형있게 분포하는 기능
④ 폐포 내 공기와 폐 모세혈관 내 혈액 간에 O_2, CO_2를 잘 교환하는 기능

해설 ㉠ 분포능(Distribution) : 폐 내에서 공기가 폐포 간에 균형있게 분포하는 기능이다.
㉡ 환기능(Ventilation) : 외부공기가 기도를 통하여 폐포로 잘 전달되는 기능이다.
㉢ 확산능(Diffusion) : 폐포내 공기와 폐 모세혈관 내 혈액 간에 O_2, CO_2를 잘 교환하는 기능이다.

03 다음 중 호흡보조기의 작동 주파수를 정상적인 호흡 주파수보다 훨씬 높게 하여 사용하는 방법으로 흡입-배출주기가 정상보다 짧을 뿐 아니라, 한번 호흡할 때 공기의 이동량이 매우 작은 보조기의 종류는?

① 시간주기형 호흡보조기　② 부피주기형 호흡보조기
③ 고주파 호흡보조기　④ 압력주기형 호흡보조기

해설 ㉠ 부피주기형 호흡보조기 : 환자에게 흡입된 공기의 부피로 호흡보조의 주기를 조정한다. 일정한 부피범위를 정해 주면, 그 적당량 만큼 공기가 환자에게 흡입되어야 비로소 공기의 배출을 시작 또는 유도하는 주기작용을 시작한다. 압력통제 밸브를 설치하여 환자에게 호흡보조기가 공기를 삽입시키는 동안의 압력이 미리 설정된 최대 압력을 넘으면, 지금까지 흡입된 공기의 양에 상관없이 주기작용을 시작하는 것이다. 이렇게 하여 압력이 조절되지 못할 때 환자에게 발생할 수 있는 손상을 막을 수 있다.
㉡ 압력주기형 호흡보조기 : 공기를 환자에게 공급하여 허파의 압력이 미리 설정된 범위에 다다르면 호흡보조기가 공기의 유출을 돕는 장치이다.
㉢ 시간주기형 호흡보조기 : 시간주기형에는 음압호흡보조기가 있다. 즉 일정 주기동안 환자에게 음압을 가하고 다시 일정 주기 동안 음압공급을 중단하는 과정을 되풀이한다. 현재 사용중인 시간주기형 호흡보조기의 제어는 호흡의 주기, 공기를 흡입하는 시간과 내쉬는 시간의 비율도 설정할 수 있는 전자회로가 맡고 있다. 비안정 멀티바이브레이터회로를 사용한다. 비안정 멀티바이브레이터 회로는 솔레노이드 밸브를 작동시켜 공기의 흐름을 제어한다.

04 다음 중 환자가 호흡을 하는지 안하는지 여부를 측정하는 호흡 검출회로에 사용되는 센서는?

① 서미스터　② 마이크로폰　③ 산소공기막　④ 스트레인게이지

해설 산소공기막 센서를 사용하여 환자의 호흡을 측정한다.
㉠ 서미스터 : Thermally Sensitive Resistor의 약자로서, 온도변화에 대하여 극히 큰 저항값 변화를 나타내는 저항기로써 PTC 서미스터는 온도의 상승과 함께 저항이 증가하는 특성을 나타낸다. $BaTio_3$를 주성분으로 미량의 Dopant를 첨가해서 도전성을 갖게 한 N형 반도체의 일종이다. 이러한 특성을 이용하여 과전류보호용, 히터용, TV 디가우징용, 모터기동용, 온도센서용 등으로 사용되고 있다.
㉡ 마이크로폰 : 음파 또는 초음파를 받아서 그 진동에 따른 전기신호를 발생하는 장치이다.
㉢ 스트레인게이지 : 구조체의 변형되는 상태와 그 양(量)을 측정하기 위하여 구조체 표면에 부착하는 게이지이다.

정답 02.③ 03.③ 04.③

05 다음 중 인공호흡기(Ventilator)에서 공기의 흐름이나 방향을 조절하는 데 사용되는 Valve로 흡입기도에 반응하여 환자의 자발호흡을 허용하게 되는 Valve는?

① Solenoid Valves ② Demand Valves
③ Proportional Solenoid Valves ④ Proportional Scissor Valves

해설 ㉠ 디맨드 밸브(Demand Valves) : 디맨드형 호흡기용 조절장치이다.
㉡ 디맨드형 호흡기(Demand-Type Mask) : 사용자의 호흡기 내에 압력이 존재할 때, 즉 사용자가 호흡할 경우에만 공기나 산소를 공급하는 자급식 호흡기구이다.

06 다음 중 환자 자신의 간헐적인 호흡이 기기의 작동에는 영향을 주지 못하고 오히려 자발호흡이 억제될 수 있는 형태는?

① 시간주기형 ② 제어기형 ③ 보조기형 ④ 압력주기형

해설 Control Mode(제어기형) : CMV(Control Mechanical Ventlation)라고도 한다. 환자의 호흡을 완전히 통제하는 것이다. 스스로 호흡을 할 수 없는 환자에게는 완변한 호흡을 보장해주기 때문에 완전히 마비되었거나 호흡이 없는 환자에게 적당하다. 호흡을 자의적으로 할 능력이 있는 환자에게는 이 방법이 적당하지 않은데 그 이유는 환자가 인공호흡기와 호전적이게 되어 공연히 에너지 낭비만 초래되며 Barotrauma(압력장애)를 유발하게 된다.

〈8〉 방사선 치료기기

01 다음 중 입자를 가속하여 방사선을 방사시켜 치료하는 장치는?

① 감마나이츠 ② Linac ③ Capnometer ④ 코발트 치료기

해설 외부방사선 치료장치 : 10~500[kV]의 X-선 치료장치, Co^{60} 등의 방사성동위원소를 이용한 방사성동위원소 원격치료장치, 입자를 가속하여 방사선을 방사시켜 치료하는 입자가속장치 등으로 분류할 수 있다. 체외조사는 주로 Co^{60} 원격치료기와 linac을 이용한다. 호기말 탄산가스 농도측정기(Capnometer)

02 다음 중 방사선 치료기기 종류를 분류할 때 방사선을 이용하는 방법에 따른 분류 3가지가 아닌 것은?

① 외조사 치료장치 ② 근접조사 치료장치
③ 내외접조사 치료장치 ④ 정위적 방사선 수술장치

해설 ㉠ 외조사치료 : 환자외부에서 고에너지의 X-선이나 전자선이 조사되어 환자의 피부를 통과해서 몸내부에 있는 종양까지 도달하여 치료한다.
㉡ 근접조사치료 : 방사선 물질을 작은 관에 넣어서 몸속의 종양근처에 설치하거나 환자의 몸 안인 종양에 주입하여 치료한다.
㉢ 정위적 방사선 치료장치 : 정위적 고정기구를 이용하여 환자의 움직임을 최소화하고 표적부위를 방사선 빔을 이용하여 한 번에 고선량의 방사선을 조사하면서 표적 밖의 부위는 피해를 극소화하는 정위적 방사선 수술장치이다.

정답 05.② 06.② 〈8〉 01.② 02.③

03 다음 중 선형가속 암치료기에서 환자에게 조사되는 방사선량을 측정하는 장치는?

① Thyratron ② Shant-T ③ Crystal Diode ④ Ion Chamber

해설 ㉠ 선형가속기 : 높은 에너지를 주기 위해서 입자를 여러 번 가속시키는 방법이 고안되었는데, 이것을 선형 가속기라고 한다.

㉡ 선형가속기 암치료기 : 환자의 위치변화를 세밀하게 확인, 보정하며 환자 외부윤곽의 변화나 암조직의 위치 및 모양변화를 삼차원적으로 확인하여 치료계획과 실제 치료시에 나타날 수 있는 불일치의 원인들을 제거한다. 암치료에 사용되는 라이낙(Linac)은 모두 전자를 가속시키는 선형 전자 가속장치이다. 라이낙으로부터 나오는 빔은 전자선과 엑스선 두 종류다.

ⓐ 전자선 : 가속된 전자 자체를 치료에 바로 사용하는 경우로 유방암, 피부암 등의 표피층에 발생한 종양치료와 두경부 암의 림프절 치료에 이용한다.

ⓑ 엑스선 : 가속된 전자가 금속판(Target)에 부딪혀 나오며 침투력이 좋아 인체 깊숙한 곳에 있는 종양을 치료하는데 사용한다.

㉢ 이온선량계(Ion Chamber) : X-선 또는 전자선을 조사할 때 선량을 측정하는 조정제어기의 모니터에 측정된 수치를 알려준다.

04 다음의 방사선 치료장치 중 치료방법이 다른 것은?

① 선형가속기 ② 감마나이프
③ 저에너지 X-선 치료장치 ④ Co^{-60}원격치료장치

해설 ㉠ 감마나이프 : 정위적 방사선 치료장치이며, 나머지는 외조사 치료장치이다.

㉡ 선형가속기 : 일정 시선 가속장치라고도 하며 고주파의 전기장을 이용해서 하입전자를 직선상으로 주행시켜 거리에 따라 점차적으로 에너지를 전달하는 방식이다.

㉢ 저에너지 X-선 치료기 : 135~250[kVp] 정도의 X-선 장치를 이용하여 주로 피부질환에 이용하거나 일부 심부치료에 이용된 기기로서 현재는 거의 사용되지 않는다.

㉣ Co^{-60}원격치료장치 : 방사성동위원소인 Co^{-60}에서 발생되는 감마선을 이용한다. Co^{-60}는 5.3년의 반감기를 갖고 있으며, 에너지는 1.17과 1.33[MeV]의 감마를 방출하며 이는 3[MV] X-선의 평균에너지와 비슷하다.

05 다음 중 해당되는 방사선 치료기기는?

> 방사선 치료기기의 특징으로 원형 궤도상에서 전자(베타 입자)를 같은 궤도반경을 회전시키면서 속으로 가속시키는 장치로서 자속의 시간변화에 의해 생기는 전자력이 전자에 작용하여 가속을 행하는 것이기 때문에 유도 가속장치라고 할 수 있다.

① 베타트론(Betatron) ② 마이크로트론(Microtron)
③ 코발트$^{-60}$ 원격치료장치 ④ 선형가속장치

해설 ㉠ 마이크로트론(Microtron) : 직류 자기 마당 안에서 주파수가 일정한 고주파 전기마당으로 전자를 가속하는 장치이다. 의학, 고체 물리학에서 이용하며 신속성이 좋아 핵물리연구에도 이용된다.

㉡ 코발트$^{-60}$ 원격치료장치 : 방사선 치료기의 모델명이다.

㉢ 선형가속장치 : 전자, 양성자와 같은 전기를 띤 입자를 높은 에너지로 가속하는 장치이다. 입자는 직선을 따라 운동하면서 주파수가 일정한 교류전기 마당으로 여러 번 되풀이하여 가속된다. 엑스선 발생장치로 의료용, 공업용으로 사용된다.

정답 03.③ 04.② 05.①

06 다음 중 방사선치료의 특징이 아닌 것은?

① 암세포의 분열, 증식을 방해하여 파괴한다.
② 종양의 위치에 따라 사용되는 방사선 종류가 다르다.
③ 방사선은 정상조직에는 영향을 미치지 않는다.
④ 방사선으로는 X-선, γ선, 전자선, 양전자선 등이 사용된다.

해설 ㉠ 방사선 : 정상 조직과 암 조직 모두 방사선으로 인한 장애를 일으키지만, 정상 조직은 어느 정도의 시간이 지나면 회복하게 되고 종양 조직은 회복이 불가능하게 된다.
㉡ 방사선치료 : 수술에 비해 원래 장기의 손상을 주지 않으면서 암세포를 효과적으로 죽이는 탁월한 효과가 있지만, 단 한번에 끝나는 수술과 달리 오래 동안 치료를 해야 한다.
㉢ 여러 번 나누어서 방사선치료를 하여야 정상세포의 회복을 유지하면서 암세포는 계속해서 죽이는 효과를 기대할 수 있기 때문이다.

07 다음 중 일상에서 방사선치료를 목적으로 사용하지 않는 기기는?

① Betatron ② Linear Accelerator
③ Klystron ④ Cyclotron

해설 방사선 치료목적
㉠ 외부방사선요법 : 정상세포를 최대한 보호하면서 모든 유해한 암세포를 파괴하는 것이다.
㉡ 완치적 치료 : 대부분의 경우 항암 화학요법과 함께 시행되며 뇌종양, 두경부암, 식도암, 폐암, 항문암, 자궁경부암, 림프종에 적용된다.
㉢ 보조적 치료 : 수술 후 잠재 잔존병소를 제거하기 위해 시행되며 폐암, 유방암, 직장암, 자궁경부암에 적용된다.
㉣ 예방적 치료 : 원발병소가 치유되었으나 전이의 위험성이 있는 경우에 시행된다.
㉔ 소세포폐암의 전뇌 방사선조사를 들 수 있다.
㉤ 고식적 치료 : 뇌전이, 뼈전이로 인한 통증, 척수압박으로 인한 신경증상 등에 적용된다.
ⓐ Betatron : 진공의 원형궤도상에서 전자를 빠른 속도로 가속시키는 입자가속기이다. 변화하는 자기장이 만드는 유도기전력을 이용하여 입자를 가속시키는 원리를 이용하였으며, 높은 전압을 사용하지 않아도 되고 구조가 간단하면서도 높은 에너지를 얻을 수 있다는 장점이 있다.
ⓑ Linear Accelerator : 대전입자가 직선운동을 하는 가장 일반적인 형태의 가속기로 저에너지 선형가속기인 **밴 더 그래프 가속기**와 **고에너지 선형가속기**가 있다.
ⓒ Cyclotron : 하전입자(양성자, 중양성자, α입자 등)를 가속시키는 입자가속기이다. 전하를 띤 입자는 균일한 자기장 속에서 **로렌츠 힘을 받아 원운동**을 하며 **고주파 전압에 의해 가속**된다.
ⓓ Klystron : 마이크로파(波)영역에서 사용하는 전자관(電子管)으로 속도변조관이라고도 한다. 전류의 증폭에 쓰이는 직진형과 발진에 쓰이는 반사형이 있다.

08 다음 중 linac의 구성 중 가속관으로부터 나온 전자빔은 선량분포가 중심축이 강하고 주위는 약하기 때문에 Al, Cu, Ta, Pb 등으로 전자빔 통로에 삽입함으로써 전자빔을 산란 확산시켜 균등한 선량분포를 만드는데 사용되는 부분은?

① Target ② Scattering Foil ③ Wedge Filter ④ Flattening Filter

해설 암치료에 사용되는 라이낙(Linac)은 모두 전자를 가속시키는 선형 전자 가속장치이다. 라이낙으로부터 나오는 빔은 전자선과 엑스선 두 종류다.

정답 06.③ 07.③ 08.②

㉠ 전자선 : 가속된 전자자체를 치료에 바로 사용하는 경우로 유방암, 피부암 등의 표피층에 발생한 종양치료와 두 경부 암의 림프절 치료에 이용한다.

㉡ 엑스선 : 가속된 전자가 금속판(Target)에 부딪혀 나오며 침투력이 좋아 인체 깊숙한 곳에 있는 종양을 치료하는 데 사용한다.

〈9〉 신생아 보육기

01 다음 설명 중 ( ) 안에 들어갈 용어는?

> 보육기 내의 온도가 설정한 범위를 초과하면 온도에 의하여 작동되는 스위치가 알람을 울리게 한다. ( )에 의해 작동하는 스위치가 버저에 연결되어 사용되며 사용이 간편하여 작동의 정확도도 높다.

① 바이메탈 ② 복사 ③ 암 포트 ④ 서미스터

해설 ㉠ 암 포트 : 손을 넣을 수 있는 출입구이다.

㉡ 서미스터 : 온도에 따라 전기저항값이 달라지는 저항체를 이용한 저항기이다.

02 다음 중 신생아 보육기의 예열시간 후 안정온도조건에서 허용되는 온도변화폭은?

① ±5[℃] ② ±0.5[℃] ③ ±0.8[℃] ④ ±1[℃]

해설 ㉠ 신생아실의 온도 : 24[℃](75[°F]), 습도는 50-60[%], 60 Foot Candle 정도의 밝기와 조용한 분위기(80[dB] 이하)에서, 감염을 방지하기 위하여 무균법(Asceptic Technique)을 쓰는 것이 가장 중요하다.

㉡ 예열시간 : 기기의 예열시간은 사용지침에 규정된 예열시간과 20[%] 이상 오차가 있어서는 안된다.

03 다음 중 보육기의 적정한 온도와 습도는?

① 18~15[℃], 40~60[%] ② 23~26[℃], 60~70[%]

③ 30~32[℃], 55~65[%] ④ 30~32[℃], 60~70[%]

해설 미숙아의 증세에 따라 다르지만, 대체적으로 산소는 40[%] 이하, 습도는 60[%] 정도, 온도는 30[℃] 정도가 좋다. 일정한 온도의 유지와 청결에 주의를 요한다.

04 다음 중 인큐베이터를 이용할 수 있는 환자는?

① 산모 ② 골다공증환자 ③ 조산아 ④ 상형환자

해설 인큐베이터 : 조숙하거나 병든 유아들의 생명연장과 유지를 위해서 사용한다.

05 다음 중 인큐베이터의 적당한 온도는?

① 약 33.0[℃] ② 약 34.0[℃] ③ 약 35.0[℃] ④ 약 37.0[℃]

해설 인큐베이터 : 안의 온도는 보통 32~37[℃] 정도이고 습도는 50~60[%] 정도이다.

정답 〈9〉 01.① 02.② 03.③ 04.③ 05.④

06 다음 중 인큐베이터에서 액정화면의 용도가 아닌 것은?

① 산소농도감지 ② 온도감지 ③ 습도감지 ④ 위험사항감지

해설 기본적으로 액정에 표시되는 기능 : 위험사항, 온도감지, 습도상태이다.

07 다음 중 인큐베이터의 기능에서 공기를 맑게 해주는 전문 필터는?

① DELTA ② ALPHA ③ GAMMA ④ HEPA

해설 ㉠ HEPA필터 : 공기를 정화시킨다. ㉡ ALPHA : 일정한 방식으로 투명하게 하는 필터이다. ㉢ GAMMA : 감마나방, 감마성, 감마선양자이다.

08 다음 중 폐쇄식 보육기의 설명이 아닌 것은?

① 일반적으로 사용되는 보육기이다.
② 보육기 안의 온도가 불안정해지는 경우가 있다.
③ 외부의 공기가 필터를 통해 들어온다.
④ 둥글고 작은 창으로 손을 넣어 조작한다.

해설 보육기(Incubator)에는 폐쇄식과 개방식 두 종류가 있으며, 일반적으로 폐쇄식 보육기가 사용된다. 폐쇄식 보육기는 외부의 공기가 필터를 통해서 들어오는 강제환기식으로서, 둥글고 작은 창으로 손을 넣어 조작하도록 되어 있다. 개방식 보육기는 뚜껑을 열어서 조작하게 되어 있기 때문에 안의 온도가 불안정해지는 경우가 있다.

09 다음 중 인큐베이터의 기능이 아닌 것은?

① 온도조절 ② 환기조절 ③ 냉동조절 ④ 산소공급조절

해설 보육기 : 아기는 자신의 체온을 조절할 수 있는 능력이 없기 때문에 주위의 온도를 높여 주어 아기체온을 알맞게 조절해 주어야 한다. 산소를 공급하는 능력이 떨어지기 때문에 호흡계에 문제가 될 수 있는 부분을 최대한 고려한다. 온도를 높여주어 아기체온과 맞는 분위기를 맞춰줘야 할 인큐베이터 안에 냉동조절은 옳지 않다. 온도, 습도, 환기기능을 기본으로 한다.

〈10〉 전기자극치료기

01 다음 중 전기자극치료기의 특성이 아닌 것은?

① 전선 전원용 자극기는 흔히 전기진단용 장치에 많이 이용된다.
② 전기신호의 형태, 치료적 또는 진단의 목적에 따라 형태가 다르다.
③ 치료용으로 사용되기 위해서는 정전류 자극기보다 정전압 자극기가 더 바람직하다.
④ 의료용으로는 평류전기・감응전기・교류전기의 세 가지가 쓰인다.

해설 전기진단 및 전기치료 장비들은 전기자극기와 자극용 전극을 사용하여 인체조직에 전기흐름을 유발한다. 여러 가지 구성요소들은 일반적으로 전기자극기로 사용되어 전기진단 및 전기치료 장비로 적용된다.

정답 06.① 07.④ 08.② 09.③ 〈10〉 01.③

02 치료 및 재활용으로 쓰이는 전기자극은 전원장치에서 직류나 교류전원을 신호발생기에 공급하여 생성된다. 다음 중 이 신호발생기의 구성요소가 아닌 것은?

① 증폭기　② 변압기　③ 여과기　④ 정류기

해설 신호발생기의 전원부 구성요소

㉠ 변압기 : 전류공급으로부터 전자유도현상을 통하여 제공된 교류전류를 승압이나 강압하여 사용하는 장치이다. 이는 전원공급에 의하여 제공된 전압을 변압기로 인체조직에 효과적이고 안전한 자극을 위하여 적절한 수준으로 변환시켜준다.

㉡ 정류기 : 주기적으로 양과 음 두 가지 방향으로 변화하는 교류전류를 한 가지 방향으로 변환하여 이온도입에 적용하거나 단상파형으로 변환하여 전기적으로 말초신경 섬유가 활성화되게 한다.

㉢ 여과기 : 특정 교류주파수를 차단함으로써 다른 교류주파수를 통과시켜 전기자극을 발생하도록 하는 장치이다.

㉣ 조절기 : 전류가 지속적으로 흐르게 하여 전류의 흐름이 일정하게 유지되도록 조절하는 장치이다.

03 다음 중 전기적으로 근육이나 신경을 자극함으로서 근수축을 유도해내는 치료기기로, 신경지배가 비정상적인 탈신경근인 경우에는 근위축 발생을 예방하거나 진행속도를 늦추고 신장성 감소 방지, 근육이 마비되어 있는 동안 근수축 감각유지를 위해 사용하는 전기자극치료기는?

① 신경근전기자극치료기(EST)　② 극초단파 치료기(Microwave Diathermy)

③ 기능적전기자극치료기(FFS)　④ 초음파기기(Ultra Sound 초음파기기)

해설 ㉠ Microwave Diathermy(극초단파 치료기) : 고주파 치료기로 인체의 각 조직(지방, 근육, 피부 등)을 거의 균등하게 가열하여 치료효과가 크고 지속성이 좋고, 이 온열효과로 인해 치료부위에 혈류가 증대되어 신진대사가 촉진된다.

㉡ FFS(기능적 전기자극치료기) : 기계에 의한 외부 전기자극을 부착된 마비근육에 흐르게 하여 근육수축을 유발시키는 것이다.

㉢ Ultrasound(초음파기기) : 고주파 치료기로 전파매질인 Gel을 사용하여 피부에 도자면을 접촉시켜 치료한다. 심부에 열을 발생시켜 혈관확장, 근경축감퇴, 관절주위구축을 신장시켜주고 마사지 효과가 있어 통증완화에 도움이 된다.

04 다음 중 호침의 구조에 있어서 가장 중요한 부분끼리 짝지어진 것은?

① 침첨 - 침체　② 침병 - 침첨　③ 침근 - 침병　④ 침병 - 침체

해설 침첨의 형태와 연마상태는 자입시 통증의 크기와 조직 손상에 직접적인 영향을 주게 되고 침체의 손상 유무는 전기적 자극을 가할시 손상된 부위에 전류밀도가 높아져 시술 중 침체가 끊어져 체내에 유입되는 현상을 유발하여 의료사고로 이어지는 원인을 제공하기도 한다. 표면조도와 윤활성은 시술시 통증의 크기와 밀접한 관계가 있다.

05 다음 중 인체 내에 침을 놓고 침병에 저주파를 흘려주는 기계의 (+)와 (-) 단자를 연결하여 인체에 약한 전기자극을 줌으로써 침의 효과와 함께 전기자극치료를 겸하는 치료방법으로 특히 지방분해시술에 주로 이용되는 치료방법은?

① 전통침술　② IMS　③ 전침　④ 수지침

해설 지방분해 전침치료 : 전침기의 전극을 지방부위에 시술된 침과 연결하여 지방세포를 자극하는 특정의 주파수와 특정한 세기의 전류를 흐르게 한다. 이렇게 발생된 지방층내의 전기자극은 지방세

정답 02.① 03.① 04.① 05.③

포에 스트레스를 유발하고, 결국 지방세포의 감소와 지방분해를 유도한다.

06 다음 중 전침치료의 장점이 아닌 것은?

① 통증치료효과 ② 근육자극 마사지 효과
③ 지방분해 ④ 심장기능강화

해설 전침치료의 효과 : ㉠ 지방분해 효과, ㉡ 분해지방의 림프관 배출/이동효과, ㉢ 통증치료효과, ㉣ 근육자극 마사지 효과와 피로회복, ㉤ 장기능 개선, ㉥ 변비치료 / 숙변제거

07 다음 중 캐나다의 첸 건 박사에 의해 고안되었으며, 대체의학의 한 부분으로 신경의 지배를 받는 근육과 인대 등의 연부조직 질환인 근막통증후군 치료에 특히 효과적이며 니들을 이용한 직접적인 근육 내 자극 치료법은?

① 전침치료 ② 수지침 ③ IMS ④ 전통침술

해설 IMS : 캐나다의 첸 건 박사에 의해 고안되었으며 손상된 근육 내의 수축되고 짧아져 있는 특별한 병변을 직접적으로 도달하기 위해 니들을 사용한다. 긴장에 의해 만성적으로 수축되고 짧아진 근육은 신경병성 통증을 유발하며 신경이 지배하는 관절이나 근육, 그리고 인대와 같은 연부조직에 나쁜 영향을 준다. 통증을 일으키는 공통요소는 근육단축이고, IMS는 이 단축된 근육을 니들을 사용하여 이완시키는 치료방법이다.

08 다음 중 인체에 정상적으로 흐르는 미세전류를 자극하여 질병을 유발하는 손상전류를 정상전류로 바꾸어 줌으로써 세포의 회복을 촉진시키고, 스트레스와 관련된 호르몬의 이상을 바로잡아주는데 탁월한 효과를 발휘하는 치료기는?

① 신경근치료기 ② 공기압치료기 ③ 수치료기 ④ 레이저 치료기

해설 ㉠ 공기압치료기 : 6단계의 순차적인 공기압으로 팽창과 수축을 반복한다.
㉡ 수치료기 : 물이 몸에 직접 닿고 수압 마사지를 받을 수 있는 치료기이다.
㉢ 레이저치료기 : 다양한 파장의 레이저 광선을 피부조직의 손상없이 조직에 침투하여 치료한다.

09 다음 중 통증이 있는 피부, 말초 및 척수신경 뒷부분에 전기자극 혹은 기계적으로 자극하여 진통효과를 유발하는 전기자극장치는?

① 방광자극기 ② 통증제거기 ③ 경피전기 신경자극 ④ 근육자극기

해설 ㉠ 방광자극기 : 방광조절기능을 상실한 환자의 경우 요도의 괄약근이나 방광을 관장하는 척추신경에 전극을 부착하고, 외부에 전기자극을 주어 원하는 때에 배뇨할 수 있게 해준다. 소변실금환자의 치료시 사용된다.
㉡ 근육자극기 : 전기자극 시스템으로 골격근육의 기능을 회복하기 위해 근육에 전기자극을 주어 운동치료효과를 얻을 수 있는 기기이다.
㉢ 경피전기신경자극 : 통증이 말초신경에서 척추신경으로 전달되지 못하게 하는 것으로 많은 통증을 완화시킬 수 있다.

정답 06.④ 07.③ 08.① 09.②

10 다음 중 기능적 전기자극 시스템으로 골격 근육의 기능을 회복하기 위해 근육에 전기자극을 주어 운동 치료효과를 얻을 수 있는 기기는?

① 근육자극기 ② 방광자극기 ③ 통증제거기 ④ 요실금치료기

해설 근육자극기 : 한 개의 단자만을 가지는 단순한 형태부터 여러 가지 제어가 가능한 복잡한 기기까지 있다. 모든 기기들은 전극봉을 이용하여 신체에 전기적인 파동을 가하는 방법을 사용하고 있으며 가해진 전기적 파동은 운동신경을 자극시켜서 근육의 수축을 유발하게 된다. 이러한 관리법은 근육의 힘과 결을 향상시키는 효과를 가져오게 된다.

〈11〉 체외충격파쇄석기

01 다음 중 체외충격파쇄석기(EWSL)의 구성요소가 아닌 것은?

① 충격파 반사장치 ② 결석위치 측정장치
③ 충격파 전달매체 ④ 충격파 발생장치

해설 체외충격파쇄석기 시스템 : ㉠ 충격파의 발생 및 집속장치, ㉡ 충격파 전달매체, ㉢ 결석위치 측정장치, ㉣ 환자장치 등으로 구성된다.

02 다음 중 충격파 발생장치 중 점선원 방식의 점에너지원을 만드는 방식이 아닌 것은?

① 방출자방식 ② 전자진동방식 ③ 수중방전방식 ④ 압전소자방식

해설 충격파를 발생시키는 방법 : 크게 편선원과 점선원 방식으로 나누어진다.
방출자, 압전방출자 등이 편선원 방식이고, 스파크 갭(Spark Gap), 레이저, 미소폭발 등에 의한 충격파 발생이 점선원 방식이다. 점 에너지원은 다음과 같다.

㉠ 수중방전방식 : 수중에 놓인 전극 사이에서 20[kV], 1[μs] 정도의 방전을 일으켜 이때 발생하는 충격파를 이용한다.
㉡ 전자진동방식 : 미량의 화약을 폭파하여 발생하는 충격파를 이용한다.
㉢ 압전소자방식 : 세라믹 소자에 고주파를 인가하여 발생하는 초음파를 이용하는 방식이 있다.

03 다음 중 체외충격파 쇄석술의 특징이 아닌 것은?

① 통원치료보다는 입원치료를 선호한다.
② 시술 후 합병증이나 후유증이 극히 적으며, 안전하게 시술할 수 있다.
③ 반복치료가 가능하며, 피부절개나 마취가 필요 없다.
④ 신장, 뼈, 피부 등 주위조직의 손상이 없을 뿐만 아니라 통증이 없다.

해설 체외충격파쇄석기를 이용해 체외에서 충격파를 줌으로써 체내 결석을 분쇄하는 방법이다. 이 방법 이외에 기계적 쇄석술(Mechanical Lithotripsy), 전기수압식 쇄석술(Electrohydraulic Lithotripsy), 레이저 쇄석술(Laser Lithotripsy), 담석용해제를 이용하는 담즙산-EDTA(BA-EDTA) 등이 있다. 이러한 방법들은 비수술적이고 안정성이 높으며 합병증이 거의 없다는 장점이 있으나, 초음파로 결석을 포착한 후 체외에서 충격파를 가해서 분석시키는 담도의 특성상 커다란 효과를 기대할 수 없기 때문에 많이 이용되지 않는다.

정답 10.① 〈11〉 01.① 02.① 03.①

㉠ 체외충격파 쇄석술의 장점

ⓐ 비수술적이다. ⓑ 입원이 필요없고 안정성이 높다. ⓒ 반복치료가 가능하다.

ⓓ 시술 후 합병증이 없다. ⓔ 거의 모든 환자에 적용된다.

㉡ 체외충격파 쇄석술 : 타 절개수술에 비해 입원이나 마취, 투약 등이 필요 없기 때문에 신체적 · 경제적 부담이 적다.

㉢ 체외충격파 쇄석술의 특징

ⓐ 결석이 너무 크거나 중한 전신질환이 없는 한 입원이 필요 없으며, 약 30~40분 간의 시술 후 곧 정상 생활이 가능하다.

ⓑ 결석은 점점 자라거나 자주 재발하는 성질이 있으며, 다른 수술법은 반복 시술이 어려운 반면에 충격파 쇄석술은 얼마든지 반복치료가 가능하다.

ⓒ 안정성이 가장 높은 치료법이며, 경제적인 치료법이다.

ⓓ 시술 후 합병증이나 후유증이 극히 적으며, 노약자나 대사성 질환자에 대해서도 안전하게 시술할 수 있다.

04 다음 중 충격파의 집속방식 중 구면사에서 나온 압력파를 초점에 모아 충격파로 사용하는 방식은?

① 회전타원체방식 ② 방물면방식 ③ 구면방식 ④ 음향렌즈방식

해설 충격파의 집속방식 : ㉠ 회전타원체방식 : 타원에는 두 개의 초점이 있으며 발생한 에너지를 제1초점에 놓고, 제2초점에 충격파를 모아 사용한다.

㉡ 방물면방식 : 원통의 측면에서 나온 압력파를 초점에 접속하여 충격파로 한다.

㉢ 음향 렌즈방식 : 원통에서 나온 압력파를 렌즈로 접속하여 충격파로 한다.

㉣ 구면방식 : 구면사에서 나온 압력파를 초점에 모아 충격파로 사용한다.

05 다음 중 인체에 고에너지를 가진 충격파를 아주 짧은 시간 동안 집중적으로 가해 체내 결석 등을 외과적 시술 없이 치료할 수 있는 의료장비는?

① MRI ② CT ③ ESWL ④ PDT

해설 ㉠ 체외충격파쇄석기(ESWL) : 결석 주위조직의 손상이 없으며 마취나 피부절개, 통증 없이 신장, 요관, 방광 결석 및 담낭결석 치료가 가능하다.

㉡ PDT : 강역동치료 또는 광역학 치료로 불린다. 광강제를 투여한 뒤 레이저 광선을 20분 정도 조사하고, 특수한 파장의 레이저와 암세포만 추적하여 고농도로 부착 · 제거하는 방법이다.

06 다음 중 충격파 에너지를 구하는 공식은?

① $E=\frac{A}{\rho T}\int P^2(t)dt$ ② $E=\frac{A}{\rho c}\int P^3(t)dt$

③ $E=\frac{A}{\rho c}\int P^2(t)dt$ ④ $E=\frac{A}{\rho c}\int A^2(t)dt$

해설 $E=\frac{A}{\rho c}\int P^2(t)dt$

A : 파형표면, P : 압력, ρ : 증식밀도, c : 증식속도, t : 시간을 나타낸다.

정답 04.③ 05.③ 06.③

07 다음 중 충격파 발생방식 중 두 개의 전극을 설치하고 매우 짧은 시간에 고전압을 인가하여 충격파를 생성하고 타원 반사경에 집속시키는 방식은?

① 전자진동(Electromagnetic) 방식　② 압전소자(Piezoelectric) 방식
③ 수중방전(Spark Gap) 방식　④ 미소발파(Micro Explosion) 방식

해설 수중방전방식 : 수중에 두 개의 전극을 설치하고 매우 짧은 시간에 고전압을 인가하면 스파크가 발생함과 동시에 충격파가 생성되고, 이를 타원 반사경에 집속시켜 결석에 투사한다.

08 다음 중 합병증이나 후유증 없이 체외에서 고에너지의 충격파를 발생, 이를 신장이나 요관 내의 결석에 집중시켜 1~2[mm] 이하의 작은 가루로 파쇄하여 소변과 함께 체외로 자연 배출하도록 하는 의료기기는?

① 전기자극치료기　② 혈액투석기　③ 체외충격파쇄석기　④ 페이스메이커

해설 체외충격파쇄석기(ESWL : Extracorpereal Shock Wave Lithotripsy)에 대한 설명이다.

09 다음 중 ESWL(체외충격파쇄석기)의 구성요소가 아닌 것은?

① 충격파 발생장치　② 전자기파 발생장치　③ 위치측정장치　④ 충격파 전달매체

해설 ㉠ 체외충격파쇄석기 : 특수 전자장치에 의해 발생된 에너지의 충격파가 한곳에 집중될 때 강력한 충격효과를 나타낸다는 원리를 이용하여 시술을 할 수 있는 장치를 쇄석기라 한다.
㉡ 체외충격파쇄석기 시스템 : 충격파의 발생 및 집속장치, 충격파 전달매체, 결석위치 측정장치, 환자장치 등으로 구성된다.

〈12〉 인공심장

01 다음 중 자연심장을 떼어내고 이식되어 양쪽 심실의 기능을 대신하는 순환장치는?

① 혈액투석기　② 완전인공심장　③ 페이스메이커　④ 보조인공심장

해설 ㉠ 인공심장 :생체 내에 이식되어 회복불능인 자연심장의 기능을 완전히 대신할 수 있는 것으로 정의할 수 있지만, 오늘날에는 자연심장 기능의 부분적인 대체 및 보완기능을 갖는 심실보조장치도 중요한 부분으로 인정되고 있다.
㉡ 완전인공심장 : 생체의 심장기능을 완전히 반영구적으로 대행하는 것을 목적으로 한다. 완전인공심장의 이상형은 혈액펌프 · 구동제어 메커니즘 및 에너지의 모든 시스템을 생체 내에 넣을 수 있는 내장형 인공심장이다.

02 인공심장 중에서 심장기능을 부분적으로 대행하는 것을 보조심장이라 한다. 다음 중 보조심장 중 가장 사용빈도가 많은 것은?

① 완전인공심장　② 좌심보조심장　③ 우심보조심장　④ 양심보조심장

해설 ㉠ 심장의 펌프기능을 일시적 또는 영구적으로 대행하는 인공장기, 인공심장 중에서 심장기능을 부분적 · 일시적으로 대행하는 것을 보조심장이라고 한다.
㉡ 보조심장 : 좌심보조심장과 우심보조심장 및 양심보조심장이 있는데, 실제로는 좌심실부전이 많기 때문에 좌심보조심장을 사용하는 경우가 많다.

정답 07.③ 08.③ 09.② 〈12〉 01.② 02.②

03 다음 중 박동형 인공심장에 대한 설명이 아닌 것은?

① 인공판막이 필요 없다.
② 전기기계식 및 공압식으로 만들 수 있다.
③ 자연심장과 유사한 박동성 혈류의 구현이 가능하다.
④ 완전인공심장이나 좌심실 보조장치 모두 박동형 인공심장으로 구현 가능하다.

해설 판막 : 혈액의 역류를 막기 위해 심장에 존재하는 막으로 심장의 수축과 이완에 맞추어 열리거나 닫히며, 혈액을 일정한 방향으로 흐르도록 하는 것이므로 꼭 필요하다.

04 다음 중 박동형 인공심장에 대한 설명이 아닌 것은?

① 전기기계식 및 공압식으로 만들 수 있다.
② 연속형에 비해 시스템이 크고 복잡하다.
③ 자연심장과 비슷한 생리적인 박동성 혈류를 만들 수 있다.
④ 밸브가 필요없다.

해설 ㉠ 현재의 박동형 인공심장은 밸브가 필요하다.
㉡ 체외 생명 보조장치 : 급성 심근경색증, 말기 심부전증, 심장미비, 호흡부전 환자 또는 개흉수술시에 응급실이나 수술장 내외에서 막형 산화기를 사용하여 혈액에 산소를 공급하는 체외순환 보조장치이다.

05 다음 중 공압식 인공심장에 대한 설명이 아닌 것은?

① 연속류를 만든다.
② 다른 장치에 비해 혈액적합성이 뛰어나다.
③ 구동장치를 체외에 설치해야 한다.
④ Thoratec에서 만든 Heartmate의 구동방법이다.

해설 공압식 인공심장 : 박동류를 만든다.

06 다음 중 비박동형 인공심장에 대한 설명이 아닌 것은?

① 구조가 박동형에 비해 단순하다.
② 혈액접촉 면적이 박동형에 비해 작다.
③ 비용이 박동형에 비해 많이 든다.
④ 다이아프레임 또는 혈액주머니가 필요없다.

해설 박동형과 비박동형 펌프 비교

인공심장	박동성	비박동성
다이아프레임 또는 혈액주머니	있음	없음
판막	있음	없음
가변형 부피챔버	있음	없음
크기와 무게	크고 무거움	작고 가벼움
혈액접촉면적	넓다	작다
전자제어	복잡	비교적 간단
움직이는 부품	많음	적음
혈액손상	크다	낮다
비용 및 가격	높다	비교적 낮다

정답 03.① 04.④ 05.① 06.③

07 다음 중 대퇴동맥이나 말초동맥으로부터 풍선을 부착할 관을 좌쇄골하동맥 바로 아래까지 삽입하고, 풍선의 수축과 확장을 심장의 박동주기에 맞추어 구동하는 원리의 인공심장은?

① IABP ② CPB
③ 완전인공심장(TAH) ④ 좌심실보조장치(LVAD)

해설 ㉠ IABP(Intra Aortic Ballon Pump) : 순환부전을 보조하기 위해 사용되는 일시성 기계적 순환보조기로가장 널리 사용된다. 관상동맥 관류증가, 전신관류를 증가시키고, 심근작업량과 후부하를 감소시킴으로써 심근의 산소공급량을 증가시킨다.
㉡ CPB(Cardio Pulmonary Bypass) : 심폐바이패스 : 심장의 혈액펌프작용과 가스교환기능을 대행하는 체외 순환방식이다, 즉 심장으로 돌아오는 정맥귀환 혈류를 심장 대신 심폐기로 보내어 그곳에서 산화과정과 이산화탄소 제거과정을 거친 후 동맥으로 직접 되돌려보내는 방법이다.

08 다음 중 IABP의 심기능 원리 설명이 아닌 것은?

① 심장의 후부하 감소 ② 관상동맥의 혈류량 증가
③ 심장의 산소소비량 감소 ④ 심박동수 증가

해설 IABP : 대퇴동맥이나 말초동맥으로부터 풍선을 부착한 관을 좌쇄골하동맥 바로 아래까지 삽입하고, 풍선의 수축과 확장을 심장의 박동주기에 맞추어 구동장치를 동작시킨다.
㉠ 풍선의 수축과 확장에 의해 심장의 후부하 감소한다. ㉡ 심장의 산소소비량 감소한다.
㉢ 심박출량 증가한다. ㉣ 관상동맥 혈류량의 증가한다.

09 다음 중 완전 이식형 인공심장의 구성품이 아닌 것은?

① 서미스터 프로브 ② 혈액펌프 ③ 작동기 ④ 제어 및 파워장치

해설 ㉠ 혈액펌프 : 재질로는 티타늄 합금이나 폴리우레탄을 사용하고 생체적합성을 뛰어나게 하기 위해 표면처리를 한다. 각각의 인공심실에는 동맥이 연결되는 출구에 2개씩의 인공심장판막과 심방과 연결되는 유입구가 있다.
㉡ 작동기 : 에너지원에 따라 공기압 구동방식과 전기구동방식으로 나눌 수 있다.
㉢ 제어 및 파워장치 : 환자의 생리적 요구에 응답하는 출력을 제공하도록 하기 위해 인공심장에 마이크로프로세서가 부착된 제어장치가 사용된다.

10 다음 인공심장의 구동 메커니즘 중 연속류 혈액펌프에 해당하는 것은?

① 축류형(Axial) ② 공압식(Pneumatic)
③ 전기유압식(Electrohydraulic) ④ 전기기계식(Electromechanical)

해설 인공심장 : 심장의 펌프기능을 일시적 또는 영구적으로 대행하는 인공장기이다. 인공심장 중에서 심장기능을 부분적·일시적으로 대행하는 것을 보조심장이라 하며, 보조심장에는 좌심보조심장과 우심보조심장 및 양심보조심장이 있는데, 실제로는 좌심실 부전증이 많기 때문에 좌심보조심장을 사용하는 경우가 많다.

정답 07.① 08.④ 09.① 10.②

〈13〉 마취기

01 다음 중 마취가스의 종류가 아닌 것은?

① 산소 ② 질소 ③ 일산화탄소 ④ 공기

해설 마취가스의 종류 : 산소, 질소, 공기가 있다.

㉠ 마취기 : 산소, 이산화질소, 압축공기를 이용하여 기화기의 휘발성 마취제를 적정 농도로 기화시킨 다음 환자의 호흡기를 통하여 흡입케 함으로써 마취하는 기기로, 신경세포를 부풀려 본래의 기능을 억제시킨다.

㉡ 마취기 시스템의 구성요소

ⓐ 산소와 마취가스의 공급원

ⓑ 일정한 가스량을 공급하는 유량계

ⓒ 액체마취제를 기화시켜 공급하는 기화기

ⓓ 공급되는 신선가스와 탄산가스가 제거된 호기를 재공급하는 호흡회로

ⓔ 기타 여러 가지 안전장치, 감시장치 및 경보장치

02 다음 중 산소, 이산화질소, 압축공기를 이용하여 기화기의 휘발성 마취제를 적정 농도로 기화시킨 다음 환자의 호흡기를 통하여 흡입케 함으로써 마취하는 기기는?

① 인공심장기 ② 인공호흡기 ③ 마취기 ④ 인공심폐기

해설 마취기 : 약물을 사용하여 생물체의 전신 또는 국소(局所)의 감각을 일시적으로 마비시키는 일이다. 수술할 때 통증을 인위적으로 없앤다. 원래는 '감각을 없게 한다.'는 뜻이었으나, 오늘날은 '수술에 관한 환자관리'라는 내용을 지니고 있다. 즉 마취약을 주사하는 것만이 아니고, 수술 전부터 시작하여 수술 후 회복실에서 환자가 마취로부터 완전하게 깨어날 때까지의 상태를 안전하게 유지하기 위한 모든 조치이다.

03 다음 중 마취기 시스템의 구성요소가 아닌 것은?

① 유량계 ② 기화기 ③ 호흡회로 ④ 응축기

해설 ㉠ 마취기 : 산소, 이산화질소, 압축공기를 이용하여 기화기의 휘발성 마취제를 적정 농도로 기화시킨 다음 환자의 호흡기를 통하여 흡입케 함으로써 마취하는 기기로, 신경세포를 부풀려 본래의 기능을 억제시킨다.

㉡ 마취기 시스템의 구성요소

ⓐ 산소와 마취가스의 공급원

ⓑ 일정한 가스량을 공급하는 유량계

ⓒ 액체마취제를 기화시켜 공급하는 기화기

ⓓ 공급되는 신선가스와 탄산가스가 제거된 호기를 재공급하는 호흡회로

ⓔ 기타 여러 가지 안전장치, 감시장치 및 경보장치 등이다.

04 다음 중 마취기에 사용되는 마취제의 종류가 아닌 것은?

① Trifluororane ② Isoflurane ③ Sevoflurane ④ Enflurane

해설 마취제 : 국부 또는 전신적으로 통각을 포함한 감각(感覺)을 소실하게 하는 약물로 마취제의 종류로는 대중병원에서 사용되는 흡입마취제로 Enflurane, Isoflurane, Desflurane, Sevoflurane 등이 있다. 모두가 전신마취에 사용하는 약이며, Sevoflurane는 소아마취에 쓸 수 있다는 특징이 있다.

정답 〈13〉 01.③ 02.③ 03.④ 04.①

05 다음 마취기의 부분 중 산소와 산화질소의 혼합가스를 기체방울 형태로 만들어 휘발성의 액체마취제를 통과하게 만드는 것은?

① Vaporizer ② Dialyzer ③ Exchanger ④ Actuator

해설 베이퍼라이저(Vaporizer) : 액체를 기체로 만드는 것을 의미한다. 베이퍼라이저는 봄베에서 압송된 액체 LPG를 기체로 만드는 역할을 하고 베이퍼라이저에서 기체로 된 LPG는 믹서에서 공기와 섞여 약 15.7 : 1의 혼합기가 되어 엔진 연소실로 흡입된다.

해설 ㉠ 마취기 : 산소, 이산화질소, 압축공기를 이용하여 기화기의 휘발성 마취제를 적정 농도로 기화시킨 다음 환자의 호흡기를 통하여 흡입케 함으로써 마취하는 기기로 신경세포를 부풀려 본래의 기능을 억제시킨다.

㉡ 마취기 시스템의 구성요소

ⓐ 산소와 마취가스의 공급원

ⓑ 일정한 가스량을 공급하는 유량계

ⓒ 액체마취제를 기화시켜 공급하는 기화기

ⓓ 공급되는 신선가스와 탄산가스가 제거된 호기를 재공급하는 호흡회로

ⓔ 기타 여러 가지 안전장치, 감시장치 및 경보장치

06 다음 중 마취기에서 마취제와 혼합하여 사용되는 가스가 아닌 것은?

① O_2 ② N_2O ③ Air ④ N_2

해설 마취기 : 기화기, 유량계, 이산화탄소 흡수장치, 인공호흡기 조절, 압력계, 유량계 등으로 구성되어 있다.

㉠ 기화기 : 액체로 된 휘발성 흡입마취제를 가스상태로 증발시키는 장치로, 일정한 휘발성 흡입마취제를 증발시키는 기화기로서 여기에서 증발된 마취가스는 일정한 농도로 산소 및 아산화질소와 함께 환자의 폐 내로 주입된다.

㉡ 유량계 : 산소와 아산화질소의 분당 공급량을 표시해주는 장치이다.

㉢ 인공호흡기 조절 : 환자에게 산소와 아산화질소 그리고 흡입마취 가스를 공급해주는 호흡기장치이다.

〈14〉 카테터

01 다음 중 지속적인 혈역학적 상태를 관찰하기 위해서 요도 혹은 혈관에 삽입하는 관은?

① 일렉트로드 ② 카테터 ③ 프로탭 ④ 프로네오

해설 ㉠ 일렉트로드 : 심전도용 생체신호전달 센서를 일렉트로드라고 부른다. 모든 일렉트로드는 생체신호인 심전도를 감지하는 센서로서 심전도검사시 사용된다.

㉡ 카테터 : 혈전에 의하여 역학적 상태가 불안정하거나 저혈압이 심하거나 동맥혈이 계속적으로 필요한 경우, 지속적인 혈역학적 상태를 관찰하기 위해 요도 또는 혈관에 삽입하는 일종의 관으로 주로 형상기억합금을 이용해 온도에 의해 관의 확장을 제어한다. 본래의 목적과는 반대로 약제나 세정액의 주입 등에도 응용된다. 모양이나 굵기는 여러 가지이며, 쓰이는 부위나 목적에 따라서 다르다. 특히 오줌의 배출이나 방광세정, 방광내 약주입을 위한 요도카테터는 종류가 많으며 널리 쓰이고, 금속제는 남녀 별개로 되어 있다.

㉢ 프로탭 : Resting ECG Electrode, 즉 일회용 심전도용 생체신호전달 센서로서, 최장 1시간 이내로

정답 05.① 06.④ 〈14〉 01.②

심전도를 측정하는 센서를 프로탭이라 부른다. 최적의 감도능력을 가진 염화은을 PET지에 코팅하며 점착소재 하이드로겔만을 사용하였다.

㉣ 프로네오 : 인큐베이터에서 미숙아의 심전도측정을 위한 센서로서, 모니터로 연결되는 전선이 전극에 달려 있다. 전극에는 생체적합성 하이드로겔이 도포되어 있으며 우수한 점착력과 전도성을 띈다.

02 다음 중 직접법에 의한 혈압측정시 사용하는 것으로서 생리식염수로 채워놓고 혈압을 체외로 유도하는 역할을 하는 것은?

① 커프 ② 청진기 ③ 카테터 ④ 압력계

해설 ㉠ 카테터 : 외과에서 주로 사용되는 의료기구로 혈관이나 신체장기 속에 삽입하여, 그 내용물을 배출하거나 약재 등을 투입할 때 사용하는 튜브이다.

㉡ 커프 : 혈압측정기의 커프에 공기를 공급하는 공기 펌프이다.

㉢ 청진기 : 체내에서 발생하는 심음(心音)이나 호흡음을 비롯하여 동맥음 · 장잡음(腸雜音) · 혈관음을 청취하여 정상적인 상태인지의 여부를 확인하기 위해 사용된다.

㉣ 압력계 : 기체나 액체의 압력을 측정하기 위한 계기이다.

03 다음 중 카테터 재료의 특징은?

① 투명성 ② 유연성 ③ 높은 경도 ④ 절단성 용이

해설 카테터(Catheter) : 혈전에 의해 열역학적 상태가 불안정하거나 동맥혈이 계속적으로 필요한 경우, 저혈압이 심하거나 쇼크상태 등일 때 지속적인 혈역학적 상태를 관찰하기 위해 요도 혹은 혈관에 삽입하는 일종의 관으로 고무 또는 금속제의 가는 관이 몸속에서 조절되어야 하는 유연성이 가장 중요한 점이다.

04 다음 중 카테터를 방광삽입형으로 사용되는 카테터는?

① Disk 카테터 ② Urinary 카테터 ③ Stomach 카테터 ④ Licer 카테터

해설 방광삽입형으로 사용되는 카테터 : Urinary 카테터이다.

05 다음 중 카테터에 대한 설명이 아닌 것은?

① 오줌의 배출에 쓰이는 카테터는 요도카테터이다.
② 금속제는 남녀 별개이다.
③ 약제나 세정액의 주입에도 응용가능하다.
④ 모양이나 굵기는 모두 동일하다.

해설 카테터 : 본래의 목적과는 반대로 약제나 세정액의 주입 등에도 응용된다. 모양이나 굵기는 여러 가지이며, 쓰이는 부위나 목적에 따라서 다르다. 특히 오줌의 배출이나 방광세정, 방광내 약주입을 위한 요도카테터는 종류가 많으며 널리 쓰이고, 금속제는 남녀 별개로 되어 있다.

06 다음 그림의 단계형 카테터에서 명칭이 아닌 것은?

① (d) : 단계형 카테 ② (c) : 가이드 바늘
③ (b) : 확장기 ④ (a) : 실린더

해설 ⓓ : 가이드 와이어이다.

정답 02.③ 03.② 04.② 05.④ 06.①

카테터(Catheter) : 혈전에 의해 열역학적 상태가 불안정하거나 동맥혈이 계속적으로 필요한 경우, 저혈압이 심하거나, 쇼크상태 등일 때 지속적인 혈역학적 상태를 관찰하기 위해 요도 혹은 혈관에 삽입하는 일종의 관으로 고무 또는 금속제의 가는 관이 몸속에서 조절되어야 하는 유연성이 가장 중요한 점이다.

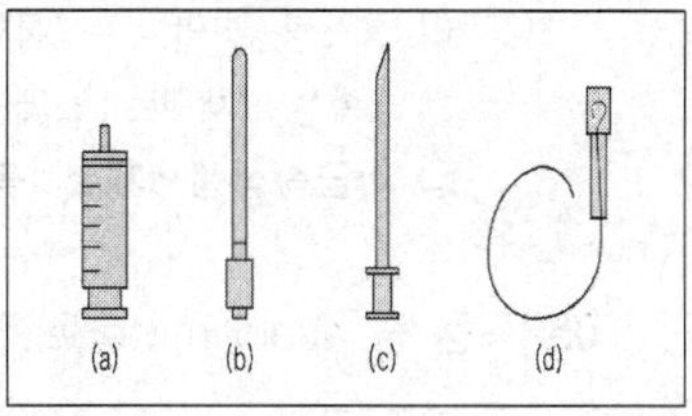

〈15〉 인공관절

01 다음 중 인공관절에 사용되는 생체재료가 아닌 것은?

① 폴리에틸렌 ② 폴리설폰 ③ 티타늄합금 ④ 세라믹

해설 ㉠ 금속성 생체재료 : 스테인레스 스틸, 코발트-크롬 합금, 티타늄합금
㉡ 비금속성 생체재료 : 폴리에틸렌, 세라믹, 골시멘트

02 다음 중 인공관절 사용에 따라 발생할 수 있는 문제점이 아닌 것은?

① 수술 후 탈구 ② 심부 상처부위 감염
③ 골밀도 증가 ④ 인공관절면의 부러짐

해설 인공관절(Artificial Joint) : 관절염이나 종양 등으로 인하여 관절부의 뼈가 파괴되거나 관절손상을 입어 관절로서의 기능을 할 수 없게 된 경우에 그 관절을 절제하여 인공관절을 대신 사용하는 것이다. 하중부담이 적은 상지에 사용하는 경우 수술 후의 경과가 비교적 양호한 편이지만, 고관절이나 슬관절과 같이 체중이나 하중이 실리는 관절은 인공관절이 이동하여 관절면이 마모되거나 부러짐으로 인한 여러 가지 장애를 일으킨다.

03 다음 중 인공관절의 재료로 사용되는 코발트-크롬 합금에 대한 설명이 아닌 것은?

① 의료재료로 치과재료로 처음으로 사용되었다.
② 염소를 함유하는 용액에 대한 부식 저항이 높다.
③ 탄성계수가 높고 Stress Shielding을 최소화하는데 도움이 된다.
④ 기계적인 강도가 높다.

해설 탄성계수가 높으면 많은 응력을 인공관절이 받게 되어 골이 응력을 적게 받아서 Stress Shielding을 최소화하는 것이 아니라 오히려 촉진시킨다.

04 인공관절용 생체재료에는 크게 금속성과 비금속성으로 나눌 수 있다. 다음 중 금속성 생체재료가 아닌 것은?

① 세라믹(Ceramic) ② 스테인리스강(Stainless Steel)
③ 코발트-크롬합금(Co-Cr-Mo) ④ 티타늄합금

해설 인공관절 : 관절염이나 종양 등으로 인하여 관절부의 뼈가 파괴되거나 관절손상을 입어 관절로서의 기능을 할 수 없게 된 경우에 그 관절을 절제하여 인공관절을 대신 사용하는 것이다. 인공관절의 재료로 사용되고 있는 생체재료로는 금속성과 비금속성으로 나눌 수 있는데, 금속성은 다시 스테인

정답 〈15〉 01.② 02.③ 03.③ 04.①

리스 스틸, 코발트 - 크롬합금, 티타늄합금 등으로 비금속성은 중합체와 세라믹 등으로 나눌 수 있다.
㉠ 금속성 생체재료 : 스테인리스강(Stainless Steel), 코발트 - 크롬합금(Co-Cr-Mo), 티타늄합금
㉡ 비금속성생체재료 : 폴리에틸렌(Polyethylene), 세라믹(Ceramic),골시멘트

05 다음 중 audio meter로 진단할 수 없는 것은?

① 청각검사 ② 청력검사 ③ 골밀도검사 ④ 골도검사

해설 Audio Meter(청력계) : 항생물질의 부작용에 의한 난청도 이것으로 청력열화의 정도를 객관적으로 측정할 수가 있다. 이 계기는 여러 순음을 발생할 수 있는 전기발진기와 그 세기를 정확히 가감할 수 있는 출력조정기 및 수화기로 구성되어 있으며, 출력조정기를 조작함으로써 소리가 들리지 않는 점, 즉 최소 가청값을 각 순음에 대하여 구하는 구조로 되어 있다. 이것을 별도로 정해진 정상청력의 기준과 비교하여 정상의 여부, 난청의 정도 등을 알 수 있다. 수화기에는 공기전도용인 보통형과 골전도용이 있다. 측정값은 일반적으로 소리의 세기를 나타내는 데시벨[dB]로 표시된다.

06 다음 중 인공관절이 사용되는 부위가 아닌 것은?

① 슬관절 ② 견관절 ③ 척추 ④ 고관절

해설 ㉠ 인공관절 : 관절염이나 골종양(骨腫瘍) 등으로 인하여 관절부의 뼈가 파괴되거나 관절손상을 입어 관절로서의 기능을 할 수 없게 된 경우에 그 관절을 절제하고 대신 인공관절을 사용한다.
㉡ 인공관절 : 관절구(關節臼)와 거기에 적합한 관절두(關節頭 : 人工骨頭)를 짝지은 금속 또는 합성수지로 만든 것으로서 관절의 기능을 대신할 수 있도록 만들어져 있으며, 견관절 · 주관절 · 고관절 · 슬관절 등에 사용된다.

07 다음 중 현재 인공관절의 문제점으로 대두되고 있는 것이 아닌 것은?

① 골성장 현상 ② 감염증 ③ 마모현상 ④ 골용해 현상

해설 인공관절에 따르는 문제점 : 수술 후 탈구나 감염증으로 인한 기능상실, 인공관절면의 마모현상 등이 있다.

정답 05.③ 06.③ 07.①

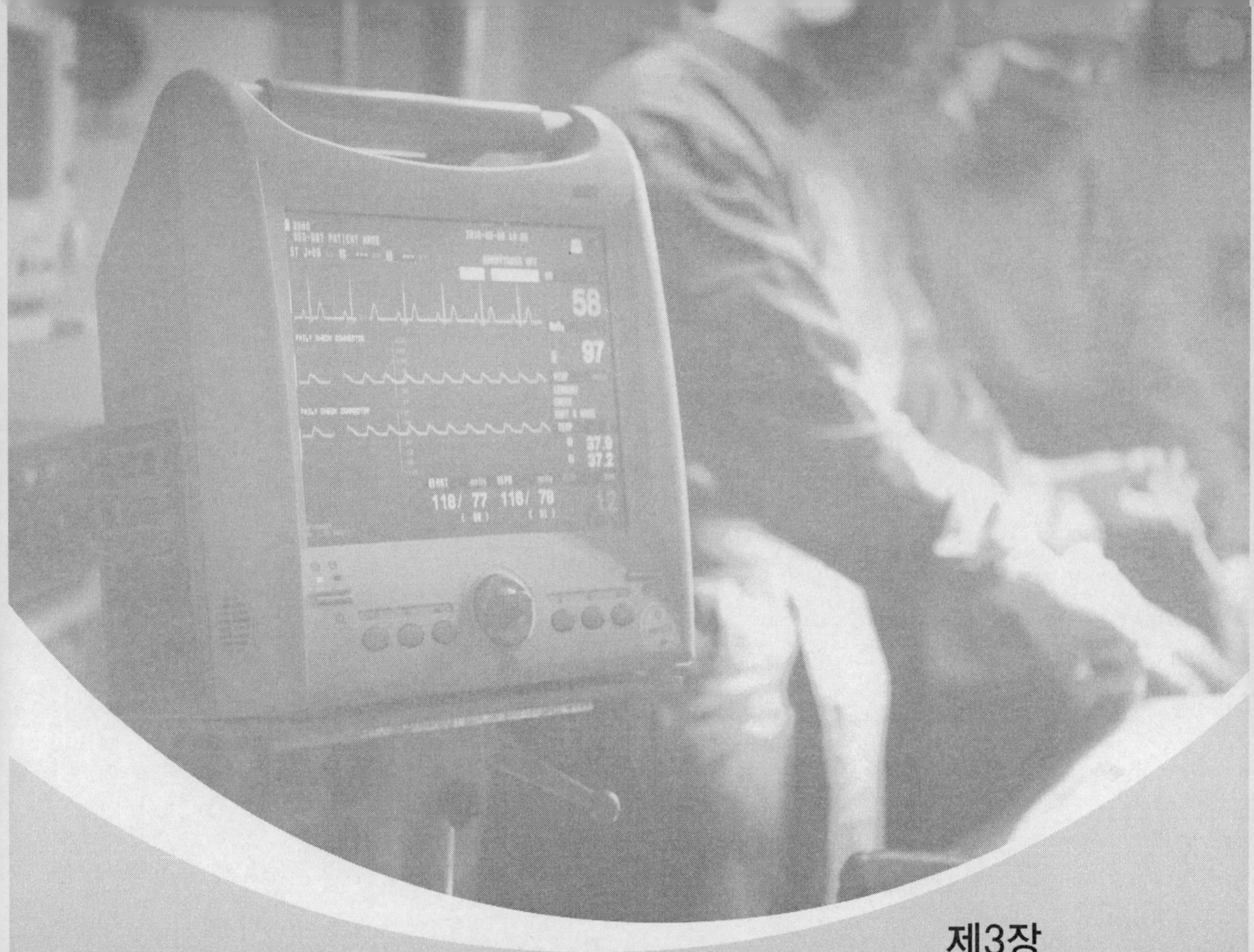

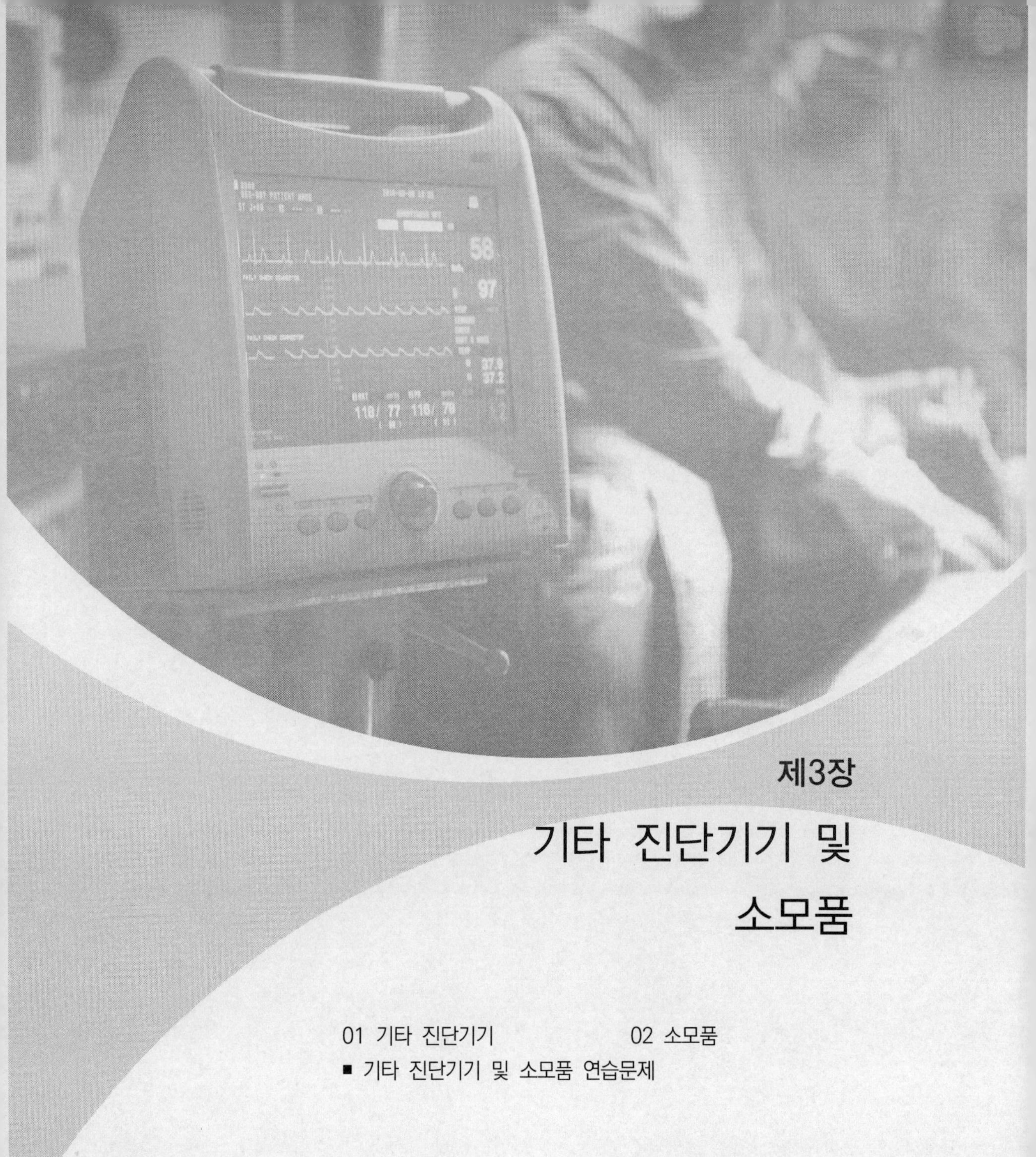

제3장

기타 진단기기 및 소모품

01 기타 진단기기

건강에 관한 관심은 질병치료의 차원을 넘어 기존 건강상태의 유지 및 질병의 초기 진단을 위한 욕구의 증대로 나타나고 있다.

1. 안과 진단기기

눈은 빛을 수용해 망막에 상을 맺히게 하므로 사물을 구별할 수 있게 한다. 빛은 유리나 수정체 같은 투명체를 만나면 굴절하게 되는데 스넬의 법칙에 따라 굴절률은 굴절각을 입사각으로 나눈 값으로 식 (3-1)과 같다.

$$\text{굴절률} = \frac{\sin \text{굴절각}}{\sin \text{입사각}} \tag{3-1}$$

빛은 파장에 따라 다르고, 파장에 따라 굴절률과 빛의 속도가 다른 현상을 분산이라 한다. 거울을 사용해서 광축을 바꾸거나 상의 방향을 바꾸기 위해 거울을 사용하면 반사면의 오염을 방지하기 어렵고, 반사율이 비교적 낮지만 반사각이 변화하지 않고 반사율과 안정도가 높은 전반사 프리즘을 사용한다. 종류는 직각, 도브, 오각, 포로프리즘이 있다.

(2) 검안경*

안구의 안저(眼底) · 유리체 · 수정체의 관찰과 굴절검사에 사용되는 기구이다. 종류로는 도상검안경과 직상검안경(Ophtalmoscope)이 있다.

① 직상검안경(Directly Overhead Optalmoscope) : 환자의 망막 자체를 10~12[°]범위에서 안저의 특정부위를 보다 세밀하게 관찰할 수 있다. 배율은 약 15배이며 구성은

---

* 검안경 : 1851년 헬름홀츠가 고안하였으며, 그 후 개량을 거듭하여 많은 종류의 검안경이 나와 있다. 안저검사에 사용되는 반사형요면검안경(反射型凹面檢眼鏡) · 전기굴절검안경(電氣屈折檢眼鏡)과 검영법(檢影法) · 철조법(徹照法)에 사용되는 평면형검안경(平面型檢眼鏡)이 대표적인 것이다.

① 도립상 검사 : 요면경은 암실 등의 빛을 받아 이를 눈 안에 들여보내어, 눈앞에 보통+13D(때로는 +8D~+20D)의 렌즈를 두어 안저의 도립상(倒立像)을 만들고, 이것을 검사하면 약 4배로 확대된 안저상을 얻을 수 있다.

② 직립상 검사 : 전기굴절검안경은 보통 그 안에 들어 있는 꼬마전구의 빛을 프리즘을 써서 눈 안에 들여보내어 안저로부터 되돌아오는 빛을 관찰하는 것으로, 약 16배로 확대된 안저의 직립상(直立像)을 얻을 수 있다.

③ 무적광선(無赤光線) 필터로 광원(光源)을 바꾸어 볼 수도 있고, 안에 있는 렌즈의 도수를 마음대로 바꿀 수 있기 때문에 눈의 굴절도와 유리체 · 수정체를 검사할 수도 있다.

④ 토르넬의 쌍안검안경, 디머, 굴스트란드 등의 대형검안경, 헹켈, 굴스트란드식 간이검안경, 9명이 동시에 관찰할 수 있는 차이스폴리오프탈모스코프, 두 눈의 안저를 동시에 관찰할 수 있는 옴의 바이오프탈모스코프 등이 있다. 중간 투광체의 검사는 평면 및 요면반사형검안경, 전기굴절검안경을 써서 철조법(徹照法)에 의하여 행한다.

전구, 렌즈, 반사경, 집속계로 광학적으로 매우 간단하여 소형으로 휴대할 수 있어 임상에서 사용한다.

② 도상검안경 : 비교적 넓은 범위를 관찰할 수 있고(60[°]), 배율은 직상검안경에 비해 상대적으로 낮아 초기검사에 사용한다.

(2) 볼록렌즈의 성질과 상

① 렌즈의 중심을 지나는 광선은 직진한다.

② 렌즈 입사면의 초점을 지나는 광선은 렌즈축에 평행으로 지나간다.

③ 렌즈축에 평행으로 입사한 광선은 초점을 지나간다.

즉 오목렌즈에도 동일한 규칙이 적용되는데, 거울의 성질과 상에도 적용된다. 반사망원경은 지름이 큰 대물렌즈를 사용하면 입사광이 많으므로 밝은 상과 분해능도 좋지만, 안광학에서는 곡률이 있는 반사면을 이용하면 색수차를 줄일 수 있고 제조가 용이하다. 반사망원경은 매우 약한 빛을 내는 물체를 관찰할 때 사용한다.

(3) 안압계

안압(Tonometer)을 비정상적으로 높아 생기는 녹내장을 진단할 때에 사용되며, 안구에 주어진 압력이나 무게로 각막이 변형되는 정도를 측정하거나 작은 튜브를 직접 삽입하여 측정한다.

① 안압계는 함입 안압계(Indentation Tonometer)와 압평 안압계(Applacition Tonometer)로 대별되고 국소마취제를 점안한 후 안압을 측정하는데 각막의 일정 부위를 평평하게 만들어 측정하는 압평 안압계와 안압계의 무게에 의해 각막이 눌리는 정도를 측정하는 함입 안압계로 구분된다. 또한 측정된 값을 안압으로 환산할 때 환산표가 사용되기도 하고 컴퓨터에 의해 자동변환하거나 기구적으로 내부에 포함하여 표시한다.

② 압평 안압계(Applacition Tonometer) : Imbert-Fick 법칙으로 가상의 구형이 있어 표면이 건조하며, 두께가 무한히 얇아 유연할 경우 구외부에서 힘을 가하여 일정면적을 편평하게 만들 때 구내부의 압력은 외부에서 가해진 힘을 압평면적으로 나눈 것과 같다. 그러나 각막은 중심두께가 0.5[mm] 정도로 두꺼우며 압평된 표면이 안압이 증가하지 않도록 작용하며 눈물막이 안압계를 눈 쪽으로 당기는 힘이 있어서 설계와 제작 시를 감안하여 만들면 정확한 측정결과는 식 (3-2)와 같다.

$$\text{Imbert-Fick의 법칙 안압(IOP)} = \frac{\text{압평 무게[g]}}{\text{압평 면적}[mm^2]} \tag{3-2}$$

③ 함입 안압계(Indentation Tonometer) : 함입되는 정도가 안압에 비례한다는 것을 응용한 것으로 각막의 유동성과 표면장력과 안구의 탄력성에 따라 오차가 발생한다(식 3-3).

$$\text{안압(IOP)} \propto \text{함입 정도[mm]} \tag{3-3}$$

④ Goldmann 안압계(Goldmann Tonometer) : 직경이 3.06[mm]인 원형부로을 각막을 압평시키는 데 요구되는 힘을 측정하는 것이다. 안압계의 힘에 10을 곱하면 [mmHg] 단위의 힘과 동일하다. 검사자가 형광액을 각막에 주입하고 현미경과 압평헤드를 통해 압평부위를 보면서 압평부위의 직경이 3.06[mm]가 될 때까지 미세조작기구로 작동되는 압평헤드를 조작하여 힘을 측정한다. 각막을 압평하는 원을 반으로 나누어 프리즘과 연동되어 있으므로 2개의 반원이 나타난다.

⑤ 비접촉 안압계(Noncontact Ophthal Motonometer) : 압축공기를 뿜어 각막의 표면 반사가 변화하는 것을 이용하여 안압을 측정한다. 측정원리는 피스톤이 실린더 내에서 동작을 하면 압축된 공기가 노즐을 빠져나갈 때 각막이 압력을 받지 않으면 볼록거울의 형상으로 빛이 분산하고 많은 압력으로 각막이 함입되면 오목거울의 형상으로 빛이 퍼진다. 또한 센서에 검출되는 광량은 매우 작지만 완전히 압평된 각막에서는 전반사가 일어나므로 센서에 최대광량이 검출되고 이 시간으로부터 압력을 상대적으로 측정한다.

(4) 각막곡률계

각막곡률계(Keratometer)는 각막 전면의 곡률반경을 측정하는데 사용하는데 크기, 위치를 알고 있는 어떤 물체가 각막으로부터 반사되어 결상된 상의 크기와 형태를 측정하여 곡률반경을 계산하여 얻은 결과로 난시, 콘택트렌즈 착용으로 인한 각막의 변화여부와 같은 각막이상 상태를 진단하는 기기이다. [그림 3-1]과 같이 상의 배율은 h'/h이고 이 식 (3-4)와 (3-5)와 같이 곡률반경을 얻을 수 있다. 여기서 h는 물체의 크기, h'는 상의크기, m은 배율이다.

$$\frac{h'}{h} = \frac{f'}{x} = \frac{-r}{2x} \tag{3-4}$$

$$r = 2mx \tag{3-5}$$

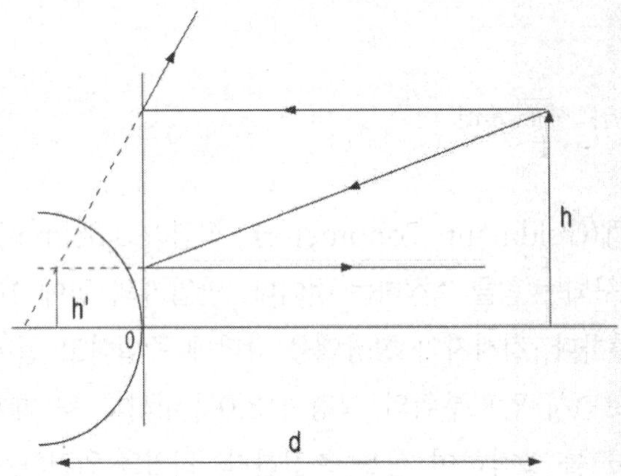

[그림 3-1] 각막곡률계

각막곡률계의 형태는 다양하지만 대표적인 각막곡률계의 구조는 화살의 과녁판과 같은 형태로 오목한 동심원에 검은색의 띠를 그리고 중심부에서 관찰구를 통하여 각막에 비춰지는 반사된 원의 형태를 직접 보거나, 카메라로 촬영하여 반사된 각각의 동심원에 대해 처리함으로써 곡률에 대한 결과를 얻을 수 있다.

02 소모품

1. 전자청진기

기존 청진기는 심장의 움직임을 혈관을 통해 귀로만 듣는 데 비해 전자청진기(Electro Stethoscope)는 귀로 들은 후 컴퓨터 분석 시스템을 통해 눈으로 보고 분석할 수 있다. [그림 3-2]와 같이 청진음을 무선 송신을 통해 여러 사람이 들을 수 있도록 하여 보다 정확한 진단을 할 수 있다.

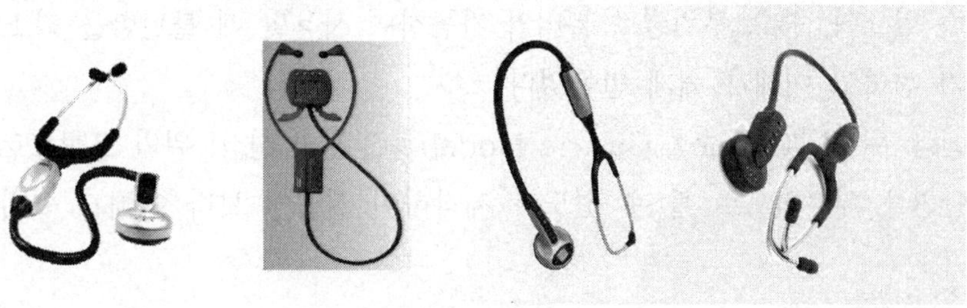

[그림 3-2] 전자청진기

2. 인체모형

① 간, 심장, 폐 모형(Liver, Heart, Lung Model) : 인간 신체의 간과 폐를 실제와 유사한 모형으로 제작하여 세부적이고 구체적인 모습까지 묘사할 수 있어 실습시 많은 도움을 준다(그림 3-3).

② 골격 모형(Artificial Human Skeleton) : 우리 신체의 가장 기본적인 골격계 모형이며, 인체와 가장 근접한 모양으로 제작하여 인체에 대한 교육이나 실습시에 유용하게 사용되고 있다.

③ 근육 및 신경, 혈관 모형(Muscular, Neurovascular, Angio Model) : 인간의 신체 내부의 세부적인 신경, 혈관, 근육들의 모형으로 인체를 보다 구체적인 부분까지 알

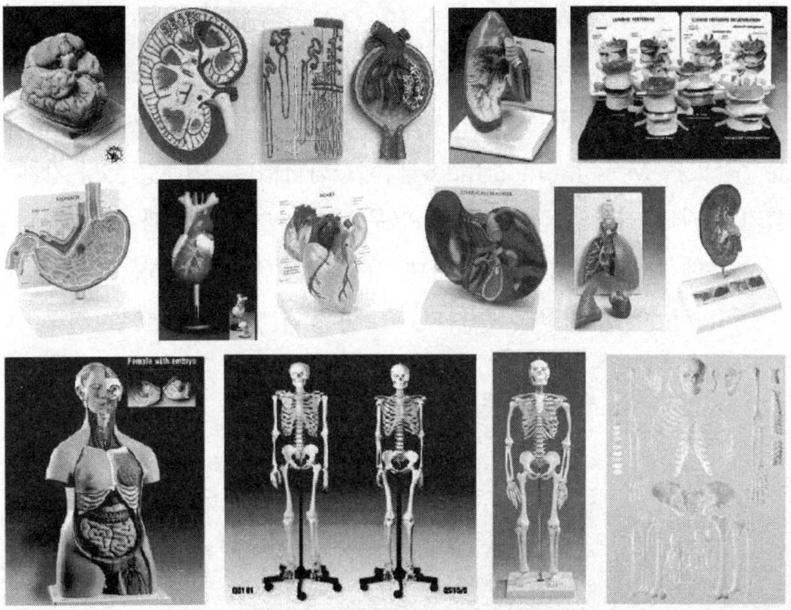

[그림 3-3] 인체모형

수 있으며, 중요 부위별로 분리가 가능하여 사용할 때 불편함을 최소화시켜 실습하기 편하고 이해가 쉽게 만들었다.

④ 신장, 위 모형(Kidney, Gastric Model) : 인체의 신장, 위의 모형으로 반을 갈라 한 단면을 세부적으로 볼 수 있도록 제작하여 실습시 보다 이해가 쉽게 만들었다.

3. 의료용 전극

의료용 전극은 피부의 표면에 전극을 부착하여 탐지되는 값을 기록하는 것이다. 그것은 세포에서 발생한 전기현상이 도체인 생체조직을 통하여 체표면에 전해져서 피부에 전위분포가 형성되기 때문에 가능한 것이다.

전극을 생체에 장착하여 생체전기현상을 유도하는 것을 유도법이라 한다. 유도법에는 생체 내 두 지점 간의 전위차를 유도하는 쌍극유도법(Bipolar Lead)과 생체 내 기준점과 임의의 불활성 지점과의 전위차를 유도하는 단극유도법(Unipolar Lead)이 있다. 단극유도법(Unipolar Lead)에 의하여 절대전위의 측정이 가능하다. 단극유도법(Unipolar Lead)을 시행할 때 전장 내 임의의 한 점에 놓은 전극을 기록전극이라 하며 기준점에 놓은 전극을 무관전극이라고 한다.

(1) 텔렉트로드

심전도용 생체신호 전달 센서를 텔렉트로드(ECG Electrode)라 한다. 모든 Telectrode는 생체신호인 심전도를 감지하는 센서로서 심전도검사시 사용된다. 최적의 감도능력을 가진 염화은을 감지소자로 사용하고 있으며, 점착소재로 하이드로겔을 사용함으로써 심전도검사시 발생할 수 있는 Movement artifact를 최소화하였다. 이것은 Gel 자체에 점착력을 매우 강화시켜 환자의 피부와 감지소자를 더욱 밀착시켜 흔들림과 떨림에도 강한 장점을 나타낸다. 인체무해성 강점착제를 사용하여 땀과 열이 많이 발생하는 Stress test나 24시간 Holter Monitoring에도 사용 가능하다. [그림 3-4]는 텔렉트로드 전극이다.

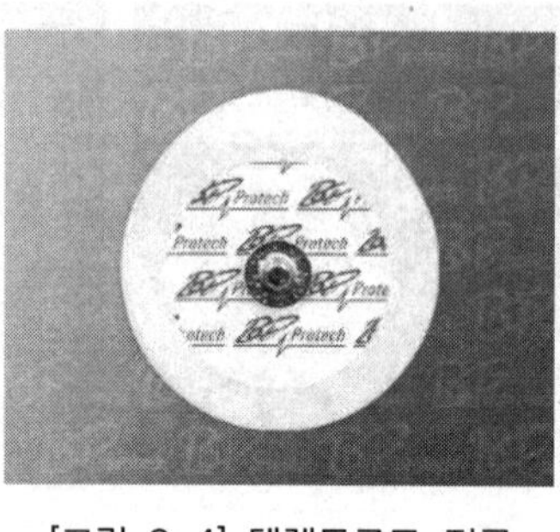

[그림 3-4] 텔렉트로드 전극

(2) 프로탭

Resting ECG Electrode, 즉 일회용 심전도용 생체신호 전달 센서로서, 최장 1시간 이내로 심전도를 측정하는 센서를 프로탭이라 한다. 최적의 감도능력을 가진 염화은을 PET지에 코팅하며 점착소재로 하이드로겔만을 사용하였다. Gel(겔)의 점착력만으로 환자의 피부에 부착되어야 하므로 점착력이 아주 우수한 겔을 채용하였고, 우수한 생체신호 전달을 위해 염화은과 함께 카본잉크를 사용하였다. [그림 3-5]는 프로 탭 전극이다.

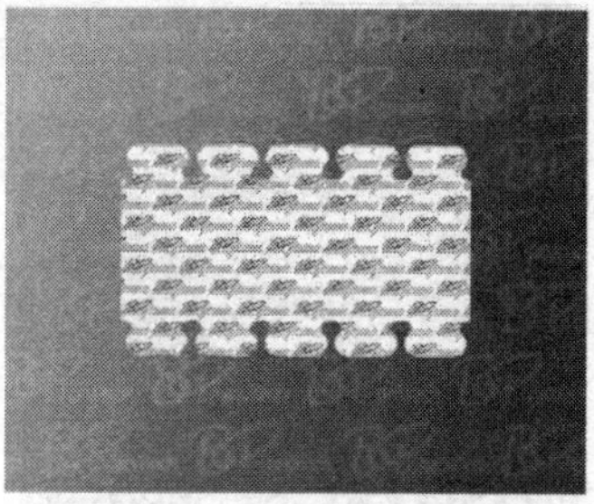

[그림 3-5] 프로탭 전극

(3) 프로네오

프로네오(Tab Resting ECG Electrodes)는 인큐베이터에서 미숙아의 심전도 측정을 위한 센서로서, 모니터로 연결되는 전선이 전극에 달려 있다. 전극에는 생체적합성 하이드로겔이 도포되어 있으며, 우수한 점착력과 전도성을 띤다. 또한 염화은(Ag/AgCl)은 노이즈가 없는 우수한 심전도 파형을 제공하며, 전선은 AAMI 색상코드화에 따라 흑색, 적색, 백색, 녹색으로 분류하여 피부 부착위치에 따른 모니터 연결이 수월하게 디자인되어 있다.

프로네오 SR 모델은 모든 방사선검사에서 전극을 제거하지 않고 검사를 진행할 수 있다. 겔이 부착된 모체의 재질은 부직포를 사용하여 땀의 발산이 용이하고, 착용감이 우수하다. [그림 3-6]은 프로네오 전극이다.

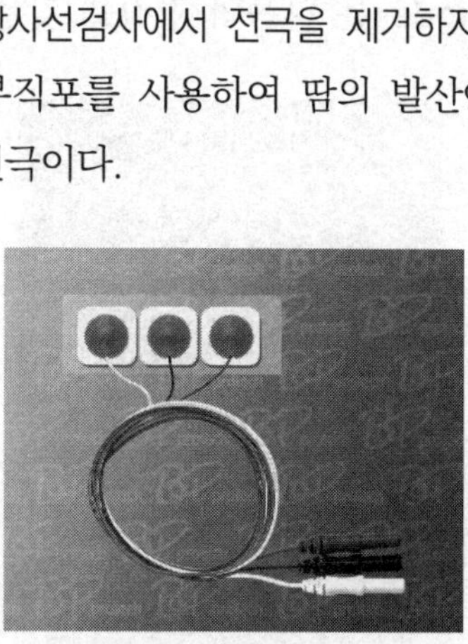

[그림 3-6] 프로네오 전극

(4) 프로플레이트

수술용 접지 패드는 '프로플레이트'(Electro-surgical Grounding Plates)라 한다. 수술 중 사용되는 고주파 발생용 의료기기에 의한 감전사고를 방지하기 위한 환자접지용 소모성 센서로서 모든 프로플레이트의 원자재는 엄선된 제품을 사용하여 위험성을 최소화하고, 전도성이 높은 Gel(겔)과 Aluminum Plate(알루미늄 플레이트)를 사용함으로써 Gel(겔)의 점착력을 극대화하여 수술 도중에 탈착현상을 방지시켜 준다. 이러한 장점은 흔히 발생하는 '화상(Burn)'의 위험에서 환자를 보호해 주어 안전성을 매우 높여 준다. [그림 3-7]은 프로플레이트 전극이다.

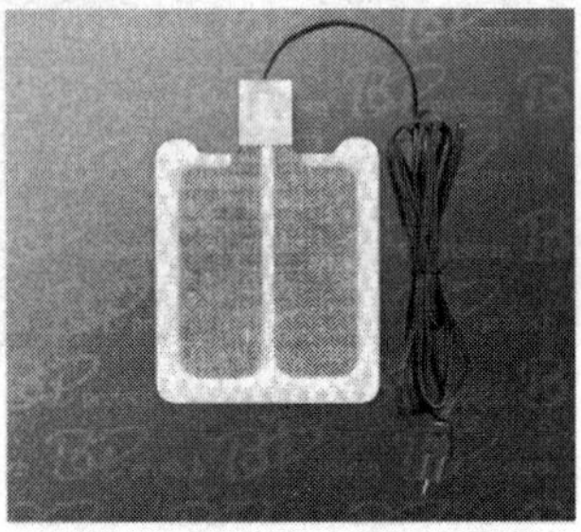

[그림 3-7] 프로플레이트 전극

(5) 프로텐스

저주파 치료용 전극인 Proteins Tens Electrodes는 TENS 기기와 연결하여 기기에서 발생된 저주파 전류를 전극을 통해 피부에 전달하여 근육의 통증을 완화시키거나, 신경재활치료를 하거나, 미용 · 비만치료 등에 사용된다. [그림 3-8]은 프로텐스(TENS Electrodes) 전극이다. Proteins Tens Electrodes는 다음의 장점을 갖는다.

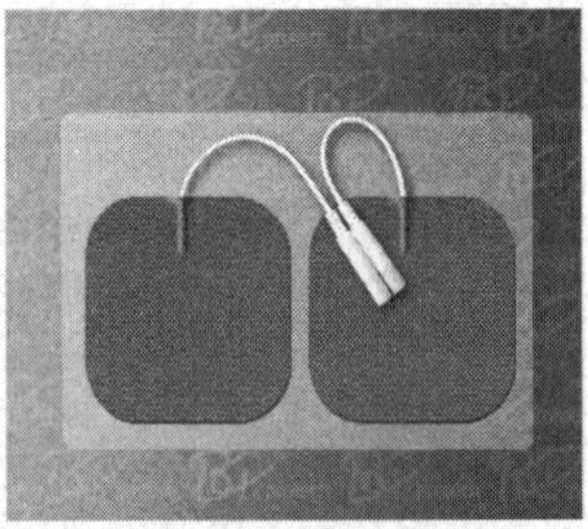

[그림 3-8] 프로텐스 전극

① 찢어지지 않고 부드러움을 배가시키기 위하여 부직포를 사용하였다.
② 전선에 보강사를 추가하여 전선이 쉽게 단자에서 빠지지 않도록 디자인 설계하였다.
③ 고품질의 탄소섬유와 카본필름을 사용하여 전기적 저항을 최저화시켰다.
④ 강화된 Gel(겔)의 점착력은 많은 횟수 사용에도 견디도록 고안되어 있다.

(6) 옥시프로

옥시프로(S_PO_2 Sensors : S_PO_2)는 혈액 내 산소농도를 측정하는 센서로서 산소농도를 측정하여 측정용 계측기로 전송하는 감지 센서이다.

① 최적의 착용감과 측정정밀도를 갖고 있으며, 주요 모니터 제조사의 제품과 호환성을 갖고 있다. 또한 생체신호 측정능력을 최대화시키기 위해 고품질의 LED 센서를 사용한다.
② 생체적합성 점착제를 사용한 밴드를 채용하여 알러지 등 피부반응성을 최대로 줄였다.
③ 4가지 유형의 밴드가 사용하는 환자의 체형에 맞도록 최적화 설계가 되어 있고, 전자파 간섭을 없애기 위해 전선 및 포토다이오드가 Shielding 처리가 되어 있다. 또한 커넥터 핀은 Gold 도금이 되어 있어 연결저항을 최대로 줄였다. [그림 3-9]는 옥시프로 전극이다.

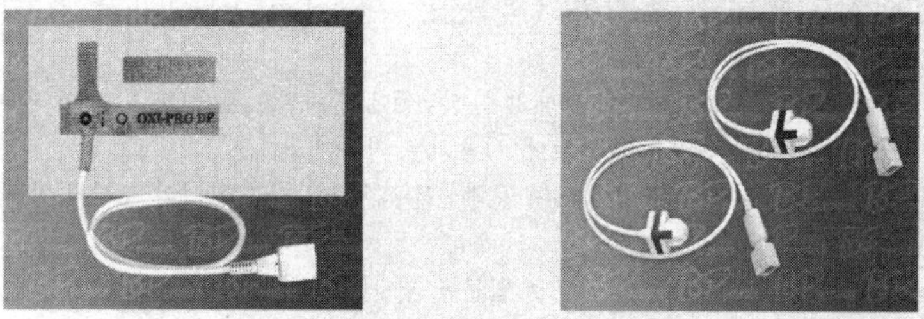

[그림 3-9] 옥시프로 전극

기타 진단기기 및 소모품 연습문제

〈1〉 기타 진단기기

01 다음 중 초음파 치료기의 용도 및 특징이 아닌 것은?

① 1[MHz]/3[MHz] 멀티주파수를 가진 헤드
② 경량, 방수, 유해방사 안전 절연된 헤드
③ 인간공학적 조작 패널
④ 어렵게 만들어진 조작 버튼

해설 ㉠ 1[MHz] / 3[MHz] 멀티주파수를 가진 헤드, ㉡ 경량, ㉢ 방수, ㉣ 유해방사 안전 절연된 헤드, ㉤ 치료목적과 적응증 리스트 포함, ㉥ 인간공학적 조작 패널, ㉦ 정확한 강도조절을 위한 손잡이 ㉧ 다양한 기능을 조작하기 위한 버튼, ㉨ 자유로운 메모리 주소, ㉩ 지속적이고 펄스화된 초음파 치료법

02 다음 중 재활물리치료(Physical Medicine)기기에 포함되지 않는 것은?

① 초음파 자극기 ② 전기자극기 ③ 레이저 치료기 ④ 멸균기

해설 ㉠ 초음파 자극기 : 높은 주파수의 특성을 이용하여 치료부위에 자극을 줌으로써 치료효과를 얻는 기기이다.
㉡ 전기자극기 : 전기적인 신호를 인체의 특정부위에 인가함으로써 그 부위 및 관련조직에 해당하는 신경 · 근육계통의 진단 및 치료에 사용되는 기기이다.
㉢ 레이저 치료기 : 다양한 파장의 레이저 광선을 피부조직의 손상없이 조직에 침투시켜 치료하는 기기이다.
㉣ 멸균기 : 물속에 멸균대상을 담구고 밀봉한 후 가열하여 고온, 고압상태에서 멸균하는 기기이다.

03 다음 중 치료용 기기만으로 바르게 짝지어진 것은?

① 전기수술기, 심전계 ② 전기수술기, 인공호흡기
③ 심실세동 제거기, 환자감시장치 ④ 인공호흡기, 뇌파계

해설 치료용 기기 : 전기수술기, 레이저 치료기, 심실세동 제거기, 인공호흡기 등이 있다.
㉠ 전기수술기 : 인체의 일부를 절개하는 수술을 시행할 때 출혈을 최소화하기 위하여 사용되는 의료기기이다.
㉡ 레이저 치료기 : 거의 모든 임상진료과에서 많이 활용되고 있으며 검사, 수술 및 치료분야에 다양하게 응용된다.
㉢ 심실세동 제거기 : 심장의 심실이 쇼크에 의해서 비정상적인 물결모양의 심장박동이 발생하게 되는

정답 〈1〉 01.④ 02.④ 03.②

데 이런 상태를 심실세동이라고 하며, 세동이 일어난 심장에 높은 전압을 순간적으로 가하여 심장에 강제적 수축이 일어나도록 하는 의료기기이다.

04 다음 중 의료기기에 해당되지 않는 것은?

① 인공호흡기
② 의지, 보조기
③ 임신조절의 목적으로 사용되는 제품
④ 상해 또는 장애의 진단, 치료, 경감 또는 보정의 목적으로 사용되는 제품

해설 의료기기는 아래에 해당한다.

㉠ 질병의 진단, 치료, 경감, 처치 또는 예방의 목적으로 사용되는 제품
㉡ 상해 또는 장애의 진단, 치료, 경감 또는 보정의 목적으로 사용되는 제품
㉢ 구조 또는 기능의 검사, 대체 또는 변형의 목적으로 사용되는 제품
㉣ 임신조절의 목적으로 사용되는 제품

단, 재활보조기구 중 의지, 보조기는 의료기기에서 제외한다.

㉠ 인공호흡기 : 폐의 질환, 호흡근이나 호흡중추의 이상, 마취를 시켜 수술할 때 등에 인공적으로 호흡을 조절하여 폐포(肺胞)에 산소를 불어넣는 장치이다.
㉡ 의지 : 단순한 자연적 요구에 입각한 자발적 행동이 아니라, 의도에 입각하여 자기결정을 하는 목적 추구행동을 일으키는 작용이다.
㉢ 보조기 : 신체의 변형을 방지 또는 교정하거나 신체의 가동부위의 기능을 증진시켜서 잔여기능을 최대화하여 일상생활을 할 수 있도록 하는 것이다.

05 다음 중 의료기기에 의한 장애 형태가 아닌 것은?

① 유해물질, 병원체의 오염으로 인한 세균감염
② 조직에서의 저항성 발열로 인한 수분부족현상
③ 기기로부터 방출된 에너지로 인한 X-ray 감염
④ 기기성능의 결함, 정지로 인한 가동시 환자진료시 위험 초래

해설 ㉠ 의료기기에 의한 장애 형태

ⓐ 유해물질, 병원체의 오염으로 인한 세균감염
ⓑ 기기로부터 방출된 에너지로 인한 X-레이 감염
ⓒ 성능의 열화, 동작의 불량으로 기기의 파손
ⓓ 기기성능의 결함, 정지로 인한 가동시 환자진료시 위험 초래

㉡ 장애를 일으키는 요인

ⓐ 부품의 고장(특히 생명유지 장치 등)으로 인한 치료나 시술시 위험 초래
ⓑ 조작미숙, 전기적 또는 기계적 손상에 의한 동작불량으로 인한 위험
ⓒ 여러 가지 형태의 에너지(인체에 흐르는 전류, 방사선 초음파, 고주파 에너지, 가속입자 등)
ⓓ 화학적 부식제, 독극물, 고온유체의 방출, 생물학적으로 불완전한 물질의 접촉
ⓔ 의료기기의 손상에 따른 용융금속이나 연고물체 등이 의료기기 외로 누출되어서 생기는 화재
ⓕ 고주파 간섭에 의한 진단, 데이터 수집, 자동 시스템, 치료 등의 방해로 인한 오동작
ⓖ 부적절한 부품의 교환, 조작순서의 오류, 부정출력으로 인한 오진
ⓗ 체표면의 과열에 의한 반사운동이나 열상으로 인한 환자의 화상

정답 04.② 05.②

06 다음 중 레이저의 흡수깊이가 가장 큰 것은?

① Nd-YAG 레이저 ② He-Ne 레이저 ③ 탄산가스 레이저 ④ 아르곤 레이저

해설 ㉠ Nd-YAG 레이저 : 최초의 가스 레이저, 파장 632.8[mm] 붉은색의 가시광선, 간접, 회절, 굴절 등 기초 광학 실험용, 홀로그래피 제작에 TM이다.

㉡ 아르곤 레이저(Argon Laser) : 강력한 가시광선 레이저, 파장 488.0 [nm]인 청색, 514[nm]인 녹색에서 가장 강한 빛. 특수조명, 레이저쇼, 무대조명에 쓰인다.

07 다음 중 일반적인 레이저의 종류가 아닌 것은?

① 수소 레이저 ② 고체 레이저 ③ 기체 레이저 ④ 도체 레이저

해설 레이저의 종류 : 기체 레이저, 액체 레이저, 고체 레이저, 반도체 레이저가 있다.

08 다음 중 일반적인 CO_2 레이저의 냉각방식이 아닌 것은?

① 멤브라인 ② 저속축류형 ③ 횡류형 ④ 고속축류형

해설 ㉠ CO_2 레이저 냉각방식 : 저속축류형, 고속축류형, 횡류형이 있다.

㉡ 멤브라인 : 축적방식으로 활용한다.

09 다음 중 Nd 레이저의 능동매질은 3중으로(Triply) 이온화된 네오디뮴으로 결정이나 유리구조 속에 결합하며 가장 일반적인 모재는 YAG를 쓰는 레이저의 대표적인 것은?

① H_2O 레이저 ② CO_2 레이저 ③ Nd 레이저 ④ GLASS 레이저

해설 이트륨(Y), 알루미늄(A), 가넷(G)의 앞 글자를 딴 이름으로 석류석같이 생긴 보석을 사용하며, 고체 레이저로서는 효율이 높고, 연속 발진하여 높은 출력이 가능하다. 산업용으로 작은 물체의 절단, 마킹, 의료용으로 환부의 절개, 내시경, 치아의 치석 및 충치제거 수술에 이용된다.

※ nd 레이저 : 네이디뮴 레이저

10 다음 중 초음파의 이용 중 생체기능의 변화를 목적으로 하는 것이 아닌 것은?

① 초음파 메스 ② 물속 미세기포군의 응용물
③ 초음파 치료기 ④ 초음파 온욕기

해설 초음파의 의료이용 중 생체기능의 변화를 목적으로 하는 초음파의 이용에는 초음파 치료, 초음파 온욕, 초음파 인공신장, 물속 미세 기포군의 응용이 있으며, 초음파 메스는 생체조직의 파괴를 목적으로 한다.

11 다음 중 기체 레이저가 아닌 것은?

① CO_2 레이저 ② 아르곤 레이저 ③ He-Ne 레이저 ④ Nd-YAG 레이저

해설 기체 레이저 : ㉠ CO_2 (탄산가스) 레이저, ㉡ 아르곤 레이저, ㉢ He-Ne(헬륨-네온) 레이저 ㉣ 엑시머 레이저

정답 06.① 07.① 08.① 09.③ 10.① 11.④

12 다음 중 고압증기멸균 또는 EOG멸균을 하며, 그 외의 경우는 멸균된 디스포자블 제품을 사용하는 대표적인 의료기의 멸균소독법은?

① 대형기기 ② 광학기기
③ 액체가 통하는 튜브 ④ 호흡회로

해설 ㉠ 대형기기 : 인공호흡기, 마취기 등의 대형 의료기기는 포름알데히드 가스소독이 많이 사용되며 소독기는 이러한 대형기기를 수용할 필요가 있다. 대형의 포름알데히드 소독기가 없는 경우에는 소독제에 의한 소독을 한다.
㉡ 광학기기 : EOG 살균이 효과적이다. 불가능하면 포름알데히드 가스 소독을 한다.
㉢ 호흡회로 : EOG 멸균 또는 포름알데히드 가스 소독을 한다. 환자의 경우 대형기기에서 설명한 것처럼 대형기기와 함께 하는 경우가 많다.

13 다음 중 의료용 레이저 치료장치의 설명이 아닌 것은?

① 파장의 분포가 단일 주파수이다. ② 렌즈로 접속한다.
③ 산란이 잘된다. ④ 간섭을 잘 일으킨다.

해설 레이저 광선을 이용하는 치료. 환부를 자르면서 레이저를 이용하여 혈관의 단백질을 순식간에 응고시킬 수 있으므로 피를 흘리지 않고 수술을 할 수 있는 장점이 있다.
레이저광의 특성 : ㉠ 지향성 : 레이저에서 나오는 길고 가느다란 빛은 멀리까지도 줄어들지 않고 진행한다.
㉡ 단색성 : 레이저 빛은 하나의 파장으로 된 빛으로 단일 주파수, 즉 단일 색으로 구성된 빛이다.
㉢ 간섭성 : 높은 규칙성, 공간적이나 시간적으로 예측할 수 없는 성질로, 레이저는 빛의 진로방향이 평행하게 나타나는 빛이다.
㉣ 고휘도 : 레이저는 빔의 평행성이 상당히 탁월하므로 렌즈에 모아 주면 상당히 높은 에너지를 한 점으로 모을 수 있다. 외과수술용 메스로 사용할 수 있는 것은 레이저의 고휘도 때문이다.

〈2〉 소모품

01 다음 중 일반적인 파이프 타입의 침관을 이용했을 때의 특징이 아닌 것은?

① 침관의 내경이 좁아 침과의 결합시 불편하다.
② 침첨이 빠르게 피부에 삽입되기 때문에 환자의 통증을 덜어준다.
③ 초보적인 시술자가 사용하기에 편리하다.
④ 비만시술시 사용되는 장침의 사용에 유리하다.

해설 파이프 타입 침관 : 내경이 좁아 침과의 결합이 번거로우며 침첨이 피부에 빠르게 삽입되는 효과를 주어 환자의 고통을 덜어준다. 따라서 초보적인 시술자가 사용하기에 편리하다. 하지만 피하에 깊이 삽입되는 장침의 경우 침관의 구조상 사용하지 못한다.

02 다음 설명하는 자침기의 기능에 결정적인 원리는?

연속식 자침기는 무작위로 카트리지에 수십 개의 침을 털어놓으면 마치 소총의 탄창처럼 침들을 정렬시키며 연속적인 타격이 가능하게 도와주는 역할을 수행한다.

정답 12.③ 13.③ 〈2〉 01.④

① 자력 ② 중력 ③ 모터 ④ 스프링의 탄성력

해설 두 개의 독립된 자석(원형자석과 막대자석)이 특정위치에 배치되면 자력선이 이루어진다. 막대자석과 원형자석이 맞닿는 부분에 자력선이 밀집되는 것을 확인할 수 있다.

03 다음 중 침을 이용한 시술 중 무균적 시술을 위한 조치가 아닌 것은?

① 침술위생에서 침술 전에 반드시 손세척이 이루어져야 한다.
② 침은 환자의 피부에 삽입하기 전에는 반드시 멸균이 되어 있어야 한다.
③ 포장봉투에서 개봉하여 사용한 후 남은 침은 다시 사용할 수 있다.
④ 니들 인젝터를 포함해서 침관 역시 각 환자에게 시술 전에 멸균되어야 하며, 같은 환자에게만 반복적으로 사용할 수 있다.

해설 ㉠ 침술위생에서 침술 전에 가운을 만지는 등의 행동을 했다면 침을 잡기 전에 반드시 손세척이 이루어져야 한다.
㉡ 침은 환자의 피부에 삽입하기 전에는 반드시 멸균이 되어 있어야 한다.
㉢ 멸균된 침 포장을 제거하고 난 후 삽입에 앞서 침체나 침첨을 만지지 않아야 하고, 시술자의 손뿐만 아니라 멸균되지 않은 기타의 물건 표면에 절대로 닿지 않도록 주의해야 한다.
㉣ 니들 인젝터를 포함해서 침관 역시 각 환자에게 시술 전에 멸균되어야 하며 같은 환자에게는 반복적으로 사용할 수 있지만, 다른 환자에게 사용할 때는 재멸균 또는 교체를 해야 한다.
㉤ 환자의 피부조직에 사용되는 대상물은 모두 소독돼야 한다.
㉥ 침은 멸균되거나 버려질 때는 반드시 격리되어야 하며, 아울러 봉투에서 개봉한 침은 사용 후 남더라도 폐기한다.
㉦ 바닥이나 외부 대상물과 접촉한 침 역시 반드시 폐기해야 하며, 사용된 침을 폐기하기 위해 옮기는 도중에 떨어뜨려 간호사나 의사는 물론 일반인에게 접촉되지 않도록 주의해야 한다.

04 다음에 설명하는 침의 재질은?

> 침의 사용시 쇠로 제작된 것은 부러지기가 쉽고 녹이 슬어서 감염의 위험 등이 있기 때문에 1960년대부터는 녹도 슬지 않고, 부러질 염려도 없는 침이 개발되어 널리 보급되었다.

① 금 ② 은 ③ 스테인리스 ④ 니켈

해설 스테인리스 : 쉽게 녹이 슬지 않고 이물질이 쉽게 닦이며 내구성도 강하다. 가격도 저렴하여 1960년대 이후 스테인리스 재질의 침이 개발되었다.

05 다음 중 건식타입의 수치료기 용도가 아닌 것은?

① 신진대사촉진 ② 혈액순환
③ 신체적/정신적 이완작용 ④ 피부미용 비만관리

해설 신진대사촉진, 혈액순환, 신체적 / 정신적 이완작용 : 건식타입 수치료기의 특징이다.

06 다음 중 습식타입 수 치료기의 특징이 아닌 것은?

① 다단계 여과정수 시스템 ② 필터에 의한 물의 욕조 내 유입 전 정수장치
③ 저효율 히팅 시스템 ④ 물속 이온들에 의한 살균 시스템

해설 고효율 히팅 시스템

정답 02.① 03.③ 04.③ 05.④ 06.③

07 다음 중 건식 타입 수치료기의 마사지 기법이 아닌 것은?

① 경찰법 ② 수타법 ③ 마찰법 ④ 경타법

해설 마사지 기법 : 경찰법, 유날법, 마찰법, 경타법, 진동법이 있다.

08 다음 중 수치료기의 치료범위가 아닌 것은?

① 재활이나 물리치료를 요하는 환자 ② 변비, 만성설사 및 장 무력 환자
③ 무기력, 운동부족의 성인병 환자 ④ 치매환자

해설 치매환자(X) → 중풍 및 마비환자

09 다음 중 건식타입 수치료기의 수요처 중 실버산업의 주요 수요처가 아닌 곳은?

① 한의원 ② 실버센터 ③ 요양원 ④ 사회복지기관

해설 한의원 : 의료기기산업 주요 수요처이다.

10 다음 중 인체에 흡수된 에너지는 체내에 축적되어 근육운동의 에너지원으로 작용되는데 과영양으로 인해 비만세포나 근세포가 비대해진다. 이때 발생하는 저주파로 인한 근육 움직임이 일어나 과축적된 에너지가 소비되는 장치는?

① 체지방분석기 ② 중주파 지방분해기 ③ 체형관리기 ④ 감압기

해설 ㉠ 체지방분석기 : 생체전기 임피던스법을 이용한다.
㉡ 중주파 지방분해기 : 전기자극을 모세혈관으로 확장함으로 체지방 감소한다.
㉢ 감압기 : 초음파와 벡큠을 이용하므로 근육 마사지 효과가 있다.

11 다음 중 멸균기에 대한 설명이 아닌 것은?

① 높은 열과 압력으로 세균을 죽여 없애도록 만들어 놓은 기기이다.
② 물속에 멸균대상을 담구고 밀봉한 후 가열·고온, 고압상태 유지 후 배수·건조하여 멸균한다.
③ 의료기구의 소독에 주로 사용된다.
④ 침을 이용한 시술에 사용되는 도구이다.

해설 높은 열과 압력으로 세균을 죽여 없애도록 만들어 놓은 기기이며, 의료기구의 소독에 주로 사용된다. 멸균기는 물속에 멸균대상을 담구고 밀봉한 후 가열하여 고온, 고압상태를 유지 후 배수하고 건조하여 멸균한다. 침을 이용한 시술에 사용되는 도구는 자침기이다.

12 다음 설명에 해당하는 기기는?

물속에 강력한 초음파를 발사해 세척물에 파장을 일으킨 뒤 발생하는 반발력을 이용하여 살균 및 오염물질을 제거하고 의료기기를 세정할 수 있다.

① 멸균기 ② 의료용 소독세척기 ③ 수액펌프 ④ 환자감시 시스템

해설 ㉠ 멸균기 : 멸균을 해주는 것이다.
㉡ 수액펌프 : 수액을 지속적으로 투입해 수액량을 조절하여 투여할 수 있게 해주는 장비이다.
㉢ 환자감시 시스템 : 중환자를 대상으로 하여 진단 정보를 연속 감시함으로써 환자상태의 변화를 신속하게 대응하는 것이다.

정답 07.② 08.④ 09.① 10.③ 11.④ 12.②

13 다음 중 환자를 고정시키고 환자 주위를 치료장치가 정해진 속도로 움직이면서 치료하는 운동조사법이 아닌 것은?

① 전사조사 ② 회전조사 ③ 몰드(Mould)법 ④ 외곽조사법

해설 몰드(Mould)법 : 밀봉소선원 사용방법으로 생체 표면의 종양을 치료하기 위한 방법으로 이용되었으나, 현재에는 거의 전자선치료를 사용하고 있다.

14 다음 중 비결정이나 결정물질을 바탕으로 소량의 활성이온을 혼합한 매질을 허용하는 고체 레이저의 종류가 아닌 것은?

① 루비 레이저 ② 네오디뮴 - 야그 레이저
③ 아르곤이온 레이저 ④ 티타늄 사파이어(Ti-sapphire) 레이저

해설 아르곤이온 레이저 : 기체 레이저로 안과에서는 청색과 녹색의 빛이 망막까지 완전 도달하는 특성을 이용하여 망막에 모세혈관을 태워서 제거하는 데 사용되고 있다. 의료 분야에선 에너지가 헤모글로빈(Hemoglobin)과 같은 붉은 색소에 잘 흡수되어 지혈이 잘되기 때문에 응고장치에 사용되고 피부치료에도 사용된다.

※ 기체 레이저 : 아르곤 레이저, 탄산 가스 레이저, 헬륨-네온 레이저

15 다음 중 침관을 이용한 시술의 장점이 아닌 것은?

① 자침하는데 통증을 적게 한다.
② 환자의 공포심을 적게 한다.
③ 근래에는 침관에 의한 자침을 많이 한다.
④ 오랜 의술활동을 해온 노의사에게는 유리한 방법이다.

해설 ㉠ 침관을 이용한 시술의 장점 : 초보자가 사용하는데 용이하며 자침하는데 통증을 적게 하기 때문이다.

㉡ 침관 : 환자의 공포심을 적게 하며 가느다란 침을 사용할 때 많이 사용하기 때문에 근래에는 침관에 의한 자침을 많이 한다.

정답 13.③ 14.③ 15.④

■ 참고문헌 ■

1. 국제의료관광코디네이터, 보건의료 관광행정, 나승권, 도서출판 상학당, 2016
2. 국제의료관광코디네이터, 보건의료서비스 지원관리, 나승권, 도서출판 상학당, 2016
3. 국제의료관광코디네이터, 보건의료 관광마케팅, 나승권, 도서출판 상학당, 2017
4. 국제의료관광코디네이터, 관광서비스 지원관리, 나승권, 도서출판 상학당, 2017
5. 국제의료관광코디네이터, 의학용어 및 질환의 이해, 나승권, 도서출판 상학당, 2013
6. 국제의료관광코디네이터 보건의료 관광실무, 나승권, 도서출판 상학당, 2020
7. 병원의료설비 · 의료용품 · 안과 · 치과 · 한방 의료기기, 나승권, 도서출판 상학당, 2018
8. 병원진료과 임상분류 및 의료기기, 나승권, 도서출판 상학당, 2021
9. 수술 · 임상 · 검사 의료기기, 나승권, 도서출판 상학당, 2015
10. 의공학전공자를 위한 생리해부학 및 생체물성학, 나승권, 도서출판 상학당, 2013
11. 의공학입문, 나승권, 도서출판 상학당, 2011
12. 의료기기 기술분석 및 의료정보, 나승권, 도서출판 상학당, 2018
13. 의료기기실무, 나승권, 도서출판 상학당, 2012
14. 의료기기응용회로, 나승권, 도서출판 상학당, 2007
15. 의료기기운용, 나승권, 도서출판 상학당, 2011
16. 의료공학이론, 나승권, 도서출판 상학당, 2011
17. 의료기초공학, 나승권, 도서출판 상학당, 2011
18. 의료전기설비, 나승권, 도서출판 씨마스, 2011
19. 의료전기설비 및 PLC, 나승권, 도서출판 상학당, 2013
20. 의료전기회로, 나승권, 도서출판 상학당, 2008
21. 의용전자회로, 나승권, 도서출판 상학당, 2011
22. 의료전자기능사(필기문제), 나승권, 도서출판 상학당, 2018
23. 의공실무(실기문제), 나승권, 도서출판 상학당, 2019
24. 영상 · 응급 의료기기, 나승권, 도서출판 상학당, 2015
25. 재활 · 피부미용 · 비만 의료기기, 나승권, 도서출판 상학당, 2015
26. 진찰 · 진단 의료기기, 나승권, 도서출판 상학당, 2014
27. 치료의료기기, 나승권, 도서출판 상학당, 2014
28. 현대 기초의학 및 의공학, 나승권, 도서출판 상학당, 2009
29. 기초의학 및 의공학[의공(산업)기사 필기문제], 나승권, 도서출판 상학당, 2019
30. 현대 의용전자공학, 나승권, 도서출판 상학당, 2009
31. 의용전자공학[의공(산업)기사 필기문제], 나승권, 도서출판 상학당, 2019
32. 현대 의료안전 · 법규및정보, 나승권, 도서출판 상학당, 2014
33. 의료안전 · 법규 및 정보[의공(산업)기사 필기문제], 나승권, 도서출판 상학당, 2019
34. 현대 의료기기, 나승권, 도서출판 상학당, 2009
35. 의료기기[의공(산업)기사 필기문제], 나승권, 도서출판 상학당, 2019
36. 현대 의용기계공학, 나승권, 도서출판 상학당, 2009
37. 의용기계공학[의공(산업)기사 필기문제], 나승권, 도서출판 상학당, 2019
38. 현대 의공실무, 나승권, 도서출판 상학당, 2014
39. 의공실무[의공(산업)기사 실기문제], 나승권, 도서출판 상학당, 2018
40. u-Health 및 전자의료기기, 나승권 · 최병철, 도서출판 메디저널, 2011

■ 찾아보기 ■

□ 저자약력 □

■ 나 승 권

- 한국폴리텍대학 원주캠퍼스 의료공학과 교수(현)
- 서울청량초등, 경희중, 한양공업고등학교 전기과 졸업
- 한국폴리텍대학 동부산캠퍼스 전기, 전자과 2년 수료
- 한국폴리텍대학 인천캠퍼스 전기과 기능장과정 졸업
- 세명대학교 대학원 전기전자학과 졸업(의공학 및 전력전자응용전공, 공학박사)
- 삼육의료원 부산(한방)병원 전기 및 의공기사 7년 근무
- 한국수자원공사 전기기사 7년 근무
- 의공기사, 의공산업기사, 병원코디네이터(Hospital Coordinator)사, 의료정보관리사, 의료기기상품기획사, 전기·전자기술지도사, 전기기기기능장, 전기공사기능장, 산업안전기사, 전기공사특급기술자, 한국전력기술인특급기술자, 한국전력기술인특급감리사, 한국전력기술인설계사면허, 전자산업기사 외 20여개의 자격증과 면허취득
- 한국산업인력공단 의공(산업)기사, 의료전자기능사 이론, 실기(출제, 검토, 채점)위원(현)
- 강원도교육청 인정도서심의회 심의위원(현)
- 한국보훈복지의료공단 감사자문위원 및 평가위원(현)
- 식품의약품안전처 의료기기자문위원 및 평가위원(현)
- (재)원주의료기기테크노밸리 의료기기 자문위원 및 평가위원(현)
- 한국산업단지공단 원주단지혁신클러스터추진단 기술과제 평가위원(현)
- 국가직무능력표준(NCS) 기반의 훈련과정편성 주강사(현)
- 직업능력개발훈련 사업심사평가위원(현)
- 강원도 경제진흥원 인적자원개발위원회 전문위원 및 평가위원(현)
- 강원테크노파크 기술개발사업선정(의료기기) 평가위원(현)
- 한국방송통신전파진흥원 강원본부 ICT산학동반성장협의회 자문위원(현)
- 강원일보, 메디저널, 월간의약정보(전) 매월 의료기기기술 및 포럼 기고(현)
- ㈜메디아나, ㈜씨유메디칼시스템, ㈜리스템, ㈜태연메디칼 ㈜대화기기, ㈜ED, ㈜메디칼써프라이, ㈜바이오프로테크, ㈜조양디엠, ㈜메디코넷 의료기술 자문위원(현)
- TUV Korea Ltd. TUV Suddeutschland Group(Medical-Health-Service부서) 의료기기자문(현)
- 한국장애인고용공단 강원지사 평가위원(현)
- ISO9001:2008 국제심사원, (사)키캄연구소 한국서비스품질 우수기업인증 전문위원 및 평가위원
- 대한의용생체공학회 교육이사, 한국모바일학회 총무부회장, 한국컴퓨터정보학회 이사, 한국통신학회 학술이사, 대한의공협회, 한국의료정보교육협회, 대한전기학회, 한국산업기술재단, 대한전력전자학회, 한국산학기술학회, 한국항행학회 회원

의료기기개론

2021년 7월 30일 1판 1쇄 발행

저 자 나 승 권
발행인 남 승 우

발행처 도서출판 상尙 학學 당堂

서울특별시 동작구 사당로9가길 6
TEL : 02) 595-1692~4
FAX : 02) 595-1394
E-mail : namdoo6@unitel.co.kr
신고 : 2-155호 (1968. 11. 29)

정가 33,000원

ISBN 978-89-6587-215-3 93560

※ 이 책의 저작권은 저자에게 있으며, 저자의 동의 없이 복사 · 인용 · 복제 · 전재를 금합니다.

〈디자인〉 편집 엄해숙 / 표지 토틀컴